# Public Health in China

# 中国公共卫生

## 实践卷

主　　　编　王　宇　杨功焕
实践卷主编　杨功焕　李　辉
　　　　　　王若涛　郑玉新

中国协和医科大学出版社

图书在版编目（CIP）数据

中国公共卫生·实践卷 / 王宇，杨功焕主编. —北京：中国协和医科大学出版社，2011.4
ISBN 978-7-81136-482-8

Ⅰ. ①中… Ⅱ. ①王… ②杨… Ⅲ. ①公共卫生-研究-中国 Ⅳ. ①R1

中国版本图书馆 CIP 数据核字（2011）第 030918 号

中国公共卫生·实践卷

主　　编：王　宇　杨功焕
实践卷主编：杨功焕　李　辉　王若涛　郑玉新
责任编辑：左　谦　许进力

出版发行：中国协和医科大学出版社
（北京东单三条九号　邮编 100730　电话 65260378）
网　　址：www.pumcp.com
经　　销：新华书店总店北京发行所
印　　刷：北京佳艺恒彩印刷有限公司

开　　本：889×1194　1/16 开
印　　张：24.25
字　　数：600 千字
版　　次：2013 年 12 月第 1 版　　2013 年 12 月第 1 次印刷
印　　数：1—2000
定　　价：130.00 元

ISBN 978-7-81136-482-8

# 《中国公共卫生》编撰委员会

## 《中国公共卫生·实践卷》编委会

# 序

20世纪，世界许多国家公共卫生状况空前改善。最近30多年来，全世界卫生事业取得显著成就，婴儿死亡率大幅度下降，营养不良获得普遍改善，医药卫生技术创新也势头迅猛。但是，经济发达国家和发展中国家在卫生投入和健康状况方面的差距依然如故。发展中国家每年有近1100万儿童死于可预防的传染性疾病。以疟疾这种可预防的疾病为例，每30秒就会夺去一名世界贫困地区儿童的生命。每年有超过50万妇女死于妊娠和分娩。结核病是可以治愈的疾病，但每年依然有170万人死于结核病。大多数低收入国家的艾滋病毒/艾滋（HIV/AIDS）疫情依然没有得到控制，全球大约已有6000万人感染艾滋病毒，2500万人死于艾滋病相关疾病，而在中国估计目前存活艾滋病毒感染者和病人约有78万。

与此同时，慢性非传染性疾病，无论是发病数和死亡数占总发病和死亡数的绝对多数，其中有6种重要慢性病（脑卒中、冠心病、糖尿病、肺癌、肝癌和乳腺癌）占总死亡的35%，其标化死亡率呈上升趋势，这意味着危险因素在慢性病上升中起了关键作用。目前与慢性病相关的危险因素——烟草使用、酗酒、高盐高脂饮食以及静坐生活方式，要么处于高流行水平，要么呈进行性上升趋势。这些危险因素的流行趋势表明，在未来20~30年慢性病的发病和死亡率还会持续上升，其带来的疾病负担、劳动力的损失以及巨大的医疗费用，都将给社会、家庭和个人造成严重的影响。

儿童、青少年和劳动力人口中，伤害是第一位死因。大气和室内空气污染、不安全的饮用水和食品、工作环境，以及电离辐射等有害因素的流行水平增加，缺乏监管和控制，给健康带来了严重的危害。总之，在社会经济发展的进程中，新的健康问题不断增加。

过去50年，中国人群的健康状况得到了很大改善，在短短的几十年，人群期望寿命上升，婴儿死亡率、5岁以下儿童死亡率和孕产妇死亡率呈明显下降趋势，营养不良疾病、主要的传染病，特别是疫苗可预防的传染病、肠道传染病，以及地方病，均呈明显下降趋势。但是各地发展不平衡，在贫困、偏远地区，这些应该得到良好控制的疾病和健康问题依然还很严重。传染病中，经性传播的传染病，HIV感染仍呈上升趋势。

中国地域广阔，发展不平衡，许多应该得到有效控制的疾病和健康问题在偏远地区还未能有效控制，这些没有控制的传染病随着人口流动进入城市，使得这些问题更加严重。

中国人群中疾病模式发生了非常显著的变化，新出现的健康问题等，对公共卫生提出了新的要求需要利用新的理论、技术和方法应对这些新的挑战。然而我国目前尚没有较全面介绍公共卫生理论、方法，特别是总结中国公共卫生实践的书籍。为填补空白，2005年中国疾病预防控制中心和中国协和医科大学出版社共同策划编写《中国公共卫生》一书，2006年编写工作正式启动。

该书作为中国公共卫生领域的一部专著，由中国疾病预防控制中心牵头，联合全国公共卫生院校、临床、科研单位及社会学界专家共同编写。全书共分三卷，分别为公共卫生的理论卷、方法卷和实践卷。理论卷，阐述伴随公共卫生中新问题出现而产生的理论进展；方法卷，重点介绍公共卫生中常用的方法及技术；实践卷，主要反映过去半个多世纪中国公共卫生的实践，总结中国公共卫生实践的成功经验，同时反映随着快速的城市化、工业化，疾病模式快速转变，新的健康问题，中国公共卫生所面临的挑战和应对。实践卷是本书的特色，也是定名为《中国公共卫生》的依据。

本书作为学术专著，鼓励作者有独到、创新的观点。本书的读者对象定位于希望了解中国公共卫生实践，或致力于公共卫生事业的专家、学者，以及在公共卫生领域的工作人员和决策者；可作为疾病预防控制系统及公共卫生领域专业人员、决策者的工具书、参考书，也可作为其他行业了解公共卫生现状及相关知识的指导书。

参编专家们认同编著这样一部书的必要性和艰巨性，需要团结各领域的专家学者，共同努力、集中时间、全身心投入，完成这部高水平学术著作的编写，希望本书成为一部具有开拓性、科学性、客观性、权威性和全面性的高水平著作。但是在过去 3 年多的时间里，编写团队中的公共卫生专家们又经历了我国公共卫生中的诸多大事件，在投入公共卫生活动的同时仍在努力完成本书的撰写和编辑。当本书编撰成稿即将出版时，我们仍感到距理想状态相差甚大。我们怀着忐忑不安的心情将本书呈现给读者，希望能对广大读者有所裨益。对于书中存在的不足，望读者不吝指正，以便再版时更正。

# 前　言

《中国公共卫生·实践卷》继《中国公共卫生·理论卷》、《中国公共卫生·方法卷》之后终于面世了。本卷详细记录了过去60年中国人群健康状况的变化历程。

总的来说，中国人群的健康状况不断改善。2010年人均期望寿命达到74.8岁，其中男性72.4岁，女性77.4岁。孕产妇死亡率、婴儿死亡率及5岁以下儿童死亡率持续下降，提前实现联合国千年发展目标。中国居民的健康水平已处于发展中国家前列。

本卷作者来自于不同领域，作者们针对儿童、青少年、老年人等不同人群，从母婴疾病、传染病、地方病、慢性非传染性疾病、精神健康、伤害以及与健康相关的行为和环境因素等方面，描述了不同领域的健康问题及其进展。本卷客观记载了人群的主要卫生问题的演变，传染病、地方病、慢性病和伤害的发生发展历程与疾病相关的危险因素的变化，也记录了中国公共卫生的控制的成就和面临的挑战。

新中国成立以来，中国政府坚持“预防为主，防治结合”方针，不断加大传染病防治工作力度，通过开展预防接种和爱国卫生运动等措施，降低了传染病、地方病的发病率，有效控制了传染病和地方病的流行和蔓延。自20世纪50年代起，基本控制了鼠疫、霍乱、黑热病、麻风病等疾病的流行。2011年甲乙类传染病发病率控制在241.4/10万的较低水平，有力保障了广大居民的身体健康和生命安全。本卷也描述了新发和再发传染病的流行，包括2003年流行的传染性非典型肺炎、性病和艾滋病的流行和控制带来的挑战。在此过程中，中国卫生系统应对传染病和其他应急事件的能力增强，推动了卫生应急工作走上法制化和规范化的轨道，建立健全了传染病和突发公共卫生事件网络直报系统，成功应对了多起传染病的暴发流行和公共卫生应急事件。

中国人群慢性病患病人数和死亡人数巨大。伴随中国工业化、城镇化、人口老龄化进程的加快，人口数量增加，老年人口比例增加，患病人数和死亡人数不断增加，因慢性病死亡占总死亡的比例不断上升；几种慢性病的标化死亡率的上升，表明危险因素，包括烟草使用、酗酒、饮食不合理，以及身体活动不足，加上水、大气、室内污染等环境因素起着重要作用。

慢性病中重点讨论了心脑血管疾病、糖尿病、恶性肿瘤和慢性呼吸系统疾病的流行特点，以及相应的一级和二级防控措施的执行情况。但本部分相较于传染病部分的介绍还比较粗略，也反映了这个领域的工作还比较薄弱，留待今后进一步改进。

精神健康一节中，本书对中国人群精神病的流行特点做了介绍，如精神障碍患病率高，某些常见精神障碍的流行率呈上升趋势，致残率高，诊疗负担巨大。也对促进精神健康的策略做了概括介绍。

本书还详细描述了中国人群伤害的流行特点，尤其是主要伤害的变化趋势，以及不同人群中伤害的特点。对交通伤害、自杀、溺水和跌倒等主要伤害的流行特点和趋势进行了重点分析。

对于影响健康的危险因素，特别是烟草使用的流行特点和控制现状做了重点描述。烟草控制是我国批准，在中国已经生效 8 年的国际公约中明确要求执行的条款，但执行并不理想，在本书做了较为详细的讨论。

在环境因素中，本书描述了环境污染导致的疾病负担，特别是大气污染、室内空气污染、饮水污染，以及食品和职业等因素对健康的影响。

本书的一大特色是在客观描述中国人群公共卫生问题和控制措施基础上，提出了疾病预防控制的十大关键策略。这些策略包括实施扩大国家免疫规划、安全饮用水管理、突发公共事件的卫生应急、环境危险因素的风险评估与健康监测、烟草控制、国民营养改善、促进全民身体活动、健康教育与健康促进、初级卫生保健与社区卫生服务和建立健全流行病学和实验室综合监测系统和信息平台。这十大策略不是严格并列的，有些策略之间存在包容关系，但每种策略都有各自的重点。编者认为这十大策略是现阶段需要重点关注、贯彻执行的策略。

书籍的编写永远赶不上实际公共卫生工作的进展，加上作者的知识局限性，有很多公共卫生的进展未收录进来，只能作为一个初步的对中国公共卫生实践的总结呈现给读者，希望本书对关注中国公共卫生、特别是从事中国公共卫生工作的人有所裨益。

实践卷　主编

2013 年 12 月

# 目 录

# 第一章　中国不同人群主要健康问题

中国在短短几十年内，出生率、死亡率快速下降，尤其过去20年，中国在降低孕产妇和儿童死亡率方面取得了巨大成绩，妇女儿童的生存状况明显改善。期望寿命上升，人口迅速老化；随着社会经济发展，人群的生活方式变化，迅速完成了从传染病向慢性病的流行病学模式转变，其转变速度远远快于其他很多国家。

虽然人口健康素质有了明显改善，从20世纪90年代开始，孕产妇和儿童死亡率下降趋缓，农村地区，尤其是偏远贫困地区，孕产妇和儿童死亡率还很高，并存在相当比例微量营养素缺乏，儿童生长发育迟缓等健康问题；出生缺陷发生占有相当比例；而城市和富裕地区，营养过剩、缺乏体力活动、烟草使用、不合理膳食等不良生活方式导致超重和肥胖发生。

中国正处于经济转轨、社会转型、人口快速老化的特殊历史时期，近年来中国政府提出了“以人为本”的科学发展观，提出了构建和谐社会、全面建设小康社会和基本实现现代化的奋斗目标，并将其贯彻到国家发展规划的各个领域。这意味着中国不仅要继续保持经济的高速增长，而且要确保社会发展，突出发展的可持续性和公平性，使改革与发展的成果能够惠及到全国13亿公民。妇幼健康是和谐社会的基石，妇幼群体同时又是社会的弱势群体，妇幼卫生保健是满足人们基本健康需求、实现健康权利的重要途径，也是国民文明程度及社会公平和现代化水平的集中体现，这里我们重点描述了婴幼儿及学龄前儿童、学龄儿童和青少年、育龄妇女和老年人群健康素质的变化。

这些特定人群的定义如下：

**婴幼儿及学龄前儿童**：从围生期（胎儿满28周到生后1周）、新生儿期（从娩出到生后28天）、婴儿期（从生后28天到1周岁）、幼儿期（1~3周岁），以及学龄前期（从幼儿期结束到入小学前，即3~6岁）。

**学龄儿童和青少年**：学龄期（从入小学到青春发育开始，指7~12岁）和青春期（从第二性征出现到生殖功能基本成熟，指10~19岁）。

**育龄妇女**：15~49岁妇女。

**老年人**：65岁以上人群。

描述不同人群健康状况的指标包括期望寿命、孕产妇死亡率、婴儿死亡率、5岁儿童死亡率、死因构成、老年人口占总人口比例。测量不同年龄段人群健康状况的指标见表1-1。

表 1-1　不同人群健康状况使用指标

| 人群 | 测量健康状况指标 |
| --- | --- |
| 婴幼儿及学龄前儿童 | 身高、体重、出生缺陷、低出生体重率、发育迟缓率、营养不良率 |
| 学龄儿童和青少年 | 身高、体重、肺活量、视力不良、龋齿、肠道蠕虫感染、超重和肥胖、心理社会能力、网络成瘾、过量和无保护性行为、速度、耐力、爆发力 |
| 育龄妇女 | 贫血率、避孕率、流产率、孕产期安全（住院分娩率和产前检查率） |
| 老年人 | 体质合格率、白内障发生率、耳聋、功能牙 |

# 第一节　中国人群基本健康指标的变化

## 一、人口平均预期寿命

人口平均预期寿命（Life expectancy），是指按照当年的分年龄死亡率为基础，计算同一时期出生的人口预期能继续生存的平均年数。它以当年分年龄死亡率为基础计算。0 岁预期寿命，指新出生人口平均预期可存活的年数，是衡量人口健康状况的一个重要指标，也是衡量一个国家或地区经济社会发展水平及医疗卫生服务水平的综合指标。

0 岁人口平均预期寿命，从新中国成立初期的 35 岁，上升至 1982 年的 68 岁，远高于其他低收入国家的水平；1982 年以后，期望寿命上升趋缓，至 2000 年上升至 72 岁，在过去 25 年中，中国人口平均预期寿命从 68 岁增加到 73. 5 岁，2010 年为 74. 8 岁，达到中等发达国家水平。

2000 年人口普查资料显示，不同省份期望寿命差距增大，西部各省的期望寿命还处在较低的水平，期望寿命最高的上海和最低的省相差 15 岁（图 1-1）。

## 二、出生性别比

出生性别比是人口性别结构的一项重要指标，在没有人为干扰的情况下，男女出生性别比应该是比较稳定的，变化范围在103～107 之间。中国出生性别比一直偏高，2000 年第五次人口普查时为 117；2003 年为 119；2005 年达 119，少数省份高达 130，上升势头仍未有效遏制。第 6 次人口普查的出生性别比依然为 118。

## 三、孕产妇死亡率

增进孕产妇健康和减少孕产妇死亡是 20 世纪 80 年代后期以来多次国际峰会和会议关注的重点，包括 2000 年千年峰会。千年峰会上通过的八项千年发展目标（MDG）之一是增进孕产妇健康（MDG5）。在 MDG 框架中国际社会做出了承诺，要在 1990 年到 2015 年之间将孕产妇死亡比率降低 3/4。

按照国际疾病分类标准第 10 版（ICD-10）的定义，孕产妇死亡是指从妊娠开始到产后 42 天内，因各种原因（除意外事故外）造成的孕产妇死亡均计在内。由于其比例较小，因

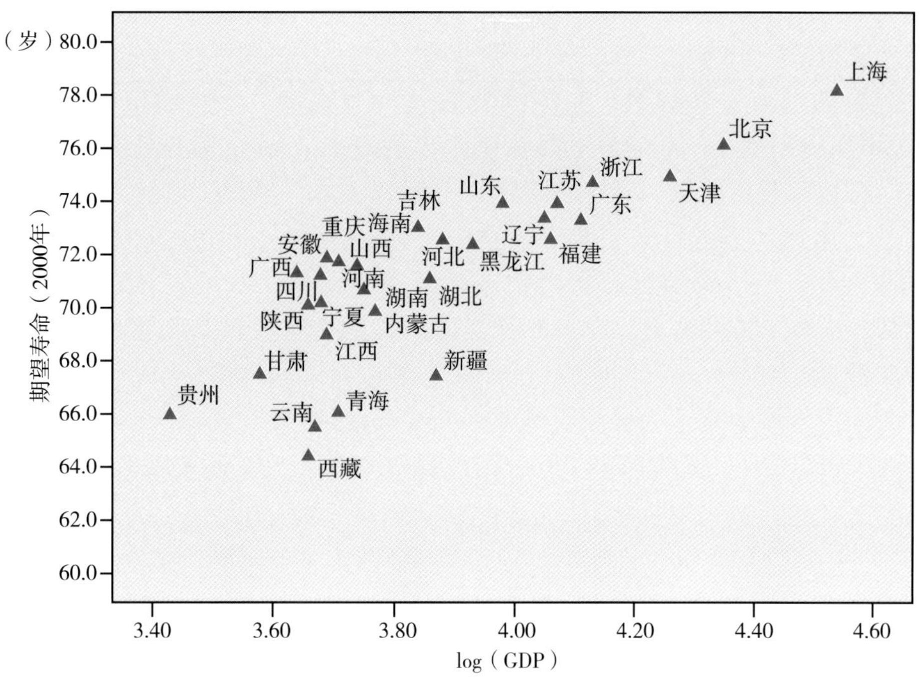


图 1-1　2000 年中国各省（市、自治区）期望寿命与人均 GDP
数据来源：作者依据 2000 年人口普查和社会经济指标作图

而孕产妇死亡率的分母多以万或 10 万计，即每万例或每 10 万活产数中孕产妇的死亡数为孕产妇死亡率（maternal mortality rate）。也可使用一个妇女在生育年龄死于妊娠或分娩的概率。该指标也是衡量一个国家和地区社会经济、文化发展的重要指标，也是反映母婴安全的重要指标。

根据这个定义，大多数国家均很难准确测量人群中的孕产妇死亡，因为在很多国家缺乏准确的死因登记，即使有死因登记的国家和地区，确定妊娠状态很难，尤其是死于心脏病时，很难归结为这个类别；另外，死亡医学证明书的填写有误也可导致孕产妇死亡分类不准确。

（一）中国孕产妇死亡监测体系

1983 年以前中国没有孕产妇死亡监测网络及大规模孕产妇死亡调查，几乎没有全国性的孕产妇死亡数据。为了统一研究分析中国孕产妇死亡率和病因变化规律，从而为降低中国孕产妇死亡率提出针对性的干预措施，1984 年组成了由 21 个省、市、自治区参加的孕产妇死亡调研协作组，选择有代表性的 87 个市、区、县为调研地区，人口约 1.78 亿，占全国人口的 19.5%。1989 年又重新组成了由 30 个省、自治区、直辖市参加的全国孕产妇死亡监测协作组。根据全国和各省人口数，城市以区为单位，农村以县为单位，兼顾各省地理条件、人口分布、经济水平的特点进行整群抽样，形成了覆盖全国 1 亿人口的 247 个监测点。

从 1996 年起，为提高监测工作效率，加强宏观管理，全国出生缺陷监测、孕产妇死亡监测和 5 岁以下儿童死亡监测实行“三网合一”监测模式，采用多层抽样的方法，选取全国 116 个监测市（县），其中城市监测点 37 个区、农村 79 个县开展监测工作，覆盖人口 8000

万。全国31个省、自治区、直辖市，按所在地理位置并兼顾经济发展状况（四川省分为东西两部分），根据10个指标（人均GDP、第一产业就业比重、第二产业就业比重、14岁以下人口比例、文盲率、出生率、死亡率、婴儿死亡率、中学教育程度人口比例和65岁以上老年人口比例）的综合发展指数，监测区县被分为大城市、中小城市和1~4类农村地区（第4类为最不发达地区）；同时参考婴儿死亡率的高低，划分为沿海、内地和边远3大地区。其中，沿海地区有：北京、天津、辽宁、上海、江苏、浙江、福建、山东和广东；内地地区有：河北、山西、黑龙江、吉林、安徽、江西、河南、湖北、湖南、广西、海南、陕西、四川东部、重庆；边远地区有：内蒙古、云南、贵州、西藏、甘肃、青海、宁夏、新疆、四川西部。在每个监测区县，孕产妇死亡监测覆盖所有乡镇，儿童死亡监测资料则来自于两个抽样乡镇。

随着社会经济发展变化，为提高监测数据的准确性和代表性，2006年起，卫生部将监测点增加至336个区（县），其中城市126个区、农村210县，覆盖人口1.4亿。

### （二）中国报告的孕产妇死亡率变化趋势

新中国成立初期中国孕产妇死亡率为1500/10万。据1984年卫生统计年鉴显示：到1983年全国孕产妇平均死亡率比新中国成立初期有明显下降，为50/10万。当然这个数据存在一定程度的漏报。

1984~1988年5年中孕产妇报告死亡率分别为48.2/10万、51.5/10万、49.1/10万、46.9/10万、46.7/10万，各年变化不大，平均死亡率为48.4/10万，其中城市为18.9/10万、农村为61.2/10万，农村为城市的3.2倍。

由于报告质量改进，1989年后报告的孕产妇死亡率有所增加。1989~1995年全国监测地区活产数为8 709 220例，孕产妇死亡5984例。动态观察这7年间，孕产妇监测死亡率呈下降趋势，全国孕产妇监测死亡率由1989年的94.7/10万下降到1995年的61.9/10万，下降了34.6%，其中农村下降幅度最明显，由1989年的114.9/10万下降到1995年的76.0/10万，下降幅度为33.9%；而城市则由1989年的49.9/10万，下降到1995年的39.2/10万，下降幅度为21.4%。农村孕产妇死亡率与城市之间的差距减少，由1984~1988年的3.2倍减少为2.1倍。

1996~2008年间全国孕产妇死亡率总体呈下降趋势。2008年与1996年相比，全国、农村孕产妇死亡率分别下降了46.5%和58.2%。2000年与1996年相比，全国、城市及农村孕产妇死亡率，分别下降了17.1%、1.0%和22.2%，而2008年与2000年比较，全国孕产妇死亡率下降了35.5%，农村下降了46.3%。

从中国监测数据显示的结果可见，20世纪80年代，中国的监测结果显示孕产妇死亡率很低，未能真实反映中国生育年龄妇女孕产妇死亡率变化的趋势；1990年后，随着监测数据质量的改进，孕产妇死亡率逐渐靠近世界卫生组织（WHO）对中国的孕产妇死亡率估计，且监测到的下降趋势也是一致的。自1991年的80.0/10万下降到2004年的48.3/10万（图1-2）。

2000年全国孕产妇死亡率为53.0/10万，在1990年88.9/10万的基础上下降了40.3%，基本接近《九十年代中国儿童发展规划纲要》中要求的在2000年将1990年孕产妇死亡率降低到一半的目标。2000~2008年孕产妇死亡率降低了35.5%，实现《中国妇女发展纲要（2001~2010）年》中要求的“以2000年为基数到2010年下降1/4”的目标。

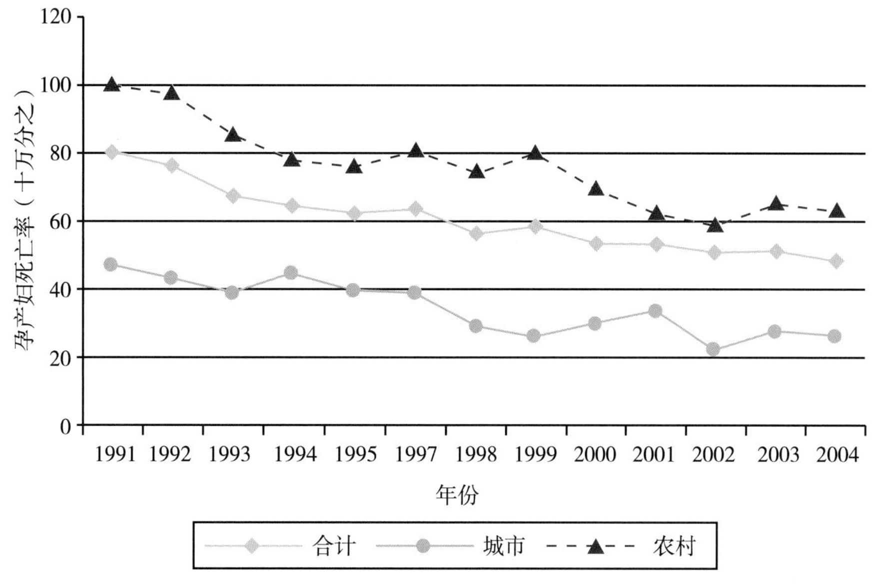


图 1-2　中国孕产妇死亡率变化趋势

数据来源：全国妇幼卫生监测，1990-2004 转引自中华人民共和国卫生部、联合国儿童基金会、世界卫生组织、联合国基金会，中国孕产妇与儿童生存策略研究，2006，12 月

（三）地区差异

中国的发展十分不平衡。不同地区之间、城市和农村之间下降的幅度和水平存在着巨大的差异。农村的孕产妇死亡率约为城市的 3.2 倍，而且城乡之间的差距从 1996 年的 2.7 倍扩大到 2004 年的 3.2 倍。2004 年，内地和边远地区孕产妇死亡率分别是沿海地区的 4.1 倍和 7.7 倍，农村二、三、四类地区孕产妇死亡率最高，分别是城市的 2.9 倍、4.4 倍和 5.3 倍（图 1-3）。

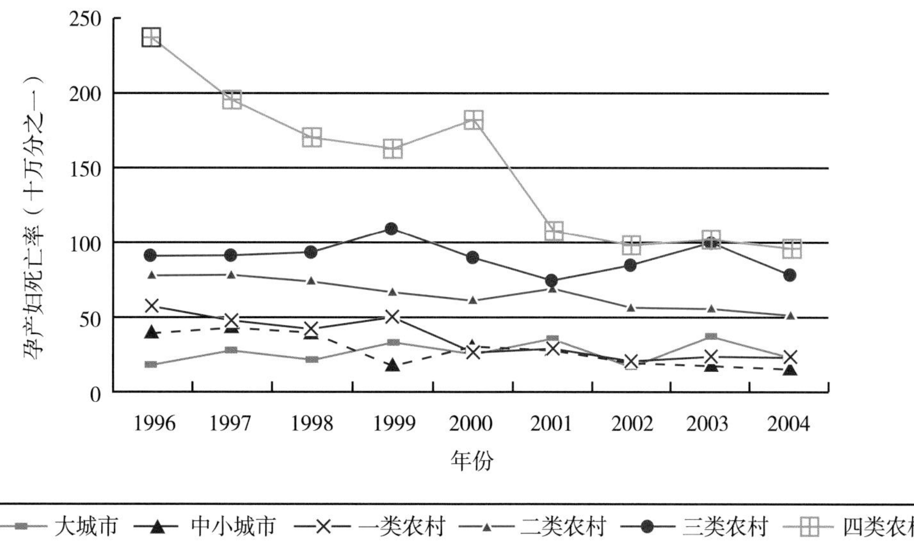


图 1-3　中国不同地区孕产妇死亡率变化趋势

数据来源：全国妇幼卫生监测，1990-2004 转引自中华人民共和国卫生部、联合国儿童基金会、世界卫生组织、联合国基金会，中国孕产妇与儿童生存策略研究，2006，12 月

（四）不同国家的比较

十年发展目标5　1990年至2015年将孕产妇降低四分之三。2010年，全球预计有28.7万妇女在妊娠和分娩期间死亡，与1990年相比下降了47%。1990年孕产妇死亡率>100/10万，被列为需要改进孕产妇健康的国家，进行评价。评估标准规定，孕产妇死亡率小于100/10万则不予评价；年死亡率没有改进，则为没有进展；下降幅度小于2%，为进展不充分；下降幅度介于2%~5.5%之间，为有显著进展，下降幅度大于5.5%，为非常好，称为在千年发展目标的轨道上。

1990年有87个国家的孕产妇死亡率大于100/10万，有10个国家属于已上轨道，包括不丹、玻利维亚、中国、埃及、赤道几内亚、罗马尼亚、土耳其、波兰、越南等国家。47个国家有显著进步，22个有少许进步，有8个国家完全没有改善（图1-4）。

根据WHO/UNICEF年度报告，2005年中国孕产妇死亡率为45/10万（30/10万~60/10万），估计2005年约有7790名孕产妇死亡；2008年中国孕产妇死亡率为38/10万（23/10万~60/10万），估计孕产妇死亡人数为6900。根据2004-2008年的生育率和死亡率，估计15岁以上的女孩，因孕产死亡的概率为1300，排在全世界192个国家的第60位，被列为第二组，需要立即采取有力措施、大幅度提高下降速度才可能如期实现目标的36个国家。

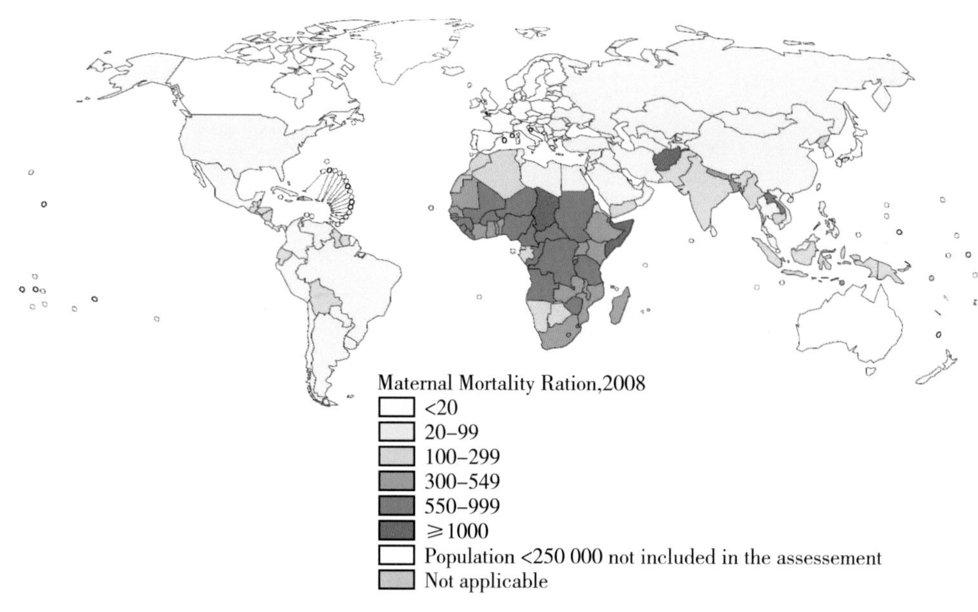


图1-4　不同国家的孕产妇死亡率（/10万，2008）

数据来源：WHO，UNICEF. 世界银行孕产妇死亡率趋势：1990-2008

## 四、婴幼儿死亡率

婴儿死亡率不仅是反映婴儿健康状况的一个很有意义的指标，和孕产妇死亡率一样，也是整个人群卫生状况及社会经济发展水平的重要标志。

在未建立5岁以下儿童死亡监测网之前，中国婴儿死亡率的数据多来自于部分市、县调查的结果。1991年卫生部建立了5岁以下儿童死亡监测网，中国婴儿死亡率有了较系统的监测，其监测点同孕产妇死亡率监测点。监测对象为监测地区家庭中全部孕满 28 周，出生后有心跳、呼吸、脐带搏动和随意肌缩动 4 项生命体征之一其后死亡的 5 岁以下儿童，包括居住 1 年以上的流动人口。

新中国成立时，中国的婴儿死亡率曾高达 200‰左右，高于马来西亚、泰国、菲律宾等发展中国家。1954 年据 14 省 5 万余人的调查为 138. 5‰；1963 年据北京等 18 市重点区的调查为 22. 3‰；20 世纪 70 年代中期中国婴儿死亡率为 47. 0‰；1981 年下降到 34. 68‰（表 1-2）。由于中国 80 年代婴儿死亡率下降速度明显，联合国儿童基金会执行主任在 1984 年世界儿童状况报告中称赞中国婴儿死亡率的下降情况是值得自豪的。被世界卫生组织和世界银行誉为"以最少投入获得了最大健康收益"，成为公认的发展中国家的成功范例。但是，80 年代后，婴儿死亡率下降速度相对放慢，少数年份还出现了停滞和徘徊。与此同时，与中国经济发展水平类似的马来西亚、泰国、越南，甚至经济水平远不如中国的斯里兰卡等国家，婴儿死亡率却持续显著下降，追上并大大超越了中国。很显然，与经济发展速度和水平相比，中国妇幼卫生指标的改善还具有巨大的空间和潜力。

**表 1-2　1991 年前中国部分市、县婴儿死亡率**

| 年代 | | 婴儿死亡率（‰） | 统计范围 |
|---|---|---|---|
| 新中国成立前 | | 200 左右 | |
| | 市 | 120 左右 | |
| 1954 | | 138. 5 | 据 14 个省 5 万余人的调查 |
| 1958 | | 80. 8 | 北京等 19 个省、市的大部分市、县 |
| | 市 | 50. 8 | 北京、河北等 17 个省、市的大部分市 |
| | 县 | 89. 1 | 河北等 18 个省、市的大部分县 |
| 1963 | | 22. 3 | 北京等 18 市的重点区 |
| 1973～1975 | | 47. 0 | 全国肿瘤死亡回顾调查 |
| 1980 | | | |
| | 市 | 13. 0 | 北京等 17 市全市或部分市区 |
| | 县 | 23. 9 | 上海、江苏等 8 省、市的 37 县全县或部分公社 |
| 1981 | | 34. 7 | 全国第三次人口普查 |
| 1983 | | | |
| | 市 | 13. 6 | 北京等 28 个市全市或部分市区 |
| | 县 | 26. 5 | 上海、江苏等 12 省、市的 58 个县全县或部分公社 |
| 1985 | 市 | 14. 0 | 北京等 36 个市全市或部分市区 |
| | 县 | 25. 1 | 上海、江苏等 15 个省、市的 72 个县全县或部分乡 |
| 1990 | | 32. 9 | 全国第四次人口普查 |

数据来源：《中国卫生统计年鉴》（1999 年）

90 年代以来中国婴儿死亡率总体呈下降趋势，2008 年与 1991 年相比，全国、城市、农村婴儿死亡率分别下降了 70. 3%、62. 4%和 68. 3%。农村地区下降幅度较大，由 1991 年的 58. 0‰下降到 2008 年的 18. 4%。2000 年全国婴儿死亡率为 32. 2‰，在 1991 年 50. 2‰的基础上下降了 35. 9%，年平均下降速率为 4. 8（图 1-5），实现了《九十年代中国儿童发展规划纲要》的目标要求。

但同时也可以看出，20 世纪 90 年代中期以后，中国的婴儿死亡率进入了下降缓慢的

“平台期”。1997年中国婴儿死亡率为33.1‰，但1998年和1999年的婴儿死亡率不但不降反而上升到33.2‰、33.3‰，出现了徘徊，到2002年这一指标才进一步降低到29.2‰。因此，根据世界银行、联合国人口基金等国际组织或机构的年度报告，中国婴儿死亡率在世界各国的排位均出现了序次“下滑”的局面。

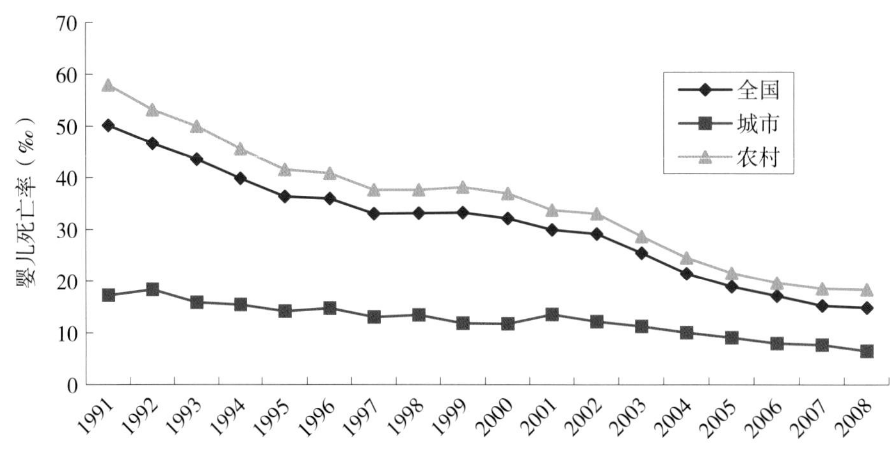


图1-5 1991~2006年全国婴儿死亡率
数据来源：中国孕产妇与儿童生存策略研究，2006年

## 五、儿童死亡率

1991年，全国新生儿、婴儿和5岁以下儿童死亡率分别为33.07‰，50.19‰和61.03‰，农村人群相应死亡率分别是城市的3倍多。

根据联合国儿童基金会的最新评估报告，中国5岁以下儿童死亡率已经从1990年的45‰下降到2006年的24‰，下降了47%。图1-6是2000~2006年中国5岁以下儿童死亡率。

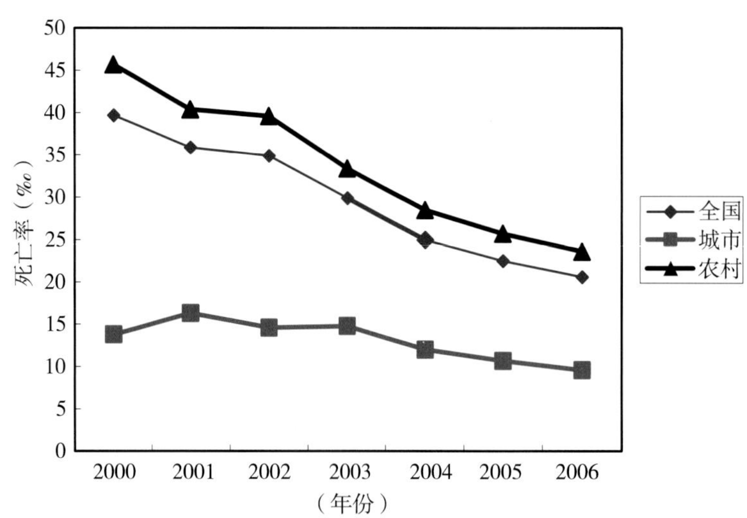


图1-6 2000~2006年中国5岁以下儿童死亡率
数据来源：中国妇幼卫生监测数据

在中国，由于地区发展不平衡导致的儿童死亡率差异显著，主要表现为农村高于城市，西部高于东部，偏远地区、少数民族尤高。农村5岁以下儿童死亡率（23.6‰）是城市（9.6‰）的2.46倍，边远地区（38.0‰）是沿海地区（10.3‰）的3.68倍。2000年人口普查资料显示，虽然全国平均5岁以下儿童死亡率已降至37‰，但全国仍有102个县（人口共计2800万）5岁以下儿童死亡率超过92.6‰，最高达356‰，是全国同期5岁以下儿童平均死亡率的2.5~10倍。

进一步对2000年后中国5岁以下儿童死亡率变化进行了评估。采用全国5岁以下儿童死亡监测网收集的2000~2010年以人群为基础的监测结果显示，2010年全国1岁儿童死亡率和5岁以下儿童死亡率较2000年分别下降59.3%和58.7%，城市下降50.8%和47.1%，农村分别下降56.5%和56.0%。2000~2010实现了纲要中提出的目标，但缩小地区和人群差异是今后促进儿童健康面临的重大挑战。

## 六、老年人口占总人口的比例

20世纪70年代末以来，在社会经济发展和计划生育政策的双重作用下，中国的生育率迅速下降，在较短的时间内完成了人口转变过程，实现了从“高出生率、高死亡率和高自然增长率”到“低生育率、低死亡率和低自然增长率”的再生产类型转变。从1950年到2000年，中国总人口数从5.7亿增加到13.4亿。与这种变化相伴随的是人口年龄结构的转变，老年人口比例迅速提高。

联合国把一个国家65岁及以上人口比重超过7%定义为老龄化社会。中国5次人口普查数据显示，65岁及以上人口在总人口中所占的比例：1953年为4.4%，1964年为3.6%，1982年为4.9%，1990年为5.6%，2000年为7.0%。按照这个标准，2000年第五次人口普查时，中国已经进入老龄化社会。2010年第六次人口普查显示中国65岁及以上人口为118831709人，占总人口8.87%（表1-3）。

**表1-3 中国历次全国人口普查中老年人口比例**

| 人口普查次数/年份 | $60^+$岁人口比例 | $65^+$岁人口比例 |
|---|---|---|
| 第一次人口普查/1953 | 7.32 | 4.41 |
| 第二次人口普查/1964 | 6.08 | 3.54 |
| 第三次人口普查/1982 | 7.63 | 4.91 |
| 第四次人口普查/1990 | 8.70 | 5.57 |
| 第五次人口普查/2000 | 10.30 | 6.96 |
| 第六次人口普查/2010 | 13.26 | 8.87 |

数据来源：历次人口普查数据

### （一）老年人口数量

目前中国60岁及以上老年人口已达1.83亿，占全国总人口的13.60%，占世界老年人口20%，亚洲老年人口50%，相当于整个欧洲60岁及以上人口的总和。

（二）老年人口比例变化

中国社会向老龄化社会变化的速度是目前世界各国中最快的。新中国成立后的5次人口普查数据显示（表1-5），从20世纪70年代末出现人口老龄化趋势到2000年60岁以及以上年龄老年人口比例超过10%，中间过程仅20年。老年人群内部结构变化速度也是惊人的。人口学将60~69岁老年人称之为低龄老年人；70~79岁老年人为中龄老年人，80岁以上老年人为高龄老年人。从老年人健康角度讲，进入老年阶段时的健康状态极不均一，无论从群体还是个体水平上表现都很明显。总体上看，60~74岁老年人基本健康状态大大优于高龄老年组（80岁以上）。80岁以上的高龄老人各种器官功能减退造成的生活护理与损伤防护问题显得很突出。中国高龄老人的数量在21世纪前50年增速很快，2010年已经达到2000万。

（三）老年人口分布的差异

老年人口比例的地区差异表现在两个方面，一是人口结构的地理分布；二是人口结构的城乡分布。中国大陆人口密度分布以著名的“胡焕庸线”（黑龙江省瑷珲与云南腾冲两点间连线）分为两部分，一部分是胡线以东占国土42%面积但居住94%的人口；一部分在胡线以西占国土58%面积而仅居住6%的人口。大陆目前老年人口分布依然符合这一规律，95%（约为1.23亿）的60岁及以上年龄的老年人口分布在胡线以东（图1-7）。最早进入老龄化社会的地区为上海市（1979年）。上海市至今仍是中国大陆老年和高龄人口比例最高的地区。接着为北京、天津和江浙地区，最晚进入老龄化社会为西部宁夏地区（估计在2012年）。整个中国大陆不同省市进入老龄化社会历经的时间长达33年，甚至逊于整体人口结构

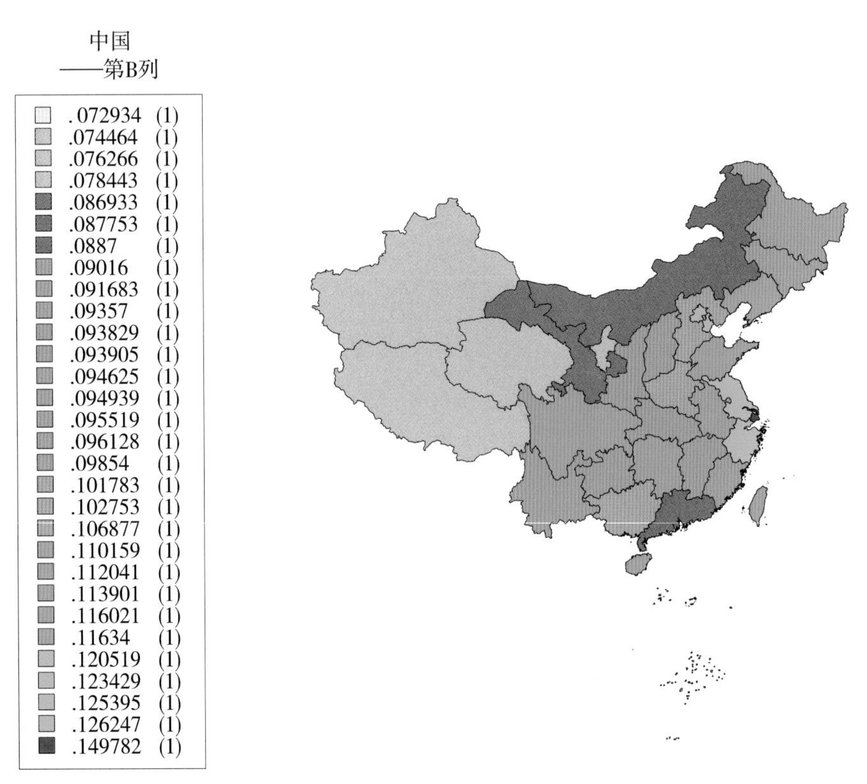


图1-7 中国以省、直辖市为单位的60岁及以上老年人口分布
数据来源：国家统计局第五次人口普查

变化速度，足见地区差异之大。

尽管最早的人口老龄化发生在经济发达地区，但老年人口数量的分布却呈现出城乡倒置的局面。65.8%的中国老年人口在农村，接近1亿人。大量农村青壮年离乡进城工作，进一步加重了农村老龄人口比例的增加（平均老龄化程度农村高于城镇1.24个百分点）。这种城乡倒置的人口老龄化局面可能要维持到本世纪中叶才能有所改变，这一现状是在制定初级卫生服务政策时必须考虑到的特殊性。

## 第二节 婴幼儿及学龄前儿童健康

2005年，中国0~14岁儿童有2.6亿，拥有世界各国中规模最大的妇幼群体。从20世纪50年代以来，中国在降低孕产妇和儿童死亡率方面取得了巨大成绩，儿童的生存状况明显改善。全国妇幼卫生监测数据表明：20世纪90年代以来，中国的孕产妇和儿童死亡率整体上继续呈现持续下降的趋势。1991~2004年间，全国孕产妇死亡率降低了39.6%，5岁以下儿童死亡率下降了59%。中国在杜绝出生缺陷、降低儿童营养不良、减少低出生体重等方面都取得了显著进展。1995~2004年，全国5岁以下儿童发育迟缓率下降了55.2%；1992~2002年，全国儿童低体重发生率也从18.0%降低到7.8%；儿童计划免疫覆盖率从20世纪90年代以来一直保持在85%以上，婴儿的“四苗”接种率达到了88%；本土脊髓灰质炎野病毒病例则在1994年以后实现了0水平；三岁以下儿童系统管理率也由1992年的43%提高到2004年的74%。但是从20世纪90年代开始，儿童死亡率下降趋缓。婴幼儿死亡率下降到新的水平。

### 一、出生缺陷

出生缺陷是指婴儿于出生前在母亲的子宫内便发生了发育异常，这种异常可以是器官的结构发生异常，也可以是生理功能发生异常，如先天性代谢病、智力发育障碍。

随着感染性和营养性疾病逐渐得到控制，近年来出生缺陷已成为中国围产儿死亡的主要原因，占死因构成的1/5~1/4，严重影响着中国出生人口素质。

#### （一）出生缺陷流行现况

中国的出生监测是以医院为基础的监测，监测对象为在监测医院住院分娩的孕满28周，到出生后7天的围产儿，包括死胎、死产和7天内死亡的新生儿，以及计划内引产的围产儿。1996年全国出生监测总发生率为87.3/万，城市发生率为80.98/万，农村发生率为101.74/万。此后，出生缺陷的检出率不断增加，2000年全国的总发生率为101.30/万，城市为102.46/万，农村127.09/万；2006年已达到145.50/万，城市为146.67/万，农村140.85/万。在1996~2006年间全国出生缺陷发生率增加了65.96%，其中城市增幅为81.12%，农村为38.44%。

2006年中国主要出生缺陷的发生率：神经管缺陷为8.18/万，其中城市为5.14/万、农村14.06/万；先天性心脏病发生率为25.58/万，其中城市28.6/万、农村19.62/万；多指趾发生率15.83/万，城市17.05/万、农村13.41/万；唐氏综合征发生率2.65/万，城市2.97/

万、农村2.02/万；总唇裂14.24/万，城市13.42/万、农村15.8/万。总体变化趋势为全国先天性心脏病发生率呈持续上升趋势，总唇裂发生率在14/万的水平上下波动；城镇、乡村及全国的神经管缺陷发生率均呈下降趋势；全国和城镇的唐氏综合征发生率有上升趋势，而农村的发生率无明显变化。

（二）出生缺陷的发生趋势

中国是出生缺陷的高发国，每年约有20万~30万肉眼可见的先天畸形儿出生，加上出生后数年和数月才显现出来的缺陷，每年各种出生缺陷儿童总数高达80万~120万，约占每年出生人口总数的4%~6%。中国的出生缺陷发生高于美国等发达国家。2004年全国出生缺陷监测数据显示，中国神经管畸形出生患病率为9.44/万，而美国为3.0/万，中国是美国的3倍。

中国出生缺陷的发生近十几年来呈逐渐升高趋势。中国妇幼卫生监测数据表明，1996年出生缺陷发生率为87.3/万，2000年为109.8/万，2004年为128.38/万，2007年为147.94/万（图1-8）。

中国目前重大出生缺陷主要有：先天性心脏病、唇腭裂、神经管畸形（包括无脑畸形、脊柱裂、脑膨出等）、先天性脑积水、唐氏综合征（又称先天愚型）、先天性耳聋、先天性甲状腺功能低下、苯丙酮尿症等。

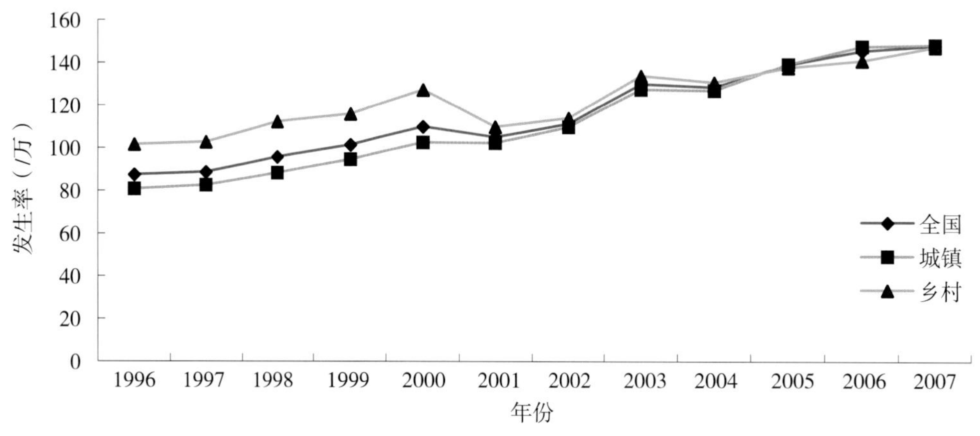


图1-8 1996~2007年全国出生缺陷总发生率变化趋势
数据来源：历年《全国妇幼卫生监测年报》

（三）出生缺陷的地区差异

不同类型的出生缺陷在地区之间的分布存在很大差异，总体趋势是农村高于城市。例如神经管畸形，北方7省的发生率为7‰，为全国平均发生率的2.6倍。在北方各省中，山西省的12种体表缺陷发生率位居第一，为20.35‰，神经管畸形发生率亦居全国之首，为10.5‰，是全国平均水平的4倍。这一差异目前仍然存在。而地中海贫血则在中国广东、广西等地具有较高的出生患病率。许多出生缺陷农村高于城市，例如在山西省，农村地区神经管畸形的出生患病率为13.9‰，而城市则为2.8‰，前者是后者的5倍左右。

## 二、儿童营养状况

身高是反映儿童生长发育水平的指标之一。身高是指头顶至足底的长度。3 岁以下儿童应仰卧位测量，称身长；3 岁以后可立位测量，称身高。立位与仰卧位测量值相差 1～2cm。体重为身体各器官、系统、体液重量的总合。

九城市儿童体格发育儿童营养状况通常用生长发育和营养不良状况等指标综合反映。调查结果显示，1975～2005 年的 30 年间，除新生儿组外，不同年龄儿童身高、坐高、体重、胸围均有不同程度的增长。以城区男童 5～6 岁组为例，3 个 10 年体重的增长值分别为 0.51kg、0.95kg 和 1.54kg，身高的增长值分别为 1.5cm、1.7cm、2.1cm。1975～2005 年的 3 个 10 年间，多数年龄组平均体重、身高的增幅在第 2 个 10 年（1985～1995 年）高于第 1 个 10 年（1975～1985 年），第 3 个 10 年（1995～2005 年）又高于第 2 个 10 年。调查还显示，城区体重增长多于郊区，而郊区身高增长快于城区；中、北部地区儿童生长发育水平十分接近，但明显高于南部地区。

此外，中国 9 个城市儿童 3 岁以前体重、身长略高于 WHO 标准，4 岁以后与 WHO 标准相似。郊区儿童 3 岁以前略低于 WHO 标准，4 岁以后明显低于 WHO 标准。9 个城市 6 岁以下儿童的体重、身高，无论城区与郊区、男女，均已明显超过同龄的日本儿童。每 10 年的身高增长幅度明显快于日本儿童。

卫生部发布的《中国 0～6 岁儿童营养发展报告（2012）》，指出，“1990～2010 年，城乡不同年龄组的儿童身高均有增长，并且增幅随年龄增长逐渐增大，农村儿童的身高增幅大于城市，城乡儿童生长差异正在逐渐缩小。如城市男、女童平均身高分别增长 4.5cm 和 4.4cm，农村分别增长 5.2cm 和 5.8cm（图 1-9 和图 1-10）。

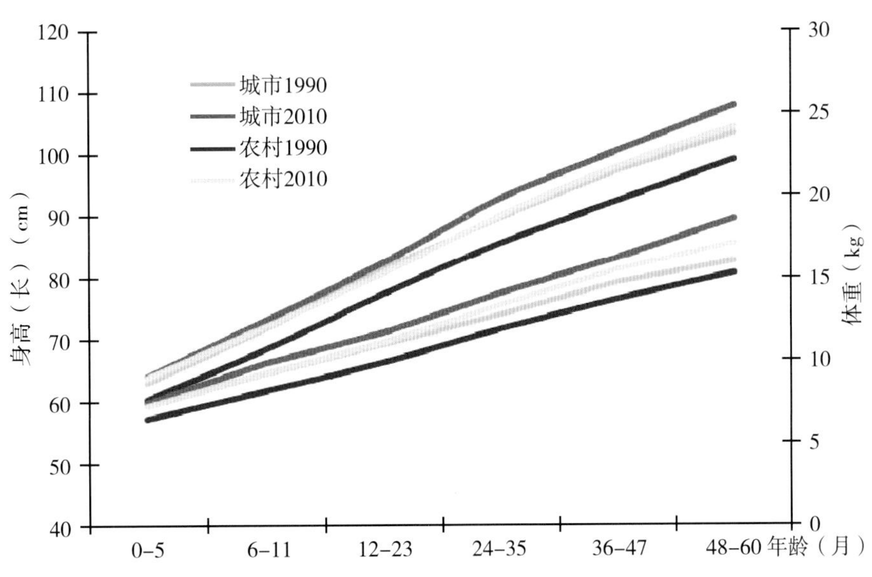


图 1-9　1990～2010 年中国城市和农村 5 岁以下男童身高体重比较

数据来源：国家食物与营养监测系统

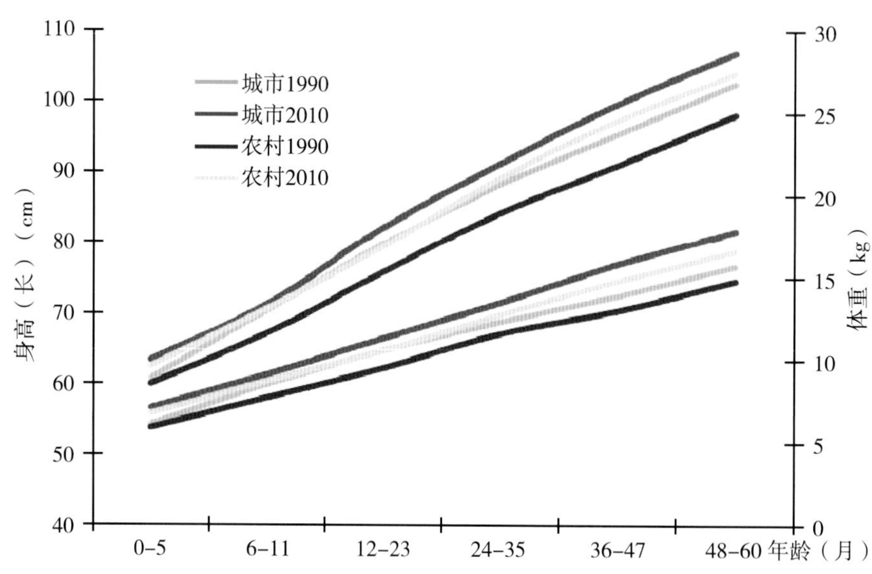


图 1-10　1990~2010 年中国城市和农村 5 岁以下女童身高体重比较

数据来源：国家食物与营养监测系统

幼儿的体质特征表现出明显的城乡差异。城市幼儿柔韧性、速度与协调能力均好于乡村幼儿，而乡村幼儿力量与平衡素质则好于城市幼儿。

九城市调查结果显示了类似趋势。该调查时中国卫生部 1975 年以来组织专业人员每 10 年在我国 9 个主要城市的城区及郊区调查 7 岁以下儿童体格发育状况。研究结果发现，30 年来，除初生组变化不大外，其他各年龄组均有增长，其中城区儿童体重增长比例大于郊区儿童，而郊区儿童的身高增长快于城区儿童，30 年的累计增长值见表 1-4。

**表 1-4　1975~2005 年城区与郊区男女童身高和体重增长值的比较**

| 年龄 | 体重（kg） | | | | 身高（cm） | | | |
|---|---|---|---|---|---|---|---|---|
| | 城男 | 城女 | 郊男 | 郊女 | 城男 | 城女 | 郊男 | 郊女 |
| 初生 3 天 | 0.06 | 0.07 | 0.10 | 0.04 | -0.2 | -0.3 | 0.2 | 0.1 |
| 1 岁- | 0.14 | 0.09 | 0.20 | 0.44 | 0.3 | 0.1 | 0.5 | 0.6 |
| 2 岁- | 0.46 | 0.38 | 0.61 | 0.55 | 1.3 | 1.2 | 1.7 | 1.6 |
| 3 岁- | 1.78 | 1.74 | 1.84 | 1.76 | 5.2 | 4.9 | 6.9 | 7.1 |
| 4 岁- | 2.30 | 2.17 | 2.03 | 1.96 | 5.4 | 5.2 | 7.3 | 7.4 |
| 5~6 岁 | 3.27 | 2.78 | 2.58 | 2.46 | 6.1 | 5.7 | 7.4 | 7.7 |
| 6~7 岁 | 3.26 | 2.88 | 2.68 | 2.58 | 5.3 | 5.0 | 7.6 | 7.5 |

数据来源：九城市儿童体格发育调查协作组，首都儿科研究所，2005 年中国 9 市七岁以下儿童体格发育调查，中华儿科杂志 2007 年第 45 卷第 8 期

## 三、低出生体重和生长迟缓

低出生体重和生长迟缓是全球衡量儿童营养状况的主要指标。低出生体重儿发生率，指某地区在一定时间（通常指 1 年）内出生的活产婴儿中，出生 1 小时内测其体重小于 2500 克的活产婴儿数（不论是否足月或过期）占当地活产婴儿总数的比例。生长迟缓率，指儿童的年龄别身长（高）低于同性别参照人群（参考标准）值的变异范围。低于均数减 2 个标准差为中度生长迟缓；低于均数减 3 个标准差为重度生长迟缓。此指标主要反映过去或长期慢性营养不良。

从全国看，儿童营养不良的比例呈逐年下降趋势。2010 年，我国 5 岁以下儿童低体重率为 3.6%，比 1990 年下降了 74%（图 1-11），已提前实现联合国千年发展目标 1；生长迟缓率为 9.9%，比 1990 年下降了 70%（图 1-12）；消瘦率为 2.3%，长期保持在较低水平。

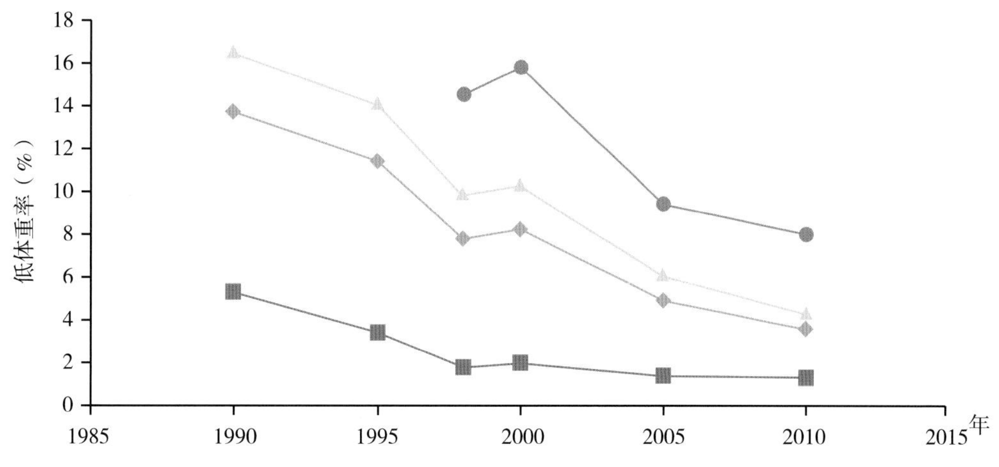


图 1-11　中国 5 岁以下儿童 1990~2010 年低体重率变化趋势

资料来源：国家食物与营养监测系统

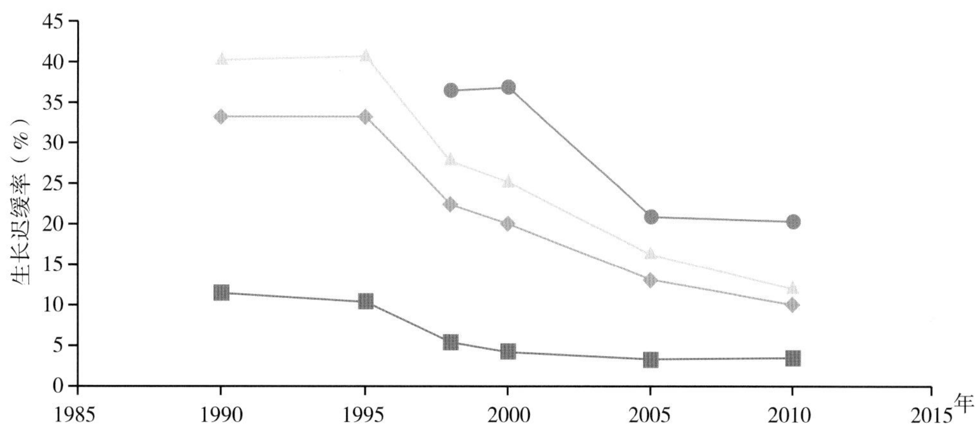


图 1-12　中国 5 岁以下儿童 1990~2010 年生长迟缓率变化趋势

资料来源：国家食物与营养监测系统

贫困地区农村儿童的低体重率和生长迟缓率从2000年开始降低，2010年全国贫困地区农村儿童低体重率、生长迟缓率分别为8.0%和20.3%，比1998年分别下降了45%和44%。但是2005年贫困农村儿童仍有12.3%为低体重儿，17.6%为生长迟缓。

2005年九市数据与世界卫生组织（WHO）（2006年）新公布的5岁以下儿童体重、身高为标准值计算九市儿童的z评分值（sDs）”比较发现，儿童身高和体重标准基本达到标准。联合国儿童基金会发布的《2012年世界儿童状况报告》显示，中国5岁以下儿童的低体重率和生长迟缓率低于多数发展中国家，明显低于东南亚国家，在金砖国家中处于中等水平，与美国等发达国家的差距逐渐缩小。

1. *儿童营养不良影响生长发育迟缓* 中国城市5岁以下儿童的营养不良患病率已经很低，没有明显的患病高峰，而农村儿童营养不良患病率高峰出现在12~24个月，此后虽略有下降但患病率一直维持较高水平，直至5岁。儿童生长迟缓率变化曲线略滞后于低体重率变化曲线，历次监测曲线形状相同，说明2岁以前儿童生长发育状况很大程度决定了其后几年的发育状况，生长迟缓则并未得到同步的改善，目前应对农村5岁以下儿童身高不足给予关注，这对于保证中国未来的经济持续发展至关重要。

2. *留守儿童营养问题成为关注焦点* 随着社会经济的发展，越来越多的农村妇女外出打工并把儿童留在家中由祖辈或者其他人来照顾，一个新的群体——留守儿童的营养状况逐渐成为关注的焦点。2005年国家食物与营养监测系统调查数据表明，打工妇女的1岁以下儿童生长迟缓率（12.9%）均是其他儿童（5.4%）的2倍以上，这些儿童母乳喂养率低，且下降迅速，母亲外出打工的婴幼儿0~6个月母乳喂养率仅为61%，到6~11个月龄时，母乳喂养率急剧下降到9.9%，而其他儿童的母乳喂养率分别为91%、74%。

## 第三节　儿童青少年健康

根据2007年《中国人口和就业统计年鉴》，中国6~22岁学龄儿童青少年人口为3.27亿人，占全人口的24.9%，其中75%生活在农村。另据《全国教育事业发展统计公报》，截至2006年年底，全国在校学生总人数2.02亿人，占总人口的15.3%。其中，小学生1.07亿人，初中生5958万人，高中生1719万人，大学生1739万人。儿少卫生学以中小学生为服务主体，又称儿少/学校卫生学；同时因保健工作的需要，向上延伸到17~22岁大学生（“高校保健”），向下与0~6岁学前儿童（“儿童保健”，归口妇幼卫生学）衔接。

学龄儿童青少年群体有以下特点：一是处于旺盛生长发育；二是处于集体生活在学校这一人口密集场所。针对这些特点，国家给儿少卫生学明确规定以下五项任务：①促进儿童少年生长发育，包括体格、机能、运动素质等；②防治学生常见病、伤害，预防成年期慢性疾病；③提供心理教育和辅导，促进心理、情绪、社会适应性健康发展；④开展学校健康教育和健康促进，从小培养良好行为习惯；⑤营造良好的学校环境，包括学校建筑设备、教学过程卫生、学校卫生监督等。

促进儿童少年健康重要意义：①儿童少年占中国总人口1/4，是社会主义事业未来的建设者和保卫者；该群体的健康成长，直接关系到中国的人口素质、民族的昌盛、国家的富强；②未来世界的竞争实际上是人才的竞争，采取积极措施促进该人群身体健康，学业进步，智力、创造性发展，是为国家提供更多高精尖人才的保障；③本阶段的生活经历、环境影响、生活方式和行为模式，将对人一生的体质、健康和生活质量产生深远影响。

儿童青少年身体形态发育明显改善，但身体机能、身体素质和运动能力下降明显，心理社会适应能力较差。

## 一、身高、体重和胸围

身高：指站立时头、颈、躯干和下肢的总高度。骨骼在全身各系统中最为稳定，身高是反映线性生长的最重要指标，在整个生长过程中起“标杆”作用。体重：是身体各部分、各种组织重量的总和。构成体重的成分主要是骨骼、肌肉、内脏、体脂和水。体重变化较大，与健康和营养状况直接有关，且呈双向性变化：远期或近期营养不良均可引起体重下降，而下降超过一定程度时，常预示群体死亡率有上升趋势，或存在阻碍生长的危险因素。体重过大或增长过快，提示有肥胖危险。

对7岁以上儿童青少年调查结果显示，1985~2005年20年间，城乡男女儿童青少年（主要指中小学生）的身高、体重和胸围均有大幅度提高，青春发育期均有提前现象。以身高为例，19~22岁城市、乡镇男、女20年间身高分别增长了1.55cm、1.91cm、1.10cm和1.14cm。身高、体重和胸围的增长值和增长速度呈现身高“前快后慢”和体重、胸围“前慢后快”的特点。表明中国儿童青少年身高生长速度会放慢，但是重量和围度生长将会继续。

## 二、儿童青少年身体机能和素质

肺功能、速度素质、爆发力、力量素质、柔韧素质和耐力素质反映身体机能和素质。肺活量：指个体一次尽力深吸气后能呼出的最大气量，反映肺的容量和呼吸肌力量，是最具代表性、测试简便的呼吸功能指标。肺活量大小与性别、年龄、身高、体重、胸围等有关，是反映体育锻炼效果和环境污染损伤呼吸功能的敏感指标。

1985~2005年中国儿童青少年身体机能和素质呈现下降趋势。反映学生肺功能的重要指标——肺活量在许多年龄段人群中均有下降。女生降幅大于男生，城市儿童青少年降幅大于乡村学生。2010年调查则显示有所改善。

1985~1995年间儿童青少年速度素质、爆发力、力量素质和柔韧素质的指标均有明显提高，特别是爆发力和速度素质的提高尤其明显。而1995~2005年，这些身体素质指标呈明显下降趋势，2000~2005年下降趋势更加明显。2010年调查显示，这些指标均有了不同程度的改进。

1985~2005年的20年里，所有性别、年龄组学生耐力素质水平都普遍下降。除7~12岁乡男、乡女和19~22岁城男、城女在1985~1995年变化趋于稳定，水平有微小提高外，其余学生人群在1985~1995年、1995~2000年、2000~2005年的各年度中耐力水平都呈连续下降趋势，特别是自1995年以来降幅显著增大。

## 三、青少年生殖健康状况和非意愿性妊娠

1. *青少年生殖健康状况*　1994年国际人口与发展会议上对生殖健康定义为生殖系统及其功能和过程的健康。包括多种与生殖系统相关的活动。

（1）婚前性行为：随着青少年性发育年龄的前移、结婚年龄的推迟，青少年发生婚前性

行为的危险性也随之增加，青少年中性行为的发生率已从 1981 年的不足 1%上升到现在的 7%，尤其在有些大中专院校竟高达 15%，男生高于女生；中学生的性行为发生率为 1%～4%，且农村高于城镇。对农村中学生的调查研究结果显示，被调查的中学生（15～18 岁）首次性行为年龄为 16.0±1 岁，而且有些青少年性交伙伴多于 1 个的竟高达 57.3%。一项对人工流产女青年生殖健康状况的研究表明，调查对象发生首次性行为的平均年龄为 20.3±1.9 岁，最小为 13 岁，最大为 24 岁；首次性行为发生年龄小于 19 岁的占 33.1%。

（2）人工流产：由于中国的独特社会、文化背景和计划生育政策，绝大多数少女怀孕后以人工流产作为妊娠结局。由于自身知识的匮乏和生殖健康服务机构的不可及，人工流产尤其是晚期人工流产对少女所致的近期和远期并发症及心理创伤严重威胁着少女的生殖健康。人工流产尤其是反复人工流产，将对青少年的身心健康造成严重的危害。多次人工流产会对再次妊娠有影响，如早产、晚期流产和围生期胎儿死亡率增加，产前、产后出血率高，可能导致低体重儿、胎儿生长受限和新生儿溶血症等。近年来未婚人工流产率呈上升和低龄化趋势，尤其少女流产和重复流产（人工流产≥2 次）的问题更为突出。2001 年上海市人工流产妇女中重复流产率为 44.1%。对中国不同城市 2002 名未婚人工流产女青年的调查结果显示，有 35.8%的研究对象有妊娠史，其中有 1 次人工流产史者占 68.7%，有 2 次人工流产史占 20.8%，3 次及以上占 10.5%。上海、北京和郑州 27 所医院 2295 名未婚流产妇女调查结果显示，其中重复流产率为 32.1%，有 1 次流产史者占 75.3%，2 次者占 18.1%，3 次者占 4.2%。上海市终止妊娠的少女年龄最小 12.5 岁。

（3）性传播疾病/艾滋病（STIs/AIDS）：性传播疾病（STIs）对人类的健康威胁很大，它不仅传染性强，而且会引起各种并发症，特别是对于感染了 STIs 的青少年来说将会承受着身体和心理的双重打击和压力。对中国不同城市未婚人工流产女青年的调查结果显示：被调查的未婚人工流产女青年中，有 57.6%患有 1 种生殖道感染，27.3%同时患有 2 种，17.1%患 3 种及以上。有 9.8%的人患有性传播疾病（包括滴虫性阴道炎、淋病、尖锐湿疣、生殖器疱疹、沙眼衣原体感染），其中有 92.9%的人患有 1 种性病，6.1%的人患有 2 种性病，1.0%患有 3 种及以上的性病。流动人口未婚人工流产女青年生殖道感染患病率为 54.7%，其中 64.3%患有 1 种生殖道感染，24.3%患 2 种，11.4%患有 3 种及以上。性传播疾病患病率为 9.7%，其中 94.3%患有 1 种性传播疾病，5.0%患有 2 种，0.7%患有 3 种及以上。

（4）性暴力：世界卫生组织定义性暴力为“任何利用强迫手段进行性活动或试图获得某种性活动、非意愿的性评论、各种买卖妇女的性活动，无论施暴者与受害者之间是何种关系，也无论其发生的场所，都属于性暴力。”强迫手段不仅是指躯体力量，而且还包括心理威胁、勒索或其他形式的威胁，如恐吓要进行身体伤害、解除某种关系、开除工作或得不到工作等。

性暴力是全球性问题，它存在于世界上每个国家，超越文化、社会、经济阶层，可发生在家庭、学校、工作场所以及其他公共场合。2003 年中国一项对 2002 名未婚人工流产青少年的调查结果显示，性暴力发生率为 14%，在首次性行为和近一年中曾遭受性暴力的比例分别为 8%和 9%。性暴力施暴者中最常见的是男朋友（78%）。

2. 非意愿妊娠　非意愿妊娠已成为世界普遍关注的问题。导致青少年非意愿妊娠的因素较复杂，主要与以下几方面有关：性成熟提前，在性意识萌发之后，不能区分友情和爱情，对性冲动缺乏控制力；缺乏充分的性健康教育，为青少年所提供的生殖健康服务明显不足；大众媒介的刺激和影响，尤其受黄色书刊和黄色影视作品的影响，以及成人的不法引诱和教唆；家庭结构不完整，父母对子女缺乏关心和教育。

妊娠后青少年发生的生理变化与成年人差别不大，但是由于一些小年龄的青少年身体发育还未达到完全成熟，一旦怀孕，无论是人工终止还是足月自然分娩，其所承受的健康风险要远大于成年妇女（20岁以上）。一些青少年怀孕后，因担心被其他人知道，有意减少进食量，希望减缓胚胎发育的进度，甚至希望导致自然流产。但结果常常事与愿违，由于延误到医院的诊断和干预，有些青少年错过了可以医学干预的时机。在心理方面，由于青少年妊娠后害怕家长的责备及社会歧视，从而导致情绪压抑、痛苦、焦虑、羞愧等不良情绪的产生。

在中国，绝大多数非意愿妊娠的结局是选择人工流产终止妊娠。然而，人工流产不仅会发生一些近期和远期并发症的可能性，还会对女性青少年的心理健康带来影响。盲目使用药物流产，从而导致贫血、感染、出血、不孕等严重的后果。在人工流产中，也有可能会由于既往存在的感染未治疗或未得到有效治愈、手术操作不规范或消毒不严格而造成生殖道感染，远期可遗留并发症，会影响再次妊娠，增加不孕、宫外孕发生机会，严重者可能威胁生命。

## 四、心理社会适应能力

儿童青少年的心理健康是一个不容忽视的问题。心理社会适应能力，又称生活技能，是个体采取适应和积极的行为，有效处理日常生活中各种需要和挑战的能力。生活技能主要包括10种（5对）能力，即自我认识能力-同理能力；有效的交流能力-人际关系能力；处理情绪问题能力-缓解压力能力；创造性思维能力-批判性思维能力；决策能力-解决问题能力。

2005~2006年中国6省、2直辖市的51956名中小学生进行流行病学问卷调查显示，26.8%被调查人群有焦虑性情绪倾向，其中男性21.8%、女性31.9%。有研究显示，初中生心理问题主要表现为敌对、强迫、人际关系敏感和恐怖，高中生心理健康问题主要表现为强迫症状、抑郁。大学生主要表现为强迫、人际关系敏感、抑郁、偏执、精神病等。在各类心理问题中，抑郁是目前青少年中最严重的心理卫生问题。儿童青少年的抑郁与成人相比，出现时比较隐蔽，它的发生通常有一个缓慢的、长期的过程，使成人期患抑郁症的风险增加2~4倍。青少年的抑郁症状有复发的风险。

青少年的心理健康直接与其采取适应和积极的行为，有效地处理日常生活中的各种需要和挑战的能力（心理社会能力）有关，而后者则与青少年健康危险行为的发生密切相关。青少年的心理社会能力越低，危险行为的发生率越高。例如，抑郁可影响到儿童青少年正常的生长和发育、学校的表现、与同龄人及家人的关系，甚至导致自杀，通常有多种不同的表现形式。如学习成绩突然下降、过敏性体验增加、朋友关系恶化、社会交往或娱乐活动减少、饮食改变、睡眠障碍、经常疲劳、感到没有价值、无望感等。儿童青少年抑郁也增加了物质滥用和自杀的风险。

## 五、儿童青少年常见病

儿童视力不良呈持续上升；龋齿患病率明显下降；蛔虫感染率逐年下降，但少数民族，尤其是回族，依然严重；超重和肥胖成为儿童新的但十分严峻的健康问题；缺铁性贫血和营养不良疾病集中在中西部农村地区（在母婴疾病和营养不良疾病部分阐述）。

1. 视力不良　通常采用远视力表（“对数视力表”），站在距离视力表5米远处检查视力。凡裸眼视力低于5.0，通称视力不良。其中，4.8~4.9为轻度，4.6~4.7为中度，4.5及以下为重度视力不良。视力不良包括远视、近视、散光等各种屈光不正，弱视和其他眼病，不能和近视混为一谈。

与20年前相比，儿童早期过度用眼现象更为普遍。全国学生体质健康调查资料显示，中国汉族中小学生各群体中视力不良率呈明显上升趋势，且视力不良发生呈低龄化趋势，视力不良率及其严重程度在青春期迅猛增长；大部分学生群体中的视力不良属疑似近视，因此，中国学生近视率的变化趋势与视力不良相同。如1985年时中国各年龄学生的视力不良检出率较低：城男、城女、乡男、乡女9岁时视力不良检出率分别为12.7%、13.9%、4.3%和5.6%；12岁时分别为27.4%、33.2%、8.1%和12.3%；15岁时分别为50.3%、57.8%、22.8%和31.2%；18岁时分别为57.6%、64.7%、22.8%和50.1%。2005年全国学生体质调查结果显示，7~18岁城男、乡男、城女、乡女视力不良检出率分别达52.9%、37.3%、61.4%和46.2%，其中16~18岁分别达76.8%、65.5%、85.1%和76.5%，且95%以上属"疑似近视"，因此，4个群体16~18岁"疑似近视"率分别达74.5%、64.8%、81.3%和74.6%，即将近3/4的在校高中生"疑似近视"。视力不良的检出率女生高于男生，但同龄男生视力不良严重程度略高于女生；城市学生视力不良检出率高于乡村学生，但近年来乡村群体中学阶段视力不良检出率、严重程度呈赶上现象，如城乡男女学生13~18岁期间都出现视力不良检出率大幅上升趋势，乡村学生表现更为突出（图1-13）。

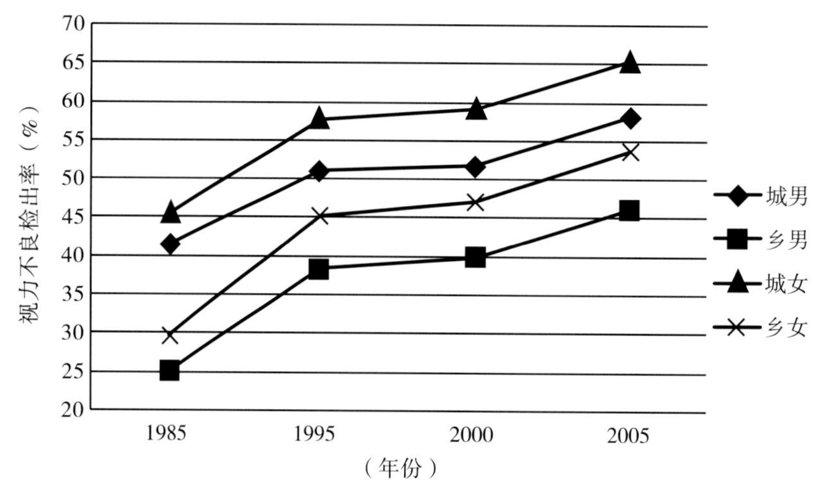


图1-13 1985、1995、2000、2005年中国城乡男女青少年视力不良检出率比较

数据来源：国民体质监测

2. 龋齿 龋齿是儿童青少年的常见病、多发病，不仅因疼痛而影响食欲和食物消化吸收，且可进一步发展，引起牙髓炎、根尖周炎和齿槽脓肿等严重口腔疾病，甚至成为一个慢性感染病灶，通过变态反应引起风湿性关节炎、心内膜炎、肾炎等全身性疾病，危害终生健康和生活质量。由龋齿引发的龋患、龋失和牙列不齐现象，直接损害青少年形象，影响其心理健康发展。

近年来，中国学生龋齿的流行状况有明显改善，城乡学生龋患率明显下降。中国学生体质健康调查，1995年7岁城男、城女、乡男和乡女乳牙龋患率分别为90.1%、89.6%、70.2%、66.7%；2005年4组人群乳牙龋患率分别降至47.8%、48.7%、58.4%、58.6%；

10年间乳牙龋患率明显下降；1995年城男、城女、乡男和乡女恒牙龋患率分别为18.2%、22.9%、13.7%和16.4%；2005年4组人群分别下降至10.9%、14.7%、12.0%和15.8%。但中国学校口腔卫生保健水平仍然很低，改善潜力很大，乡村学生乳牙龋依然严重，乡村学生正取代城市学生成为恒牙龋的高发人群。

3. *肠道蠕虫感染*　儿童常见的肠道蠕虫感染，有蛔虫感染、蛲虫感染、绦虫感染及钩虫感染。蛔虫寄生于小肠，主要经口感染。蛲虫寄生于肠道，可引起肛门及会阴部瘙痒症状，在托幼机构和小学等集体生活的儿童中多见。蛲虫感染不仅可通过肛门间接传播，也可由自体反复感染。钩虫感染是钩虫的幼虫侵入人体的皮肤，最后寄生于肠道，可引起贫血。

1991~2005年中国汉族学生粪便蛔虫感染率呈下降趋势，中国7岁农村男、女学生粪便蛔虫阳性检出率从1991年的26.1%和24.6%分别降至2005年的8.1%和8.4%。占中国少数民族人口比例较大的回族男、女学生蛔虫阳性检出率分别为32.1%和25.7%。

4. *贫血*　20世纪70年代末，中国城乡中小学生贫血（其中92%以上属缺铁性贫血）患病率分别为37%和45%。90年代以来（尤其1995年后），各地充分利用人民生活水平提高、动物蛋白摄入增加的良好大背景，及时加强营养教育、富铁食品摄入、强化铁食品（如铁强化酱油）等措施，使各性别-年龄组学生贫血检出率持续下降。1995年城乡四群体（顺序为城男、城女、乡男、乡女，下同）贫血检出率分别降至21.8%、27.1%、22.7%和26.6%；2000年降至18.4%、21.7%、19.9%和22.4%；2005年进一步下降至10.7%、13.0%、12.5%和17.5%。贫血两大易感人群（低年龄小学生和青春期少年）下降趋势尤其明显。1991年时四群体7岁贫血检出率分别为35.4%、37.8%、40.1%和43.1%，2005年下降至12.9%、13.7%、20.0%和24.4%。伴随以下三大流行特征变化：①女生经期失血已不成为贫血主要原因，提示体内铁储量普遍提高；②贫血严重度下降，2005年中、重度贫血者比例已降至总人群的5%~10%以下，而四群体中“边缘性贫血”（血红蛋白较WHO标准界值点差值不足10ml/L）的构成比已分别达到79.0%、75.4%、77.5%和70.9%；③血红蛋白低于90mg/L的重度贫血构成比，除乡女（约2.57%）外的其他群体均低于0.5%，农村女性仍然是中国缺铁性贫血防治的最严重的人群。

5. *超重与肥胖*　超重：根据身高和体重进行判断。中国主要采用两种标准，一种是身高标准体重，在进行长期变化分析中主要使用的是1985年标准，即以1985年全国学生体质与健康调研人群为参照人群，按年龄、性别、身高分组，以每组人群中体重的第80百分位数（P80）为基础制定标准，超重的下限值为P80（1+10%），上限值为P80（1+20%），肥胖的下限值为P80（1+20%），该标准的适用年龄为7~22岁。另一种标准为2003年由国际生命科学学会中国肥胖工作组领导、北京大学儿童青少年卫生研究所制定的《中国学生超重、肥胖BMI筛查标准》，适用年龄为7~18岁。该标准以2000年全国学生体质与健康调研样本人群为参照人群，按性别、年龄分组，以每组人群中BMI的第85百分位数（P85）为基础，进行适当调整（B-Spline平滑化曲线修匀等）和验证（验证指标包括血压、脉搏等心血管指标、总胆固醇等血脂谱指标，以及肺活量/身高等肺功能指标）后确定为超重界值，其中18岁男女生超重界值与卫生部已发布的成人标准接轨，确定为24kg/m$^2$。

肥胖：根据身高和体重进行判断。中国主要采用两种标准，一是身高标准体重，在进行长期变化分析中主要使用的是1985年标准，即以1985年全国学生体质与健康调研人群为参照人群，按年龄、性别、身高分组，以每组人群中体重的第80百分位数（P80）为基础制定标准，该标准的适用年龄为7~22岁；另一种标准为2003年由国际生命科学学会中国肥胖工作组领导、北京大学儿童青少年卫生研究所制定的《中国学生超重、肥胖 BMI 筛查标准》，适用年龄为 7~18 岁。该标准以 2000 年全国学生体质与健康调研样本人群为参照人群，按性别、年龄分组，以每组人群中 BMI 的第 95 百分位数（P95）为基础，进行适当调整（B-Spline 平滑化曲线修匀等）和验证（验证指标包括血压、脉搏等心血管指标、总胆固醇等血脂谱指标，以及肺活量/身高等肺功能指标）后确定为肥胖界值，其中 18 岁男女生肥胖界值与卫生部已发布的成人标准接轨，确定为 $28kg/m^2$。

1985~2000 年，北京城区 7~18 岁男生的超重肥胖率从 5.3%上升到 27.0%，女生的超重肥胖率从 4.7%上升到 25.9%。沿海大城市 7~18 岁男生的超重肥胖率从 1991 年的 7.6%上升至 2000 年的 23.6%，女生的超重肥胖率从 4.2%上升至 13.6%。沿海中小城市7~18 岁男生的超重肥胖率从 2.7%上升至 19.3%，女生的超重肥胖率从 0.9%上升至 10.7%。内陆中小城市 7~18 岁男生的超重肥胖率从 0.6%上升至 10.3%，女生的超重肥胖率从 2.0%上升至 6.3%。超重儿童血脂异常、血糖异常和血压升高的风险，分别是正常体重儿童的 1.5~2.0 倍、1.3 倍和 3.3 倍。

## 六、儿童青少年健康危险行为

在各种健康危险行为中，不健康的饮食行为、缺乏运动、物质成瘾行为、网络成瘾、不安全性行为等为当前亟须干预纠正的问题。

网络成瘾：是指因长时间玩电子游戏机或/和过度沉湎于网络世界而不能自拔，并对身心造成一定伤害的现象。中国目前采用的定量指标是：在过去 7 天内，平均每天玩电子游戏机超过 2 小时者为“游戏机成瘾”。按 Young 网络成瘾诊断量表，至少出现以下 10 项中的 5 项者为“网络成瘾”：①过去 7 天内平均每天上网超过 4 小时；②不上网时仍想网上内容；③因不能上网而感到无聊和焦虑；④期望上网时间长于目前；⑤上网时间经常超出预期；⑥想不上网但无法自控；⑦因上网而不能完成作业或逃学；⑧向家长、同学、老师隐瞒上网事实；⑨因上网而与老师或家长发生冲突；⑩借上网以摆脱困境、抑郁、无助或焦虑。7.1%的大、中学生每天上网时间超过 4 小时；13.2%的青少年网民为网络成瘾者，男性和 13~17 岁低龄群体网络成瘾报告率较高。

2005 年中国 18 省城市青少年健康危险行为调查表明，3.5%的大、中学生经常大量饮用碳酸饮料，25.9%的学生一周内至少一次吃西式快餐；9.3%的学生不吃或很少吃早餐。68.4%的学生不参与或很少参与体力活动，近 90%的大学生不参加体力活动。2005 年中国学生体质健康调查显示，有 60.4%的学生认为自己从小没有养成体育锻炼的习惯，有 23.7%和 41.7%的男女学生业余时间不参加体育锻炼，有 11.8%的大、中学生每天看电视时间超过 4 小时。

中国青少年开始吸烟年龄从 1984 年的 22.4 岁提前到 1996 年的 19.7 岁。2005 年中国城市青少年健康危险行为调查显示，目前中国城市青少年曾吸过烟（尝试吸烟率）为 36.5%（男生 50.9%、女生 23.0%）。青少年吸烟呈上升趋势，男性吸烟率高于女性，但女性吸烟呈明显上升趋势。

66%左右的大、中学生尝试饮酒，27.9%的大、中学生现在饮酒，16.2%的学生酗酒。一半学生初次饮酒年龄小于 13 岁。1.0%的学生曾使用过冰毒、摇头丸、大麻等毒品，男生显著高于女生，大学阶段吸毒率迅速增高。

无保护性行为又称不安全性行为，指任何可能导致性病、艾滋病传播的性行为方式，尤其是指在不知道对方艾滋病感染情况下未使用安全套的性交，包括阴道交、肛交、口交等，都属于无保护性交。

过早和无保护的性行为导致青少年非意愿妊娠、性病和艾滋病发生。2005 年中国城市青少年健康危险行为调查显示，分别有 15. 0%和 5. 8%的男女大学生发生过性行为，有 6. 8%和 2. 0%的男女高中学生发生性行为。

世界卫生组织在《促进儿童和青少年健康与发育的战略方向》中指出，改善儿童青少年健康与发育需要考虑到以下几个问题：①纠正不平等与促进人权，减少贫困，减少和消除性别歧视；②采用生命过程方法，即为儿童提供的支持不仅影响他们即刻的健康，并对以后的健康和发展产生影响，还会影响到后代；③公共卫生方法的实施，明确儿童与青少年健康与发育是一项重要公共卫生问题，并需要采取综合性的公共卫生干预模式来改善他们的健康与发育，包括研究、开展、实施的政策与技术支持以及证据与评估。

## 第四节　老年人群健康

### 一、老年人群健康状况

老年人在完成对社会、家庭的贡献与抚养责任后需要有一个健康幸福的晚年。老年人群的养老、卫生公共保障程度是一个社会文明与公平的具体体现，也是家庭稳定、社会和谐发展的基础。

近年来，由老龄化引起的健康问题与社会问题日益受到关注。1982 年维也纳老龄问题世界大会通过的《老龄问题国际行动计划》认为，老龄问题既包括“影响到老年个人的问题”，也包括“人口老化有关的问题”。

中国的人口老龄化与发达国家比较有一个显著特点，就是在中国经济未达到较高水平时，由于计划生育国策的实施，提前出现人口的老龄化——“未富先老”，给中国养老问题带来巨大挑战。老年人群因其健康状态脆弱，对卫生服务需求高且卫生资源消耗大。社会保障与卫生资源的庞大消耗形成了社会代际分配问题，是人口老龄化形成社会经济负面效应的组成方面，这一问题在中国未富先老和庞大的老年人口数量的特定局面下显得尤为突出。目前老年人群中主要健康问题表现为在预期寿命延长的情况下，不常见慢病与损伤患病率不断增加，重要器官功能减退，带病生存期长，医疗负担高于非老年组人群的 3~5 倍，生活质量无法保障。我们使用不同年龄段体质合格率、咀嚼力、视力和听力等来描述老年人的健康功能。

60~74 岁老年人的健康状态还处于较好的状态，75~85 岁组老年人是常见慢性疾病和损伤病高发阶段，80 岁以上高龄老人的各种器官功能减退，造成的生活护理与损伤防护问题显得很突出。

#### （一）老年人群一般健康状态

评价群体健康水平的重要指标之一是生命的数量与质量，前者的重要指标为人均预期寿命和婴儿死亡率，后者则用健康预期寿命表示。新中国成立60年来，中国人群预期寿命增加了2倍以上，2010年0岁人均期望寿命达74.84岁，全球排位为96名，60岁人均期望寿命为79岁，婴儿死亡率为15.62‰，全球排名为111名。总的来说，在222个国家中，这两项指标均属于中等水平。

2005年第二次国民体质监测数据表明，与2000年调查时相比，60~69岁老年人的身高、体重、胸围无明显变化，腰围略有增长，臀围明显降低。男女性老年人肺活量明显降低。老年人身体素质方面，男性握力无变化，女性握力略有降低；男女坐位体前屈和闭眼单脚站立明显降低；男女选择反应时间明显提高。老年人体质综合指数为99.62，比2000年降低了0.38%；身体形态综合指数为99.15，比2000年降低了0.85%；身体机能综合指数为96.29，比2000年降低了3.71%；身体素质综合指数为101.03，比2000年提高了1.03%。

老年人体质合格率：按照国家体育总局《国民体质测定标准手册》规定的方法和测试细则选取体质量指数（body mass index，BMI）、克托莱指数[体质量(kg)/身高(cm)×1000]、安静脉搏（次/分钟）、肺活量（ml）、握力（kg）、闭眼单脚站立时间（s）、反应时间（s）作为体质测试指标。按照《2005年国民体质监测系统》评分标准对每个人的体质进行综合评分，综合评价分4级，1级为优秀、2级为良好、3级为合格、4级为不合格，计算体质合格的比例。2005年第二次国民体质监测数据表明：60~69岁年龄段体质合格以上标准者占84.4%，不合格率为15.6%，其中优秀率为9.0%，比2000年增加了0.7个百分点；良好率为21.6%，比2000年减少了0.8个百分点；合格率为53.8%，比2000年减少了1.8个百分点；不合格率为15.6%，比2000年增加1.8个百分点。城镇人群优秀率为12.7%，不合格率为10.0%；乡村人群优秀率为5.1%，不合格率为21.4%。城镇人群体质水平高于乡村人群，而且城乡差距随年龄增长而增大。

### （二）老年人群健康风险状况

2002年全国营养调查显示，中国老年人群营养状况的突出表现是营养缺乏和营养过剩并存。老年人群营养缺乏率平均为12.4%，农村明显高于城市；老年人贫血患病率高达19.6%，其中农村有将近1/3的老人患有贫血。同时，超重和肥胖的人群比例也快速上升，全国平均有32.4%的老年人超过正常体重，其中城市老年人半数以上（平均53.2%）体重超标，且女性明显高于男性。全国平均有4.5%的老年人空腹血糖受损；血脂异常比例高达23.4%，其中城市老人比农村老人高出近一成。

### （三）老年人群常见慢性疾病

人体各系统器官生理功能随增龄减退和绝大多数慢性非传染性疾病、损伤的发生有着密切关系。根据2002年全国营养卫生调查数据，中国60岁以上人口中原发性高血压患病率在43.6%~60.5%，与1991年比较，患病上升幅度在30.6%~14.3%（60岁与75岁以上年龄组）；中国60岁以上人口中糖尿病患病率为17.2%，较1980年第一次全国糖尿病患病率调查时（3.95%~4.29%）增加了4倍。

第1~3次国家卫生服务调查报告显示，城乡居民慢病患病率随年龄增长而增高，35~44岁和65岁以上组分别为11.7%和53.8%。不同慢病患病率在老年人中明显高于中青年4~10倍以上。以35~44岁年龄组患病率比较，中国60~65岁以上老年人肿瘤患病率为中青年组的近5倍，高血压和心脏病患病率为12~14倍，糖尿病为15倍，脑血管病患病率则高达25

倍。老年各年龄组中慢性病患病率最高的是75~79岁组。女性慢性病患病率高于男性，年龄、性别与患病之间存在一定的相关关系。

根据卫生部卫生统计年鉴（2007）资料，中国居民前10位死因为恶性肿瘤、脑血管病、心脏病、呼吸系病、损伤及中毒、内分泌及营养和代谢疾病、消化系病、泌尿生殖系病、神经系病、精神障碍。除中毒、损伤外，均为非传染性疾病。上述慢病死亡率在2002~2006年期间波动并无明显降低趋势；各类慢病死亡率随增龄逐渐增高。老年人患病率逐年增加而死亡率变化不大，表明大量老年人带病生存。

### （四）与生活质量相关的重要器官功能减退状况

与老年人生活质量密切相关的感官、口腔、运动、认知等功能状况并不乐观。2005年第三次全国口腔健康流行病学调查显示，中国60岁以上老年人牙缺失发病率高达80%~90%，人均失牙10.52颗。65岁以上老年人平均存留牙20.97颗，全口无牙颌占6.8%。65岁以上老年人的患龋率（DFT）为77.1%，平均每人有龋齿4.01颗，老年人牙周病的患病率在70%以上，65岁以上老年人的龋病患病率，比10年前的调查上升了10%以上，与此同时儿童的龋病患病率明显下降。

根据部分大城市的调查发现老年耳聋发生率为33.7%，白内障患病率为46.8%；60岁以上老年人前列腺增生患病率为60%，老年骨性关节炎患病率为62%，老年痴呆患病率4.8%；65岁以上帕金森患病率为2.06%。

在中国城镇老年居民中，随着年龄增加生活自理能力不断下降，大约600万老年人生活部分或完全不能自理，需要照料服务。

## 二、中国老年人群的健康改善

老年人群因其健康状态脆弱，是对卫生服务需求高且卫生资源消耗大的特定人群。21世纪中国不可逆转的人口老龄化是中国社会经济发展中的重大国情。人口老龄化发生速度快，老龄人口数量大以及未富先老的特点，使得中国人口老龄化对社会经济发展的负面影响尤为突出。社会保障与卫生资源的庞大消耗形成了社会代际分配问题，既是人口老龄化形成社会经济负面效应的组成方面，也对公共卫生服务提出了挑战。正视这一严峻的现实，通过提高老年人群健康水平，实现健康老龄化等积极对策化解人口老龄化的负面效应，是公共卫生领域的重大任务之一。

### （一）老年健康问题在中国社会经济发展中的位置与意义

1. 老年人权益与保障　老年人在完成对社会、家庭的贡献与扶养责任后应有一个健康幸福的晚年。老年人群的养老、卫生公共保障程度是一个社会文明与公平的具体体现，也是家庭稳定、社会和谐发展的基础。

《中华人民共和国老年人权益保障法》于1996年10月1日实施，其中关于老年人卫生服务4项条例（25~28条）规定了国家建立多种形式的医疗保险制度，保障老年人的基本医疗需要；保障老年人依法享有的医疗待遇及优先服务的原则，并承诺加强老年医学的研究和人才的培养，提高老年病的预防、治疗、科研水平；开展各种形式的健康教育，普及老年保健知识，增强老年人自我保健意识。

1999 年国家成立了以国务院副总理为主任的全国老年工作委员会，统筹老龄化的应对策略与行动。提出了“政府主导、社会参与、全民关怀”的方针，“老有所养、老有所医、老有所教、老有所学、老有所为、老有所乐”的“六有”老年工作目标。老龄工作委员会提出2008 年要重点抓好四个方面的工作：一要进一步健全覆盖城乡居民的社会保障体系，加大落实老年人社会保障政策的力度；二要高度重视农村老年人的民生问题，着力研究解决养老、医疗和卫生服务等突出问题；三要大力发展为老年人社会服务，积极推动实施爱心护理工程；四要加强基层老年群众组织建设，充分发挥它们在社会管理中的积极作用。

国家卫生部设有专门负责老年卫生工作的领导小组，卫生部在 2001 年就提出了《关于加强老年卫生工作的意见》，针对中国老年卫生问题，提出提高认识，加强对老年卫生工作的领导；推动医疗卫生机构积极为老年人提供卫生服务；以预防为主，积极开展慢性病防治工作，以及积极做好老年健康宣传、人员培训和老年病防治研究工作的四条指导意见。提出了大力发展社区卫生保健服务体系，把老年人大部分的基本健康问题就近解决在社区；落实经济补偿政策，不断完善老年卫生工作的经济补偿机制；开展多种形式的老年卫生保健服务等具体措施。

在 2009 年开始实施的新一轮医药卫生体制改革方案中，65 岁及其以上的老年人群被列为三大重点人群之一，在促进基本公共卫生服务均等化的工作中享有国家免费提供的定期健康体检、健康指导和慢病管理等服务。

老年群体不是老弱群体，应以积极态度应对老龄化现实。既要应对老年人群特定的保障与卫生问题，也要将老年人群作为社会经济发展的组成部分，开发其人力资源与健康产业市场；在老年卫生服务领域内，将把以疾病诊治为目标转换为以预防疾病损伤，维护促进健康为目标，针对影响老年人群健康状态的主要因素，以建立健康生活方式，提高老年人自我保健能力和加强社会老年卫生服务为主要工作重点。在政府主导下，动员社会各界参与老年卫生服务。

2. 老年人群健康与社会经济发展

（1）社会与个人家庭的和谐：中国的社会经济发展在成功地解决了十几亿人口的吃饭问题后，所面临的就业与养老问题将越来越严峻。人口老龄化将导致抚养比不断提高，不仅对社会保障体系和公共卫生服务体系的压力加大，并将影响到社会代际关系的和谐。维护与提高老年人健康水平，不仅是卫生医疗问题，从国家层面上是关系到社会稳步和谐发展，实现国家总体发展目标的大问题。在个人层面上，健康是老年生活的根本。如何预防和抵御疾病、健康长寿是老年生活的最大主题；而患病是老年人最大的生活风险。人进入老年阶段以后面临着生理机能衰退、生活自理能力降低、社会角色丧失、收入减少等一系列生活风险和问题，养老和疾病风险列于首位。但养老的过程漫长，其费用的支付是渐进而缓慢的。“有钱多花没钱少花”，养老费用是有可能主观控制的。而疾病风险则与此很不一样，难以防范。健康风险是不可预测的，医疗支付是集中且缺乏弹性的。健康风险由于其不可预测性、损害的严重性、普遍性等特点而成为老年人生活头号风险，是影响老年人生存质量的根本原因之一。

（2）人力资源开发与健康产业建立：本世纪内人力资源将成为中国最大的资源之一，成为国家发展的核心竞争力。中国的劳动年龄人口数量在本世纪中叶以前可以维持在 8 亿～10 亿人，从绝对数量上讲并不缺乏，但从素质和劳动技能方面考虑则存在严重不足。而老年人群中高素质、高劳动技能者的比例远远高于一般劳动年龄人群。在中国人口结构不断改变的情况下，维护与提高老年人群的健康，特别是60~70岁低龄老年人的健康，可以成为社会发展巨大的人力资源。另一方面，在老年人健康维护与照护服务过程产生的技术、知识、工作岗位所构成的健康产业，将是本世纪服务产业的重要组成部分，能够将人口老龄化中社会负担加重的消极因素主动向人力资源开发、产业升级等积极因素方面转化，国家社会在维护老年健康方面的投入有着良好的社会与经济效益。

（3）对化解世界人口老龄化的贡献：中国是世界人口大国，中国庞大人口老龄化所产生的问题，包括老年人的卫生健康问题，只能通过我们自己的努力来解决。在中国走出一条实现健康老龄化的道路，依靠长期的规划和有效的措施解决老年人的健康问题，化解今后几十年内都将面临的老龄人口压力，保障国民经济的稳步持续发展，将是中国对化解世界老龄化问题做出的贡献。

### （二）老年人群健康改善与保障工作现状

1. 医疗与养老保障相关政策　中国老龄问题全国委员会制定的“六个老有”（老有所养，老有所医，老有所为，老有所学，老有所乐，老有所教）工作任务和奋斗目标正在不断落实在老年健康促进的过程中，特别是工作方针从“五个老有”发展为“六个老有”的过程，说明政府决策在引导老年人健康老龄化的同时，更加重视老年人的社会参与、共享社会物质精神发展的意向。

中国关于“十一五”时期社会经济发展的主要目标显示，城镇居民基本养老保险覆盖人数将每年增加5.1%，从2005年的1.74亿扩增到2010年的2.23亿；农村新型合作医疗覆盖率将从2005年的23.5%到2010年的80%以上，这两项约束性目标为今后中国老年人群健康提供了最基本的保障。

截至2006年底，中国已有20个省建立了农村最低生活保障制度，1.4亿农民工的养老问题已经纳入研究计划。北京市2008年1月1日起实施无社会保障老年居民养老保险和新型农村社会养老保险两项制度，标志着北京覆盖城乡居民的养老保障体系基本确定，在全国率先实现养老保障制度全覆盖。

从2009年起，为中国城乡老年人群提供基本医疗保障的有三大体系：覆盖中国城乡的城镇职工基本医疗保险；城镇居民基本医疗保险和新型农村合作医疗；对低保护和五保户提供基本医疗保障的城乡医疗救助资金。全国98%以上的地级城市、93%的市辖区和一半以上的县级市，普遍开展了社区卫生服务。2009年城镇职工和居民医保参保人数已经超过3.3亿，新农合参保人数达8.3亿。到2009年底使城镇职工和居民参加医保人数达到3.9亿，加上新农合的参保人数，整体上将有超过12亿的中国公民享有基本的医疗保障。在扩大覆盖面的同时，医疗保障水平也得到提高，国家已出台文件，要求职工医疗保险、城镇居民医疗保险以及新农合，都要在现有报销比例的基础上提高最高支付限额，住院费用报销比例要比去年提高平均5个百分点。

2. 医疗与养老服务体系　中国现有与老年卫生相关的决策管理部门有中国老龄问题全国委员会、国家卫生部、中国疾病预防控制中心。卫生部内设有老年卫生工作领导小组，研究工作机构大都隶属于部委和大学；关键的执行机构更多的是各级医院，包括目前正在积极建设中的社区医疗服务站，分属于省市区县的卫生主管部门。从国家到地方的医疗机构是目前老年卫生工作的主力单位。另外一些属于民政和私人的养老机构，负担比较多的工作是高龄老人和病残老人的照料。由此可见，在公共卫生领域中老年人群健康问题还缺少实质性的执行机构。

3. 老年人群健康改善相关工作和项目

（1）医改基本公共卫生服务项目：2009 年开始的新医改提出了建立基本公共卫生服务和基本医疗保障的任务。65 岁及其以上年龄的老年人群是中国基本公共卫生服务的三大重点人群之一。国家卫生部建议的服务内容分为免费体格检查和健康管理与教育两大部分：①每年进行 1 次老年人体格检查，包括血压、体重、皮肤、淋巴结、乳腺、心脏、肺部、腹部、四肢肌肉关节等体格检查，以及视力、听力和活动能力的一般检查；每年检查 1 次随机血糖（指血）；建议有条件的地区增加血常规、尿常规、大便潜血、血脂、B 超、眼底检查、肝肾功能、心电图检查，以及认知功能和情感状态的初筛检查。对健康生活方式和健康状况评估，包括吸烟、饮酒、体育锻炼、饮食、慢性疾病常见症状和既往所患疾病治疗及目前用药情况。②告知居民健康体检结果并进行相应干预，对发现已确诊的高血压患者和 2 型糖尿病患者纳入相应的慢性病患者管理，对存在危险因素且未纳入其他疾病管理的居民要定期随访；告知居民一年后进行下一次健康检查。

对所有老年居民进行慢性病危险因素和流感疫苗接种、骨质疏松预防及防跌倒措施、意外伤害和自救等健康教育。

目前涵盖以上内容的基本公共卫生服务应覆盖全国所有 65 岁及以上年龄的老年人群。

（2）调查与研究工作：2000 年“中国城乡老年人口状况一次性抽样调查”项目，是中国第一次由国家拨专款并以政府名义进行的全国性老年人口状况调查，调查得到各级政府和有关部门的高度重视和大力支持，获得了丰富的第一手资料。本次调查显示，在中国社会主义经济体制改革的进程中，随着经济发展和社会进步，从总体上看，老年人的物质生活、精神生活及自身的素质都发生了显著变化，老年人在社会发展中得到了实惠。以社区卫生和新农合工作为代表的基层卫生工作得到越来越多的重视，老年卫生工作将获得极好的发展机遇。

随着人口老龄化进程加剧，中国出台了老年人权益保障法，从根本上保证了老年人的合法权益。老年社会学、人口学、经济学研究越来越成为热门研究领域，在国家科技政策支持下，老年医学领域位列国家基础、应用研究资助项目中，开展了衰老与老年病机制的研究，常见疾病流行病学调查研究，常见干预控制关键技术的研究并进行试点推广。出版了老年人口地图集、老年医学专著；老年医学、护理、康复培训、再教育项目也在一些地区开展；老年人群传染病得到控制，人均寿命延长。

（3）预防干预工作：2006 年 4 月 10 日，“银色世纪——中国老年健康文化社区行”大型公益活动的启动仪式在北京人民大会堂举行、活动包括：建立“中国老年健康文化社区行”科普宣传队，深入社区开展系列健康主题的宣传活动；建立指定的老年健康检测网络，由专业人士对老年人群进行体质监测；在社区组建老年健康活动网点，丰富老年人精神文化生活；利用大众文化传媒，积极进行社区健康普及教育等。计划在 5 年内成为中国最大的专业化老年健康服务网络，并使“银色世纪”成为中国老年健康服务的代名词。

## 三、面临的问题与挑战

### （一）改善老年人群健康的综合策略

联合国于 2002 年 4 月在马德里第二届世界老龄大会上，通过 2002 年马德里国际老龄问题行动计划。该计划建议采取的行动优先方向包括3方面：一是老年人和发展；二是促进健康和福祉进入老年；三是创造支持性环境。此外，提出了改善老年人群健康的综合策略。

1. *降低生命过程疾病风险因素的累积效应*　其核心思想是导致老年人疾病或伤残的风险因素是一个长期积累的过程，改善老年人群健康需要考虑生命全过程中各阶段风险因素的积累。只有贯穿生命全过程的疾病预防、健康促进和风险控制，才能有效降低老年阶段的不良健康结局，增加老年人的独立照料能力和减少对他人的依赖。在这一部分，需要考虑以下几个方面：①确定和解决引起晚年阶段疾病和残疾发生的主要环境和社会经济因素；②优先关注消除贫困政策，改善老年人，尤其是贫困老人的健康状况；③确保家庭和社区能够为老年人提供照料和护理的有利环境；④在健康促进、健康教育、预防政策和宣传活动中，关注所有年龄段人群不健康的饮食、身体活动和其他不健康的行为，如吸烟和酗酒等已知的重要风险；⑤采取综合行动，以防止酒精滥用，减少烟草使用和被动吸烟，促进所有年龄段的戒烟活动；⑥制定并实施法律和行政措施，组织公众信息和健康促进，包括开展减少儿童期到整个一生的环境污染物的暴露；⑦在企业和专业部门参与下，通过监管和教育手段，促进药物的安全使用，尽量减少处方药的误用。

2. *发展政策，防止老年人出现不良健康结局*　除利用现有的政策实施各项控制措施外，还应发展针对老年人的特殊政策，包括发展早期干预措施，防止或推迟老年疾病和残疾的出现；倡导将成人疫苗接种作为一项预防措施；确保老年人能够获得并负担得起的，针对不同性别的一级预防和筛查项目；提供培训、鼓励卫生和社会服务及护理专业人员，为老年人提供咨询和指导，促进老年人采取健康的生活方式和自我保健；通过支持社区互助组织，关注社会隔离和心理疾病所引起的危险；鼓励老年人主动参与民间活动和各种形式的交流，消除社会孤立；严格执行和加强国家及国际安全标准，防止所有年龄的伤害；了解并掌握意外伤害的原因，采取措施保护行人，实施老年跌倒预防项目，尽可能降低家庭发生火灾的风险，并提供安全咨询，预防意外伤害；鼓励老年人保持或采取积极和健康的生活方式，包括身体活动和运动。

3. *确保所有老年人能够获取安全的食品和足够的营养*　确保安全和营养充足的粮食供应，实现粮食安全，促进老年人公平获得清洁饮水和安全食物；促进从婴儿期的各年龄段健康充足的营养，要特别注意确保男性和女性在整个生命过程中的特殊营养需要；根据本国或本地区的食品，制定国家饮食目标，鼓励均衡饮食，提供足够的能量，防止常量和微量营养素缺乏症；在制定和实施老年人健康促进和预防项目时，要特别关注营养缺乏和相关疾病；教育老年人和一般公众，包括非专业护理人员，关于老年人的特殊营养需要，包括摄入足够的水、热量、蛋白质、维生素和矿物质；促进负担得起的牙科服务，预防和治疗可影响进食并造成营养不良的口腔疾病；将包含老年人的特殊营养需要纳入所有保健和有关护理工作者和专业人员的培训课程；确保医院和其他护理场所向老年人提供恰当、充分的营养和食品。

4. *消除社会和经济不平等，确保老年人普遍和公平获得卫生保健*　老年人有权利要求安度幸福晚年。因此消除社会和经济不平等，尤其是年龄的不平等，是确保老年人普遍、公平获得卫生保健的重要方面。

采取措施确保老年人保健和康复资源的公平分配，尤其是增加贫困老年人、农村和边远地区老人的资源可及性，包括获得负担得起的基本药物和其他治疗措施；有针对性地减少或免除各种收费，提供保险计划和其他财政支持措施，来促进贫困老年人、农村和边远地区老人公平获得照料；培养和增强老年人有效利用和选择保健及康复服务的能力；避免年龄或其他形式的歧视，确保老年人获得初级卫生保健；利用远程医疗和远程教育等技术，减少地理和后勤上的限制，方便农村地区获得卫生保健。

5. *发展和加强初级卫生保健服务，满足老年人的健康需求* 为老年人提供普遍和平等的机会获得初级卫生保健，建立老年人社区健康项目；支持当地社区向老年人提供保健服务；开展对初级保健工作者和社会工作者的基本老年病学和老年医学培训；在各级，鼓励和动员企业尤其是制药企业，投资于研究旨在为发展中国家老年人寻找价格可承受治疗措施，并邀请世界卫生组织考虑改进公共部门和私营部门在卫生研究领域的伙伴关系。

6. *鼓励老年人主要参与发展并加强初级和长期保健服务* 鼓励老年人参与社会、卫生保健和康复项目的计划、实施及评价；鼓励保健和社会服务提供者充分考虑老年人有关他们自己保健方面的意见；促进老年人自我保健和最大限度地发挥他们在卫生和社会服务的优势和能力；在保健政策的制定过程中，充分考虑和整合老年人的需求和看法。

7. *开展对卫生专业人员和辅助性专业人员关于老年人需求的培训* 发起和推动针对卫生专业人员、社会服务专业人员以及非专业服务提供者的老年人服务保健教育和培训项目，包括老年病学和老年医学；提供给卫生保健和社会服务专业人员的继续教育项目，包括老年人健康、福祉、照顾以及老龄化的社会和心理因素；扩大老年病学和老年医学职业教育，包括通过特殊努力扩大老年医学和老年病学招生。

8. *发展针对老年人的综合精神卫生保健服务* 制定并执行国家和地方战略，旨在改善老年精神疾病的预防、及时发现和治疗，包括诊断程序、适当药物治疗、心理治疗、专业人员和非正规护理人员教育；提高阿尔茨海默病及相关疾病早期阶段质量评估和诊断水平，开展多学科研究，满足病人、保健专业人员和护理人员的需求；提供项目，帮助阿尔茨海默病和老年痴呆症患者尽可能地实行家庭护理；发展项目，支持自助和为病人、家庭及其他照顾者提供喘息照顾；设计社会心理治疗项目，帮助出院病人重新融入社会；发展社区综合性的一体化服务，防止不必要的制度化；开展公共信息宣传，如精神疾病的症状、治疗、后果及预后；为长期居住在护理场所的老年人提供心理健康服务；对卫生保健专业人员开展各种精神疾病和抑郁症识别及评估方面的培训。

### （二）中国现有的法规、政策落实不到位

虽然出台了《中华人民共和国老年人权益保障法》和《关于加强老年卫生工作的意见》，但在具体工作落实中并未到位。卫生管理机构内大多将老年卫生工作从属于妇幼保健或社区部门，老年卫生工作没有投入和人员的保障，使得老年卫生工作得不到足够的重视。在现有医学教育系统内没有将老年医学列入正规的课程；从事老年医学专业的人员大多集中在大城市，而广大老年人群特别是在农村，老年卫生服务水平与质量长期得不到提高。

### （三）老年卫生服务仍不能满足需求

老年卫生服务的专业技术化程度低。医学院教育中缺少相应内容，医疗机构和继续教育中缺少相应的培训。目前中国基层医疗机构卫生服务专业能力与老年人群卫生需求相差甚远，在较短时间内并不能一步到位。

以需求为导向制定政策、规划、措施是一个原则。中国老年健康主要存在问题为，老年人群健康需求巨大而老年人群卫生服务供应绝对不足。看病难、看病贵的问题集中体现在这一人群中：2003 年中国到最近医疗点距离在 5 公里以上的比例，城市为 0.4%，农村为

4.8%，贫困地区这一比例高达18%，这种空间距离严重影响了行动不便的老年人医疗服务的可及性。

（四）老年卫生的基线信息缺乏

老年人的健康状态是全生命过程健康状态的累积表现，监测评估衡量老年健康需要的信息数据表现出多维和动态特点。一般的医疗检查不包括生活质量的器官功能性数据，因此需要特别采集。这使得老年健康信息采集数据量大，时段跨度大。

中国在老年健康信息上极度匮乏，除北京、上海等大城市有相应的老年人生活质量、预期健康寿命的研究外，全国的状态基本上处于空白，不利于决策与对策的制定以及资源的分配。

（五）经费投入不足与配置不合理

中国政府卫生事业费的财政投入68%用于医疗，22.5%用于公共卫生。“预防为主”的原则一直没有落到实处，削弱了公共卫生的全民健康保护功能。特别是老年人群的健康教育和预防保健服务。

（六）将现有的知识、技术理论应用于实际的中间环节受阻

中国人口老龄化的形势严峻；老年人健康需求巨大；健康老龄化的对策明确并具备有效控制老年常见疾病和损伤、保护重要器官功能的措施与技术。目前最大的问题是根据中国老年人不同需求，在公共卫生环节上解决如何将健康意识、知识、技术、措施具体落实到老年人群中去，现有的健康教育与健康管理技术措施无法和人群对接。目前研究机构有措施有想法，老年人群有需求，但在推广实施的环节上无人、无钱、道路不通。在这些具体工作执行方面存在着巨大的空白与差距，直接导致了目前中国老年健康状态的问题。

## 四、结论与建议

老年人群健康问题主要源自于增龄所致的各种机体功能减退，而目前人类并无延缓自身衰老的有效可行措施。因此，提高老年人自我保健意识与能力；干预患病损伤风险，延缓减少疾病伤残的发生；改善并维系老年人与生活自理能力相关的重要器官功能，提高人群生活质量，是老年卫生的主要对策。

影响老年人群健康状态的主要原因之一是衰老及其疾病造成的功能减退、丧失和残疾。因此功能保护与疾病、损伤预防是老年卫生的主要任务。根据老年人健康不均质的特点，在满足老年人群健康状态需求上应有所侧重、区别对待。对60~74岁阶段人群健康需求应以自我保健指导和疾病筛查、干预为主。对于生命全过程的健康维护而言，这一阶段可能是最后一个有效的时段，但仍是老年时期健康管理最有效益的时段。而对75~85岁阶段人群是疾病高发时段，在一般健康教育基础上，定期体检与疫苗保护、重要器官功能训练、康复与慢病管理是其重点。而80岁高龄老年人生活护理照料与损伤防护问题应放在首位。在老年人群中，常见慢性疾病（心脑血管疾病、呼吸系统疾病、肿瘤和糖尿病等）的患病风险因素与其他人群基本相同，干预手段也基本一致，这些疾病已有专项干预控制研究。因此在本节中不以这类疾病的控制为重点，而从人群健康问题和卫生自身能力建设的角度，提出老年卫生工

作三个关键环节。

### （一）提高老年人群自我保健意识

为保护和增进人体健康、防治疾病，所采取的综合性措施称为保健，而自我保健则是指这些综合措施是个人采取而不是医疗机构实施的。主动自觉地寻求和建立这些有益于健康措施的愿望和行动称之为保健意识。通过不同渠道让中国老年人群了解到健康的生活方式是现代人类维护自身健康的基础，健康生活方式包括平衡饮食、坚持运动、戒烟少酒和心态平和。建立这一基本意识和增长相关知识，自我实现具体的措施，就可以维护和促进自身健康。

### （二）提升老年人群自我保健能力

1. *提高自我保健能力，控制共同患病风险因素* 在建立自我保健意识的基础上，通过不同健康促进活动，指导与培训自我保健技能，提高老年人自我保健能力。健康生活方式需要在多层面、多细节上点滴培养建立，其间需要具体的知识、方法、措施，一方面可以通过指导监督建立，另一方面老年人的生活经验可以总结出很多有益的方法途径进一步丰富中国人的保健能力，降低共同的患病风险因素（如膳食不合理、体力活动不足、吸烟），延缓、减低常见老年疾病、常见老年损伤的发生。

2. *改善保护老年人的器官功能与其他能力* 以适宜技术措施为基础，改善和保护感官、运动、视力、听力、触觉、四肢活动与认知功能。因为这些是老年人生活自理能力的基础。采用健康教育、巡回医治和功能康复三种方式改善与保护器官功能。老年人功能改善、保护与护理照料指导的技术需求高，对实施人员、技术设备也有相应的要求。这些方面的需求可以同时创造产品与就业机会。

3. *推广适宜技术措施，控制特定健康风险* 个人以及通过研究建立的保健措施和技巧可以总结挖掘出系列的适宜技术，如如何量化监测运动量、如何量化监测摄入量、如何警示常见慢病风险等。在接近人群的社区层面上通过建立和推广发现、警示和干预常见慢性疾病、功能减退和损伤风险的适宜技术，筛查与判定不同状态的高危个体；对常见慢病高危个体，以及老年慢病患者、需要特殊功能保障、护理与康复的个体，实施登记、干预、随访三步式管理，及早干预控制疾病的发生与发展，维护改善老年人生活质量。

### （三）全方位提升基层老年卫生服务能力

老年人群卫生服务需求量大且需求范围复杂，目标人群的主要管理在社区（包括功能社区）。最接近老年人群地方的卫生服务的水平与质量直接与老年人群健康水平相关。这一工作应该由一支专业化的基层卫生服务队伍完成。在向特定人群提供专业卫生服务方面，中国曾在妇幼保健和计划生育工作中有着成功的经验。但目前中国基层老年卫生服务能力远远满足不了需求。面对人口老龄化发展速度快、数量大而且基础准备差的情况，尽快通过不同层面、长短结合的全方位补救措施来提升基层老年卫生服务能力是当务之急。所谓不同层面、长短结合的全方位补救措施，包括对现有基层卫生人员进行定期的老年医学护理专业培训，由相关专科医务人员提供巡回流动服务等方式，在短时间内应对基层老年卫生服务出现的问题；建立以网络技术为依托的虚拟和远程不同系列培训课程，使得老年人自己和专业人员均能够获得所需要的信息；建立学习平台，提升现有基层卫生服务人员能力；在医学基础和继续教育领域开设老年医学课程，在医学生分配与医疗机构设置和工作机制设计上考虑人口老龄化的医学需求。只有在不同层面上同时开展工作，建立起一支基层老年医学专业化队伍，才能较好地解决本世纪内中国人口老龄化带来的巨大医疗需求，在最接近老年人群的地方满足他们的卫生服务需求。

### （四）规范常见慢性病患者管理

对大量带病生存的老年人来讲，控制疾病发展、保障正常生活是基本的要求，常见慢病（高血压病、心脏病、糖尿病等）中50%~60%患者规范日常管理需要大于诊疗需求。因此，在条件成熟地区应建立慢病基层规范管理、示范推广；医疗管理部门应在管理与技术层面上解决规范管理实施的相关具体问题，使之不仅能够成为老年人卫生服务的快速通道，而且是明晰不同医疗机构职责、合理分配医疗资源的手段。

### （五）加强监测分析，反馈调整干预控制策略

监测老年人常见健康风险因素、常见损伤及其器官功能情况，和卫生服务利用及满意情况，反映老年健康与保健能力。弥补中国现有成年人健康和基层卫生服务信息不足的情况，用以指导改善老年健康状态与基层卫生服务。

### （六）加强服务体系建设

1. *基于初级卫生服务机构的老年保健网络建设* 目前中国正在建立覆盖城乡的社会保障体系，为老年保障网络的建设提供了最基本的保障。真正能够应对21世纪的中国人口老龄化产生的卫生医疗问题，还需要专业化的老年保健服务。专业老年保健服务，包括由专业知识、专业人员队伍、专业设施装备构成的网络式服务，可以达到任何老年人群所在的场所，在预防疾病、提高健康水平、及时救治常见疾病与损伤和老年照护问题上提供服务。目前中国在这方面还有很长的路要走，其中最薄弱的地方在农村。目前农村老龄化程度比城镇高，并将持续到21世纪40年代。农村老年人口基数大且保障水平较低，如何在新农合医疗保障和农村老人养老保险基础上建设针对老年卫生医疗问题的保健网络，还需要政策与机制的支持并动员各方的力量。

2. *初级卫生服务机构保健能力建设* 中国老年人健康水平不仅取决于社会经济环境、健康卫生意识和生活行为习惯，而且基层初级卫生服务水平也是其中很大的因素。初级卫生服务的公平性、可及性以及其保健能力，直接关系到能否将必需的卫生健康知识、技能和服务送达到老年人群中。全方位提升初级卫生服务机构保健能力是提高老年人群健康水平的三大关键环节工作之一。

3. *构建预防-治疗-照护三位一体的老年保健系统* 老年人保健需求是系统连续的，在老年公共卫生服务建设中偏废哪一个方面都不能很好地满足老年保健的需求。分析中国老年人群的主要特点：即数量大、增幅快，分布不均匀和卫生服务水平不高。如果以现有的公共卫生服务水平来应对中国老年人群的保健需求，可能的状况将只能是落后于需求的拾遗补漏，因此需要转变观念、变被动为主动。将老年保健实际需求分解分析，设定不同年龄阶段的工作重点，针对不同年龄阶段的重点工作建设，形成覆盖预防-治疗-照护三个方面的老年保健系统。

以预防端为起点：以提高老年人群保健意识和能力达到提高老年人群健康水平作为公共

卫生服务第一目标。以干预健康风险、降低风险暴露程度和降低常见老年疾病发生为预防端建设评估标准。以治疗端为依托：既提供老年人需要的及时救治，也保证老年公卫服务队伍的能力与水平不断提高；以及时有效的救治和系统系列有效培训指导作为治疗端建设评估标准。以照护端为保障：以生活照护和特定需要的医疗照护为基础，不断细化和提高照护能力与水平，以需求为导向的照护能力和水平作为评价照护端建设评估标准。

在构建这一系统中最需要注意的是，如何在分析分解现有人力、物力基础上将现有资源重新整合，赋予不同层面相应机构新的任务和动力。在预防端层面，一定要建立以社区和农村基层卫生服务机构为主体的老年健康服务队伍，加大培训与设备投入，赋予其提高中国老年人群健康水平和常见慢病管理的重任，使其能够成为中国老年卫生服务的主力军。在治疗端层面，应有及时救治和以提高生活质量为主的治疗原则，不断提高医疗诊治的规范和效益。在照护端层面，首先要面对的是几十年积累下来的照护需求。由于家庭结构的变化，家庭平均规模缩小到3.13人/户；0~30岁独生子女人口规模已经达到1.58亿，占同龄人口的29.3%，使得家庭“空巢”时间提前，空巢家庭迅速增加。目前中国有近40%的老年人生活在空巢家庭中，而且大规模的城乡流动人口又造就了大批农村留守老人。家庭规模小型化、家庭关系简单化、家庭类型核心化，以及家庭成员流动化，更加剧了城乡养老服务社会化的迫切性、复杂性和严重性。在未来10年内，高龄老人对照料护理的经济、人力、物力等方面的资源需求都很大。高龄老人增长的数量、在人口中的比重等方面对家庭的影响，以及对中国医疗、护理资源影响都不可小视。高龄老人增多引起的照料护理问题，是众多老年人问题中必须给予重点关注的重大问题。

## 参考文献


1. 国务院人口普查办公室，国家统计局人口和社会科技司. 2000年第五次全国人口普查主要数据. 北京：中国统计出版社，2002.
2. 国务院人口普查办公室，国家统计局人口统计司编. 中国1982年人口普查资料. 北京：中国统计出版社，1985.
3. 国务院人口普查办公室，国家统计局人口统计局编. 中国1990年人口普查资料. 北京：中国统计出版社. 1993.
4. 中国妇女报. 中国人口平均预期寿命25年来从68岁增至73.5岁［EB/OL］. http：//www. chinanews. com/jk/2011/10-12/3383825. shtml. 2011-10-12/2013-5-25.
5. 卫生部，联合国儿童基金会，世界卫生组织. 联合国人口基金. 中国孕产妇与儿童生存策略研究［EB/OL］. http://www2.wpro. who. int/NR/rdonlyres/FBF94069-FED5-482F-B559-0FC27E76C179/0/Maternaland Child Survival Strategyin China CHN.pdf. 2006.
6. WHO，UNICEF，UNFPA and The World Bank. Trends in Maternal Mortality：1990 to 2008. WHO，2010.
7. WHO，UNICEF，UNFPA and The World Bank，Maternal Mortality in 2005. WHO，2007.
8. UNICEF. The state of the world's children 2008. NewYork：2008.
9. 卫生部妇幼保健与社区卫生司. 全国妇幼卫生监测暨年报资料汇编（2006），2007.
10. 卫生部肿瘤防治研究办公室. 中国恶性肿瘤死亡调查研究. 北京：人民卫生出版社，1979.
11. 中国互联网信息中心. 卫生部召开发布会介绍第三次全国死因调查主要情况［EB/OL］. http：//www. china. com. cn/zhibo/2008-04/29/content_ 15028586. htm？ show=t. 2008-4/2013-5.
12. 杨功焕. 中国人群死亡及其危险因素流行水平、趋势和分布. 北京：中国协和医科大学出版社，2005.
13. 中华人民共和国统计局. 2010年第六次全国人口普查主要数据公报（第1号）［EB/OL］. http：//www. stats. gov. cn/tjfx/jdfx/t20110428_ 402722253. htm. 2011-4-28/2013-5-28.
14. 代礼. 中国出生缺陷监测进展［EB/OL］. http：//www. mchscn. org/Article_ Show. asp？ ArticleID=62. 2005-8-21/2013-5-28.

15. 中华人民共和国妇幼卫生监测司/全国妇幼卫生监测办公室. 1996-2004 年全国妇幼卫生监测主要结果［EB/OL］. http：//www. mchscn. org/Article_ Show. asp? ArticleID=67. 2005-8-23/2013-5-28.

16. 全国 5 岁以下儿童死亡调查协作组. 中国 5 岁以下儿童死亡抽样调查. 中华儿科杂志，1994，32 卷（3）：149-152.

17. 冯江，袁秀琴，朱军，等. 中国 2000-2010 年 5 岁以下儿童死亡率和死亡原因分析. 中华流行病学杂志，2012，33 卷第 6 期.

18. 卫生部.《中国 0-6 岁儿童营养发展报告（2012）》［EB/OL］，http：//www. docin. com/p-419767632. html. 2012-6-9/2013-5-28.

19. 九市儿童体格发育调查协作组，等. 2005 年中国九市七岁以下儿童体格发育调查. 中华儿科杂志，2007，45（8）：609-614.

20. 中华人民共和国妇幼卫生监测司，全国妇幼卫生监测办公室，全国出生缺陷监测中心. 1996-2006 中国出生缺陷地图集. 北京：中国地图出版社，2012.

21. 李佩珍，卢祖洵. 山西省出生缺陷相关因素的流行病学研究［博士学位论文］. 武汉：华中科技大学同济医学院，2005.

22. 李兵，张小庄，黄秀健，等. 广东省地中海贫血综合干预的效果评价. 中国妇幼保健，2010.

23. 陈春明，何武，富振英，等. 中国儿童营养状况 15 年变化分析——中国食物营养监测系统建立 15 年. 卫生研究，2009，35 卷第 6 期 762.

24. 国务院妇女儿童工作委员会办公室，联合国人口基金会，北京大学人口研究所. 中国青少年生殖健康调查报告［EB/OL］. http：//www. docin. com/p-258104095. html. 2011-9-13/2013-5-28.

25. 李丹，俞丽萍，俞 洁，等. 上海市徐汇区 25 岁以下人工流产妇女调查分析. 中华现代妇产科学杂志，2007，4 卷第 1 期.

26. 王金桃，崔念，涂晓雯，等. 中国三城市未婚人工流产女性避孕状况及影响因素调查. 中国计划生育学杂志，2012，6 期.

27. 张帝开，覃春容，李秀云. 广州地区女性下生殖道感染致病微生物分析. 中国微生态学杂志，2005，17：417-418.

28. 周敏，张小松，赵更力，等. 中国四城市医院未婚人流女青年生殖道感染状况研究. 生殖与避孕，2005，25 卷第 3 期. 163-170.

29. World Health Organization. Violence against women：an urgent public health priority. Bulletin of the World Health Organization，2011，89：2-2.

30. 吴久玲，王临虹，赵更力，等. 性暴力与生殖健康研究. 中国妇幼保健. 2006，第 7 期.

31. 中国学生体质与健康研究组. 2005 年中国学生体质与健康调研报告. 北京：高等教育出版社，2007：90-108.

32. 侯振成，贾海涛，郭汲源. 1397 名中学生心理健康水平的现况调查. 中国民康医学，2006，18（9）：788-789.

33. 富景春，朱雪梅，赵竹林. 内蒙古大学生 SCL-90 评定结果分析. 中国临床心理学杂志，1997，5（4）：244-245.

34. 周凯，叶广俊. 1171 名中学生的心理社会能力及其危险行为的研究. 中国公共卫生，2001，17（1）：82-83.

35. 邢超，陶芳标. 儿童青少年抑郁与健康危害行为的关联. 中国学校卫生，2008，29（1）：86-89.

36. 季成叶. 中国中小学生视力不良和疑似近视流行现状. 中国学校卫生，2008，29（2）：97-99.

37. 季成叶. 中国中小学生龋齿流行现状及龋患程度构成. 中国学校卫生，2008，29（2）：114-117.

38. 中国学生体质与健康研究组. 2005 年全国学生体质与健康调研报告. 北京：高等教育出版社，2007.

39. Cheng-YeJ. Prevalence and trends of overweight and obesity among school-age children and adolescents in urban China，1985-2000. Biomed Environ Sci，2007，20（1）：1-5.

40. 陶然，应力，岳晓东. 网络成瘾探析与干预. 上海：上海人民出版社，2007.

41. 季成叶. 中国青少年健康相关/危险行为调查综合报告（2005）. 北京：北京大学医学部出版社，2007.

42. 杨功焕，马杰民，刘娜. 中国人群 2002 年吸烟和被动吸烟的现状调查. 中华流行病学杂志，2005，26（2）：77-78.

43. XingY，JiC，LinZ. Relationship of Binge Drinking and Other Health-Compromising Behaviors among Urban Adolescents in China. Journal of Adolescent Health，2006，39：495-500.

44. 李伯华. 关于生殖健康问题的研究报告. 中国人口与发展研究中心研究报告 2004.

45. 罗纯志，魏志纯. 中国妇女节育避孕方法的副作用. 见：常崇煊. 中国生育节育调查论文集. 北京：中国人口出版社，1991.

46. 美国波士顿妇女健康写作组. 美国妇女自我保健经典（中译本）. 北京：知识出版社，1998.
47. 赵盛，王泰峰，高秋玲等. 未产妇人工流产对再妊娠分娩的安全性研究. 中国计划生育学杂志，1998，08 期.
48. 卫生部统计信息中心. 2003 中国卫生服务调查研究——第三次家庭健康询问调查分析报告［EB/OL］. http：//www. moh. gov. cn/cmsresources/mohwsbwstjxxzx/cmsrsdocument/doc9908. pdf. 2013-5-28.
49. Central Intelligence Agency. THE WORLD FACTBOOK——East & Southeast Asia［EB/OL］, China. https：//www. cia. gov/library/publications/the-world-factbook/geos/ch. html. 2013-5-28.
50. 国家体育总局. 老年人各项体质指标均值. 第二次国民体质监测公报［EB/OL］. http：//www. sport. gov. cn/n16/n300161/n614646/614928. html. 2005-12/2013-5-28.
51. 王陇德. 中国居民营养与健康状况调查报告. 北京：人民卫生出版社，2005.
52. 全国糖尿病研究协作组调查研究组. 全国 14 省市 30 万人口中糖尿病调查报告. 中华内科杂志. 1981，20（11）：678-683.
53. 王志谨. 全国 14 省（自治区）、市糖尿病调查资料汇总会议. 新医学，1980，第 10 期.
54. 卫生部统计信息中心. 1993 年全国卫生服务调查分析报告［EB/OL］. http：//www. doc88. com/p-051205143135. html. 2012-02-07/2013-6-3.
55. 卫生部统计信息中心. 第二次国家卫生服务调查分析报告［EB/OL］. http：//www. doc88. com/p-143805624422. html. 2012-03-05/2013-6-3.
56. 中华人民共和国卫生部. 2007 中国卫生统计年鉴. 北京：中国协和医科大学出版社，2008.
57. 齐晓秋. 第三次全国口腔健康流行病学调查报告. 北京：人民卫生出版社，2008.
58. 中国人民政治协商会议第一届全体会议. 中国人民政治协商会议共同纲领［EB/OL］. http：//news. xinhuanet. com/ziliao/2004-12/07/content_ 2304465. htm. 2013-6-3.
59. 中华人民共和国国务院. 中国儿童发展纲要（2001-2010 年）［EB/OL］. http：//www. nwccw. gov. cn/? action-viewnews-itemid-121208. 2001-5-22/2013-6-3.
60. 中共中央，中华人民共和国国务院. 中共中央国务院关于加强青少年体育增强青少年体质的意见［EB/OL］. http：//news. xinhuanet. com/politics/2007-05/24/content_ 6148322. htm. 2007-5-24/2013-6-3.
61. 教育部办公厅. 中小学生预防艾滋病专题教育大纲. 北京：人民教育出版社，2003：4.
62. 廖文科. 预防艾滋病教师培训指南——以生活技能教育为基础. 北京：人民教育出版社，2008.
63. 余小鸣，王嘉，张芯，等. 中国中小学校健康教育研究（1）：学生健康知识态度行为现况. 中国学校卫生，2007，28（1）：7-9.
64. 余小鸣，张芯，石晓燕，等. 中小学校健康教育研究（3）：学校健康教育需求. 中国学校卫生，2007，28（3）：203-205.
65. 余小鸣，张芯，朱广荣，等. 中小学校健康教育研究（2）：学生健康知信行相关影响因素. 中国学校卫生，2007，28（2）：107-109.
66. 中华人民共和国卫生部. 2008 年中国控制吸烟报告. 2008.
67. 付慧英，王丽，彭素标. 北京市门头沟区学校建筑设备卫生状况调查. 中国校医，2008，6（3）：276-278.
68. 中国肥胖问题工作组. 中国学龄儿童青少年超重、肥胖筛查体重指数值分类标准. 中华流行病学杂志，2004，第 25 卷第 2 期. 97-102.
69. 马军，吴双胜. 中国学龄儿童青少年超重肥胖流行趋势分析. 中国学校卫生，2009，第 3 期，195-197.
70. 中华人民共和国卫生部疾病预防控制局，中国学龄儿童少年超重和肥胖预防与控制指南. 北京：人民卫生出版社，2007.

# 第二章　传染病和地方病的流行现状与防控

## 第一节　概　　述

由病原微生物，包括细菌、病毒、寄生虫或真菌引起的，可直接或间接地从一个人向另一个人蔓延的疾病传染病。人畜共患病是动物传染病，也是能够引起人感染的传染病。

法国科学家巴斯德证明了传染病是由微生物引起的。德国微生物学家科赫通过显微镜发现许多致病细菌，并提出了判断某种细菌是否致病菌的著名的“科赫原则”。现代传染病的概念而得以确立，即传染病是由于机体内受到病原微生物和寄生虫的侵入而引起的某种伤害。19 世纪末“病因-环境-宿主”疾病流行模式的建立，为传染病的防治奠定了科学基础，以控制传染源、切断传播途径和保护易感人群作为控制传染病的基本策略。

但是随着人类社会活动的日益广泛，导致自然生态系统受到破坏，造成许多生物的生存环境发生变化，它们或改变其遗传特征而适应新环境，或迁往新的寄居地，造成艾滋病、埃博拉病毒病、慢病毒疾病等新病原体引起新传染病的出现。另一方面，人类活动范围的扩大和流动速度的频繁，造成传染病传播速度加快。技术的广泛应用和工业化过程也为新传染病的出现提供机会，例如，食品供应的全球化可能会导致某种地方性传染病转变为流行性传染病，输血、血液制品及组织器官移植造成的肝炎和艾滋病感染，滥用抗生素引起耐药菌株的出现等，都提示人类应当关注技术应用中负面效应问题。在全球化的进程中，不同国家或同一国家中不同地区的社会经济发展不平衡，在贫穷国家和贫困地区，出现性传播疾病、结核病、疟疾等老传染病的死灰复燃，并由此播散到其他地区是导致艾滋病等疾病广泛蔓延的重要原因。人类不良的生活方式也是造成新传染病流行的因素之一。

因此，现代社会的传染病流行模式，在空间上更加广阔、时间上更加快速、病原更加复杂，在这种背景下的传染病控制，在控制传染源、切断传播途径和保护易感人群方面都更加复杂。这些控制措施能否得到有效的实施，取决于社会大环境。正如 19 世纪德国著名医学家魏尔啸指出的：“流行病的发生既有生物学因素和其他自然因素的影响，同时也有社会、经济和政治的原因。疾病流行从本质上讲是社会和文化在某段时间内失调的现象。即使是最有效的疫苗，在大规模的人群接种过程中，也会由于受到各种社会因素的制约，导致接种率低，从而使有效的控制措施在人群中失效。联合国儿童基金会指出，不发达国家的传染病防治需要两个突破，即技术突破和社会突破，而且社会突破是决定性的。

中国于 20 世纪 50 年代建立了法定传染病的报告系统，要求报告 15 种传染病，1970 年增至 25 种，之后报告病种陆续增加。2008 年，要求报告传染病（分法定报告和监测报告）甲乙丙三类，达 38 种（见框图）。从 1970 年至 2007 年，持续上报的传染病发病和死亡均呈现快速下降趋势。近几年，5 种报告病例最多的传染病是结核病、乙型肝炎、痢疾、梅毒和淋病，占全部甲乙类 27 种传染病病例数的 86%。同年，结核病、狂犬病、艾滋病/艾滋病病毒感染、乙型肝炎和乙型脑炎占甲乙类法定报告传染病死亡例数的 88%。中国现有结核病患者人数约 450 万人，仅次于印度，列世界第二位；乙型肝炎病毒携带者约占全世界的 1/3，血吸虫病患者约有 85 万人，艾滋病毒感染者约 70 万例。传染病发病和死亡下降，目前占报告比重极大的传染病的类别的变迁，以及新发传染病的出现，与目前社会经济形势的变化和有效的传染病控制措施影响有很大的关系。

框图

**中国法定报告传染病，2005**

甲类传染病（2 种）：鼠疫、霍乱。

乙类传染病（25 种）：传染性非典型肺炎、艾滋病、病毒性肝炎、脊髓灰质炎、人感染高致病性禽流感、麻疹、流行性出血热、狂犬病、流行性乙型脑炎、登革热、炭疽、细菌性和阿米巴性痢疾、肺结核、伤寒和副伤寒、流行性脑脊髓膜炎、百日咳、白喉、新生儿破伤风、猩红热、布鲁氏菌病、淋病、梅毒、钩端螺旋体病、血吸虫病、疟疾。

丙类传染病（11 种，新增手足口病）：流行性感冒、流行性腮腺炎、风疹、急性出血性结膜炎、麻风病、流行性和地方性斑疹伤寒、黑热病、包虫病、丝虫病，除霍乱、细菌性和阿米巴性痢疾、伤寒和副伤寒以外的感染性腹泻病、手足口病。

传染病中，经血、经性传播的传染病，包括乙型肝炎、丙型肝炎、性传播疾病、艾滋病病毒感染和艾滋病还呈上升趋势；近年来，结核在全世界重新肆虐，以 DOTS 治疗为主的控制措施虽然产生了效果，但离有效控制还有相当距离；人畜共患传染病是新发传染病的主要来源，在中国存在多方面的危险因素；医院感染也是传染病传播的重要原因之一。

不同类型的传染源、传播途径和易感人群的特点，使传染病控制呈现出不同的特点。在人群健康问题的描述中，根据策略控制的特点，把传染病分为：①通过接种疫苗、保护易感人群，可以有效预防的传染病，即疫苗相关传染病；②经血经性传播的传染病，主要是艾滋病、乙型肝炎、丙型肝炎和性病，这类疾病除了乙型肝炎有疫苗外，多数疾病的控制措施主要通过避免疾病传播的危险因素和行为；③以有效治疗为中心的传染病，即通过治疗病人，减少传染源，主要是结核；④呈局部流行的疾病，包括寄生虫病（如血吸虫病、疟疾、包虫病等）、人畜共患病（自然疫源性疾病）等；⑤肠道传染病，包括细菌性和病毒性腹泻；⑥新发和再发传染病。

## 第二节　疫苗相关传染病

疫苗相关传染病包括 1978 年纳入的结核病、脊髓灰质炎（脊灰）、白喉、百日咳、破伤风和麻疹；1992 年逐步推广疫苗接种的乙型病毒性肝炎（乙肝），以及 2007 年纳入免疫规划的风疹、流行性腮腺炎（流腮）、甲型病毒性肝炎（甲肝）、流行性脑脊髓膜炎（流脑）和流行性乙型脑炎（乙脑）。在中国，疫苗相关传染病的控制取得很大成效，但部分地区和部分疾病尚未得到有效控制。

## 一、1978 年纳入免疫规划的传染病

随着疫苗覆盖率的提高，脊灰、白喉、百日咳、麻疹的发病大幅度下降。脊灰、白喉、百日咳和麻疹 4 种疾病的年平均发病数，20 世纪 60 年代比 50 年代上升 39%；70 年代比 60 年代下降 12%，80 年代比 70 年下降 83%，90 年代比 80 年下降 87%；2000～2007 年平均年发病数比 90 年代下降 6%。目前脊灰、白喉已多年无病例发生；百日咳发病率逐年下降，已控制在 1/10 万以下。

但近 10 余年来全国麻疹发病居高不下，年发病率始终维持在 10/10 万左右，局部存在暴发或流行（图 2-1）。2003 年以来，麻疹疫情从西到东依次影响全国几乎所有省份，2004 年以后随着新疆、西藏、贵州、青海、宁夏等一些西部省份采取麻疹强化免疫措施和常规免疫接种管理的加强，麻疹发病强度有所降低，发病较高地区向东部扩展，以中部和东部较为发达省份发病较多，其中广东等省份连续多年呈高发态势（图 2-2）。

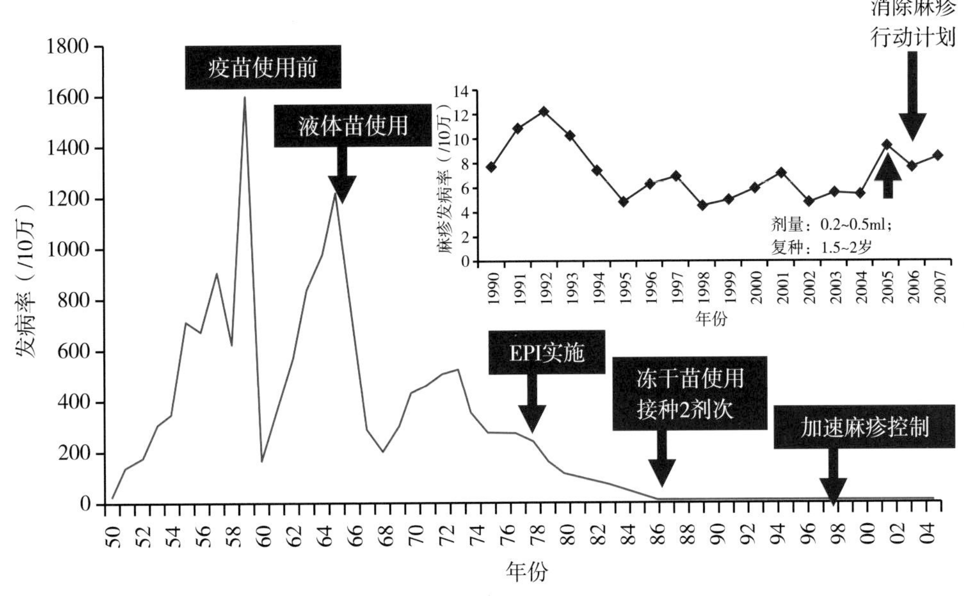


图 2-1　1950～2007 年全国麻疹报告发病率

数据来源：中国疾病预防控制中心，全国法定传染病报告系统

2005 年以后，1 岁以下麻疹病例所占比例明显增加，达到 25%左右，其中 8 月龄以上和 8 月龄以下病例各占约一半（图 2-3）。2007 年 3 岁以下儿童发病率较高，0 岁组儿童发病率最高。

流动人口因其免疫服务覆盖率低，几乎是所有疫苗相关传染病的高危人群。以麻疹为例，东部地区流动人口麻疹病例问题较为突出，其中北京、上海、广东、福建、浙江等省份的流动人口麻疹比例已超过 40%（图 2-4）。

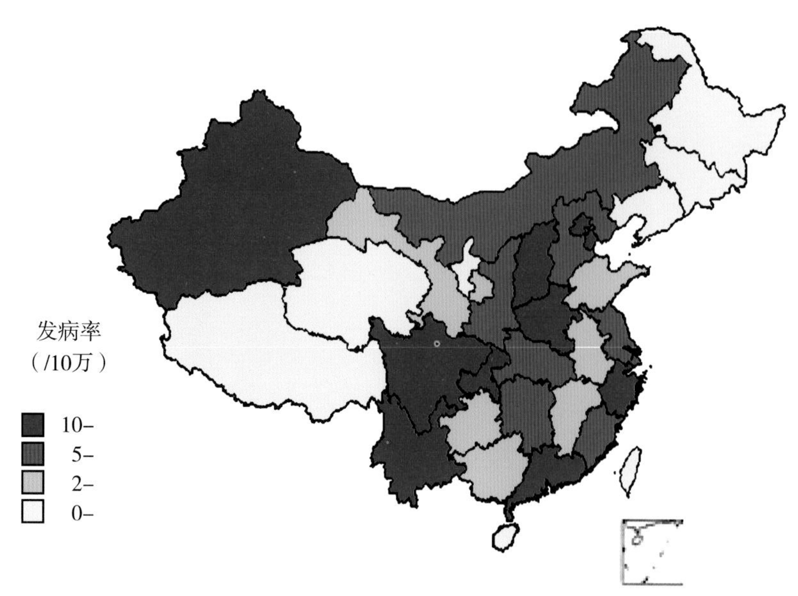


图 2-2　2007 年全国麻疹发病率地理分布
数据来源：中国疾病预防控制中心：全国法定传染病报告系统

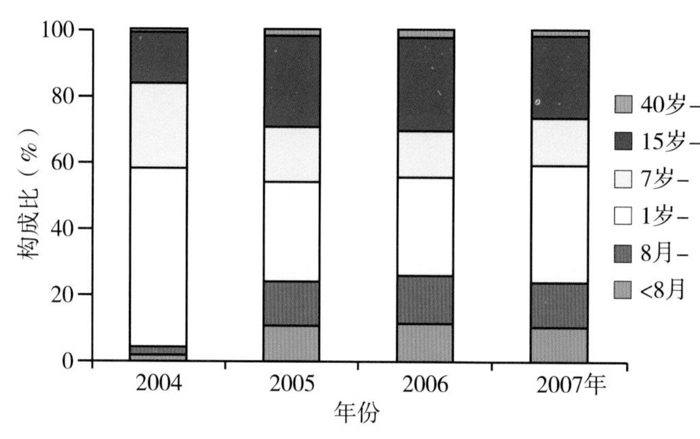


图 2-3　2004~2007 年中国麻疹发病年龄构成
数据来源：中国疾病预防控制中心：全国法定传染病报告系统

## 二、2007 年纳入免疫规划的传染病

2007 年纳入免疫规划的传染病，其疫苗覆盖率相对较低，其中风疹、流腮、甲肝发病处于较高水平，但流脑、乙脑发病水平下降。近几年来，风疹发病率呈上升趋势，目前已接近 10/10 万；甲肝发病率逐年下降，在 10/10 万以下；流腮发病率呈下降趋势，维持在 20/10 万左右；流脑、乙脑发病率目前已控制在 1/10 万以下。

## 三、乙型病毒性肝炎

乙型病毒性肝炎（乙肝）属于经血经性传播的传染病，同时也是疫苗接种可控制的传染病。根据控制的主要策略划分，将乙肝放入疫苗相关传染病部分进行分析。

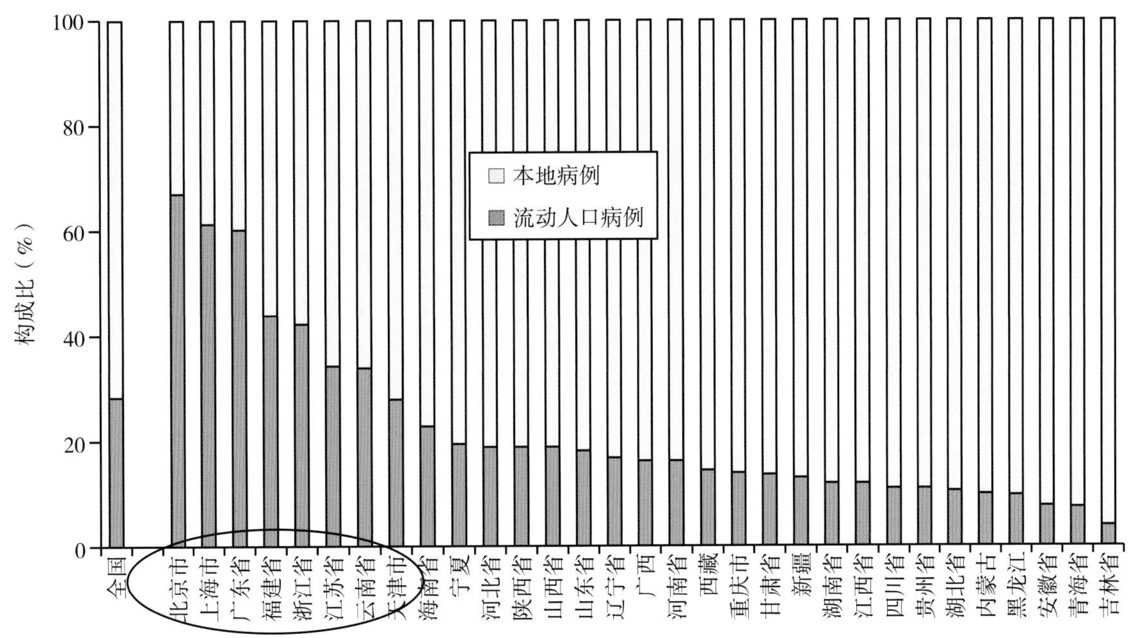


图 2-4　2005~2008 年 8 月全国麻疹流动人口比例

数据来源：全国麻疹专报系统

从 1992 年开始中国在城市新生儿中接种乙肝疫苗，根据全国疾病监测系统年报，1998 年城市 5 岁以下儿童乙肝发病率下降；之后，新生儿接种乙肝疫苗在农村逐渐普遍，儿童乙肝病毒表面抗原（HBsAg）携带率明显下降，1990~2007 年中国儿童乙型肝炎报告发病率各年龄组呈逐年下降，显示儿童乙肝疫苗接种的效力（图 2-5），但成人 HBsAg 携带率仍维持高水平，疾病负担依然很重。

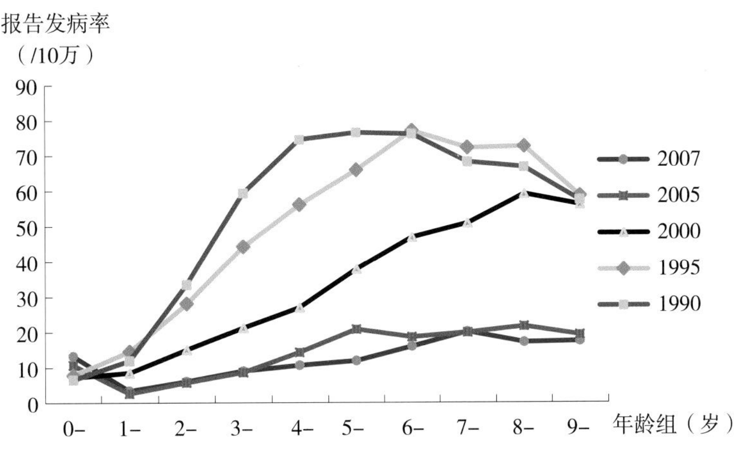


图 2-5　1990~2007 年中国 0~9 岁年龄组人群乙型肝炎报告发病率

数据来源：中国疾病预防控制中心，全国法定传染病报告系统

1992 年全国肝炎血清流行病学调查显示全人群 HBsAg 携带率为 9.75%，推算全国有 1.2 亿人长期携带乙肝病毒（HBV）。2006 年全国肝炎血清流行病学调查显示全人群 HBsAg 携带率为 7.18%，推算目前全国约 0.9 亿人仍长期携带 HBV，其中 5 岁以下 HBsAg 携带率为

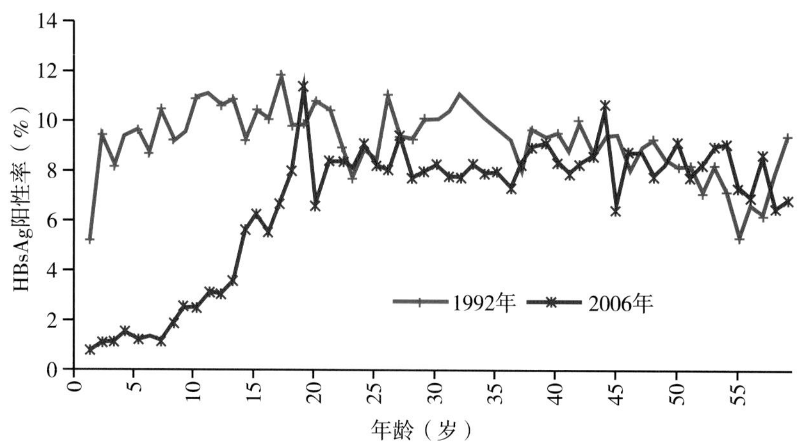


图 2-6　1992 年与 1996 年全国 1~59 岁调查人群 HBsAg 阳性率

数据来源：全国法定传染病报告系统

0.96%（图 2-6）。近几年来，15 岁以下儿童尤其是 5 以下儿童乙肝发病率已明显低于成人（图 2-7）。

从地区分布来看，HBsAg 携带率超过 8%的省份有西藏、广西、广东、江西、福建、海南等 11 个省和自治区（图 2-8）。在 HBsAg 携带率超过 8%的地区，大部分感染发生于围生期或婴幼儿期；在 HBsAg 携带率 2%~8%的地区，婴幼儿、儿童和成年人的传播同时存在。当前，母婴传播、血液传播和性传播仍是乙肝发病的主要传播途径，乙肝的高危人群主要是新生儿。

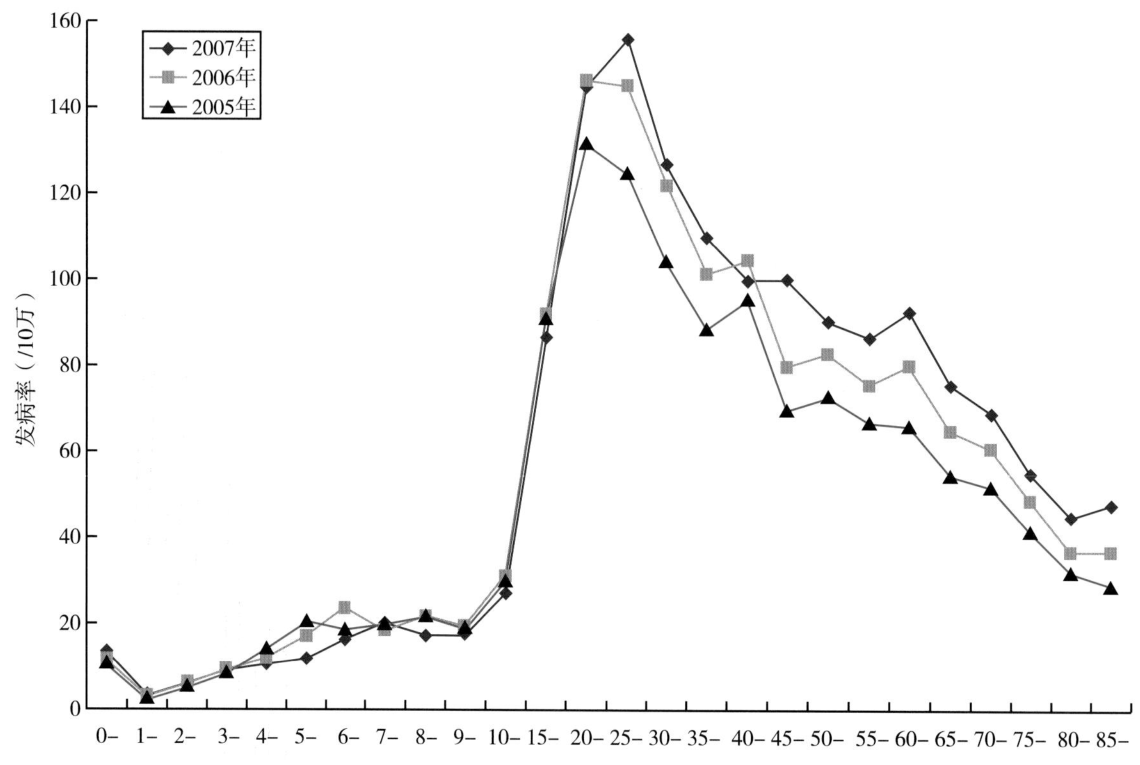


图 2-7　2005~2007 年全国乙肝年龄别发病率

数据来源：2005~2007 年全国法定传染病报告系统

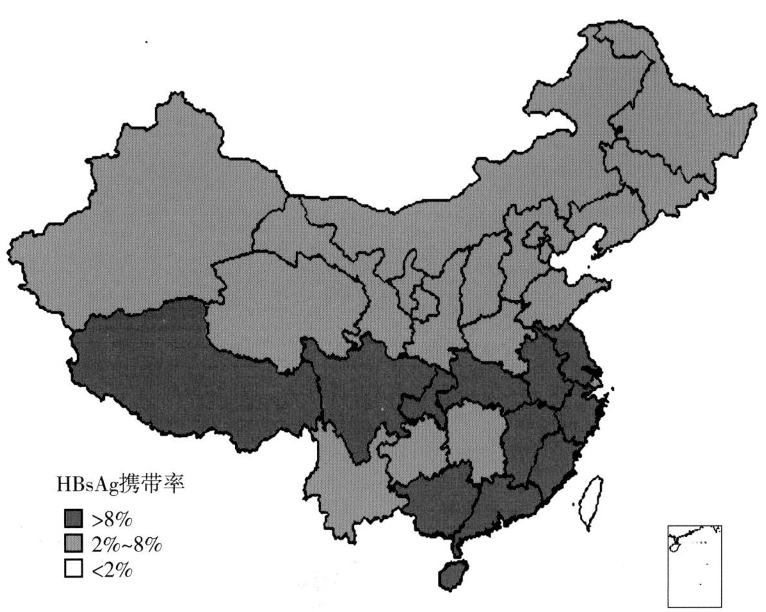


图 2-8　2006 年全国 HBsAg 携带率地理分布
数据来源：2005~2007 年全国法定传染病报告系统

# 第三节　经性或经血传播的传染病

经性或经血传播的重要传染病，主要包括艾滋病病毒感染/艾滋病（HIV/AIDS）、性病和丙型病毒性肝炎（丙肝）。重要的经性或血传播的传染病未得到有效遏制。

## 一、艾滋病

### （一）艾滋病疫情上升速度进一步减缓

中国 2009 年艾滋病疫情估计工作报告显示，2009 年存活的艾滋病病毒感染者和患者估计总数仍在增加，但是艾滋病病毒新发感染的人数在进一步减少。与 2007 年疫情估计结果相比，存活的艾滋病病毒感染者和患者增加 4 万人，其中存活患者数增加了 2 万人，但是年新发感染数由 2007 年的 5.0 万人降为 2009 年的 4.8 万人。

病例报告数据显示，截至 2009 年底累计报告艾滋病病毒感染者和艾滋病患者 32.6 万例，其中艾滋病患者 10.7 万例；死亡报告 5.4 万例。2004 年在重点人群中开展大筛查导致当年报告数明显高于往年。2005 年以后，随着各项艾滋病防治措施的逐步落实，受检人群类别和受检人数逐年大幅增加，但是每年新发现并报告的艾滋病病毒感染者数相对增加缓慢，艾滋病病毒感染者报告数环比增长率由 2006 年的 9.0%下降为 2009 年的 5.8%。

全国艾滋病哨点监测数据显示，除男男性行为人群艾滋病病毒抗体阳性检出率呈上升趋势外，吸毒、暗娼、性病门诊就诊者、孕产妇人群的艾滋病病毒抗体阳性检出率都趋于相对平稳状态，提示除男男性行为人群外，艾滋病病毒的新发感染在一定程度上得到了控制。

### （二）性传播持续成为主要传播途径，同性传播上升速度明显

2009年疫情估计，显示现存活74万例艾滋病病毒感染者和艾滋病患者中经性传播达到了59.0%，其中异性传播为44.3%，同性传播为14.7%。在异性传播中，约1/3为配偶间性传播，2/3为非配偶间性传播。2009年估计的4.8万新发感染中，经异性传播占42.2%，同性传播占32.5%，较2007年估计的新发感染中经同性传播占12.2%有大幅增加，成为2009年新发感染估计人数中的重要途径。

历年报告病例中同性和异性传播的构成比呈现逐年上升趋势。同性传播，从2006年的2.5%上升到2007年的3.4%、2008年的5.9%和2009年的8.6%；异性传播，从2006年的30.6%上升到2007年的38.9%、2008年的40.3%和2009年的47.1%；母婴传播，波动在1.3%~1.5%之间。

最近两年国家级哨点监测结果显示，男男性行为人群艾滋病病毒抗体阳性检出率均大于1%，且逐年快速升高，成为艾滋病疫情上升的重要原因之一。2008~2009年在61个城市开展的男男性行为人群专题调查结果显示，全国大、中城市的男男性行为人群艾滋病病毒抗体阳性检出率平均高达5%，在西南的主要城市如贵阳、重庆、昆明、成都，艾滋病病毒感染率高于10%，提示艾滋病在该人群中呈快速流行。

### （三）全国艾滋病总体呈低流行态势，部分地区疫情严重

2009年疫情估计结果显示，疫情估计数超过5万人的省份有6个，占全国估计总数的61.8%；1万~5万人的省份有9个；小于5000人的省份有8个，占全国估计总数的2.3%。

1998年以来，全国31个省（区、市）均有疫情报告。截至2009年底，全国有90.5%（2787/3080）的县（区）报告了艾滋病病毒感染者或病人。网络直报数据显示，不同省份的疫情报告数差异较大（图2-9、图2-10），累计报告艾滋病病毒感染者和患者数排在前6位的

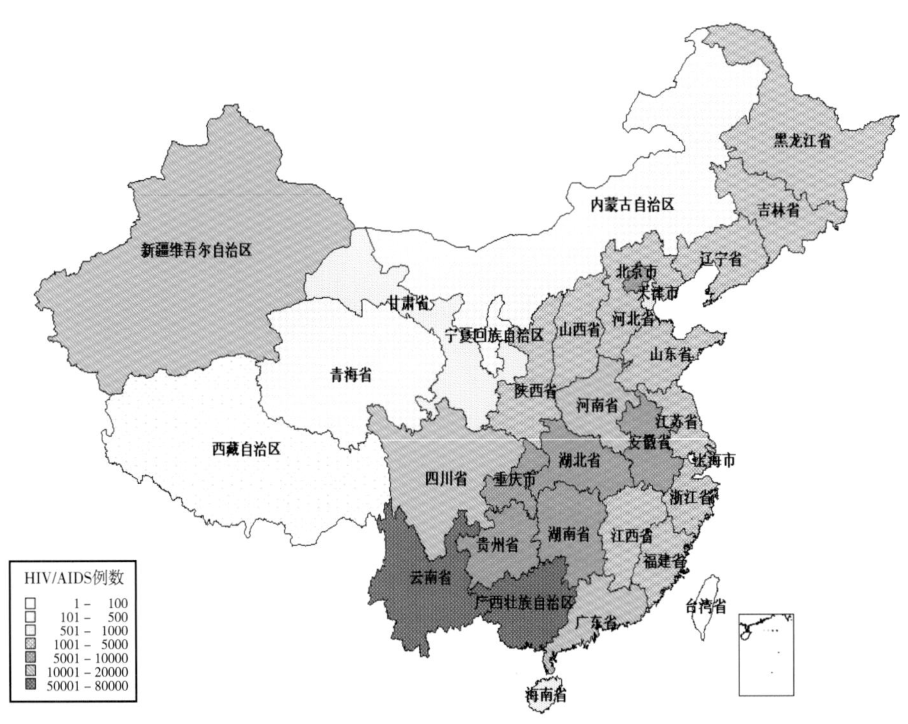


图2-9　全国累计报告艾滋病病毒感染者和艾滋病患者分布（截至2009年底）

资料来源：2009年中国艾滋病疫情估计报告

省份（依次为云南、广西、河南、四川、新疆、广东），报告人数占全国报告总数的 70%~80%，累计报告艾滋病病毒感染者和患者数排在后 7 位的省份（西藏、青海、宁夏、内蒙古、天津、甘肃、海南），报告人数不到全国报告总数的 1%。累计报告艾滋病病毒感染者和患者数排名在前 20 位的县（区、市）主要分布在云南、广西、新疆、河南、四川和广东。

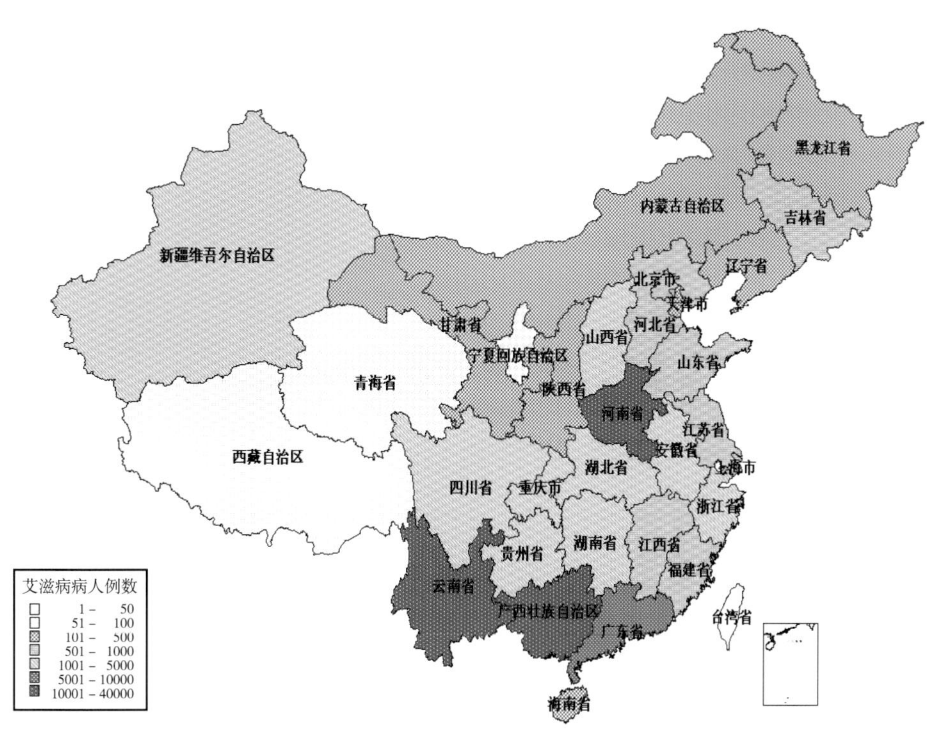


图 2-10　全国累计报告艾滋病患者分布（截至 2009 年底）

资料来源：2009 年中国艾滋病疫情估计报告

在艾滋病疫情较为严重的云南、四川、广西、新疆等省（自治区），2007 年以来病例报告数增加速度较快的地区有四川凉山州的布拖县、昭觉县、美姑县和越西县，广西柳州市鹿寨县和柳江县、贺州市八步区；病例报告数一直处于较高水平的地区有云南德宏州的盈江县、潞西市和瑞丽市、红河州的开远市、个旧市，新疆伊宁市、乌鲁木齐天山区。河南的驻马店市和尉氏县既往疫情较为严重，但最近几年比较平稳。

各类人群的艾滋病病毒感染率差异也较大，吸毒人群（特别是注射吸毒者）艾滋病病毒感染率最高，有明显的地域差异。哨点监测结果显示，感染水平较高的哨点仍集中在云南、新疆、四川、广西、贵州、广东等省（自治区），如云南省临沧市、大理州、德宏州、文山州和四川省达州市的吸毒者艾滋病病毒抗体阳性检出率均超过 50%。大多数地区暗娼艾滋病病毒抗体阳性检出率仍处于较低水平，检出率超过 1%的暗娼监测点主要集中在云南、新疆、广西、四川、贵州 5 省（自治区）。在艾滋病高流行地区，孕产妇中艾滋病病毒感染水平也较高，如新疆的伊宁市，1997~2008 年孕产妇艾滋病哨点艾滋病病毒抗体阳性检出率水平不断上升，2003 年之后持续超过 1%。河南、云南、广西、新疆、安徽 5 省（自治区）母婴传播累计报告数占全国的 78.1%。

（四）受艾滋病影响的人群增多，流行模式多样化

病例报告数据显示，2006~2009 年 50 岁以上年龄组报告数增加明显，其中 50~64 岁年龄组人群当年报告数占总报告数的构成比从 6.1%增加到 10.6%，65 岁以上年龄组人群当年报告数占总报告数的构成比从 1.67%增加到 4.3%。65 岁以上年龄组人群以男性居多，2005 年以来男女性别比超过 4.4∶1，传播途径以性传播为主。病例报告显示，职业为学生的感染者与患者人数也呈逐年上升趋势。随着流动人口的不断增加，异地或者异国婚姻造成婚嫁女引起的输入性艾滋病病毒感染者也在全国不同地区出现，对山东、山西、吉林、安徽、江苏等省部分地区婚嫁女的调查显示，这些输入性病例引起了配偶间的性传播和母婴传播。

## 二、性病

性病是一组主要通过性接触传播的传染性疾病，包括梅毒、淋病、生殖道沙眼衣原体感染、尖锐湿疣、生殖器疱疹等。

新中国成立初期，中国政府通过关闭妓院、杜绝卖淫嫖娼、免费筛查和治疗性病等一系列措施，于 1964 年在中国性病基本消灭。然而，20 世纪 70 年代末性病在中国死灰复燃，从 1977 年仅有少数省份有性病报告，至 1988 年全国各省均有性病报告。1980~1989 年性病报告数年均增长 142.6%，增长范围在 44%~303%。1990~1999 年性病发病年均增长 20.4%，增长范围 10%~37%。2000 年以来全国性病报告数每年在 70 万~80 万例（图 2-11）。

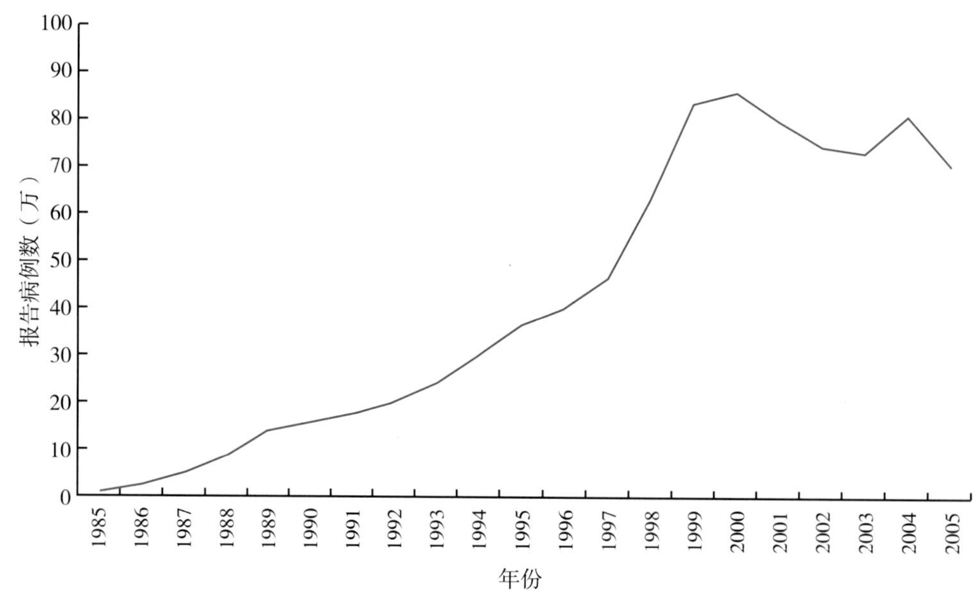


图 2-11　1985~2005 年全国性病报告病例数

数据来源：作者根据全国法定传染病报告系统数据作图

性病中的梅毒疫情上升明显。全国梅毒报告病例数由 2004 年的 96 094 例，增长到 2007 年的 217 473 例；报告发病率由 2004 年的 7.39/10 万上升到 2007 年的 16.54/10 万，年均增长 30.81%；其中 1997~2007 年 10 年间全国胎传梅毒发病率增长了 92 倍，年均增长 57.32%，2007 年胎传梅毒报告数达 8228 例，报告发病率达 49.22/10 万活产数。

性病病例以年轻人居多，男女发病比逐渐缩小。在报告的性病病例中，主要以 20～39 岁性活跃年龄组最多。虽然在报告病例中以男性病例为主，但男女性病发病比逐渐缩小，从 1977～1988 年间的 2.04∶1 下降到 2004 年的 1.33∶1（图 2-12）。

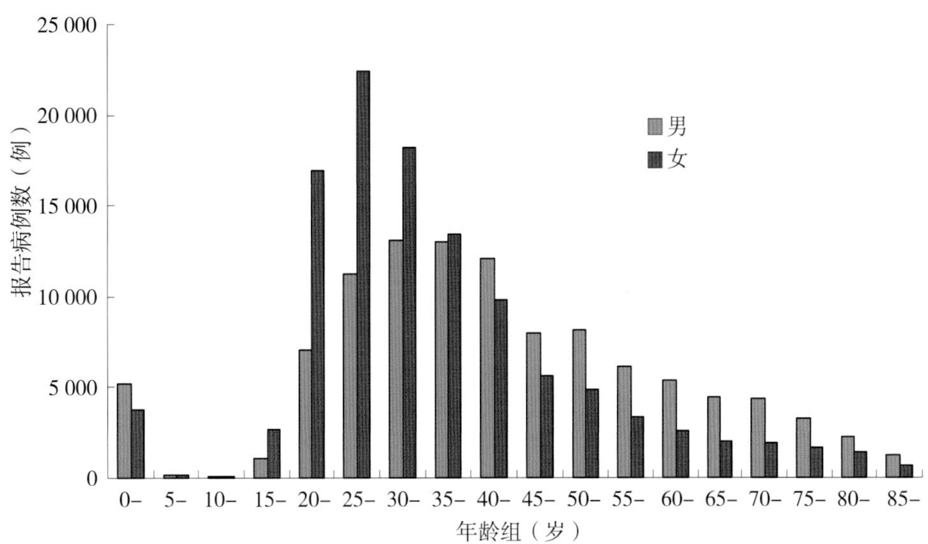


图 2-12　2007 年全国梅毒报告病例数按年龄性别分布

数据来源：作者根据全国传染病疫情报告数据作图

性病以沿海开放地区高于内地，经济发达地区高于经济落后地区，城市高于农村。全国性病发病率较高的地区有珠江三角洲、长江三角洲、京津地区和东北三省。2000 年报告发病率在 80/10 万以上的省（自治区）有北京、天津、上海、江苏、浙江、广东、海南、重庆和宁夏等。全国梅毒和淋病发病均以华东地区最高，发病率分别为 23.00/10 万、17.28/10 万；其次为中南地区，发病率分别为 18.79/10 万、11.40/10 万（表 2-1）。

**表 2-1　2007 年全国淋病和梅毒分区域发病率**

| 地区 | 淋病平均发病率（/10 万） | 范围 | 梅毒平均发病率（/10 万） | 范围 |
|---|---|---|---|---|
| 华北 | 5.35 | 1.60～18.72 | 10.25 | 2.21～25.95 |
| 东北 | 6.63 | 6.61～6.65 | 13.71 | 12.64～15.20 |
| 华东 | 17.28 | 4.08～47.66 | 23.00 | 3.22～66.33 |
| 华中、华南 | 11.40 | 3.48～22.67 | 18.79 | 6.38～45.82 |
| 西南 | 8.55 | 2.85～14.03 | 10.04 | 1.64～20.72 |
| 西北 | 8.23 | 4.52～18.82 | 13.18 | 6.17～30.81 |

数据来源：中国疾病预防控制中心，全国传染病报告系统

性病从高危人群向一般人群扩散。1999 年全国 24 个性病监测点孕妇人群中淋球菌感染率为 0.36%（25/7003）、梅毒感染率为 0.08%（6/7797），2000 年则分别为 3.16%（364/11 531）和 0.36%（42/11 531）。深圳市 2000 年孕妇性病感染率为 4.02%（36/896，其中淋球菌感染 17 例、梅毒感染 19 例）。2002 年对福州地区的孕妇调查，其衣原体感染率高达

9.72%，淋球菌感染率为0.6%，梅毒感染率为0.2%，HSV-2抗体阳性率为10.8%，滴虫感染率为3.2%。2005年广东省惠州市孕产妇梅毒感染率为1.44%（9/626）。普通妇女中性病的存在，可能足以使性病在一般人群中发生流行。

### 三、丙型病毒性肝炎

丙型病毒性肝炎（丙肝）病毒主要经血液传播。中国自1993年对献血员筛查抗-丙肝病毒（HCV）后，该途径得到了有效控制，但因目前无法完全筛出HCV阳性者，大量输血和血液透析仍有可能感染HCV。经破损的皮肤和黏膜传播是目前最主要的传播方式，在某些地区因静脉注射毒品导致HCV传播占60%~90%。

中国丙肝流行广泛。血清流行病学调查资料显示，一般人群抗-HCV阳性率为3.2%，北方（3.6%）高于南方（2.9%）。20~39岁劳动力人口阳性率较高（图2-13）。全国传染病报告系统显示，近年来丙肝报告发病率呈逐年上升态势，目前已达到7/10万（图2-14）。（不能排除重复报告导致升高的可能）

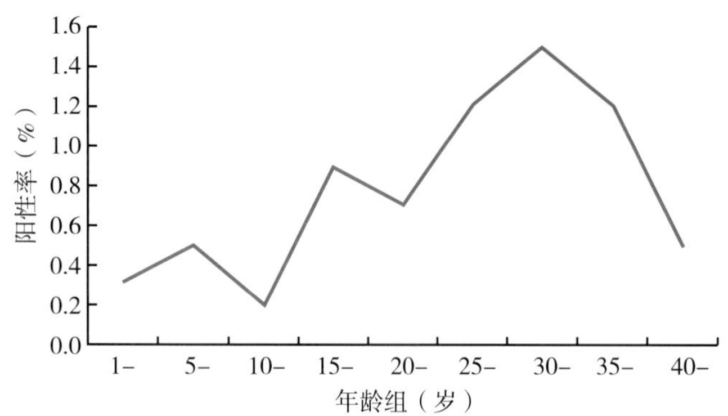


图2-13 2005年抗-HCV阳性率调查结果

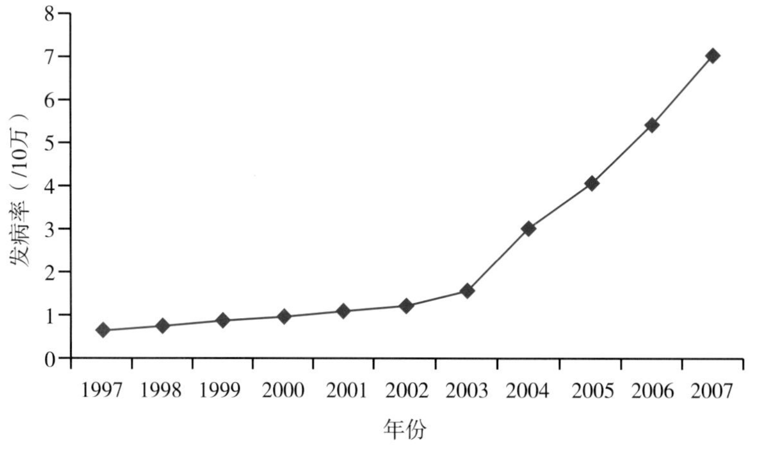


图2-14 1997~2007年全国丙型肝炎报告发病率

数据来源：中国疾病预防控制中心，全国法定传染病报告系统

## 第四节 以有效治疗作为控制重点的传染病

这类疾病主要通过治疗病人、减少传染源作为主要手段，在目前的法定报告传染病中结核病则属于这一大类。本节主要介绍中国结核病的流行现状。

## 一、结核病患病情况

中国的结核病患者人数较多，占全球结核病患者的近 20%。据 2000 年全国流调结果估算，中国当时有活动性肺结核患者 451 万，世界卫生组织 2009 年全球结核病控制报告中估算中国 2007 年有全国活动性肺结核患者 258 万。

从 1979～2000 年，活动性肺结核及涂阳肺结核患病率呈明显的下降趋势。其中活动性肺结核患病率从 1979 年的 717/10 万下降到 2000 年的 367/10 万，下降幅度为 48.8%，年递降率为 4.5%；涂阳肺结核患病率从 187/10 万下降到 122/10 万，下降幅度为 34.8%，年递降率为 3.8%（表 2-2）。

表 2-2　1979～2000 年全国 3 次流调活动性和涂阳肺结核患病率的变化

| 患者分类 | 调查患病率（/10 万） | | | 标化患病率（/10 万） | | | 年递降率（下降幅度,%） | | |
|---|---|---|---|---|---|---|---|---|---|
| | 1979 | 1990 | 2000 | 1979 | 1990 | 2000 | 1979～1990 | 1990～2000 | 1979～2000 |
| 活动性肺结核 | 717 | 523 | 367 | 796 | 523 | 300 | 3.7（34.3） | 5.4（42.6） | 4.5（62.3） |
| 涂阳肺结核 | 187 | 134 | 122 | 218 | 134 | 97 | 4.3（38.5） | 3.2（27.6） | 3.8（55.5） |

数据来源：中国疾病预防控制中心，全国法定传染病报告系统

活动性肺结核患者中，男性患病率约为女性的 2 倍；涂阳肺结核患者中，男性患病率约为女性的 2.4 倍。无论是活动性肺结核患病率还是涂阳肺结核患病率，男性和女性均随年龄增长呈上升趋势（表 2-3），并且农村高于城市（图 2-15）。

表 2-3　1990 年和 2000 年不同性别、年龄肺结核患病率（/10 万）

| 年龄组（岁） | 活动性肺结核 | | | | 涂阳肺结核 | | | |
|---|---|---|---|---|---|---|---|---|
| | 1990 年 | | 2000 年 | | 1990 年 | | 2000 年 | |
| | 男 | 女 | 男 | 女 | 男 | 女 | 男 | 女 |
| 0- | 172 | 173 | 101 | 81 | 4 | 11 | 13 | 0 |
| 15- | 235 | 241 | 219 | 156 | 82 | 71 | 112 | 55 |
| 30- | 494 | 386 | 346 | 181 | 178 | 113 | 136 | 70 |
| 45- | 1214 | 692 | 691 | 332 | 363 | 175 | 274 | 94 |
| ≥60 | 2587 | 1022 | 1936 | 674 | 607 | 200 | 566 | 223 |
| 合计 | 596 | 383 | 496 | 238 | 160 | 89 | 172 | 73 |

数据来源：中国疾病预防控制中心，全国法定传染病报告系统

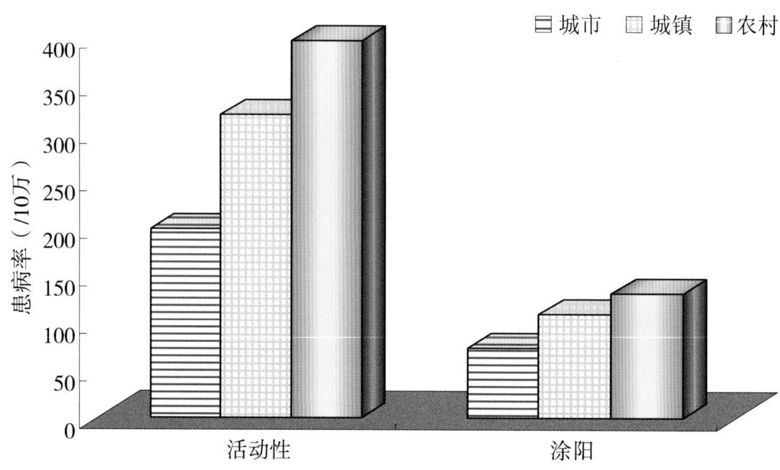


图 2-15　2000 年城市、城镇和农村活动性及涂阳肺结核患病率比较

数据来源：中国疾病预防控制中心，全国法定传染病报告系统

## 二、结核病报告发病情况

肺结核报告发病人数居甲乙类传染病前列，报告发病率呈逐年上升趋势。2009 年与 1997 年相比，肺结核报告发病率上升 1.6 倍。2001~2009 年肺结核报告发病数居甲乙类传染病的前两位（表 2-4）。

表 2-4　1997~2007 全国传染病监测系统报告肺结核病发病情况及顺位

| 年份 | 人口数（万） | 肺结核 | | 其中菌阳肺结核 | |
|---|---|---|---|---|---|
| | | 报告发病数（万） | 报告发病率（/10 万） | 报告发病数（万） | 报告发病率（/10 万） |
| 1997 | 123 626 | 41. 8 | 34. 7 | 13. 5 | 11. 2 |
| 1998 | 124 810 | 49. 1 | 39. 2 | 16. 2 | 12. 9 |
| 1999 | 125 909 | 51. 8 | 41. 7 | 16. 2 | 13. 0 |
| 2000 | 126 583 | 54. 3 | 43. 8 | 16. 8 | 13. 5 |
| 2001 | 127 627 | 57. 1 | 44. 7 | 17. 1 | 13. 4 |
| 2002 | 128 453 | 58. 4 | 45. 4 | 16. 7 | 13. 0 |
| 2003 | 129 227 | 70. 6 | 54. 6 | 23. 6 | 18. 2 |
| 2004 | 129 988 | 97. 0 | 74. 6 | 35. 1 | 27. 0 |
| 2005 | 130 756 | 125. 9 | 96. 3 | 54. 6 | 41. 8 |
| 2006 | 131 448 | 112. 8 | 85. 8 | 44. 5 | 33. 8 |
| 2007 | 132 139 | 116. 4 | 88. 6 | 43. 3 | 32. 9 |

数据来源：中国疾病预防控制中心，全国法定传染病报告系统

## 三、耐多药结核病疫情

2007~2008年全国结核病耐药性基线调查结果显示：涂阳肺结核患者菌株的耐多药率为8.32%。其中，初治涂阳肺结核患者菌株的耐多药率为5.71%，复治涂阳肺结核患者菌株的耐多药率为25.64%。据此估算，全国将每年新发耐多药肺结核患者12.1万例，其中初治患者为7.4万例、复治患者为4.7万例。涂阳肺结核患者菌株的广泛耐药率为0.68%，其中初治涂阳肺结核患者菌株的广泛耐药率为0.47%，复治涂阳肺结核患者菌株的广泛耐药率为2.06%。据此估算，全国将每年新发1.0万例广泛耐药患者，其中广泛耐药涂阳肺结核患者中初治患者0.6万例、复治患者0.4万例。

## 四、结核菌/艾滋病病毒双重感染

2007年中国艾滋病防治联合评估报告估计，中国现存艾滋病病毒感染者和患者约70（55~85）万。假设70万艾滋病病毒感染者和患者与普通人群结核菌的感染率相同，根据2000年全国流调结果显示全人群结核菌感染率为44.5%，估算结核菌和艾滋病病毒双重感染人数为31.2（24.5~37.8）万。

国内外监测的结核病患者中，艾滋病病毒感染率约为0.5%~0.6%。按照估算的2007年活动性肺结核患者数约为329万。另据专家的经验估计，90%左右的结核病患者为活动性肺结核，由此估算出2007年全国结核病患者数约为366万。因此，根据2007年现患结核患者中艾滋病病毒感染率估算的艾滋病合并结核病患者数为2.0（1.8~2.2）万。

## 五、结核病死亡情况

从1989~1999年死亡率的变化趋势看，10年间结核病死亡率下降了52.0%，年递降率为7.1%；肺结核死亡率下降53.9%，年递降率为7.5%（表2-5）。

表2-5　1990~2000年全国流调的各类结核病和肺结核死亡率

| 患者分类 | 死亡率（/10万） | | 年递降率（下降幅度,%） |
|---|---|---|---|
| | 1990年 | 2000年 | 1989~1999年 |
| 各类结核病 | 20.4 | 9.8 | 7.1（52.0） |
| 肺结核 | 19.1 | 8.8 | 7.5（53.9） |

数据来源：中国预防医学科学院，1990~2000年全国疾病监测系统报告

# 第五节　肠道传染病

肠道传染病包括细菌性、病毒性传染病。细菌性肠道传染病包括甲类报告传染病霍乱，乙类传染病伤寒、副伤寒和痢疾，其他感染性腹泻（包括细菌及病毒性腹泻病）属于丙类传染病。一些新发肠道传染病如出血性大肠杆菌（O157：H7）肠炎、小肠结肠炎耶尔森菌病、李

斯特菌病、空肠弯曲菌病等也逐渐引起重视。总之，肠道传染病对健康威胁依然十分严重。

## 一、重点细菌性肠道传染病及其他感染性腹泻

历史上霍乱、伤寒、副伤寒和痢疾等一直是中国严重或高发的肠道传染病，引起过较为严重的疫情，对人群健康危害严重。1986 年肠道传染病在 25 种报告传染病中占 56%，1987 年升为 63%，1988 年已达 73%，其中痢疾居报告传染病发病率第 1 位。1990~2004 年，霍乱、伤寒、副伤寒和痢疾 4 种细菌性肠道传染病报告发病数从 168 万例下降到 64.1 万例，在甲乙类传染病中所占比例从 64.05%下降到 20.15%。2004~2007 年，其他感染性腹泻的病例报告数从 47 万上升到 74 万，在所有传染病中居第 3 位。

### （一）霍乱

由 El Tor 型霍乱弧菌引起的霍乱，于 1961 年在中国流行并持续至今。1992 年 O139 群霍乱弧菌开始流行，1993 年 5 月在中国新疆发生了由 O139 群霍乱弧菌引起的暴发流行，1994 年北京及东南沿海地区开始出现 O139 霍乱的流行或散发。1994 年和 1998 年出现两次高发。1994 年报告病例 35 009 例，以后逐年降低，1998 年报告病例 12 221 例。2000 年后霍乱疫情逐年降低，并以 O139 群霍乱弧菌感染为主。2005 年，在福建、浙江、广东、海南等地出现了由 El Tor 型霍乱弧菌引起的流行，报告霍乱 973 例，分析发现为同一菌型引起。近年来霍乱以食源性暴发为多，但菌型变化、气候变暖等因素可能带来一些新的问题，霍乱防治工作仍不容忽视。

### （二）伤寒

在中国许多地区存在伤寒流行，旧中国的伤寒发病率很高。国内革命战争期间，发病率高达 30/10 万~100/10 万；1938 年，中国仅上海市就有伤寒患者至少 5131 例，病死率高达 38.53%。新中国成立后通过采取综合防治措施，伤寒的发病率逐步降低。1953 年后全国伤寒、副伤寒发病率普遍下降，80 年代发病率为 50/10 万，1990~2004 年全国平均发病率在 3.85/10 万~10.45/10 万之间，每年报告 5.0 万~12 万人患病，病死 19~374 人，病死率和死亡率逐年显著下降。到 2006、2007 年，全国平均发病率下降至 1.99/10 万和 1.55/10 万，呈现良好的控制局势。病例主要集中贵州、新疆、云南、广东、湖南、广西和浙江等省自治区。

### （三）痢疾

在世界范围内痢疾引起的发病率和死亡率均居感染性腹泻之首，其中主要是细菌性痢疾（菌痢）。由于传染源普遍存在，非典型病人和带菌者较多，引起菌痢的菌群、菌型较多，病后免疫力不持久，可多次感染，痢疾菌株极易产生耐药性，传播途径众多等原因，导致发病率一直很高，尤其是在农村，经济落后、卫生状况差的地区。痢疾在中国主要影响儿童、农民和学生。据 1994~1997 年的监测资料表明，中国年报告病例在 60 万~85 万，发病率居甲乙类传染病之首，病死率为 0.04%~0.07%。根据全国监测数据，在散发病例中儿童发病人数占 33%、农民占 21%、学生占 16.36%。从年龄看，0~5 岁儿童发病居多，年发病数为 134 394例，占 29.53%，其次为 5~10 岁年龄组人群。河南省，1985~1989 年细菌性痢疾的发病人数占传染病总数的 50%以上，发病率居各种传染病首位，1990~1998 年发病率呈逐渐

下降趋势。北京市，1949~2004 年 56 年来（除 1949、1950 年外）痢疾发病率均在 100/10 万以上，其中发病率最高为 1965 年的 733.82/10 万，2003 年发病率降至 97/10 万；报告发病率呈下降趋势。近年来，引起中国痢疾主要的 B 群菌株血清型的变迁频率较高，导致已有疫苗不具有保护性，而人群普遍易感，给痢疾防控带来很大挑战。

近年来在全国感染性腹泻报告病例中菌痢居第 2 位。2007 年全国共报告菌痢 364 610 例，死亡 70 例，发病率为 27.74/10 万，全国 31 个省（市、自治区）均有病例报告；高发人群仍为 0~1 岁年龄组，发病率达 294.74/10 万；共发生 35 起菌痢暴发疫情。农村地区发病率高于城市地区，在偏远落后和卫生条件差的地区依然高发。

#### （四）伤寒、副伤寒

伤寒、副伤寒发病下降，但每年报告发病 5 万~12 万人，在贵州、广西、新疆、云南等省份的某些地县高发。随着抗生素的广泛应用和受病原体本身耐药、变异等诸多因素的影响，近年伤寒、副伤寒的复发率增高，临床表现不典型，给早期临床诊断和治疗带来很大困难。

#### （五）出血性大肠杆菌（O157：H7）肠炎

出血性大肠杆菌（O157：H7）肠炎存在暴发危险。1999~2000 年中国苏皖地区曾出现严重的 O157：H7 肠炎暴发疫情。近年来以散发病例多见，2007 年病原学监测腹泻病人中发病率为 0.18%。重点地区监测的猪、牛、羊、狗、鸡、鸭等家禽家畜病原菌携带率为 3.34%，提示 O157：H7 肠炎具有潜在暴发的可能性。

其他感染性腹泻，如沙门菌肠炎、其他弧菌性肠炎、小肠结肠炎耶尔森菌病、李斯特菌病、空肠弯曲菌病、气单胞菌肠炎等在中国的散发感染病例和暴发疫情也不断出现和增多，其危害性也应得到足够的重视。

### 二、病毒性腹泻

#### （一）婴幼儿腹泻

初步估计中国每年 A 组轮状病毒感染引起的病毒性腹泻门诊儿童有 200 万，住院儿童有 20 万，死亡 2 万~3 万。A 组轮状病毒主要感染 5 岁以下儿童，表现为婴幼儿重症腹泻，主要发生在秋冬季节。C 组轮状病毒感染主要引起婴幼儿散发腹泻，中国发病很少。此外，在婴幼儿重症（住院）腹泻中分别有 1%~5%由腺病毒和星状病毒引起。

#### （二）成人轮状病毒性腹泻

B 组轮状病毒感染引起的成人腹泻只在中国流行，20 世纪 80 年代曾出现数百万人大流行，此后在成人腹泻门诊中曾检测到，但感染率极低。

诺如病毒胃肠炎疫情上升，社会影响大。中国近几年诺如病毒引起的感染性腹泻疫情报告比例逐年增加，5 岁以下住院腹泻儿童中 10%~20%由诺如病毒感染引起，在成人肠道门诊中的检出率达到 15%左右。诺如病毒肠炎呈现秋冬季高发，感染性强，涉及范围广，病人症状重，常引起公众恐慌。

# 第六节　呈局部或地方性流行的传染病

寄生虫病、人兽共患病、地方病、麻风病呈局部或地方性流行，与贫穷形成恶性循环或社会影响风险较大。

## 一、寄生虫病

寄生虫病（包括血吸虫病、疟疾、包虫病、黑热病以及食源性、土源性等其他寄生虫病），是一种因病致贫、因病返贫的疾病，严重危害着中国人民群众的健康，是重要的公共卫生问题之一。

### （一）血吸虫病

血吸虫病流行区目前局限于7个省份的湖区或山区。血吸虫病是一种具有传染性、地方性和自然疫源性等特点的重大寄生虫病。建国初期，中国南方12个省份广泛流行血吸虫病，据估计，全国血吸虫病病人总数将近2000万人，其中农民血吸虫感染率在12.2%~57.9%之间，儿童在11%~53.5%之间。经过积极防治，中国血防工作取得举世瞩目的成绩，至1995年已有5个省份阻断了血吸虫病传播，至2007年，未控制流行的尚有7个省、110个县（市、区），主要分布在水位难以控制的江湖洲滩地区和人口稀少、经济欠发达、环境复杂的大山区。近年来，由于生物、自然和社会经济等因素相互影响，加上血吸虫病传播环节复杂、传染源众多，长江流域特大洪水频发、全球气候变暖，流行区人流物流急剧增加，流行因素依然存在。市场经济体制转型对人们思想观念及行为带来巨大冲击，增加了血吸虫病防治工作的难度。血吸虫病疫情在局部地区出现回升。

2007年全国共有血吸虫病患者52万人，较新中国成立初期减少96%。近5年全国慢性血吸虫患者推算数在50万~80万。血吸虫病流行区主要分布在湖南、湖北、江西、安徽、江苏湖区及四川、云南山区，共173个县1579个乡镇处于血吸虫病流行状态（图2-17）。全国流行省、县、乡镇分别较防治初期减少42%、61%和52%。

目前血吸虫病流行有以下几个特点：

1. 病例数明显降低，感染率持续中低水平，部分地区出现急性病人。2007年全国报告急性血吸虫病83例，18岁以下占36.1%，中学生占31.3%。

2. 钉螺面积大幅度减少，但钉螺扩散时有发生，湖区人畜感染危险性较高。2007年全国有螺面积37万公顷（$hm^2$），较建国初期减少74%；其中湖沼地区有螺面积约96%。近年全国有螺面积呈上升趋势，2007年全国有螺面积较2000年增加2.4万公顷（$hm^2$），主要为湖北等省的江湖洲滩地区。

3. 新疫区和残存疫点仍有发现，出现向城市蔓延的趋势。20世纪90年代，湖南省6个非流行县新发现钉螺和当地感染患者，长沙桔子洲头16个洲滩均有钉螺，并发生急性感染。已阻断传播地区如上海、浙江、福建等省份也发现大面积钉螺。

### （二）疟疾

疟疾是一种严重危害人类健康的重要寄生虫病，对疟疾的流行形势分析表明，疟疾防治成效

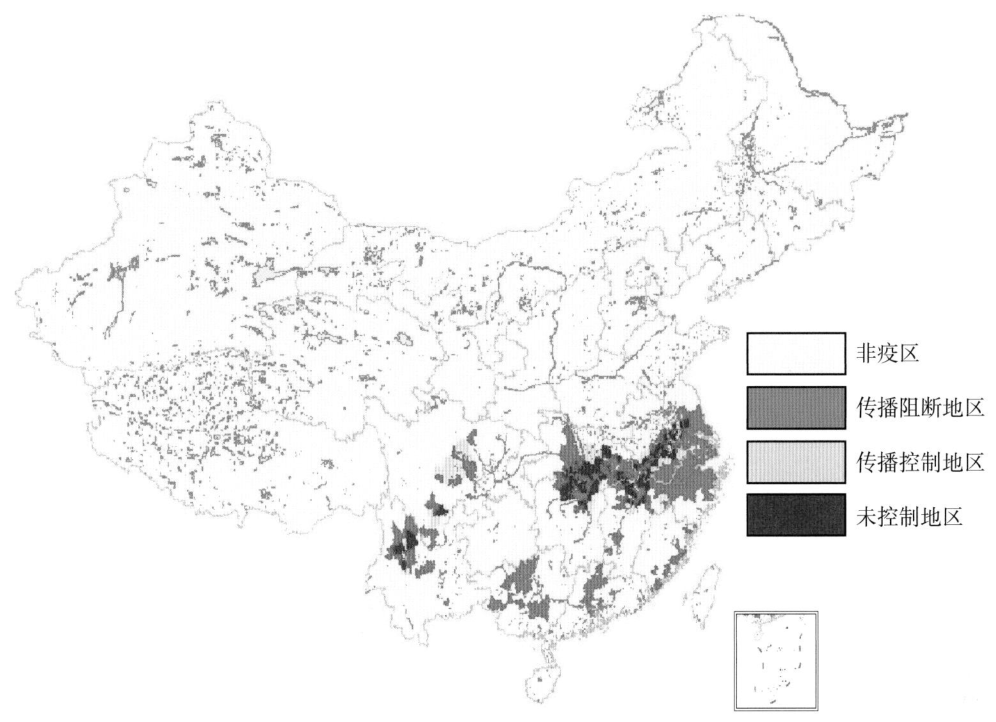


图 2-17　2007 年全国血吸虫病地理分布
数据来源：中国疾病控制中心，全国法定传染病报告系统

显著，居民带虫率明显减少。疟疾疫情近年来回升，以安徽、云南、河南、海南、湖北疫情最重。

20 世纪 50 年代，疟疾发病率达 102.77/10 万，疟疾病人达 597 万。其中 15 个省份有恶性疟流行，南部地区恶性疟占疟疾病人总数的 30%，中部地区占 10%~20%。居民带虫率高，南部和西南地区带虫率一般在 10%~20%之间；中部地区带虫率为 5%~10%。80 年代中期疟疾发病已经明显下降，到 1990 年疟疾发病率已降至 1.06/10 万，患者不足 12 万（1990 年疟疾专报数据）。2000 年为发病水平的最低点，以后又有回升（2000 年疟疾专报数据）（表 2-6）。

**表 2-6　1949~2007 年全国疟疾报告发病率与死亡率**

| 年份 | 发病数 | 发病率 | 死亡数 | 死亡率（/10 万） |
|---|---|---|---|---|
| 1949* | 30000000 | 6000 | 30 000 | 60.0000 |
| 1955 | 5970800 | 1027.7 | 5528 | 0.9515 |
| 1960 | 10236800 | 1553.9 | 399 | 0.0606 |
| 1965 | 6452000 | 905.2 | 179 | 0.0251 |
| 1970 | 24115000 | 2961.1 | 239 | 0.0293 |
| 1975 | 7196400 | 787.3 | 169 | 0.0185 |
| 1980 | 3300300 | 337.8 | 64 | 0.0066 |
| 1985 | 563400 | 54.4 | 44 | 0.0043 |
| 1990 | 117400 | 10.6 | 35 | 0.0032 |
| 1995 | 49700 | 4.2 | 34 | 0.0029 |
| 2000 | 24088 | 1.9 | 39 | 0.0030 |
| 2005 | 39900 | 3.1 | 45 | 0.0035 |
| 2007 | 47000 | 3.6 | 18 | 0.0014 |

数据来源：卫生部疾控局，中国疾病控制中心寄生虫病预防控制所，全国血吸虫病，疟疾，绦虫病包虫工作年报表

2005 年 15 个省份试点调查，人群平均带虫率已降至 1%以下。2007 年疟疾发病仅为 3.57/10 万，发病 46 988 例。其中恶性疟 4146 例，仅有 2 省 47 个县发现当地感染病例 1514 例，其余在 18 省 178 个县发现的病例均为输入性病例（2007 年疟疾专报数据）。总的来说，疟疾已控制在较低水平，多数地区达到基本消灭疟疾标准。

近几年中国疟疾疫情有所回升，年报告病例数由 2000 年的 2.4 万增加到 2006 年的 6.4 万。2006、2007 年全国疟疾报告发病数分别为 64 178 例和 46 988 例，发病率分别为 5.0/10 万和 3.6/10 万，死亡为 38 例和 18 例；恶性疟病例分别占 4.7%和 3.6%；安徽、云南、河南、海南、湖北 5 省发病数分别占 95.4%和 92.2%。

### （三）其他常见寄生虫病

包虫病近年疫情上升，主要与带疫情动物失检有关，以新疆、青海、甘肃、宁夏、西藏、内蒙古和四川等西部农牧区最严重。包虫病流行区受威胁人口约 7000 万。2001~2004 年全国调查，内蒙古、吉林、河南、四川、贵州、云南、陕西、甘肃、青海、宁夏、新疆、西藏等 12 省、自治区包虫病患病率为 1.08%（全国人体重要寄生虫病现状调查）。四川西部藏区是包虫病的高流行区，在甘孜、阿坝两藏族自治州所辖的 31 个县均有包虫病流行，其中石渠、色达、白玉、德格和甘孜等县最为严重。2004 年甘孜州石渠县筛查，总患病率高达 14.99%，牧民是患病的主要人群，患病率为 17.72%；21~40 岁患病人数占 49.9%。

黑热病疫情迅速回升，主要分布在新疆、甘肃、四川、陕西、山西和内蒙古 6 省、自治区。1993 年 6 省报告病例 151 例，到 2001 年上升到 345 例，2002 年 460 例；2001 年以来全国年发病数均在 300 例以上。其中以新疆、甘肃回升最为迅速，主要在新疆喀什地区的喀什市、莎车县、疏附县，例如喀什市 1993 年无病例报告，1995 年报告 5 例，以后逐年上升，到 2002 年升到 200 例。2008 年伽师县疫情大幅上升，截至 10 月 14 日已发现病例 60 例（2007 年 14 例，2006 年无病例报告）。甘肃疫情起伏较大，文县上升最快、发病率最高；迭部县成为新的流行县，非流行区人员进入疫区被感染发病的人数也不断增加。

土源性线虫病感染率总体下降，中、西部经济欠发达地区仍居高不下。2004 年全国调查土源性线虫平均感染率为 19.56%，比 1990 年调查感染率下降 63.65%，其中蛔虫、鞭虫、钩虫的平均感染率分别为 12.72%、4.63%和 6.12%。12 岁以下儿童蛲虫平均感染率为 12.28%。20 个省感染率在全国平均感染率以下，其中 8 个省低于 5%，11 个省感染率超过全国平均感染率（图 2-18）。

食源性寄生虫病以华支睾吸虫感染较重。2004 年全国调查，华支睾吸虫标化感染率为 0.58%，比 1990 年上升 75%，以广东、广西、吉林上升显著；而流行区感染率为 2.40%（图 2-19）。上海等 8 省份并殖吸虫病血清学阳性率为 1.71%，并殖吸虫病暴发次数增多，1997~1999 年暴发 3 次以上，发病人数 1580 人；带绦虫感染率为 0.28%，以西藏、四川上升幅度较大。囊尾蚴血清学抗体平均阳性率为 0.58%。

## 二、人畜共患病（自然疫源性疾病）

自然疫源性疾病是人类疾病中很大的一个门类，目前所知有 200 余种病原生物与微生物能够感染人类并引起疾病，其病原体包括病毒、细菌、螺旋体、衣原体、支原体、立克次体、埃立克体、真菌、寄生虫等。自然疫源性疾病平时并不存在于人类之中，因而发病率较

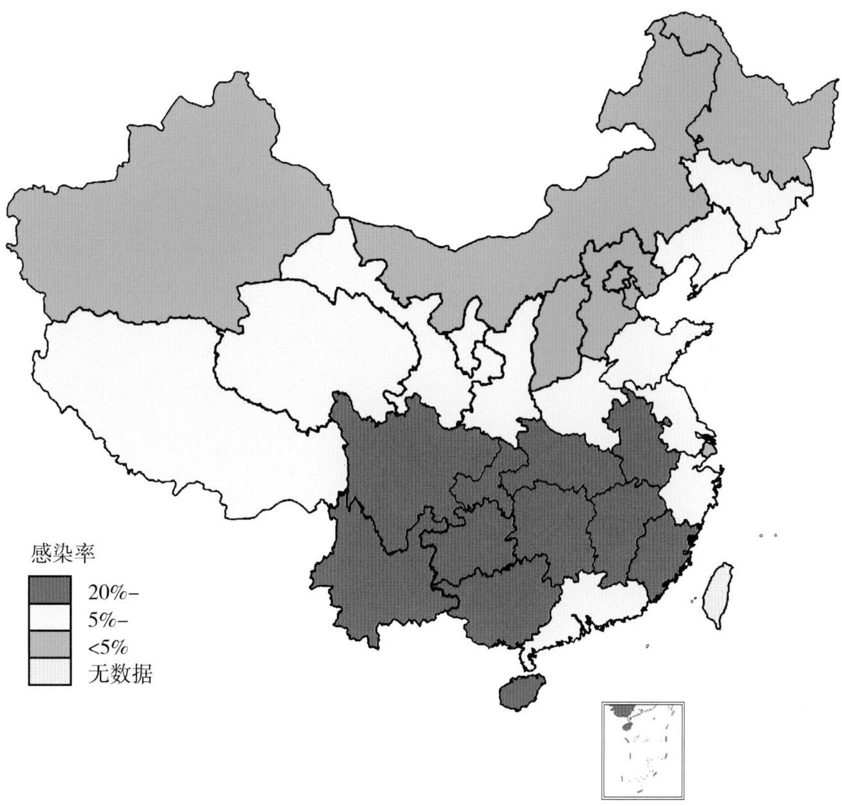


图 2-18　全国土源性线虫感染率分布

资料来源：中国疾病预防控制中心，中国地方病监测报告

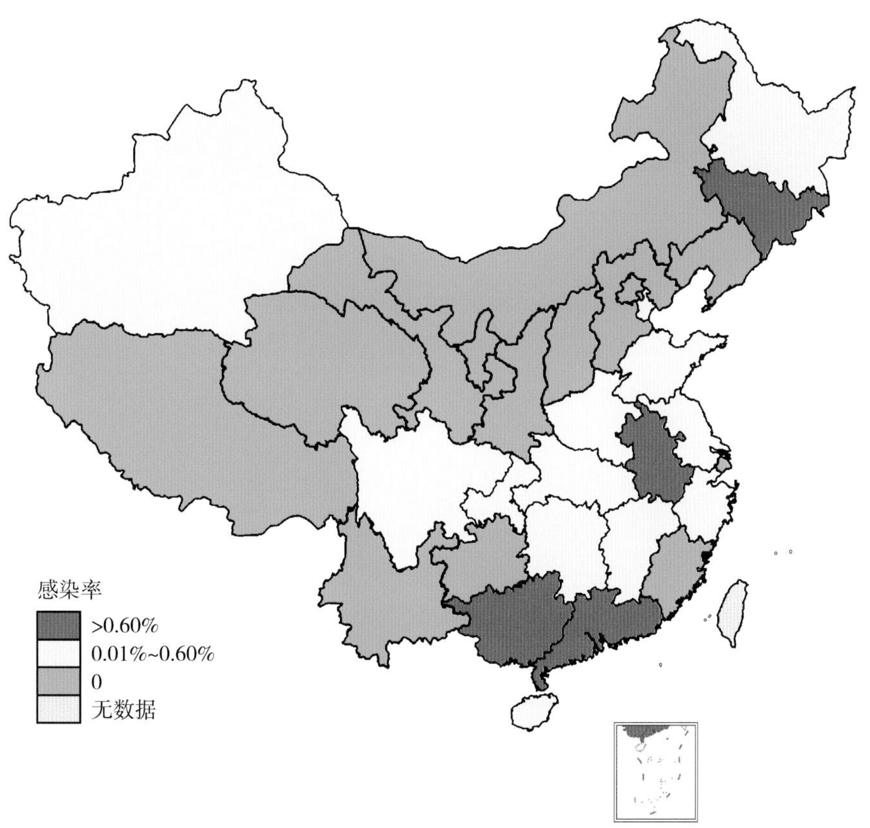


图 2-19　全国华支睾吸虫感染率分布

数据来源：方悦怡等，我国华支睾吸虫流行区感染现状调查，中国寄生虫学与寄生虫病杂志，2008 年

低，其危害常被忽视。但这类疾病可能突然袭击人类，造成最大的生命损失、最大的经济破坏和最大的社会动荡。危害较大的自然疫源性疾病包括鼠疫、布鲁氏菌病（布病）、肾综合征出血热、登革热、狂犬病、口蹄疫等。

（一）鼠疫

鼠疫自然疫源地扩大，人间鼠疫时有出现。鼠疫是以发病急、传播速度快、传染性强、病死率高为特点的烈性传染病。历史上发生过3次世界性鼠疫大流行，给人类造成了重大的灾难。鼠疫在中国流行历史悠久，新中国成立前鼠疫流行严重，1910~1911年中国东北第一次肺鼠疫大流行起源于满洲里地区，沿铁路四散传播，曾传播到黑龙江、吉林、辽宁、河北、山东等地，死亡60 468人。1920~1921年东北第二次肺鼠疫大流行，至1921年9月，共死亡9300人。1950年以后采取综合防治措施，中国鼠疫发病明显下降，基本得到控制。但90年代后，随着社会经济的发展，人口流动的增加，鼠疫向城市及人口密集区逼近，鼠疫自然疫源地在扩大，鼠疫疫情呈上升趋势。自1999年以来，中国在原有10类鼠疫自然疫源地的基础上，相继发现了四川、贵州、新疆和云南玉龙等新型鼠疫自然疫源地。2000年鼠疫发病突破了1956年控制大规模鼠疫流行的最高发病人数254人。

1997~2007年间，中国鼠疫共发病539例，死亡39例、病死率为7.26%。其中青藏高原喜马拉雅旱獭鼠疫自然疫源地（青海、甘肃、西藏、四川）共发生人间鼠疫病例70例，死亡37例、病死率为52.86%。

（二）布鲁氏菌病（布病）

布病疫情回升，局部地区疫情活跃，呈点状暴发。中国人间布病疫情回升，波及内蒙古、山西、黑龙江、河北、辽宁、吉林、陕西、山东、西藏、新疆、河南等近30个省、自治区。2000年布病疫情强势走高，每年报告发病人数逐年上升，由全部37种报告传染病的第17位升至2007年的第10位，报告新发20 279例，发病率1.55/10万，较1992年增加77倍。2008年上半年报告新发病例15 269例，较去年同期上升43.10%。牧区的布病老疫区疫情活跃，半农半牧区、农区疫情明显回升；患布病羊和牛仍是人间布病的主要传染源；毒力强的羊种布氏菌已成当前布病流行的优势菌种；非职业人群、老年人及儿童感染率增高；临床表现典型化；病畜未淘汰引发局部地区布病暴发；转为慢性的病人增多。

（三）其他

近年来肾综合征出血热疫情基本上处于一种平稳的态势，全国每年报告病例2万例左右，发病率在1/10~2/10万之间，病死率维持在1%左右。

狂犬病疫情呈上升和扩散趋势，年死亡数居法定报告传染病首位。自1997年起中国狂犬病疫情呈上升趋势。2004~2007年连续4年狂犬病报告发病人数依次为2651例、2548例、3143例、3039例，平均每年3000例。1996年以来，狂犬病主要集中在华中、华南、华东地区，并呈向西南、华北、东北、西北地区扩散趋势。局部地区狂犬病疫情亦呈现出扩散趋势。

此外，口蹄疫、登革热等疾病在局部地区有发生流行的危险。

## 三、地方病

地方病流行的地区大多集中在农村的贫困地区、偏远地区和少数民族地区，地方病流行不仅严重危害身体健康，还阻碍经济的发展，成为当地居民因病致贫、因病返贫的重要原因之一。其中，重大和有严重影响的地方病包括碘缺乏病、地方性氟中毒、地方性砷中毒、大骨节病和克山病等。

（一）碘缺乏病

1994年，全国有病区县1807个、地方性甲状腺肿（地甲肿）患者799万、地方性克汀病（地克病）患者18.7万（1994年碘缺乏病统计年报）。2007年，全国未消除碘缺乏病县342个、基本消除县348个、地甲肿患者585.4万人、地克病患者12.2万；23个省份实现了消除碘缺乏病阶段目标，4个省份基本实现消除碘缺乏病阶段目标，4个省份未实现消除碘缺乏病阶段目标（1997年碘缺乏病统计年报，2007年《全国重点地方病防治规划（2004~2010）》中期考评）。2007年，西部碘缺乏病高危地区调查结果显示，新疆、宁夏、云南、甘肃等省、自治区有地克病新发（2007年西部碘缺乏病高危地区调查）。新疆的30个县、103个乡、215个村确诊新发地克病240例，其中18个县的54个乡有2例和2例以上病例。

（二）地方性氟中毒

地方性氟中毒在中国西部地区流行严重（2007年地方病年报）。2007年中国西部地区饮水型病区有内蒙古、陕西、甘肃、青海、宁夏、新疆6省、自治区，共31 089个村有病区，覆盖人口1713万，氟斑牙患者80多万，氟骨症患者34万。燃煤污染型病区省份有四川、贵州、云南、重庆、陕西5个省份，共有氟斑牙患者1400万，氟骨症患者130万。饮茶型病区主要分布在西藏、四川、内蒙古、新疆、青海、甘肃和宁夏等省、自治区，人口3100多万，现有中度以上氟骨症患者300余万，氟斑牙儿童50多万。

（三）地方性砷中毒或高砷区

地方性砷中毒或高砷区分布在15个省份。2007年中国新疆、山西、内蒙古、宁夏、吉林、青海、甘肃、安徽、江苏、湖北、云南、四川、贵州和陕西等省、自治区存在砷中毒病区或高砷区。其中饮水型病区覆盖9省和新疆生产建设兵团的39个县、609个村，病区人口56万，有地方性砷中毒患者1.4万；高砷地区覆盖10省和新疆兵团的78个县、1168个村，暴露人口78万；燃煤污染型病区仅有贵州和陕西2省的12个县、1631个村，病区人口121万人，有地方性砷中毒患者1.6万人。

（四）大骨节病

中国大骨节病病区分布在黑龙江、吉林、辽宁、河北、山东、河南、内蒙古、山西、陕西、甘肃、四川、青海和西藏等省份，主要分布在西藏、青海、甘肃的少数民族地区。2007年全国有90%以上的病区儿童病情达到控制标准，患病率<10%；儿童发病率较高的病区主要集中在中国西部地区的西藏、青海、甘肃等省、自治区中的一些少数民族地区。

（五）克山病

克山病病区分布在黑龙江、吉林、辽宁、内蒙古、河北、河南、山东、山西、陕西、甘肃、四川、重庆、云南、西藏、贵州和湖北16个省、自治区的327个县，病区乡人口5976万人。20世纪80年代中期，全国克山病病情得到了基本控制，除四川、云南部分重病区有少数发病外，其他病区以潜在型、慢型病例检出为主。1990~2007 年全国克山病重点监测表明，慢型克山病检出率波动范围 0.6%~1.0%，潜在型克山病检出率波动范围 2.2%~4.7%（1990~2007 年全国克山病重点监测）。

## 四、麻风病

中国麻风病患病率从 20 世纪 70 年代开始下降，但新患者发现率下降非常缓慢，近 10 年来麻风病患病率和发病率没有明显下降（全国麻风病疫情监测资料）。全国每年约有 7000 例登记麻风病现症病例，患病率为 0.50/10 万；每年约新发现患者 2000 例，发现率为 0.13/10 万。新发现患者的畸残比达 20%以上，多菌型比逐年上升（表 2-7）。

表 2-7 1998~2007 年全国麻风病发现病例数、发现率、患病数和患病率

| 年份 | 发现数 | 发现率（/10 万） | 患病数 | 患病率（/10 万） |
|---|---|---|---|---|
| 1998 | 2051 | 0.13 | 6520 | 0.51 |
| 1999 | 1692 | 0.12 | 6375 | 0.49 |
| 2000 | 1603 | 0.14 | 6389 | 0.52 |
| 2001 | 1726 | 0.14 | 6596 | 0.52 |
| 2002 | 1646 | 0.13 | 6754 | 0.53 |
| 2003 | 1411 | 0.11 | 6552 | 0.51 |
| 2004 | 1499 | 0.12 | 6729 | 0.52 |
| 2005 | 1658 | 0.13 | 6392 | 0.49 |
| 2006 | 1506 | 0.12 | 6460 | 0.49 |
| 2007 | 1526 | 0.12 | 6637 | 0.50 |

数据来源：中国疾病预防控制中心，全国麻风病监测资料

麻风病主要分布在云南、贵州、四川，2007 年 3 个省发现病例总数占全国的 51.8%，患病总数占全国的 53.2%，主要集中在经济落后、交通不便的偏远山区。

麻风病应该是消除的疾病，但是持续不降，始终维持在每年 2000 例新发患者的水平，对其传染性没有有效控制是重要因素。当前流动人口中的麻风病疫情也不容忽视，近年来在北京、上海等大城市的流动人口中发现麻风患者，更增加了传播的危险。

# 第七节 新发和再发传染病

## 一、全球发病概况

1982 年以来肠出血性大肠杆菌 O157：H7 暴发在美国、英国、加拿大、德国等地不断发生。1996 年日本发生暴发流行，发病人数近万人。美国的莱姆病已累计报告超过 12 万病例。

20 世纪末疯牛病疫情在英国、法国、爱尔兰、意大利、加拿大、日本、韩国、中国香港特区均有报道，目前全世界疯牛病病例已达 134 人。1998～1999 年东南亚出现尼巴病毒性脑炎，造成 106 人死亡，病死率达 40%。非洲、美洲相继出现的埃博拉出血热、马尔堡病毒出血热疫情发病凶险，且病死率高。2003 年新发现的传染性非典型肺炎（SARS）疫情，在短时间内迅速波及 32 个国家和地区，全球共报告 8098 病例，其中死亡 774 例，病死率达 9.56%。2003 年以来，全球共有 15 个国家发现报告 385 例人感染高致病性禽流感病例，死亡 243 例。

## 二、中国新发和再发传染病

新发传染病在中国流行并造成了严重危害，成为严重的社会问题。2007 年，中国报告的突发事件数达到 2582 起，其中新发和再发传染病的暴发流行占总起数的 70%。以四川、云南、广西等省（自治区）最高（图 2-20）。新发和再发传染病的出现，不仅是一个公共卫生问题，而且涉及国家安全问题。

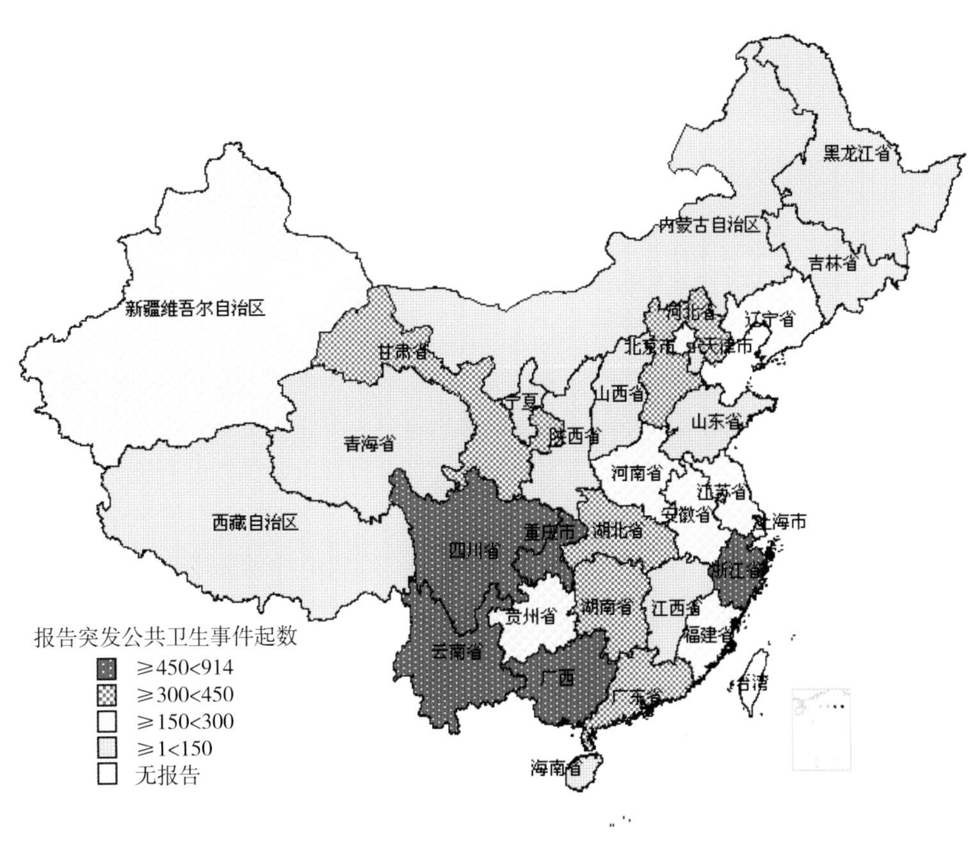


图 2-20　2007 年全国突发公共卫生事件数

数据来源：中国疾控中心突发公共卫生事件报告系统

近几年一些传染性疾病，尤其是性传播疾病明显增多。经过 20 年的努力后在 20 世纪 70 年代性传播疾病几近绝迹，但是随着 1978 年改革开放后流动人口、娼妓的增多，此类疾病迅速滋生、扩散。淋病、梅毒发病率居法定报告传染病前五位。近几年麻疹每年发病率上升，近一半麻疹病例为农民工子女，他们的免疫覆盖率、抗体水平均比当地居民子女低。

### （一）艾滋病

中国在1985年首次报告艾滋病AIDS，到1998年该病即播散到全国31个省（自治区、直辖市）。2007年估计全国存活的艾滋病病毒（HIV）感染者和艾滋病患者约为70万人，每年新发感染者约为5万人。在中国，艾滋病已经成为突出的公共卫生问题。

### （二）传染性非典型肺炎（SARS）

这一新发传染病于21世纪首次被发现，并被证实是一种由空气传播的病原体——SARS冠状病毒引起。经回顾性确证，首例SARS病例于2002年11月发生在广东省。感染在广东省蔓延，并播散到香港，再传播到世界其他地区。同时，SARS由广东省进一步向中国其他省份传播，包括北京（2003年3月暴发），其结果导致了世界上最大规模的部分地区的SARS流行。在2003年流行期间，中国大陆共报告了5327例病例，其中349例死亡，分别占全球SARS病例数（8071）和死亡数（776）的66%与45%。在初期较慢的反应之后，中国政府即动员全国的力量来控制这种疾病的进一步蔓延。2003年6月有效遏制SARS传播后，分别在中国北京、中国台湾和新加坡发生了3起实验室相关的暴发。病毒的起源尚未找到，但有研究提示蝙蝠可能是该病毒的动物宿主，果子狸可能是其感染人类的直接根源。

### （三）高致病性禽流感（H5N1）

1997年，香港报告了首例由H5N1病毒引起的人禽流感病例，由于快速的公共卫生反应，最初的暴发疫情得到了有效的控制。随后，该疾病至少在55个国家的家禽或/和野生鸟类中暴发。截至2008年4月，共有14个国家382例人禽流感病例（241例死亡）报告。中国大陆有23个省的家禽及鸟类中发生了88起禽流感暴发，并于2003年11月报告了首例人禽流感病例。至2008年4月底，中国共报告病例30例，其中死亡20例。

### （四）猪链球菌病

猪链球菌（是一种寄生于猪的微生物）在2005年导致了一起发生在中国四川省的一次人类最大规模的感染暴发疫情，致人疾病的病原体被证实是一种强毒克隆菌株。共报告病例215例，其中死亡38例。大部分病例是既往健康的成年男性农民，均有病猪或其产品的接触史，没有发现人与人之间的传播。在越南、泰国、荷兰及其他一些规模化养猪的国家也均报告过这种病例。

### （五）人畜共患传染病

由动物传染人类的人畜共患病，如SARS和禽流感，在中国以及全世界的新发传染病疫情中较突出。家禽、家畜与野生动物成为威胁人类健康的已知及新的微生物来源。人口规模和密度的不断扩大，增加了人和动物的接触机会，这也增加了既往未知微生物侵入人类的可能性。

在中国，财富的增长提高了动物蛋白的消费需求，也提高了食源性动物的饲养数量，尤其是猪和家禽类。1968~2005年，中国人口增长不足2倍（从7.9亿增加到13亿）。和大多数发展中国家一样，中国的食源性动物饲养地与人类居住地紧密相连，从而增加了疾病由动物传给人类的风险。

中国人对新奇食物的喜好，进一步增加了疾病由动物传染给人的危险。既往不用作食物的动物现在在中国市场也较易获得，由此导致了不同种类动物与人类的接触以及动物间的接触。通过饲养、收购、运输、销售、屠宰、加工和消费这些动物及其产品，人们可以接触到动物身上的各种微生物。活体动物跨边境运输和贸易是病原微生物传播到新的动物和人类的另一种途径。某些动物和鸟类会迁徙或飞翔，而并非生活在限定的区域，这使得动物之间出现多种微生物传递。例如有研究表明，引起蝙蝠感染的一些病毒可以导致其他物种以及人类的感染及死亡；SARS 冠状病毒和尼巴病毒，在其他亚洲国家也有过暴发。动物群体中存在其他尚未明确但可能使人类致病的微生物。值得注意的是，在动物群体中频繁使用抗微生物药物（包括抗病毒药物）可导致引起人类感染的细菌和病毒的耐药性。在中国暴发的猪链球菌病的菌株就具有抗四环素耐药性。

### 三、新发传染病流行的影响

虽然新发传染病并未在中国造成大规模流行，但仍需给予足够的重视，因为这些传染病如果没有被及时发现和控制，可能会导致在全国甚至全球范围传播。目前，SARS 的流行可能是最好的例证。全球共有近 8000 例 SARS 病例，其暴发清楚地展现了一种新发传染病怎样导致全球范围内的社会动荡和经济衰退。SARS 的暴发对中国经济造成的损失总额估计高达 253 亿美元，并使 2003 年国内生产总值下降 1%～2%。虽然 H5N1 型禽流感病毒在人群间的传播并不是非常有效，但是可能发生的基因突变将影响其传染性，或者导致其他具有大范围流行潜能的流感病毒的出现。

由于新发传染病具有在全国及全球迅速传播的潜在威胁，因此用于防止疾病流行及大规模传播的快速监测和控制措施至关重要。不常见的传染病以及新发传染病很容易引起恐慌，使人们取消旅行或贸易，并促使人们逃避。解决这些难题，需要先进的科学技术、敏感的监测系统和有效的干预措施；同时，还需要通过适宜的渠道对有感染危险的社区群众进行预警，并指导他们采取正确的防护措施。

《国际卫生条例》的制定旨在促进国家之间的交流与合作，从而实现对新发传染病的及时报告和快速反应，中国已经承诺实施该条例。有证据提示，每年导致全球流行的流感病毒 H3N2 基本都起源于东亚和东南亚地区，这突出显示了中国应对新发传染病以及成为全球监测和预警网络组成部分的重要作用。

## 第八节　传染病防控策略

由于不同类型的传染病具有不同的传染源、传播途径和易感人群的特点，使得传染病的防控呈现出不同的特征。根据传染病流行特点，把传染病分为：疫苗相关传染病、经血经性传播的传染病、以有效治疗为中心的传染病、呈局部流行的疾病、肠道传染病，以及新发和再发传染病 6 大类。本节分别对这 6 大类传染性疾病的防控策略，从策略的演变、推荐策略、执行情况及成效，以及挑战与展望等方面进行介绍。特别说明一点，关于疫苗相关传染病的防控策略作为十大关键之一，将在本书第九章重点介绍。

## 一、中国艾滋病防控策略

### （一）中国艾滋病防治政策与策略的演变

在全球抗击艾滋病的历程中，政策和策略一直在不断的争论中修改和完善。自 1985 年中国发现首例艾滋病患者以来，随着中国艾滋病流行形势的变化和全球防治策略的变化，中国的艾滋病防治政策与策略也经历了一个不断发展和完善的过程。

**第一阶段：御艾滋病于国门之外**（1985～1989 年）

在 1985 年之前，中国尚未报告艾滋病病毒感染者和患者。依据对传染病防治的传统经验，提出了“御艾滋病于国门之外”的策略。在 1984 年 9 月，由卫生部、对外经济贸易部和海关总署联合下发《关于限制进口血液制品防止艾滋病传入中国的联合通知》，目的是阻止艾滋病由境外传入。

在中国报告发现了艾滋病病例之后，防治策略随之发生变化，特点是以防止艾滋病的“传入”为主。1986 年 12 月发布的《中华人民共和国外国人入境出境管理办法实施细则》和 1989 年 3 月发布的《中华人民共和国国境卫生检疫法实施细则》中规定，禁止患有艾滋病、性病的外国人入境。1988 年 4 月卫生部在《关于整顿血液制品生产管理的通知》中要求对血液制品的血源进行监测，必须对献血员进行艾滋病病毒抗体检测。1987 年颁发了《全国预防艾滋病规划》，目标是防止艾滋病的传入、发生和蔓延。根据国务院批准发布的《艾滋病监测管理的若干规定》，1988 年开始对外国人、归国人员、暗娼及性病患者、宾馆服务人员、边境居民等 8 类重点人群开展监测。1989 年，《中华人民共和国传染病防治法》颁布，将艾滋病列入乙类传染病管理。

当时的政策文件和防治策略已经逐步涉及艾滋病预防控制的几个关键环节和重点监测人群，但是主导思想是御艾滋病于国门之外，以防止艾滋病从国外“传入”中国为主。在中国开始实行改革开放后，国际交流不断扩大，在全球经济化、一体化的趋势下，当时这种以防止“传入”为主的被动艾滋病防治策略只能在较短的时间内发挥有限的作用。实际上，当时的这些“政策文件”大部分停留在国家层面，地方政府和部门几乎没有采取实质性的行动。

**第二阶段：积极预防监测阶段**（1990～1994 年）

在这一时期，中国局部地区出现艾滋病集中流行。1990 年卫生部与世界卫生组织共同制定了《中国预防和控制艾滋病中期规划》，并要求部分省制定省级规划。依此要求，部分地区开始了规范的监测和检测工作，建立了监测哨点、部分省级艾滋病确认实验室和初筛检测实验室，培训了监测、检测、健康教育和干预以及临床治疗人员；开展与世界卫生组织等国际组织和其他国家有限的合作。这一时期，部分地方政府根据国家的要求开始制定针对当地特点的艾滋病防治对策。

同期，形成了一个新老组织相结合的、覆盖了各目标人群的、能深入到中国社会的基层网络，长期活跃在艾滋病预防控制的第一线，在高危人群干预、大众人群宣传教育、感染者和患者关怀与支持以及推动全社会关注艾滋病防治工作方面发挥了不可替代的作用。

**第三阶段：全面防治阶段**（1995 年至今）

在这一时期尤其 2003 年以后，全国报告艾滋病病毒感染者和病人数迅速上升。在面临艾滋病广泛流行的局面下，国家防治政策和策略出现了一些明显的针对性调整。其变化主要表现为：

（1）中国政府高层对艾滋病的认识逐步深化，采取的政策和策略更为全面主动。1996年，国务院建立了性病艾滋病防治工作协调会议制度。2004年2月，在此基础上，国务院成立了防治艾滋病工作委员会，逐步形成了政府组织领导、部门各负其责、全社会共同参与的防治工作新局面。1995年颁布了《关于加强预防和控制艾滋病工作意见》，要求在宾馆、酒店、发廊及娱乐场所积极宣传使用避孕套（安全套）。1997年颁布的《中华人民共和国献血法》、《血液制品生产管理条例》等系列血液安全管理法律和法规，1998年、2001年和2006年国务院制定和下发的《中国预防与控制艾滋病中长期规划（1998~2010年）》、《中国遏制与防治艾滋病行动计划（2001~2005年）》和《中国遏制与防治艾滋病行动计划（2006~2010年）》，是中国防治艾滋病的主要政策性文件，确定了中国艾滋病防治工作的目标、策略和工作措施。2006年国务院颁布实施的《艾滋病防治条例》，是中国艾滋病防治工作纳入法制化管理的一个里程碑，使中国的艾滋病防治工作全面进入依法防治阶段，进入了在法律框架下常态化管理的局面。

（2）从小规模试点向大范围推广，全面落实各项防治措施。这一时期，中国切实加大工作力度，迅速扩大综合防治措施的覆盖面，全面落实各种有效干预措施，不断提高防治工作的有效性。例如，针对暗娼、男性同性性行为人群、性病患者等主要高危人群开展100%安全套推广使用等各项试点工作，并在有效试点的基础上，鼓励根据当地实际进行全国范围内的推广。再如，根据全国艾滋病综合防治示范区等项目的试点经验，完善国家的预防母婴传播工作指南，将预防艾滋病母婴传播工作纳入妇幼保健系统的常规工作。

（3）防治并举，高度重视艾滋病病毒感染者和病人的治疗与关怀。1994年卫生部下发《关于对艾滋病病毒感染者和艾滋病病人的管理意见》，对艾滋病病毒感染者和患者的权利与义务、医疗照顾、保密、社会救助、教育等诸多方面做出了明确规定。2001年国务院下发的《中国遏制与防治艾滋病行动计划（2001~2005年）》，明确提出了要提高对艾滋病病毒感染者和艾滋病病人的医疗服务能力，关心他们的医疗。尤其是2003年，温家宝总理宣布了国家关于艾滋病防治工作的“四免一关怀”政策，免费为病人提供抗艾滋病病毒治疗药品和适当减免抗机会性感染治疗药品的费用，以及对滋病病毒感染者和病人实施救助关怀措施。

（4）根据中国的防治实际，形成科学防治的技术策略体系。围绕艾滋病作为慢性传染病，中国形成了从“减少新发艾滋病病毒感染、降低艾滋病病死率、提高艾滋病病毒感染者和病人生存质量”出发的核心技术策略，走向针对各个环节的科学防治与技术更新的常态化道路。目前，已经形成有效遏制艾滋病流行与蔓延的立体防控网络。

### （二）当前中国艾滋病防治的主要策略和政策

**1. 中国实现艾滋病控制的目标和策略** 2006年，中国颁布《艾滋病防治条例》。明确指出，艾滋病防治工作坚持预防为主、防治结合的方针，同时要实行综合防治。在艾滋病预防控制工作中，围绕“减少新发艾滋病病毒感染、降低艾滋病病死率、提高艾滋病病毒感染者和病人生存质量”的目标和策略，采取有效的具体防治对策。

减少新发艾滋病病毒感染是艾滋病防治工作的重点，是贯彻“预防为主”方针的基础。而降低艾滋病病死率、提高艾滋病病毒感染者和病人生存质量，是贯彻“防治结合”的必然要求。在防治实践中，以上目标和策略已经被国内外广泛运用，并已被防治实践所证实是可行和有效的。

2. 围绕减少新发艾滋病病毒感染目标的策略与发展方向　围绕减少新发艾滋病病毒感染目标的策略与发展方向包括：①普及艾滋病防治知识，提高自我防范艾滋病的意识和能力，降低高危行为的发生率；②加强疫情监测和艾滋病自愿咨询检测，掌握艾滋病疫情和流行趋势；③加强艾滋病检测技术及实验室管理；④加强高危人群干预，全面实施综合干预措施；⑤加强艾滋病病毒感染者和艾滋病病人随访干预管理；⑥加强性病和丙肝的防治管理，进一步控制艾滋病的传播。

3. 围绕降低艾滋病病死率环节的策略与发展方向　围绕降低艾滋病病死率环节的策略与发展方向包括：①通过为患者提供抗病毒药物治疗、抗机会性感染治疗、双重及多重感染治疗，减少耐药发生，延长病人生命；②加强艾滋病病人服药依从性管理，提高医疗服务质量和效果。

4. 围绕提高艾滋病病毒感染者和病人生存质量环节的策略与发展方向　围绕提高艾滋病病毒感染者和病人生存质量环节的策略与发展方向包括：①完善和落实“四免一关怀”政策，加强对艾滋病病毒感染者和病人的救助与关怀。2003 年，中国政府开始实施“四免一关怀”政策，减免有关艾滋病检测、治疗等费用，开展关怀和生活救助工作。2006 年实施的《艾滋病防治条例》，又将“四免一关怀”政策内容法制化，确保政策的贯彻落实；②反对社会歧视，营造良好的艾滋病病毒感染者和病人生存环境。

5. 围绕三个关键环节的支持性策略与发展方向　围绕三个关键环节的支持性策略与发展方向包括：①加强艾滋病防治督导与评估体系建设；②加强艾滋病防治机构和队伍建设；③进一步加大防治经费的投入，建立经费投入的长效机制；④开展艾滋病防治的应用性研究工作；⑤加强社区为基础的艾滋病防治工作。

6. 中国艾滋病防治的主要政策　近年来，中国颁布了《艾滋病防治条例》，确立了艾滋病防治的基本策略，制定了防治规划和“四免一关怀”等一系列的政策措施，为做好艾滋病防治工作奠定了坚实的基础。艾滋病防治工作的纲领性文件与政策包括《中国预防与控制艾滋病中长期规划（1998~2010 年）》、《国务院关于切实加强艾滋病防治工作的通知》、《中国遏制与防治艾滋病行动计划（2001~2005 年）》和《中国遏制与防治艾滋病行动计划（2006~2010 年）》等。

“四免一关怀”政策具体内容包括，向农村艾滋病病人和城镇经济困难的艾滋病病人免费提供抗艾滋病病毒治疗药品；对农村和城镇经济困难的艾滋病病毒感染者、艾滋病病人适当减免抗机会性感染治疗药品的费用；向接受艾滋病咨询、检测的人员免费提供咨询和初筛检测；向感染艾滋病病毒的孕产妇免费提供预防艾滋病母婴传播的治疗和咨询。生活困难的艾滋病病人遗留的孤儿和感染艾滋病病毒的未成年人接受义务教育的，应当免收杂费、书本费；接受学前教育和高中阶段教育的，应当减免学费等相关费用。对生活困难并符合社会救助条件的艾滋病病毒感染者、艾滋病病人及其家属给予生活救助。创造条件，扶持有劳动能力的艾滋病病毒感染者和艾滋病病人，从事力所能及的生产和工作。

### （三）中国艾滋病防治工作主要进展与成效

1. 党和政府高度重视艾滋病防治工作，领导力度不断加大　2004 年，国务院在原性病艾滋病防治工作协调会议制度的基础上，成立了防治艾滋病工作委员会，下发了《关于切实加强艾滋病防治工作的通知》，召开了全国艾滋病防治工作会议，实施了“四免一关怀”等一系列积极防治艾滋病的政策措施。各级政府和各有关部门围绕有关要求，加强领导，密切合作，出台政策，切实落实各项防治措施，全国艾滋病防治工作局面已初步打开并取得了积极进展。2005 年 6 月，国务院常务会议提出了进一步加强艾滋病防治工作的九项重要措施。11 月，国务院召开全国艾滋病防治工作电视电话会议，对今后艾滋病防治工作做了全面部署。2008 年，国务院防治艾滋病工作委员会全体会议，系统总结了中国艾滋病防治的实践经验，明确了下一步艾滋病防治工作的方向和重点。

各地加强了对各级领导干部艾滋病防治知识与政策的教育。国务院防治艾滋病工作委员会以及全国大部分省和部分地市开展艾滋病防治政策宣讲团宣讲活动。中央党校 2005 年秋季把艾滋病防治知识列入讲课内容，并指导各级党校将艾滋病防治知识列入教学内容。

2. 明确防治目标，依法开展防治工作 1998 年，国务院印发了《中国预防与控制艾滋病中长期规划（1998～2010 年）》，2001 年和 2006 年国务院分别下发了《中国遏制与防治艾滋病行动计划（2001～2005 年）》和《中国遏制与防治艾滋病行动计划（2006～2010 年）》，明确了各阶段防治的工作目标、原则和防治策略，为全面落实各项防治措施奠定了坚实的基础。2006 年年初，国务院颁布实施了《艾滋病防治条例》，标志着中国将艾滋病防治纳入法制化轨道，强调了各级政府和部门的责任，保障了防治经费的投入，为有效实施艾滋病公共干预政策，推动艾滋病防治工作的落实，遏制艾滋病流行势头，保障艾滋病病毒感染者和病人的权益奠定了法律基础。

3. 艾滋病防治工作机制得到完善和加强 1996 年，国务院建立了性病艾滋病防治工作协调会议制度，协调各部门参与艾滋病防治工作，研究解决防治工作中出现的问题。2004 年 2 月，国务院在原性病艾滋病防治工作协调会议制度的基础上，成立了防治艾滋病工作委员会，负责研究制定艾滋病防治工作的重大方针、政策和规划；协调解决全国艾滋病防治工作中的重大问题；组织有关部门和单位并动员社会各方面力量积极参与艾滋病防治工作。国务院防治艾滋病工作委员会办公室设在卫生部。2008 年 4 月，根据工作需要，国务院对防治艾滋病工作委员会组成人员进行了调整，国务院副总理担任委员会主任，30 个部门和 7 个省（区）的主管领导为成员。

目前，全国已有 31 个省（区、市）和 88%的地（市）级政府都成立了艾滋病防治领导机构。卫生部、公安部、财政部、司法部、铁道部、全国妇联和共青团中央等部门（团体）建立了协调工作机制，有关部门制订了艾滋病防治战略规划。

近年来，全国妇联、共青团中央（中国青联）、全国总工会、中国红十字会总会、中国关心下一代工作委员会、中国性病艾滋病防治协会、中国预防性病艾滋病基金会、中国计划生育协会、中华医学会、中华预防医学会、中国健康教育协会、中国家庭教育学会、中国性学会、中国教育学会、中国高等教育学会、中国少数民族经济研究会、中华护理学会、中国铁道学会等数十个有广泛影响的重要社会团体和民间组织，在开展宣传教育、高危人群干预、感染者和病人的关怀与护理等方面做了大量工作。

2007 年，中国政府下发了《关于动员企业广泛开展艾滋病防治工作的通知》。2008 年，全国工商联成为国务院防治艾滋病工作委员会成员单位，积极号召企业参与防治工作。中国企业联合会、中国个体劳动者协会、全球企业抗击艾滋病联合会等，在协调企业开展艾滋病防治活动中也发挥了积极的作用。越来越多的企业制定企业内艾滋病预防策略，在工作场所开展艾滋病防治知识和反歧视宣传教育，积极履行企业的社会责任；还有一些企业协助在流动人口，特别是农民工中开展艾滋病的宣传教育工作。

随着艾滋病防治工作的深入开展，参与艾滋病防治工作的社会组织和社区小组数量逐渐增加，能力不断提高，发挥的作用越来越大。根据不完全统计，到2009年底，全国活跃的参与艾滋病防治的社会组织和社区小组约500多个。同时，参加感染者互助组织、妇女小组、高危人群干预小组的志愿者人数也不断增多，协助政府开展了宣教、高危人群干预、治疗与关怀等多方面的艾滋病防治工作。

目前，政府组织领导、部门各负其责、全社会共同参与的艾滋病防治工作机制在中国不断得到加强和完善。

4. *广泛开展艾滋病防治宣传教育* 近年来各级政府、各有关部门组织开展了大量形式多样的宣传教育活动，不断提高大众艾滋病防治知识知晓率。

据不完全统计，近年来卫生部及有关部委、机构、社团、国际组织等，制作并向全国发放了针对不同目标人群的艾滋病防治平面和影视材料170多种，累计1600多万份；粗略估计，各地制作并印制的传播材料已超过1.8亿份。2008年国艾办组织的《中国遏制与防治艾滋病行动计划（2006~2007年）》中期评估结果显示，中国城市居民、农村居民、校内青少年、校外青少年及农民工的艾滋病基本知识知晓率分别达到84.3%、75.5%、85.1%、82.3%和74.5%，实现了到2007年底各类人群的知晓率目标。

5. *有效遏制艾滋病经采供血途径传播* 自1999年起，卫生部对临床用血、原料血浆的采集、供应连续开展清理整顿和执法检查工作。2004年，国务院办公厅下发了《关于非法采供血液和单采血浆专项整治工作方案的通知》，卫生部、公安部、监察部、食品药品监督管理局成立专项整治领导机构，在全国开展采供血专项整治工作，抽查了多个血液采供机构和血液制品生产企业，对不合格的单位进行依法惩处和关闭，严厉打击“血头”、“血霸”，严肃查处违法违规采供血液、血浆行为。与此同时，中央和地方共同筹资20多亿元，对全国采供血机构进行大规模改造，提高了血液安全水平。近年来，按照《血液管理办法》、《血站质量管理规范》和《中国输血技术操作规程》中关于血液检测的有关规定，中国血站均建立和执行血液制备的质量管理体系，血站实验室全部受控，参加卫生部制定的实验室质量考评，保证血液质量符合国家有关标准，确保临床用血安全有效。

6. *不断扩大和加强疫情监测及自愿咨询检测工作*

（1）建立和完善艾滋病监测工作：目前，艾滋病监测工作已进入综合监测阶段，发展成为包括艾滋病网络直报信息系统、艾滋病哨点监测系统、综合监测点（行为监测）系统和专题流行病学调查（主要包括艾滋病疫情估计与预测、艾滋病死因调查、艾滋病相关高危人群规模估计等）等多种形式的综合监测体系。

（2）加强艾滋病自愿咨询检测：目前，在全国范围内，免费自愿咨询检测网络基本形成，各县区至少建立了1~2个免费自愿咨询检测点，并采取多种服务模式，提高自愿咨询检测的可及性。到2009年底，全国共设立自愿咨询检测门诊7335个。世界卫生组织和联合国艾滋病规划署于2007年5月颁布了《在医疗机构中医务人员主动提供HIV检测咨询（PITC）指南》，倡导在开展自愿咨询检测的同时，在医疗机构中开展医务人员主动提供的“知情不拒绝”的艾滋病检测和咨询服务。中国正在制定《医疗卫生机构医务人员提供艾滋病检测咨询（PITC）国家技术指南》，将为进一步扩大将艾滋病咨询检测纳入医疗机构的常规诊疗服务奠定基础。

7. *不断加强艾滋病检测实验室建设与管理工作* 中国的艾滋病检测实验室实行准入制度，开展艾滋病检测工作的实验室要经过技术和条件验收，未经验收或验收不合格的实验室不得开展艾滋病检测工作。到2009年底，全国已建成确证实验室318个，筛查实验室8306个，覆盖93.8%的县级疾控中心；已经具备CD4检测能力的实验室257个，具备病毒载量检测能力的实验室82个，覆盖了全国除西藏外的30个省份。中国艾滋病检测实验室网络建设取得了显著成效。

8. 加强高危人群干预，全面实施综合干预措施

（1）预防艾滋病经性传播的干预工作进展：卫生部办公厅发布《高危行为干预工作指导方案（试行）》，各地相应成立了高危人群干预工作队，全国共成立2686个“高危人群干预工作队”，针对以性传播为主的高危人群开展预防干预工作。到2009年底，全国有2701个县（区）开展了针对暗娼的安全套推广使用工作。国家哨点监测数据显示，暗娼人群艾滋病预防项目覆盖比例从2007年的46.4%提高到2009年的74.3%，暗娼最近一次安全套使用率从2007年的82.1%提高到2009年的85.1%。

近年来，中国加强了对男性同性性行为人群的干预工作力度。卫生部制定了《男男性行为人群艾滋病综合防治试点工作实施方案》，在全国61个城市开展了男男性行为人群艾滋病综合防治试点工作，在试点工作的推动下，男男性行为人群预防干预工作正在逐步深入，覆盖面逐步扩大。国家哨点监测数据显示，男男性行为人群艾滋病预防项目覆盖比例从2007年的37.8%提高到2009年的75.1%，接受检测并知晓检测结果的比例从2007年的32.7%提高到2009年的44.9%，最近一次安全套使用率检测结果从2007年的64.4%提高到2009年的73.1%。

（2）预防艾滋病经静脉注射吸毒的干预工作进展：综合防治工作的积极开展，尤其是减低危害策略的广泛应用（主要为社区药物维持治疗和清洁针具交换项目），由注射吸毒导致的艾滋病流行得到了一定程度的控制，并开始呈现稳定和逐渐下降的趋势。社区药物维持治疗作为国家禁毒防艾的重要策略和措施，得到了积极稳妥地推进，已从局部试点阶段进入全面推广阶段。国家哨点监测数据显示，注射吸毒人群艾滋病预防项目覆盖比例从2007年的24.8%上升到2009年的38.5%。吸毒人群最近一次注射使用消毒注射针具的比例由2007年的40.5%提高到2009年的71.5%。中国的美沙酮维持治疗工作在国际上产生了广泛、积极的影响，为中国的艾滋病防治工作赢得了荣誉。

在中国针具交换作为社区药物维持治疗措施的必要补充，主要适用于社区药物维持治疗措施覆盖不到的地区，如吸毒人员比较分散的城市地区，以及偏远的农村和边境地区等。从2000年开始，中国先后在部分地区进行针具交换试点工作，随着国家艾滋病防治策略和措施的不断推进，2004年后在国家和地方各级财政经费以及多项国际合作项目经费的支持下，得到了较快的发展和应用。

（3）预防艾滋病母婴传播的干预工作进展：2006年，卫生部发布《关于加强预防艾滋病母婴传播工作的指导意见》，在28个省的271个县（市、区）开展预防艾滋病母婴传播工作，将预防艾滋病母婴传播工作和妇幼保健日常工作结合起来，依托妇幼保健三级网络，在开展孕产期保健服务的同时，为孕产妇提供母婴阻断服务。2008年4月，卫生部修订了全国《预防艾滋病母婴传播工作实施方案（修订）》，制定和完善了预防艾滋病母婴传播系列技术文件和工具，并采取各种形式对相关业务人员开展了专项或综合培训，全面提高了基层专业人员的服务能力。同时，全国已基本完善了国家、省、市、县逐级监督指导制度，使各级监督指导活动趋于常规化，有力地促进了预防艾滋病母婴传播各项工作措施的落实。2008年，在全国启用了“预防艾滋病母婴传播管理信息网络直报系统”，进一步强化和完善了信

息管理工作。

中央财政经费支持开展预防艾滋病母婴传播工作的地区由2006年的271个县（市、区）逐步增加到2009年的453个县（市、区），覆盖了疫情前六位省份42.5%的县（市、区），孕产妇艾滋病病毒抗体筛查人群从每年约196万人增加到2009年的400多万人。

9. 加强艾滋病病毒感染者和病人随访干预管理工作　近年来，各级对艾滋病病毒感染者和病人随访服务日益重视，从检测发现感染者，到对其进行随访咨询、CD4检测、实施行为干预、提供抗病毒治疗等工作力度不断加大，艾滋病病毒感染者和病人的随访和CD4检测比例显著提高。到2009年底，艾滋病病毒感染者和病人随访干预比例由2007年的32.8%上升到74.6%；CD4检测比例由2007的45.3%上升到54.2%；新报告的艾滋病病毒感染者配偶检测率从2007年的24.7%上升到63.4%。越来越多的艾滋病病毒感染者和病人得到有效随访并获得预防、治疗和关怀等服务。

10. 积极开展艾滋病病人治疗工作　2008年中国修订了《国家免费抗病毒药物治疗手册》中病人建议治疗标准，并将建议启动抗病毒治疗的标准，由$CD_4^+T$淋巴细胞200个/μl调整为350个/μl。

在相关政策的支持下，抗病毒治疗的覆盖率逐年提高，并由最初的以既往采供血感染为主的人群逐步向儿童、性途径传播人群、吸毒人群、监管场所人群扩展。到2009年底，全国累计治疗人数从2007年的42 576人上升到81 739人。2005年启动儿童抗病毒治疗，到2009年底，全国累计治疗儿童艾滋病病人1793人，覆盖27省的276县。为保障一线药物治疗失败的患者能够继续接受免费抗病毒治疗，2009年二线药物治疗开始在全国推广。抗病毒治疗规范化程度不断提高，艾滋病病人治疗12个月完成随访和CD4细胞检测的病人的比例由2007年的34.0%上升到2009年的78.5%；接受抗病毒治疗12个月病人坚持治疗的比例自2006年以来稳定在80%以上，2008年开始治疗的病人12个月坚持治疗的比例为82.3%。实施免费抗病毒治疗计划前，成人艾滋病病人病死率为28/100人年，通过对5年抗病毒治疗项目评估，治疗6个月以后病人的病死率稳定在5/100人年。

11. 落实“四免一关怀”政策措施，积极开展关怀救助工作　为了切实有效地加强对艾滋病患者救治关怀力度，2003年国务院提出了艾滋病防治的“四免一关怀”政策措施，并安排专项资金和所需药品、物资支持重点地区，落实“四免一关怀”政策。近年来，有关部门在组织5种国产抗病毒药物生产、供应的同时，又与外商谈判以较低价格进口了3种药物，基本满足了目前的治疗需求。劳动保障部将参加基本医疗保险的艾滋病病人抗病毒药物治疗的费用纳入了统筹基金支付范围；民政部、卫生部、全国妇联等有关部委下发了《对艾滋病病毒感染者、艾滋病病人及其家庭开展帮扶活动方案》、《关于加强对生活困难的艾滋病患者、患者家属和患者遗孤救助工作的通知》。各项活动的开展，大大提高了受艾滋病影响人群的生活质量。

目前，已逐步建立起艾滋病致孤儿童安置的层级网络，形成涵盖省、地、县、乡、村五级的纵向工作体系，艾滋病致孤儿童免费上学和生活救助政策逐步得到落实。

12. 积极推动艾滋病综合防治示范区的建设　卫生部自2003年起，分两批在全国选择127个县（市、区）启动了艾滋病综合防治示范区工作。通过示范区工作，推动了国家艾滋病防治政策的形成和落实，为《艾滋病防治条例》有关条款的形成提供了依据和实践基础；示范区产生的工作经验和工作模式，在全国和所在省份进行了经验交流和推广，促进了地方相关政策的形成，其影响辐射全国，直接带动建立了117个省级示范区，充分发挥了示范区带动作用，产生了深远的社会影响。从 2009 年开始启动第二轮全国艾滋病综合防治示范区工作，工作周期 5 年（2009~2013 年），确定了 309 个中央财政支持的示范区（51 个中央重点建设示范区、258 个中央与省共建示范区），下发了《第二轮全国艾滋病综合防治示范区工作指导方案》。

13. 开展督导评估，推动防治工作的开展　国家已形成了国务院防治艾滋病工作委员会（国艾委）办公室作为协调机构、中国疾控中心性艾中心负责技术支持、国艾委部委成员单位负责协调本系统艾滋病防治督导评估工作开展的体系。各级地方督导与评估工作依照国家的管理体系与机制，开展相应工作。

2008 年 1 月，艾滋病综合防治数据信息系统进行了比较全面的电子化整合，形成并运行了全国艾滋病综合防治数据信息管理系统（CRIMS），为防治规划的制定和评价防治工作提供了综合及时的数据。

在现场常规督导方面，按照分类指导和防治工作需求的原则，开展了多种形式的现场督导工作。①组织多部门联合督导；②卫生部每两年组织一次的国际合作项目联合督导；③卫生部门组织的综合防治技术督导，主要解决技术问题，督查数据质量；④由国艾委成员单位组织的各系统内部的专项督导，主要督导各部门履行艾滋病防治职责的情况；⑤各项目的专门督导，主要由各项目负责，督导项目的实施情况。

14. 加强科学研究，开展国际合作与交流　近年来，国家将艾滋病等重大传染病防治研究列为落实《国家中长期科学和技术发展规划纲要（2006~2020 年）》的 16 个重大专项任务之一。科技部在国家科技支撑计划、“863”计划中对艾滋病防治研究给予了专项支持。2008 年国家启动了艾滋病和病毒性肝炎等重大传染病科技重大专项，开展艾滋病检测试剂、流行规律、抗病毒治疗、免疫保护及疫苗、生物预防干预手段等方面的研究。艾滋病疫苗研究方面取得了阶段性进展，研制的基因工程疫苗完成了 I 期临床试验，达到国际同类疫苗免疫应答水平，目前进入Ⅱ期临床研究；分子流行病学调查取得重大成果，发现了中国的 HIV-1 亚型、重组型及其流行特征；成功研制了一批重要的艾滋病病毒检测试剂；积极研制抗艾滋病药物；探索中医药防治艾滋病。越来越多应用型研究为艾滋病各项防控措施的有效落实提供了依据。

1994 年和 2001 年，中国政府先后在全球艾滋病政府首脑会议的《巴黎宣言》和联合国特别联大的《承诺宣言》上签字，向全世界庄严承诺：将在国际和本国范围内全面参与抵制艾滋病流行的全球行动，承担相应的责任和义务。多年来，中国加强了同联合国艾滋病规划署、世界卫生组织等联合国机构和英、美等国家的交流与合作。目前，国际社会投入中国艾滋病防治工作的资金不断增多，资金的来源呈现多元化，国际组织、发达国家、国际非政府组织和一些企业的捐助成为中国防治艾滋病资金的重要来源和补充。

艾滋病国际合作项目作为中国艾滋病防治总体框架中的一部分，已经覆盖到国家、省、市、县各个层面，支持的领域也涉及艾滋病防治工作的各个方面，并且在联合国推荐的“三个一”（一个统一的国家协调机制、一个行动计划、一个督导评估方案）原则的指导下，与各地的艾滋病防治资源进行了整合，促进了中国各地艾滋病防治工作的深入开展。与此同时，中国积极承担国际义务，支持发展中国家开展艾滋病防治工作，提供援助和技术支持。积极参与国际和区域艾滋病防治会议，交流和分享防治信息。

### （四）面临的问题与展望

当前，中国艾滋病防治形势依然严峻。艾滋病病毒感染者人数众多，新发感染还不能有效控制，仍有许多感染者和病人尚未发现，性传播已成为主要传播途径，部分地区和人群疫情严重，流动人口防控工作难度加大，有些问题仍有待解决，同时，在艾滋病防治工作出现了一些新情况、新问题。主要表现在：①艾滋病疫情趋于复杂，部分地区和人群疫情严重，新发感染还不能有效控制，同时，还有部分的感染者和病人尚未被发现；②一些地方和部门领导干部仍对艾滋病流行的严重性估计不足，对艾滋病流行的危害性、防治工作的艰巨性、紧迫性和长期性认识不到位，防治工作长效机制尚不完善；③艾滋病流行的危险因素仍然广泛存在，高危行为人群，特别是男男性行为人群，还缺乏更为有效的干预手段，工作难度大；流动人口数量庞大，多为性活跃人群，针对性干预工作开展仍十分困难；④“四免一关怀”政策落实不平衡，预防母婴传播和抗病毒治疗覆盖面不足；⑤社会组织参与艾滋病防治工作的潜力有待发挥，能力有待进一步提高，工作有待规范；⑥社会歧视在一定程度上仍然存在，一些感染者、病人及其家属仍然面临着就业、入学、就医等方面的压力；⑦防治工作人员数量不足，工作能力有待提高，尤其是在一些艾滋病流行相对严重的地区。

下一步艾滋病防治工作要依据《艾滋病防治条例》，坚持“预防为主、防治结合、综合治理”的指导方针，围绕“减少新发艾滋病病毒感染、降低艾滋病病死率、提高艾滋病病毒感染者和病人生存质量”（两降一升）的总体目标，总结成功经验，探索有效模式，动员各方面力量，进一步加大力度，积极落实“四免一关怀”和其他有效预防和治疗措施，遏制艾滋病在中国的流行蔓延。一要加强组织领导，切实落实《艾滋病防治条例》赋予政府各部门的职责，推进艾滋病防治工作的日常化、制度化、规范化和可持续发展，健全各级政府的目标管理与考核机制；国务院防治艾滋病工作委员会成员单位加强系统内艾滋病防治工作的部署、落实与督导检查。二要加强重点地区和流动人口的艾滋病防治工作，将艾滋病防治的各项措施抓实、抓好；扩大监测、检测范围，采取有效措施，最大限度发现感染者和病人，以保证他们及时获得有效的预防和治疗服务。三要强化高危行为干预，提高干预工作质量和成效，不断总结和推广经验。完善机制，提高抗病毒治疗的可及性，提高预防艾滋病母婴传播工作的覆盖面；加大对配偶间艾滋病传播的预防。四要继续落实“四免一关怀”政策，保护受影响人群的各项权益，加强宣传教育，切实减少社会歧视。五要积极动员和引导社会力量并支持和培养一批有社会责任感的社会组织和社区小组积极参与防治工作，倡导和动员企业和志愿者参与艾滋病防治工作。六要把艾滋病防治工作与医药卫生体制改革中基本公共卫生服务均等化相结合，加强基层社区服务机构能力建设，特别是艾滋病流行严重地区基层医疗卫生服务机构建设，提高综合服务水平。

### （五）性传播疾病的防控

性传播疾病（简称性病）包括20多种经性接触而传播的疾病，目前中国将下列5种常见且危害性较大的性病列为重点防治的疾病：梅毒、淋病、生殖道沙眼衣原体感染、生殖器疱疹和尖锐湿疣。这5种性病所对应的病原体为梅毒螺旋体、淋病奈瑟菌、沙眼衣原体、单纯疱疹病毒和人类乳头瘤病毒。性病的主要传播途径是性接触传播，其次为母婴传播和血液传播，少数情况下可通过污染的生活用具间接传染。

新中国成立前，中国流行的性病主要为梅毒。据估计当时全国的梅毒病人数约有1000

万。新中国成立后，开展了大规模的防治性病运动，主要包括查封妓院、普查普治、健康宣传等，20 世纪 50 年代后期至 60 年代初期基本上消灭了性病。这是中国性病防治史上的里程碑。此后，性病在中国大多数地区基本绝迹（仅个别少数民族地区有梅毒的散在流行）。但 20 世纪 70 年代末以来，随着国内外交流及旅游事业的迅速发展，国内外人员接触的增多，性病重新出现，其发病率也逐渐增加。中国儿童胎传梅毒的报告病例数也呈快速增长的势头。

根据中国目前性病发病增长迅速的局势及影响因素，采取了相应的控制策略和措施。

（1）建立多部门参与防治机制：将性病防治与艾滋病防治相结合，建立多部门分工合作防治性病艾滋病工作机制，促进社区、社会团体和民间组织参与。

（2）宣传教育：加强大众媒体对性病预防的宣传，开发针对不同性病的宣教材料，加强对重点人群和流动人口聚集地的宣传教育。

（3）性病监测：健全全国性病病例报告系统，建立布局合理的性病监测点和耐药监测点，加强性病患病率及危险因素监测，加强性病监测信息的整合、分析与利用。

（4）及时发现和有效治疗。整顿和规范性病医疗市场，加强规范化性病门诊的建设和人员培训，早期筛查和发现病人，提供规范的临床服务和预防服务。

（5）有效控制梅毒母婴传播：加强对孕妇的健康教育和宣传，开展孕妇梅毒筛查，规范治疗梅毒，并加强对梅毒孕产妇及所生婴儿的随访。

（6）性病实验室建设：加强性病实验室人员的能力建设，建立性病实验室检测质量管理体制，规范实验室检测项目及试剂。

（7）加强与性病相关的公共卫生体系建设和支撑体系建设，并完善性病防治督导与评估体系。

## 二、结核病防治策略

### （一）国际结核病防治策略

1. 现代结核病控制策略　20 世纪 80 年代中期全球出现结核病的复燃，1994 年 WHO 提出新的有效控制结核病的框架，1995 年把现代结核病控制策略（Directly Observed Treatment，Shot-course，DOTS）作为全球结核病控制策略，并提出与“有效控制结核病框架”组成一致的 DOTS 策略 5 要素：①政府对国家结核病控制规划的政治、财政和工作能力承诺，以保证结核病控制措施的落实；②对所有肺结核症状可疑者使用显微镜痰涂片检查发现传染性肺结核患者；③对痰涂片阳性的肺结核患者，采用标准短程化学疗法免费治疗，必须实施全程或至少在疗程的前两个月在医务人员直接面视下督导化疗；④定期供应高质量的抗结核药物；⑤建立和执行标准的登记报告信息系统，定期对规划进行督导和监测。

2. 遏制结核病策略　虽然全球所有区域在 DOTS 下结核病控制工作都取得了进展，但许多国家在结核控制中仍然面临阻碍进一步进展的制约因素，特别是：①按照 DOTS 策略治疗的地理覆盖和可及性受限，实施策略的质量受限；②艾滋病毒感染、耐多药结核（包括严重耐多药结核），以及吸烟等危险因素带来的挑战加剧了结核病的流行；③卫生系统在总体政策、人力资源、筹资、管理、提供服务和信息系统等方面薄弱；④卫生服务提供者，特别是私营部门提供者的全方位参与不足；⑤动员结核病患者和社区促进发现病例、提供以患者为中心的支持和高质量治疗等项工作做得不够；⑥在改进干预措施以及开发新诊断方法、药物和疫苗的研究投资不足。

上述制约因素构成了制定世界卫生组织控制结核新策略的基础，其宗旨是到2015年实现《联合国千年宣言》所述关于结核病的国际发展目标，即到2015年制止并开始扭转结核病发病率增长，在1990年的基础上，到2015年将结核病患病率和死亡率降低一半。

于2006年3月开始在全球推行的遏制结核病策略的6个要素应对了上述主要制约因素，即：①加强DOTS扩展，提高DOTS质量，包括加强政府承诺、保证持续增长的资金投入；采用细菌学方法发现病人；督导下的标准化治疗，并保证治疗的依从性；有效的药物供应系统；监控系统和效果评价；②应对结核/艾滋病双重感染、耐多药结核和其他挑战，包括结核/艾滋病双重感染联合行动；预防和控制耐药性结核病，实施DOTS-Plus；关注高危人群和特殊环境；③致力于医疗卫生体系的改革，包括积极参与国家和全球的卫生工作；实施结核病控制体系的改革措施；吸纳其他领域的革新方法；将结核病关怀与呼吸系统保健相结合；④吸纳所有的卫生服务提供者参与结核病控制，包括公立-私立合作模式、公立-公立合作模式；结核病关怀的国际标准；⑤发挥社区和病人的作用，包括社区结核病防治；宣传、交流和社会动员；⑥促进科学研究，包括为结核病防治规划服务的应用性研究；协作研发新型诊断方法、药物和疫苗。

### （二）中国结核病防治策略

总结中国已经实施的现代结核病控制策略的经验，结合全球的遏制结核病策略，现阶段推行的适合中国结核病流行现状和防治需求的控制策略如下。

1. *加强政府承诺* ①加强政府领导，各级政府要制定当地结核病防治规划。在防治工作中坚持政府领导、部门合作、社会参与，共同做好结核病防治工作的原则；②保障经费，坚持以政府投入为主及多渠道筹资的原则，将结核病防治经费列入国民经济发展总体规划，保证结核病防治经费；③健全结核病防治服务体系，健全由各级开展结核病防治的领导机构和业务结构（结防机构、各类医疗卫生机构和乡、村初级卫生保健网络或社区卫生服务中心、服务站）组成的结核病防治服务体系。本体系的各个成员要各负其责，共同完成结核病控制工作。同时要制定各级结核病防治人力资源发展计划，按照人力资源发展计划配齐人员，加强对人员的培训，提高人员专业素质。

2. *提高发现和治疗肺结核患者工作质量* ①加强实验室能力建设，加强各级结核病实验室的建设，提高对实验室质量控制、技术指导和研究能力。加强结核病实验室生物安全管理和感染控制，改善各级结核病实验室工作条件，开展痰结核分枝杆菌分离培养和药物敏感性试验；②积极发现肺结核患者，采取因症就诊、因症推荐、转诊追踪等有效方法，积极发现肺结核患者；对肺结核可疑症状者实行免费痰涂片与胸部X线检查；对发现肺结核患者的乡村医生实行报病补助；开展涂片阳性（涂阳）肺结核患者密切接触者的追踪和检查；因地制宜地开展乡镇卫生院查痰点工作；③做好肺结核患者的治疗与管理工作，对肺结核患者以不住院化学治疗为主，采用国家制定的统一标准化治疗方案；为肺结核患者提供免费的高质量抗结核药物；以医务人员为主，对肺结核患者开展直接面视下服药（DOT），提高患者治疗的依从性，确保患者做到全程规律服药；对实施DOT的人员提供治疗管理补助；④全面开展医疗机构与结核病防治机构结合开展结核病防治工作，结核病防治机构以外的医疗卫生机构要承担起相关的结核病防治工作的职责，要求开展肺结核患者的转诊和追踪工作；进一步规范结核病专科医院的结核病诊疗工作，加强其与结核病防治机构的结合；充分利用社区开展结核病防治工作；⑤健全抗结核病药物供应和管理系统，会同有关部门做好抗结核药品的招标采购，保证药品质量、药品供应、调剂，确保不间断供药，并逐步推广固定剂量复合制剂药品的使用。

3. 应对耐多药结核病、结核菌/艾滋病病毒双重感染，以及流动人口等特殊人群结核病的挑战　坚持预防为主，开展耐多药结核病防治工作；开展结核病和艾滋病防治联合行动；将流动人口纳入当地结核病防治规划，重点关注高危和脆弱人群以及监狱、矿场等特殊场所的结核病防治工作。

4. 完善社会动员和健康促进工作　制定并在全国范围内实施倡导、交流和社会动员策略。与多部门合作，开展结核病防治健康促进工作。充分利用《结核病防治健康教育材料资源库》，有计划、有针对性地开展多种形式的健康促进活动，并进行效果评价。

5. 强化监控与评价　充分利用结核病管理信息系统，做好结核病常规资料的收集与整理，并做到及时报告；积极开展督导工作，规范督导方法，提高督导质量；采用现代流行病学方法开展专题调查，获得科学资料。通过整理分析资料，对结核病防治规划进行监控与评价，以深入了解结核病规划实施情况及其疫情状况。

6. 积极开展研究工作　开展为结核病防治规划服务的研究工作，包括实施性和基础性研究。确定实施性研究优先领域，积极推广实施性研究成果；研发新型诊断方法、药物和疫苗。

### （三）结核病预防控制取得的成就与经验

1. 主要成就　中国于20世纪90年代起，在13个省推行世界卫生组织推荐的现代结核病控制策略。进入21世纪以来，中国全面实施以推行DOTS策略为核心的《全国结核病防治规划（2001~2010年）》（以下简称《规划》）。

在各级政府和广大医务人员的共同努力下，到2005年，中国如期实现了中国政府向国际社会承诺的结核病控制阶段性目标（DOTS策略覆盖率100%，新涂片阳性肺结核患者发现率70%和治愈率85%）。在2005年，中国是全球192个会员国中按期实现三大指标的25个国家之一。由于中国政府的高度重视和努力，成为西太平洋6个地区中唯一按期达标的地区，为全球结核病控制做出了巨大的贡献。

2001~2009年期间，全国共发现并治疗了活动性肺结核患者737万例，其中涂阳肺结核患者401万例。初治涂阳肺结核患者的治愈率达到90%以上，复治涂阳肺结核患者的治愈率平均为84%。提前一年完成了《规划》10年所要完成的患者发现目标，有效地控制了中国结核病疫情上升的势头。

在全面推行基本DOTS策略的同时，为了确保在《规划》期间全面推行“遏制结核病策略”的顺利开展，国家利用国际项目开展了相关的试点工作，如探索定点医院和专科医院承担结核病防治服务的试点工作，扶持贫困地区和贫困结核病患者的试点工作，应对耐药结核病、流动人口、结核菌/艾滋病病毒双重感染等新的挑战的试点工作。为《规划》的科学制定和实施提供了重要科学依据和宝贵的实践经验。

2. 主要经验

（1）政府承诺、部门合作，是做好结核病控制工作的保证：2001年10月，国务院批准下发了《规划》。国务院分别于2000年、2004年和2006年召开了全国结核病防治工作电视电话会议，会上由国务院副总理就进一步加强中国的结核病防治工作发表重要讲话，对全国结核病防治工作进行部署。2004年，卫生部与世界卫生组织在陕西西安联合召开了由12个重点省政府分管领导参加的结核病防治高层会议，推动了2005年中期目标的实现。

在各级政府的领导下，各级发改委、财政、卫生、教育等部门密切合作，劳动保障、民政、司法及工会、共青团、妇联、红十字会等部门和社会团体，结合自身优势和特点，积极配合做好结核病防治工作，社会各界积极参与，初步形成了“政府领导、多部门合作、全社会参与”结核病防治的可持续发展机制。

（2）政府投入为主、多渠道筹措经费机制，是做好结核病防治工作的保障：全国结核病防治经费由2001年的1.3亿元，增加到2009年10.7亿元（0.8元/人），增长了近7倍。中央政府投入逐年增加，从2001年的4千万元增加到2009年的5.3亿元，累计达26.8亿元。各级地方政府也相应增加了经费投入。

同时引入了世界银行贷款/英国政府赠款项目、全球基金结核病项目、日本援助结核病控制项目、比利时达米恩基金会结核病项目、世界卫生组织-加拿大国际发展部合作项目和比尔盖茨基金会结核病项目等，总计投入资金达18.2亿元人民币。

（3）建立健全结核病防治服务体系，规范实施各项技术规范，是做好结核病防治工作的基础：全国建立起了由结核病防治机构、医疗机构和社区组成的职责分工明确的结核病防治体系。省、地（市）和县（区）三级结核病防治人员从2001年的1.9万增加到2008年的2.6万人。

国家编印了《中国结核病防治规划实施工作指南》及配套的系列技术规范和手册等。从中央到地方举办了大量的技术培训班，为结核病的发现、诊断、治疗和规范化管理，全面落实《规划》的政策与策略提供了技术保障。

（4）加强健康促进，动员全社会参与结核病防治工作，是做好结核病防治工作的动力：2003年，卫生部组织中外专家制定了《中国结核病健康促进策略》，并根据该策略的要求，逐步开发了针对大众人群及特殊人群的《中国结核病防治健康教育材料资源库》，为基层开展有效的健康促进活动提供了强有力的支撑。近年来，通过扩展与教育、广电、妇联、铁路、司法等部门的合作，在“两会”召开期间向参会代表发放包括结核病防治内容的中国新闻两会特刊等方式，逐步在全国形成全社会参与结核病防治的局面。

（5）积极发现和治愈传染性肺结核患者，是结核病控制最有效、最具成本效益的疾病控制干预措施：2001～2009年期间全国共发现并治疗了401万传染性肺结核患者，这将减少200万例结核病患者死亡，避免了4000万健康人感染结核菌和400万人发病，每年可挽回经济损失至少80亿元，取得了巨大的社会和经济效益，为国民经济的发展和社会稳定做出了突出贡献。

（6）加强监控与评价，是做好结核病防治工作的重要手段：2002年起，逐步在全国实行结核病统计季报制度，2004年9月传染病网络直报系统转诊和追踪病人，并制定了中国结核病控制工作月报表。2005年1月，在传染病网络直报的基础上，启动了全球最大的结核病管理信息系统。

卫生部高度重视结核病防治督导工作，组织了联合督导、专家督导和行政督导。中国疾控中心结核病预防控制中心还组织了大量的技术督导，组织编写了《督导员工作手册》。通过不断实践，中国的督导工作结合中国国情，逐步形成了一套《规划》督导模式。

### （四）中国结核病预防控制面临的挑战

1. *DOTS 策略的实施质量有待进一步提高，控制策略的覆盖面尚不足*　中国目前虽然达到了世界卫生组织要求的涂阳肺结核发现率 70%的目标，但由于结核病症状的非特异性、对结核病的认知以及交通和卫生筹资障碍等，决定了患者难以在疾病早期就主动前往县级以上专业结防机构获得及时诊治。医防合作有待加强和改善。目前结核病防治策略结核病诊断和治疗结果判断尚以痰涂片镜检为主要依据，但该方法的灵敏度通常只有 30%～40%，还有相当部分肺结核患者不能获得由细菌学证明的诊断，并可能导致漏诊、诊断延误、治疗延误或治疗不当。因此在结核病的发现、治疗和管理方面还有潜力可挖。

以 DOTS 为基础的现代结核病控制策略虽然在中国取得了巨大的成功，但对下述弱势人群，如流动人口、贫困人口、羁押人员及学生等的覆盖仍存在一定的问题。

2. *耐多药结核病防治工作亟待加强，结核菌/艾滋病病毒双重感染的问题需要关注*　耐药结核病治疗成本高、时间长，对医疗条件的要求也较高。面对沉重的耐多药结核病负担，中国目前无论是在人力资源、基本建设、药物供应和患者获得耐药结核病治疗的地理、经济和社会可及性方面显然都严重不足。耐多药结核诊断治疗方面存在的问题、耐药结核病方面的法规滞后、耐多药结核的防治尚未纳入国家规划。

根据中国现有结核病和艾滋病疫情报告、专项调查及项目地区资料，同时借鉴世界卫生组织年报和其他国内外文献，估计中国结核菌/艾滋病病毒双重感染者人数约为 31.2 万；艾滋病合并结核病患者数约 2.1 万例。目前以下问题需要关注和亟待解决，包括防治体制的障碍、技术策略的实施有待探讨等。

3. *结核病防治社会动员不足*　目前各级政府对结核病防治投入了很大的力量，但全国基本结核病控制工作所需经费仍然有相当大的缺口，各级结核病防治机构存在不同程度防治专业人员数量不足的现象。此外，目前中国借助全球基金项目与学校、妇联、宗教等组织合作，各地也都不同程度地与相关部门和机构合作，以期能够利用这些组织健全的体系传播结核病防治知识和信息，并带动其外围人群，从而更好地防治结核病。但是，合作的范围和深度以及效果还差强人意，这些都揭示了结核病防治工作中倡导和社会动员的严重不足。

4. *结核病防治相关保障机制和措施不健全*　具体体现为法律支撑不够，结核病防治服务体系不完善，尚未全面建立可持续发展的经费投入机制，结核病防控理论和基础知识在医学教育、继续教育方面需要加强，以及结核病科学研究还不能满足国家结核病控制工作的需要等方面。

## 三、呈局部流行的传染病防控

这类疾病主要包括寄生虫病和人畜共患病（自然疫源性疾病）等。寄生虫病包括血吸虫病、疟疾、包虫病、黑热病，以及食源性、土源性等其他寄生虫病。自然疫源性疾病目前所知有 200 余种病原生物与微生物能够感染人类并引起疾病，该病平时并不存在于人类之中，因而发病率较低，但这类疾病可能突然袭击人类，造成最大的生命损失，危害较大的疾病包括鼠疫、布鲁氏菌病、肾综合征出血热、登革热、狂犬病、口蹄疫等。

### （一）寄生虫病的防控

#### 1. 血吸虫病

（1）全球血吸虫病防治策略：全球血吸虫病控制策略以“病情控制”为目标、以人群化疗为主要技术措施，并提出健康教育作为防治策略的重要组成部分。全球各个国家血吸虫病防治实践过程中，总结和积累了一些被证明有效的干预措施，包括：①消灭中间宿主螺蛳的措施。一些血吸虫病流行国家在早期的全国性大规模的血吸虫病防治规划中均采用消灭中间宿主螺蛳的措施，包括环境改造和化学灭螺，以达到阻断血吸虫病传播的目的；②人群化疗为主的措施。随着安全有效的治疗药物（吡喹酮、奥沙尼喹）的问世，以及血吸虫病诊断技术的提高，采取了以人群化疗为主要技术措施的防治策略；③环境改造。由于日本战后经济的迅速复苏，采取了改造钉螺孳生环境为主的防治措施，1950~1980 年共完成 2053 166 米的沟渠混凝土化改造工程以消灭钉螺，最终消除了日本血吸虫病。

（2）中国血吸虫病防治策略的执行情况

1）历史防治策略回顾：20 世纪 50~80 年代初，以消灭钉螺为主的综合性防治策略。受当时科学技术和社会发展水平所限，在全国开始大规模防治的初期，缺乏安全、价廉和高效的治疗药物，群众个人防护意识不高，政府相关部门投入有限，在农村集体经济体制的大背景下，中国汲取国外防治经验，采取了以消灭钉螺为主，人、畜查治和抢救危重病人相结合的综合性防治策略。在绝大多数水网地区和大多数山丘地区，由于上述两类灭螺方法的联合和交替应用，疫区的钉螺面积大幅度下降，有的地区钉螺甚至灭绝。通过这一防治策略的实施，到 1984 年底，广东、上海、福建、广西 4 个以山丘型或水网型疫区为主的省（区、市）先后达到了消灭血吸虫病标准。

这一策略的主要问题是：在湖沼型地区，当时所采取的部分物理灭螺方法（如围垦灭螺等）尽管对压缩钉螺面积有一定的效果，但严重影响蓄洪、泄洪和湿地生态平衡；大面积药物灭螺费用昂贵，且污染环境严重、有损水产资源。其中最为严重的教训是 20 世纪 70 年代江西省鄱阳湖地区利用飞机播撒五氯酚钠灭螺，造成很长一段时间鄱阳湖水产资源大幅度减产。因此，在湖沼型地区和地形复杂的山丘型地区，无论采取物理或化学灭螺措施，都只能将钉螺密度和感染性钉螺数控制在一定水平，难以实现“无螺”。

20 世纪 80 年代以后，以人畜化疗为主的综合性防治策略。随着改革开放的发展，中国血吸虫病防治工作出现了新的问题。农村经济体制开始由集体所有制逐渐过渡到家庭联产承包制，原实施的群众性灭螺运动，在大多数地区已难以组织实施，血吸虫病疫情严重。1989 年全国血吸虫病抽样调查结果表明，当时未控制流行地区的居民粪检血吸虫阳性率为 10. 20%，耕牛粪检阳性率为 13. 29%，推算全国血吸虫病例总数达 163. 8 万，病牛数约 20 万头。随着抗血吸虫药物吡喹酮问世，简便易行、费用低廉的血吸虫病快速诊断方法广泛应用，在 WHO 提出并推行“病情控制”的防治目标的背景下，中国从 80 年代中期开始，在引入策略的概念并在现场试点的基础上，将血吸虫病防治策略调整为“以人畜扩大化疗为主、辅以易感地带灭螺的综合防治策略”。这一策略在世界银行贷款“中国血吸虫病防治项目（1992~2002）”的有力支持下，得到了有效实施，取得了较大的成效。至 2002 年年底，病人数和病牛数等指标较项目开始时（1992 年）分别下降了 48. 74% 和 47. 08%。但这一策略的局限性是，受药物化疗依从性、覆盖率等因素的限制，该策略可将人、畜感染率控制在一个相对较低水平，但不能阻断湖沼型和部分山丘型血吸虫病的传播，流行因素和传播环节依然存在，重复感染与再感染依然严重，尚难控制血吸虫病的传播。

2）新时期以传染源控制为主的综合性防治策略：根据当前中国疫区现状，从血吸虫病的传播链中的2个环节即毛蚴和钉螺入手，中国提出了以控制传染源为主的综合防治新策略，即以“因地制宜、分类指导、联防联控”为原则，积极实施以控制传染源，包括家畜传染源管理为目标的综合治理措施，加强部门协调和综合治理，在不同类型疫区开展针对性的综合防治措施，探索可持续发展的新路子。

以传染源控制为主的综合性防治策略的几个关键环节为：一是突出重点地区，抓住主要环节，集中力量，采取有针对性的防治措施，确保各项防治工作目标的实现。对人和动物传染源的管理是控制血吸虫病流行的主要环节。二是加强对重点防治地区的技术指导和定点帮扶工作。疫区各地，以地（市）为单位，向重疫区村派出由多部门组成的工作队，明确责任，分片包干，协助疫区村研究制定防治对策，落实具体项目和措施。三是加大贯彻落实《血吸虫病防治条例》力度，并完善地方性法规，依法规范和加强血防工作。四是加强科学研究，及时掌握国内外血吸虫病、寄生虫病防治工作进展和疫情动态，为防治工作决策提供科学依据。要把科研、教学与现场工作紧密结合起来，为防治工作提供技术支持。

（3）面临的挑战：血吸虫病依然还是威胁疫区农业人口，尤其是经济收入较低地区的农民的严重寄生虫病，应该引起各级政府和卫生部门的足够重视。虽然随着药物吡喹酮的使用，患病率的降低是一大进步，但是即使在重复多次的群体化疗后，由于高的再感染率，需要频繁的重复治疗，使控制工作的成就受到限制。重复感染的问题在防治工作取得巨大成功的国家依然存在，如巴西、埃及、菲律宾等国，同时也包括中国。

中国成功的防治规划曾将感染病例由20世纪50年代的1000多万减少到近年的50万左右，疫区也得到了很大的压缩，这种成果一方面是依赖于大规模的农田和水利建设，另一方面则主要是依赖大规模吡喹酮化疗的作用。目前中国流行的区域钉螺孳生地的环境没有根本改变，众多的传染源一时难以控制，传统的农业模式并没有改变，因此，近年来，新发现钉螺面积还是呈逐年上升的趋势，再感染仍然严重。除了在流行区的危害外，还直接威胁到一些控制和消灭地区，使这类地区的监测任务十分繁重。疫情尚不巩固，极容易出现反复。血吸虫病的流行与农业、农村和农民关系密切，也是支援三农首要解决的问题。党和国家非常重视血防工作，将血吸虫病列入优先控制的重大传染病之一。

2. 疟疾

（1）全球疟疾控制策略：WHO（1993年）根据全世界受疟疾影响的国家在疟疾控制中应优先考虑的重点不同，而将疟疾流行国家分为两大类。Ⅰ类国家指那些通过疟疾消灭规划的努力仍未达到阻断疟疾传播的国家；Ⅱ类国家指已达到阻断传播（主要在亚洲和美洲），这些国家从20世纪50年代至60年代已开始进行大范围杀虫剂室内喷洒。

第Ⅰ类国家大多数分布在非洲撒哈拉以南地区。共有约5亿人口，其中2.75亿受到感染。每年有1亿多临床新病例，其中100多万人死亡（1993年）。这些国家病例约占全球疟疾病例总数的80%。由于Ⅰ类国家缺乏资金，当前优先考虑的重点应是疟疾管理，通过发展一般卫生机构来奠定实施疟疾控制规划的基础。

在Ⅱ类国家的疟疾预防旨在更好地提供有效的人群保护措施，同时对疟疾控制规划重新定位和组织并加强疟疾管理，使之成为一般卫生机构工作内容的组成部分。

这两类地区都存在某些特别危险的形势，有时威胁着特定人群，有时导致暴发流行，这些情况应引起特别重视。目前全球疟疾控制策略，主要包括病例管理、媒介控制、健康教育与健康促进、紧急情况防治和特定人群防护等策略。

1）病例管理：病例管理的关键是病例的早期诊断与规范治疗。目前疟疾病例早期诊断方法主要为血片镜检与快速诊断试纸条（RDT）诊断。全球107个疟疾流行国家和地区都有各自的国家或地区抗疟药政策，并且绝大多数国家根据药品质量、安全性、价格和可用性的原则不断更新其抗疟药政策。

①病例早期诊断：应根据镜检技术能力、显微镜实际用途、疟疾病例数等当地实际情况选择血片镜检或者RDT作为早期诊断方法。

②病人规范治疗：按照全球抗疟药政策规范治疗疟疾病人，在疟疾高传播地区特别是非洲农村，倡导5岁以下儿童病例的家庭管理作为一种策略措施。已有22个非洲国家和2个东地中海国家将家庭病例管理作为国家疟疾控制策略之一。

2）媒介控制：目前很多地区广泛应用室内滞留喷洒（IRS）和杀虫剂处理蚊帐（ITNs）等媒介控制措施，室内滞留喷洒是一种常用的社区防护方法，而杀虫剂处理蚊帐主要作为个人防护措施使用。

3）疟疾健康教育与促进：疟疾健康教育是一种行之有效的疟疾控制措施，通过多部门合作与参与，加强疟疾流行地区居民与中小学生的健康教育，提高疟疾防护意识与能力。目前非洲已将每年4月25日设立为非洲国家疟疾日，每年确定1个宣传主题，通过设立非洲国家疟疾日，开展各种宣传活动，动员各方力量进行疟疾控制。

4）紧急情况防治和特定人群的疟疾控制　①紧急情况防治：及时预防疟疾暴发流行需要建立疟疾监测周报等疟疾早期预警系统，还应制订相应的资金储备计划。该计划能够确保药品、IRS和ITNs疟疾控制措施，可以有效获得并快速配置。②孕妇的疟疾预防和治疗：疟疾传播稳定地区孕妇疟疾预防和控制措施的重点是间断期预防服药（IPT）、药浸蚊帐和有效的病例管理，其中ITNs和有效的病例管理适用于所有疟疾流行地区孕妇的疟疾预防和控制。非洲所有疟疾流行国家都有孕期疟疾治疗政策，并且绝大多数的高传播地区国家都建议孕妇应使用ITNs。

（2）中国疟疾防治策略及措施

1）中国疟疾防治策略现状：根据疟疾流行状况将中国疟区划分为三类，即高传播地区（一类）、疫情不稳定地区（二类）和疫情基本控制地区（三类）。各类地区以乡（镇）为单位，依据发病率分别划分为两层或三层，采取相应的防治对策。①高传播地区：云南的边境地区、海南的中南部山区是高传播地区，以降低流行程度，减少恶性疟扩散为目的，以流动人口、山区居民及上山人群为重点，在微小按蚊为主要媒介地区采取以传染源控制和媒介防制并重的综合性防治策略；在大劣按蚊为主要媒介地区采取以传染源控制、人群防护和环境改造相结合的综合性防治策略；②疫情不稳定地区：安徽、湖北、河南、江苏和西藏等省（自治区）的部分地区是疫情不稳定地区，以控制暴发流行和减少传播为目的，以及时发现传染源、控制暴发点和落实休止期根治为重点，在中华按蚊为主要媒介地区采取传染源控制为主的综合性防治策略；在嗜人按蚊为主要媒介地区采取传染源控制和媒介防制并重的综合性防治策略；③疫情基本控制地区：其他流行地区应以防止输入的传染源和当地残存病例引起传播为目的，以传染源的及时发现和规范抗疟治疗为重点，采取传染源监测和人群健康教育为主的防治策略。

2）防治措施：①加强传染源检测和疫情报告。在流行区，切实加强发热病人的血检工作，及时发现传染源。根据《中华人民共和国传染病防治法》的规定和卫生部关于传染病疫情报告的要求，加强疫情报告和管理，提高报告的及时性和准确性；②加强传染源控制。对发现的疟疾病例，按照疟疾防治技术方案，及时、规范给予治疗。对间日疟病人进行休止期根治，减少传染源积累。出现疟疾突发疫情时，根据疫情控制需要可在一定范围内采取预防性服药措施；③加强媒介防制。在流行区，结合爱国卫生运动，加强环境治理，减少蚊虫孳生地。在高传播区和疫情不稳定地区采取杀虫剂浸泡蚊帐措施，减少人蚊接触。在出现疟疾突发疫情时，采用杀虫剂室内滞留喷洒等措施，降低蚊媒密度，减少人群感染；④加强人群防护。在流行区，提倡使用纱门、纱窗、蚊帐等防蚊设施，对进入高传播地区的流动人口，根据需要可采取预防性服药和其他个人防护措施；⑤加强监测。建立、完善国家和地方各级疟疾监测网络，加强疟疾疫情、媒介、人群抗体水平和抗疟药、杀虫剂的敏感性监测，及时、准确掌握人群发病、媒介种群密度和防治措施落实及效果情况，预测发病趋势，为及时调整防治策略、技术方案提供依据；⑥加强健康教育。在流行区，根据当地人群特点、受教育程度、知识掌握情况，采取群众喜闻乐见的形式，加强健康教育，普及疟疾防治知识，提高群众及时就诊、配合治疗、自我防护和主动参与预防控制工作意识。

（3）中国疟疾防治存在的问题和面临的挑战：中国虽然加强了疟疾防治的强度和力度，但一些老少边远地区防治策略执行的情况并不佳，使当地的疟疾实际发病一直处于上升趋势，该类地区主要分布在中国中部和南部。主要原因是：①疟疾高发地区经济社会状况比较落后：经济发展水平是影响疟疾流行最重要的因素之一。云南边境疟疾流行严重的地区多为少数民族地区，也是社会经济水平比较落后的地区；②重治轻防，对疟疾防治工作的重视程度下降：各级政府对疟疾防治的投入在不断减少。特别是已经基本消灭疟疾的省份，普遍存在重治轻防的现象，一些防疫机构中疟疾防治部门被撤、减、并、停，部分疟防人员改行从事其他工作等现象严重；③疟防知识知晓率较低：据第一轮全球基金基线调查，项目地区中小学生的疟疾知晓率为36%；④流动人口问题：流动人口增加是导致南部地区疫情波动、恶性疟病例扩散、暴发点增多的一个重要原因。特别是云南边境地区，大量的流动人口给疟疾管理带来了较大的困难；⑤漏报率高：目前全国疟疾疫情漏报相当严重，据全球基金中国高传播区疟疾控制项目2002年对项目县的基线调查显示，云南和海南两省的实际疟疾发病数分别是报告病例数的19.82倍和14.97倍。

3. 常见寄生虫病

（1）包虫病：包虫病主要传染源为犬，犬食入含包囊的病畜内脏后，包囊内的原头节在其小肠内发育成成虫；虫卵随犬粪排出体外而污染环境、食物和水源等，人、畜因食入虫卵而患包虫病。因此，对犬的驱虫和管理及限制犬的数量是包虫病控制的关键环节。

1）国外成功控制策略：19世纪60年代，冰岛约有15%~20%的人口有棘球蚴感染，当地通过采取全民健康教育，立法要求养犬必须注册并纳税、禁止用生内脏喂犬、禁止家庭屠宰等措施，同时借助扑杀野犬和阳性家犬，冰岛成为世界上第一个消除包虫病的国家（Beard TC. 1973）。新西兰从20世纪50年代末期开始，通过每6周对犬进行一次吡喹酮驱虫、加强屠宰场管理、立法限制生的动物内脏喂犬、全民健康教育等措施，阻断了包虫病的传染，至1996年新西兰宣布成为包虫病的暂时零发病区（John A. Crump，2001）。阿根廷在1979~1997年间，由农业部和卫生部共同推动包虫病的防治工作，采取每隔45天（农村）或180天（城市）用吡喹酮或槟榔碱给犬驱虫，犬的感染率从41.5%降为2.9%，绵羊感染率从61%降为5.5%，外科包虫病患病率从79/10万降至22/10万（Economids P，2001）。澳大利亚塔斯马尼亚州在20世纪60年代犬感染率超过12%，绵羊和牛的感染率平均达30%。

通过采取每6周一次吡喹酮犬只驱虫、公众健康教育，31年后，政府宣布塔斯马尼亚岛成为包虫病临时消除地区（Jenkins DJ. 2005）。

各国的防治经验表明，通过控制传染源、健康教育、屠宰管理、立法等措施可以控制或阻断包虫病的传播。

2）中国控制策略现状：中国学者在新疆维吾尔自治区呼图壁县开展系统的包虫病控制研究。采用“犬犬投药，月月驱虫”的控制模式对所有家、牧犬用吡喹酮驱虫。经过4年的连续投药，呼图壁县犬细粒棘球绦虫平均感染率从18.5%减少到0，羊的平均感染率从88.8%降为26.2%。

自2005年起中国陆续在包虫病的流行区开始了中央补助地方包虫病防治项目，采取传染源管理和控制为主，辅以健康教育、病人治疗、加强牲畜屠宰管理等综合防治策略。

3）包虫病防治策略面临的挑战：①防治经费严重不足。近年虽然在部分流行省（区）开展了包虫病防治项目，但覆盖面有限，大部分流行区调查和防治工作受到一定程度的制约，不能系统、深入地开展包虫病普查与防治工作。流行区经济发展相对滞后，疾病防治的资金匮乏，缺乏配套的防治人员工作经费；②缺乏部门之间的配合机制。包虫病的防治是一项涉及多个部门和领域的系统工程，医疗卫生部门需会同农业、畜牧、公安等部门通力合作，才能最终控制包虫病的流行；③屠宰管理不规范，相关领域的立法工作不完善。中国大部分流行区牛羊屠宰部门对有包虫病的脏器未进行或很少进行无害化处理，而是随意倾倒，致使野犬、牧羊犬和家犬任意吞食，或有人专门捡去喂犬，造成恶性循环；④包虫病流行区技术人员业务水平参差不齐，防治人员极其缺乏。由于包虫病流行区主要分布于牧区，具有人群居住分散、冬季夏季牧场轮牧的特点，给驱虫工作带来困难。每个流行区仅靠有限的防治人员无法承担起包虫病防治项目的各项工作，防治工作的质量也不能得以保证；⑤由于流行区多为少数民族地区，独特的人文环境、宗教习俗等因素的制约，防病意识薄弱，正确行为达成率不高。

（2）黑热病：

1）全球控制策略：黑热病流行因素复杂，不同流行区有不同的流行特征，故应采取不同的防治策略，所以国际上没有统一的防治策略和干预措施，但有一总体原则，即传播媒介为家栖的以控制媒介为主，人源型的以早发现早治疗病人为优先，动物源型以犬管理为主。

2）中国防治历史：黑热病主要发生在发展中国家，中国的黑热病防治工作取得了举世瞩目的成就，走在世界前列。中国1950年黑热病病例达50余万，经过全民防治，通过对病人的普治和大规模群众性的灭蛉灭犬，1958年曾宣告中国基本消灭黑热病。

3）中国目前采取的防治策略：根据中国的防治经验和黑热病的流行特点，中国目前采取的防治策略主要为：①人源型黑热病流行区。早发现、早诊断和早治疗病人以及时消除传染源，对居室及其周围环境进行滞留喷洒以控制媒介密度；②犬源型共患型黑热病流行区。早发现并确诊病人，并予以及时治疗。及时发现并确诊内脏利什曼病犬，予以捕杀。③自然疫源型黑热病流行区。早发现并确诊病人，予以及时治疗，加强个人防护。

4）存在的问题和面临的挑战：当前仍在中国广泛区域流行的黑热病不仅被社会所忽视，也为一些医务人员所遗忘。在局部地区出现疫情反复的现象，主要原因包括：政府忽视，没有经费投入或经费投入不足而致防治工作中断；部门之间协调不力，因对犬的管理涉及农林、公安等多个部门；法规缺失致犬的管理无法可依等。

（3）土源性寄生虫病：

1）策略执行现状：与发达国家相比，中国的防治工作起步较晚。早在1964年韩国便成立了消除寄生虫的非政府组织，从1969年开始一年两次对学龄儿童服药驱虫直到1995年学龄儿童蛔虫感染率降至0.02%。日本从战后就开展了蠕虫病防治运动，对学龄儿童普查，阳性者服药治疗，经过20多年的努力，到1970年感染率已降至1.6%。而中国于2006年开展了寄生虫病综合防治示范区工作和监测工作。

①寄生虫病综合防治示范区。为推动全国重点寄生虫病防治中长期规划的全面实施，提高人民健康水平，为建设社会主义新农村作贡献，中国疾病预防控制中心于2006年在全国选择10个县建立寄生虫病综合防治示范区，其中8个示范区以土源性线虫为主，2个以食源性寄生虫为主，采取以健康教育为主，通过一定形式的组织与发动，引导群众自愿购药驱虫，同时采取卫生改厕及生产生活环境改善等相结合的综合防治措施，目标是力争3年内示范区寄生虫感染率显著下降。

对示范区的中期考核结果显示，8个土源性寄生虫示范区总感染率有了明显下降，其中6个示范区下降幅度超过50%，最高的超过80%。2个食源性寄生虫示范区华支睾吸虫的感染率下降幅度分别达到76.51%和35.55%。此外，各示范区利用建设新农村的契机因地制宜开展了环境综合治理活动，使村容村貌有较大改善。改水改厕工程的顺利实施大幅提高了卫生厕所的覆盖率和自来水普及率，对巩固防治效果以及村民卫生行为的养成都具有积极效果。

②土源性线虫病监测。卫生部于2006年6月下发了《全国土源性线虫病监测方案》，决定在全国选择22个省建立土源性线虫病监测点，其中感染率>20%的地区共10个点，感染率5%~20%的地区共7个点，感染率<5%的地区共5个点，有计划、连续、系统地开展土源性线虫病监测。2006年的监测结果显示，22个监测点土源性线虫总感染率为20.9%，感染率南方高、北方低。儿童是蛔虫、鞭虫、蛲虫感染的高危人群，农民是钩虫感染的高危人群。22个监测点居民劳动和生活环境的土壤蛔虫卵检出率为37.1%，活受精蛔虫卵占60%，表明农村粪便无害化处理程度较低，居民的卫生习惯有待提高。

2）存在的问题和面临的挑战：由于在示范区工作开展以前，中国一直未针对土源性线虫病采取全国性的干预措施；各级卫生医疗机构普遍存在着重视不够、经费投入不足的现象，导致基础工作薄弱、专业人员缺乏、人才流失严重等问题，进一步制约了防治工作的开展。

防治策略中服药驱虫能快速有效降低感染率，但居民的卫生行为和环境状况仍有待提高。环境的改善投入大、见效较慢，健康教育对于行为的改变也无法起到立竿见影的效果。为了降低寄生虫的再感染，还需在健康教育和环境综合治理上加大力度，唯有服药驱虫和健康教育、环境治理相结合才能取得事半功倍的效果。

（4）食源性寄生虫病：

1）全球食源性寄生虫病控制策略：美国疾病预防控制中心（CDC）为了掌握食源性疾病的实际发生率，在全国不同地区设立了若干监测点，主要采用食源性疾病主动监测网系统（FoodNet）对全国食源性疾病发生及变化趋势进行监测，然后根据监测点的数据来估算全国的发病数并进一步采取有效控制措施。

在日本和朝鲜，用改造环境阻断华支睾吸虫病的流行环节，开展卫生宣教，反复查治病人的综合性防治措施，有效地将原来很高的人群感染率降至目前的较低水平。

2）中国食源性寄生虫病防制现状：总体来说，中国食源性疾病的监测工作和基础研究尚较薄弱。虽然建立了食源性疾病的报告制度，但由于各种原因尚未有效执行；尚未建立食源性疾病的常规监测体系，在常规监测基础上的主动监测及前瞻性流行病学调查更是一项空白。因此，中国食源性疾病实际发病人数统计不准确，不能为国家食品安全风险分析、确定预防策略、采取干预措施提供充分的依据，也不可能对已执行的预防措施的效果及效率进行精确评价，针对性的国民食品安全教育也缺乏可靠的资料来源。

而正在修（制）定的旋毛虫病、华支睾吸虫病、并殖吸虫病、广州管圆线虫病、带绦虫病和囊尾蚴病等寄生虫病者诊断标准与处理原则，以及全国人体重要寄生虫病专项调查中的有关工作与结果，为食源性寄生虫病的监测、防治规划与策略的制定，从技术与流行病学方面奠定了必要的基础。

### （二）人畜共患病（自然疫源性疾病）控制

自然疫源性疾病的发病原因极其复杂，对人民健康和国民经济发展造成的危害是多方面、全方位的，不仅严重地危害人类的健康和生命，而且会直接或间接地影响到畜牧业的发展和农民经济收入的增长。

自然疫源性疾病的主要防控措施是淘汰和清除动物传染源，还有牲畜检疫、健康教育、环境治理等措施，部分自然疫源性疾病还可以采用动物或人疫苗接种进行预防。

但自然疫源性疾病的防控困难较大，不仅因为这类疾病种类多、数量大、疾病监测工作任务非常繁重，而且难于全面覆盖，更重要的是由于相当一部分自然疫源性疾病的传染源是各类被感染的家畜（禽）和野生动物，在淘汰和清除时要付出高昂的代价，这种代价群众往往难以接受；部分鼠传疾病染疫动物很难做到完全淘汰和清除。自然疫源性疾病的预防和控制不是卫生部门单独能解决的问题，在防控工作中卫生、农业、林业、工商、公安等多部门需要相互通报疫情，各负其责，协调配合，共同采取防控措施。

在人类当前的发展阶段，还不可能像消灭天花一样在全世界范围内根除任何一种人畜共患传染病，但我们不能停止从根本上解决人畜共患传染病问题的努力。每一种人畜共患传染病都必须依托一定的生态体系，不存在这样的生态体系的地方就不可能存在相应的传染病。因此，深入地认识人畜共患传染病依托的生态体系，依靠对环境的改造，是根本解决这类疾病问题的基本前提。

本部分以鼠疫为例，介绍自然疫源性疾病的防控策略。

#### 1. 中国鼠疫防治策略及所取得成就

（1）中国人间鼠疫的控制：新中国成立前，全国有 20 个省（区）501 个县（市、旗）发生过鼠疫流行。新中国成立以后，在党和政府的领导下，充分发动群众，认真贯彻“预防为主”的方针，采取以灭鼠为中心的综合防治措施，其中包括宣传教育、疫情监测、预防接种、灭鼠、灭蚤、疫区处理和隔离治疗等。在最初的几年时间内，首先控制了中国南方各省的鼠疫流行，之后又控制了东北三省和内蒙古的鼠疫流行，使鼠疫的发病和病死率均大幅度下降，基本上控制了广泛流行于中国数百年、年发病在万人以上人间鼠疫的暴发流行，这是新中国成立以来所取得的传染病预防控制最重要的成就之一。到 20 世纪 80 年代初期，中国人间鼠疫的发病仅限于西北地区的青海省存在个别散发的病例，全国年发病数不足 10 例。

（2）中国鼠疫自然疫源地的发现与研究：中国的鼠疫防治工作始终贯彻“预防为主”的方针和策略，在提出对鼠疫自然疫源地进行系统监测的基础上，广大鼠疫防治工作者历经数十年的现场调查和科学研究，于 20 世纪 80 年代初期，第一次基本查清了当时不同地区鼠疫自然疫源地的分布及动物鼠疫的流行规律、空间结构和与人的流行病学关系，为及时发现鼠疫在动物间的活动、防止鼠疫侵袭人类奠定了基础。通过这项研究，中国在世界上首次提出了一个全新的理论，即鼠疫自然疫源地是各自不相同的，在这些地区内，必须按照“因地制宜，分类指导”的方针和策略，采取不同的防制措施控制鼠疫的流行。多年的实践工作证明，这些中国自主创立和发展的综合防治措施对中国迅速控制鼠疫的暴发流行发挥了极其重要的决定性作用。

目前，在多年对各类鼠疫自然疫源地系统监测的基础上，中国已经建立了国家、省、市和县四级鼠疫监测网络和应急疫情处理体系。根据各个鼠疫自然疫源地的活动规律，每年定期开展动物间鼠疫和人间鼠疫的系统监测，提高了先期发现鼠疫活动的可能性。在这个过程中，建立了疫情报告制度，按照规定的要求，各级疾病控制部门可以在短时间内发现疫情，并迅速到达疫区，及时处理疫情。与此同时，中国自 20 世纪 50 年代就开始建立区域化的鼠疫联防联控，锡乌张鼠疫联防是中国建立的第一个以政府部门为主要领导的联防体系，多年来通过联防联控机制，使各地区可以在第一时间内获得相关的信息，并迅速做好各项准备，及时控制疫情的蔓延。目前，中国已经建立了北方八省、西南五省、南方九省等鼠疫防治联防联控工作机制，最大限度地保证鼠疫防治各项工作的顺利进行。2005 年，在中国的鼠疫防治工作中，率先开通了鼠疫信息管理系统，可将全国所有的鼠疫监测及各类信息采用网络直报的形式进行实时管理，极大缩短了以往疫情报告的时间，使鼠疫防控和疫情处理进入了信息化的时代，这项工作有力地推动了中国鼠疫防治的数字化进程。

（3）标准及法律、法规建设：几十年来，通过制定一系列的法律、法规、标准及相应的技术文件，使中国的鼠疫防治工作逐步走向规范化和可持续发展的道路。期间主要的依据是《中华人民共和国传染病防治法》、《突发公共卫生事件应急条例》、《国内交通卫生检疫条例》、《国家鼠疫控制应急预案》、《鼠疫地区猎捕和处理旱獭卫生管理办法》、《全国鼠疫监测方案》、《鼠疫诊断标准（WS279-2008）》、《人间鼠疫疫区处理标准及原则（GB15978-1995）》、《鼠疫自然疫源地及动物鼠疫流行判定标准（GB16883-1997）》、《鼠疫控制及其考核原则与方法（GB15992-1995）》和《动物鼠疫监测标准（GB16882-1997）》，以及其他地方性的法律、法规、相关的管理规定和技术文件。

（4）人间鼠疫疫情处理：在中国的鼠疫防治工作中，始终坚持党的领导、政府负责的原则。在疫情处理过程中，首先组成由当地政府主要领导、各有关部门参加的疫情处理指挥部，负责领导和全面实施疫情处理工作。医疗卫生部门根据指挥部的要求，组建疫情处理专业工作队，主要包括流行病学调查，医疗救治，早期诊断与检验，消、杀、灭和检诊检疫等，并在指挥部的统一领导下开展工作。这些措施为及时控制疫情，早期诊断和救治病人，防止疫情的扩散，提供了基本的保证。尽管鼠疫是一种人畜共患传染病，但是多年来中国始终坚持鼠疫防治的举国体制，发现疫情能够迅速控制，避免了像印度苏拉特肺鼠疫事件的发生。同时，鼠疫作为中国的甲类传染病，这些现场处理以及救治的综合措施为其他传染病的预防和控制提供了丰富的实践经验。

在鼠疫防治工作中，大力开展群众性的宣传教育是防止人间鼠疫发病的重要组成部分。几十年来，各地区每年均采用不同的宣传教育形式，对一些高危人群进行不间断的宣传教育，并有计划地进行考核，这些措施对于防止人间鼠疫的发生起到了重要的作用。在举世瞩目的青藏铁路施工和运行期间，通过对施工人员严格的管理和宣传教育，达到了鼠疫病例零发生的总体目标，从而保证了各项任务的顺利进行。目前，在开展鼠疫监测的 24 个省区中，每年均在不同层次的医务人员和专业人员中开展各类专业培训，建立首诊医生负责制。

（5）鼠疫病原学研究：20 世纪 80 年代初，在鼠疫科学研究方面的另一项重要成果就是用 9 项指标将中国的鼠疫菌分成五大群、17 个生态型。这个分型系统表明：每个生态型都分布在特定的地理区域，相同的宿主由于栖息地的不同而产生不同的生态型。不同生态型菌株对人的侵袭力、致病性不同。根据它们之间的区别，作为这型疫源地的特征，是当时制定相应对策时的主要参考指标之一。进入 90 年代以后，鼠疫的研究进入分子生物学时代。通过从基因结构方面建立高度稳定的识别特征，确定菌株之间的亲缘关系，进而发现与毒力之间的关系，解释在鼠疫流行过程中以前无法察觉和理解的规律性，并对鼠疫菌进行定向分析，即在远离感染地点发现鼠疫病人时，可以确定其可能的感染地域，以便采取积极的控制措施，防止继发病例的发生，这些均是这一时期的主要研究方向。

2. *中国鼠疫预防控制趋势与展望* 尽管中国的鼠疫防治工作已经取得了很大的成绩，但是仍然有一些现实存在的科学问题没有得到彻底解决，还需要做进一步研究和更多的工作。

首先，鼠疫从何而来？鼠疫菌怎样从一种肠道中的细菌发展成为人类的灾难？进化的历史记录在鼠疫菌的基因组中，因而鼠疫菌的基因组及其中的遗传特征的研究成为全世界关注的中心。这一研究与当前的鼠疫防控存在着密不可分的关系，遗传特征差异说明疫源地之间相对独立的性质，而不同的自然疫源地需要不同的控制措施。鼠疫病人在进入非鼠疫地区发病，常未及救治而死亡，或处于神志不清的状态，通过对鼠疫菌遗传特征的分析可以追溯其感染的来源、性质及其危险程度，可以成为鼠疫应对决策的基础。

由于受到前苏联“根除鼠疫自然疫源地”理论的影响，中国在鼠疫疫源地控制策略中一直坚持“灭鼠为主”的策略，这与世界上大多数国家“灭蚤为主”的策略很不相同。甚至在今天，在各独联体国家也采取“灭蚤为主”策略的时候，中国的主导策略基本上仍然没有改变。这种策略的差异使中国在灭蚤理论和方法的研究方面远低于世界水平。中国的鼠疫控制实践表明，需要进行这一方向的研究，使中国在控制鼠疫向人类传播的能力方面赶上世界先进水平。

中国存在的鼠疫自然疫源地已经大部分查明，为中国的鼠疫防控提供了重要基础，但这并不意味着已经揭示了鼠疫在自然界存在的所有形式。在《中国鼠疫自然疫源地的发现与研究》确定了中国 8 种类型的鼠疫自然疫源地之后，不仅在多处未曾发现过鼠疫存在的地区确定了疫源地的存在，确定了原有疫源地类型中的相对独立部分，还新发现了川青高原青海田鼠和准噶尔盆地大沙鼠两种新类型的疫源地。在已经确定的疫源地中，也发现了背离原有鼠疫流行规律的特殊现象，如内蒙古锡林郭勒盟在布氏田鼠地区发生沙鼠型的鼠疫流行；内蒙古呼伦贝尔的蒙古旱獭疫源地在黄鼠中检出鼠疫抗体等。除此之外，还发现了一些尚不能确定鼠疫存在的鼠疫相关现象，如浙江在“健康人群”中发现高滴度的鼠疫抗体。在目前未知存在鼠疫的地方，仍然有突发鼠疫事件的可能。查明这些未知的鼠疫存在形式，研究鼠疫在这些地区内的活动规律，是进一步降低人类鼠疫发病的唯一途径。

鼠疫自然疫源地可能进入相当长的静息时期，在中国的云南，鼠疫曾在静息 26 年后重新出现；东北松辽平原的达乌尔黄鼠疫源地，从 20 世纪 60 年代起至今也没有恢复有规律的活动。长期静息的疫源地一旦恢复活动，很可能造成鼠疫突发事件，甚至由于准备不足而造成流行扩散，产生重大社会事件和严重经济损失。这一世界性的鼠疫之谜可能只有在中国才能解开，这是因为中国掌握着一些解谜的线索。除了前已提到的中国云南的家鼠型鼠疫疫源地在静息了 26 年后重新活动外，鼠疫自然疫源地中出现的特殊现象都可能是导向解决这一问题的线索。

鼠疫的监测，主要是对动物间鼠疫的监测。这种监测发生在鼠疫侵袭人类之前能够有效地阻止人类发病，也能在人类不幸受到感染时加以及时处置，因而是鼠疫防控的直接组成部分。然而，中国鼠疫监测的效果仍然不能尽如人意，鼠疫病人常在没有发现动物间鼠疫活动的情况下突然发生。改善鼠疫监测的组织形式，提高监测的效率势在必行。

鼠疫防控是一种复杂的社会工程，不可能以均等的力量，同时实施所有可能实行的控制措施。在不同的国家中，鼠疫的主导控制策略大致可以划分为以下几种类型：①只进行人类鼠疫的监测，发现并治疗鼠疫病人，以控制鼠疫在人间传播；②阻断鼠疫向人类的传播，从而阻止人间鼠疫发生；③对鼠疫的自然疫源地实施干预，降低疫源地的活动水平，从而降低鼠疫对人类的威胁；④对鼠疫的主要储存宿主实施毁灭性打击，逐一停止鼠疫自然疫源地的存在，逐步解除鼠疫对人类的威胁；⑤通过改造自然生态的方式，彻底消除鼠疫自然疫源地存在的可能性，从根本上解除鼠疫对人类的威胁。

中国在20世纪50~70年代间，基本上采取上述的第4条主导策略，当时称为“灭鼠拔源”。这种主导策略产生了一定的效果，如东北的达乌尔黄鼠疫源地从那个时候停止流行，至今仍没有恢复。然而，在其他类型疫源地的效果均不理想。这种策略较为适合计划经济下的国家体制，随着国家经济体制的变化，推行这种旧的策略已不可能。中国迫切需要确立一种新的鼠疫控制主导策略，半个世纪以上的鼠疫控制经验为开展研究制定策略奠定了基础。

这是一种长周期的研究工作，需要有较长的时间考察改变策略所带来的后效应；这项研究的评估体系存在大量不确定因素，容易受到研究者主观因素的影响；这又是一项自然科学与社会科学交叉的研究，必然会在较大程度上受到意识形态的影响。然而，这项研究是极其必要的，只有进行这样的研究，决策过程才可能建立在科学的基础上，而且鼠疫决策并不是孤立的，对鼠疫防控的决策研究必然会在整个传染病的决策体系中产生重大的影响。

## 四、肠道传染病的防控

肠道传染病控制的关键措施是加强城市和农村饮用水水源和人畜粪便管理；加强食品卫生安全管理；强化临床上抗生素的使用管理；加强对特定人群中肠道传染病的防治；加强流动人口、易感人群和动物源性肠道传染病的监测，提高预警能力，做好暴发疫情的调查处理。此外，还应开展肠道传染病的诊断技术、疫苗等方面的研究；加强卫生、医药、食品监管、农业等部门的密切合作，尤其是临床医疗机构与疾控部门的密切合作。

### （一）霍乱的防控

#### 1. 预防控制对策与措施

（1）相关政策、法规、法律的发展：新中国成立后，中国中央人民政府十分重视卫生和疾病预防控制工作。1950年4月22日，中央卫生部和军委卫生部联合发出《关于预防霍乱指示》，要求华东、中南、西南三大行政区把霍乱防治列为本年度最重要的任务之一。多次召开全国卫生防疫专业会议和全国霍乱防治工作会议，部署、指导、加强霍乱的预防控制。1981年成立了“卫生部医学科学委员会霍乱专题委员会”，1985年改组扩大为“卫生部腹泻病专题委员会”，即今“卫生部腹泻病专家咨询委员会”之前身。积极响应并参与了WHO 1978年5月制定的全球《腹泻病控制规划》，并制定了中国《1985~1990年腹泻病控制规划》和中国《1990~1995年腹泻病控制规划》，以加强对以霍乱为重点的所有感染性腹泻防治研究的技术指导，并逐步将传染病纳入法制化管理。1989年9月1日起实施的《中华人民共和国传染病防治法》中，明确将霍乱定为“甲类”传染病实施强制管理。

（2）预防控制策略：根据霍乱的流行病学特点和多年的防治经验，中国当前针对本病的防控策略和措施贯彻“预防为主”，坚持“标本兼治，治本为主”，并深入开展公共卫生宣传教育，有针对性地制定各地区的预防和控制规划。要抓早、抓紧、抓落实、抓以“三管一灭”（管水、管粪、管饮食、灭蝇）为中心的综合性预防措施，各项措施在当地政府领导下，各有关部门密切配合、分工协作，并动员全社会参与。

1）常规性预防措施：根据“预防为主”的方针和当地的实际情况，落实各项常规性的预防控制措施，主要包括：①制定规划，加快和普及城乡自来水建设，因地制宜做好粪便无害化处理，从而确保安全供水，搞好环境卫生；②严格执行《中华人民共和国食品卫生法》，加强食品卫生的监督和管理；③积极开展经常性的全民健康教育，使广大群众养成良好的卫生习惯；④建立健全由卫生行政部门、各级各类医疗保健部门、卫生防疫部门和群众相结合的疫情报告网，切实执行《中华人民共和国传染病防治法》中有关甲类传染病的管理规定，做到疫情的早发现、早报告、早诊断、早处理；⑤加强疫情监测，设立有代表性的霍乱监测点，有计划地定时、定点、定量开展对腹泻病人、重点人群、外环境和食品的监测工作，并及时反馈信息、指导防治；⑥建立、健全各级各类腹泻病门诊（原称肠道门诊），做好腹泻病人的就诊专册登记；⑦加强出入境检验检疫、国内交通卫生检疫以及流动人口的卫生管理，加强疾控队伍建设等。

2）暴发疫情防控措施：①发生疫情后，应迅速组织力量核实诊断，判定疫情的严重程度，及时采取更富有针对性的控制措施，防止疫情续发、蔓延，并尽快扑灭疫情。视疫情的发生情况，当地人民政府组织有关部门参加的临时防病指挥部，协调各部门各司其职、各负其责，保障各项防疫措施的贯彻落实，在必要情况下根据《中华人民共和国传染病防治法》第25条采取紧急措施；②划定疫点疫区，坚持“早、小、严、实”的处理原则，即时间要早、范围要小、措施要严、落在实处。隔离治疗患者并对疫点实施随时和终末消毒，做好对密切接触者的医学管理；③加强疫区及外围的各项常规性防控措施，防止疫情传播扩散；④开展现场流行病学调查分析和溯源分析。

3）长效的干预控制适宜技术：自1817年第一次霍乱世界大流行至今190多年里，人类与霍乱进行了殊死的搏斗，总结了沉痛的历史教训，积累了丰富的防治经验。事实表明霍乱是可防可控的，但从根本上消除霍乱仍然是一项极其艰巨和复杂的系统工程，它不仅仅是一个单纯的疾病问题或医学问题，而且是错综复杂的社会问题，牵涉到方方面面，需要各方面齐心协力、共同奋斗。

发展经济和医疗卫生水平，消除贫穷落后、社会动乱和不文明的卫生习惯，是长效的干预控制手段。在经济和卫生资源欠缺的农村地区，实行改水、改厕，普及安全饮用水，加强卫生宣教等也是富有成效的长期措施。

（3）取得的成果：在霍乱防治策略和措施方面，提出“标本兼治，治本为主，综合治理，不可偏废”的战略指导思想和“早、小、严、实”的疫源地处理原则，制定了“以切断传播途径为主导”的综合性防治措施。

建立了针对O1群El Tor型霍乱弧菌分型的噬菌体-生物分型方案，提出了“两类菌株”的论点。在尚未确认检测霍乱毒素基因的20世纪70年代，该方案用于区别El Tor型霍乱弧菌的两类不同菌株（“流行株”和“非流行株”）和不同菌型，对各种来源的菌株进行分型，是追溯传染源、传播途径和分析流行形式的流行病学工具之一，在霍乱防控过程中区别对待两类菌株，从而采取不同的预防控制措施，节省了大量的人力和物力，具有重大的现实意义。

（4）面临的挑战与应对：在霍乱的防控中仍存在一些不容忽视的问题：①流动人口的卫生管理和监督；②农村及边远地区公共卫生体系薄弱问题；③霍乱病例的及时发现及报告工作质量方面还亟待改进；④疫源检索力度不够；⑤常规监测问题；⑥新菌型出现问题；⑦暴发疫情的溯源分析问题；⑧预警预测能力不足；⑨霍乱疫情的蓄意缓报、瞒报、谎报等情节在有些地区依然存在。

针对上述问题，应加大对农村公共卫生的投入，切实加强农村公共卫生体系建设；培训疾控专业技术队伍，尤其是基层疾病预防控制机构的人员培训，提高业务水平和工作责任心；同时加大与防治实践密切相关的科学研究，如建立、建全灵敏、快速且易于在现场使用的实验诊断技术并在基层推广；完善监测方案，强化监测体系的实时性和有效性；建立和完善霍乱病原菌分子分型监测网络；进一步加强食品卫生的监督管理，加强沿海地区海产品中弧菌的检测，进一步降低因聚餐引起的暴发。

### （二）痢疾的防控

#### 1. 预防控制对策及措施

（1）相关法律、法规及管理办法的制定与实施：中国政府一贯重视痢疾等腹泻病的防治研究，早在20世纪50年代初期制定新中国第一部《传染病管理办法》时，即将痢疾列为法定报告和重点防治的病种。在1989年9月1日起实施的《中华人民共和国传染病防治法》中，除仍将痢疾定为“乙类”传染病实施严格管理外，新增了一项“除霍乱、细菌性和阿米巴痢疾、伤寒副伤寒以外的感染性腹泻病”为“丙类”传染病实施监测管理，从而使管理范围扩及到所有由生物性致病因子引发的感染性腹泻病。

（2）预防控制措施：主要包括卫生宣传教育：在政府统一领导下，坚持开展以管水、管粪、管饮食为中心内容的卫生基本建设和经常性实际措施；及时报告：建立全国监测点，根据不同地理分布、经济状况，以及各地发病水平，选择河南、上海、甘肃、黑龙江、福建、贵州、青海、安徽、北京和山西开展监测工作；设立针对痢疾等腹泻病专科门诊（肠道门诊）。

#### 2. 面临的挑战与应对

中国在痢疾防控工作中确已取得令人瞩目的历史性成就。但在实际工作中也存在不足，影响痢疾的防控。主要表现在以下几方面：相当一部分基层疾病防控单位应急机制不健全，也缺少训练有素的应急反应队伍；相关部门之间缺少紧密的联系与及时的交流；一些地方疫情信息沟通不通畅；对流动人口管理中疏漏甚多；就病原菌本身来讲，志贺菌血清型变迁规律和机制目前还不是很清楚；目前还无有效的疫苗。另外，抗生素滥用导致的耐药现象愈来愈严重，对痢疾的防控带来挑战。

针对上述问题，制定和完善监测方案，建立动态、网络化的监测体系，加强疫情监测，提高预测预警水平，做好暴发疫情的调查处理及病原诊断；加强城市和农村饮用水水源和人畜粪便管理，强化食品加工、生产、销售各环节病原菌的检测、监测；加强各部门合作，尤其是临床医疗机构与疾控部门的密切配合；大力开展科学研究，建立灵敏、特异的检测技术和方法；加大和推进疫苗的研制。

### （三）伤寒副伤寒防控

#### 1. 中国的政策和干预措施

（1）伤寒副伤寒监测：伤寒副伤寒作为乙类传染病被纳入传染病的疫情监测系统。2006年始，通过实施项目干预进一步加强了对伤寒副伤寒高发省份的支持。在部分高发省份〔贵州、云南、广西、浙江、江苏、新疆和湖南7个省（自治区）〕选择了13个伤寒副伤寒监测点，进行伤寒副伤寒的主动监测。

（2）长效干预控制措施：

1）改水改厕：中国自“九五”期间即开始在学校、农村等地区实施改水、改厕规划，成效显著，结果使包括伤寒在内的腹泻病发病率显著降低。改水措施对于减少伤寒发生，减少因疾病造成的经济损失，保护劳动生产力，促进社会经济发展具有重要作用。

2）卫生干预：开展卫生宣传教育，建立良好的个人卫生习惯。做好厕所保洁和进行粪便无害化处理。健全环境卫生管理制度，消杀灭蝇，控制蚊蝇孳生。改善环境及家庭卫生状况，开展经常性的群众爱国卫生运动。

#### 2. 面临的挑战与应对

（1）慢性带菌者、环境危险因素持续存在：大约有1%～4%的伤寒患者在病后易形成慢性无症状带菌者，高达25%的长期病原携带者甚至没有伤寒罹患史。由于人是伤寒沙门菌的唯一宿主，所以伤寒的慢性带菌者是一潜在的、重要的传染源，彻底根治带菌者是最终有效控制伤寒的重要环节。部分高发多发省份，由于历史遗留的慢性带菌者多，地方经济发展缓慢及不平衡等多方原因，发病率高，病例报告延迟，造成暴发流行较多，尤其是学校等集中伤寒副伤寒的暴发问题严重。

（2）干预能力不足：目前，伤寒有Vi多糖疫苗和Ty21a活疫苗两种，其对传统目标人群（5岁以上儿童和青年）有中度效果（50%～70%）。但是目前在世界范围内还没有甲型副伤寒疫苗，加之甲型副伤寒近年来高发和播散的形势，加紧对甲型副伤寒疫苗的研制极为必要。

改水改厕措施的落实情况在不同的经济发展地区间存在着不平衡，导致伤寒副伤寒发病率在某些地区仍然较高。

（3）缺乏灵敏的早期检测方法：伤寒副伤寒的确诊以从血液、骨髓或粪便标本中分离到伤寒副伤寒沙门菌为依据，其中血培养是标准的检测方法，阳性率可达60%～80%。但该检查方法不仅费时费力，且检出率易受病程、采血量及患者是否服用抗生素等因素的影响。传统的血清学方法——肥达反应的灵敏度和特异性均不高。因此有必要开发灵敏的早期检测技术。

针对上述问题，采取如下应对措施：规范临床治疗，积极发现带菌者，加强卫生干预；在新老疫区有计划的清理查治伤寒带菌者；以医院为依托，建立发热病人的症状监测；在人们的生活环境未达到卫生标准的地区，为高危人群接种疫苗是预防伤寒最有效的手段；加强卫生监督管理，加强水源消毒；加强能力建设，发展快速有效的诊断方法，争取可疑病例的早发现、早报告、早治疗；发展副伤寒疫苗和对伤寒、副伤寒均能提供保护性免疫的多价疫苗。

### （四）肠出血性大肠杆菌（O157：H7）肠炎防控

1. 预防控制策略与措施

（1）“面向全局、立足长远、预防为主、标本兼治、综合防治”的总策略：坚持预防为主的方针，将大肠杆菌 O157：H7 感染防治的重点放在预防上。既要做好疫情监测和防治工作，有计划、有步骤地组织开展和完善大肠杆菌 O157：H7 监测，及时发现情况，掌握动态，落实应急措施，将疫情控制在萌芽状态，更重要的是着眼于长远，切实采取治本措施，要抓紧制定农村改厕规划，强化对人畜粪便的管理，加强食品安全管理，切断肠道传染病的传播途径。要大力加强群众的健康教育，采取多种形式宣传大肠杆菌 O157：H7 的科普知识，使广大群众自觉改变长期以来形成的不良卫生习惯，全面改善生活环境，逐步养成科学、健康、文明的生活方式。

（2）暴发疫情防控措施：对暴发疫情的处理要做到疫情报告迅速、疫点处理及时严实，疫区的处理深入广泛，措施落实到位。

1）要按暴发疫情的报告要求，发现疫情多发、暴发的苗头要迅速进行疫情报告：提高疫情报告的敏感性和及时性。在疫情发生地，各地医疗单位要开设肠道门诊，对可疑病人进行登记和疫情报告，并按要求进行采样，标本及时送检，防止标本污染。发现中、重型和出现溶血性尿毒综合征、血栓性血小板减少性紫癜症状患者，要送定点医疗机构抢救治疗。

2）传染源的管理：患者应立即住院治疗，对住院患者、感染者采取隔离治疗措施，设立专用厕所，并对其排泄物进行消毒。严格患者、感染者的衣服和被单的放置及消毒措施。对感染者进行粪便细菌培养，经过治疗，患者临床症状、体征消失后，两次粪便培养阴性者方可解除隔离。如果条件不允许检测细菌培养，经过治疗，临床症状、体征消失后继续坚持消菌治疗 3 天后，并采取了严格的个人卫生措施，方可解除隔离。要教育患者及感染者保持良好的个人卫生习惯。

3）密切接触者的防护：医护人员及密切接触者、陪护人员要注意个人卫生防护，防止院内医源性传播。对这类人群可以给予口服抗生素或嗜酸乳杆菌消菌预防。

4）加强以切断传播途径为主导的综合性防治措施，开展“三管一灭”的群众性卫生运动：按照疫区处理原则开展饮水卫生管理、饮食卫生管理和粪便管理工作，做好灭蝇灭蛆，减少和防止疫情的进一步扩散和病原传播。加强食品卫生监督监测，取缔无营业执照的食品生产、经营单位，对不符合卫生要求的食品生产、经营单位要停业整顿，对可疑食品可暂时封存，暂停其生产和经营，必要时销毁处理。要在卫生防疫部门的指导下，政府领导，广泛发动社会力量，开展范围广泛的环境综合治理。

5）健康者的保护：开展健康教育，提高群众的防病意识，要利用各种宣传媒体和多种宣传形式，在疫区迅速开展预防肠道传染病防治知识的正面宣传，教育群众加强个人卫生和环境卫生，养成良好的卫生习惯，把住病从口入关。要让群众知道肠道传染病的传染来源和主要传播途径，特别是食品加热烧熟的重要性，不食生冷变质食品，不喝生水，剩饭菜要充分加热，不吃未烧熟或腐败变质的食物。发动基层医务人员上门主动查治腹泻病人，消菌治疗。疫区内的高危人群给予微生态制剂预防服药，增强防病抗病能力。

（3）宿主动物的监测与管理：

1）根据病例发生地饲养家禽家畜情况，选择与群众密切接触的家禽家畜开展粪便病原学监测，了解当地动物的带菌情况，以便有针对性地开展预防与控制工作。

2）促进病菌的排出：包括使用饲料和屠宰前的饥饿方法，以及使用益生菌的方法。

3）消菌治疗：使用抗生素，如多西环素、庆大霉素等；使用的剂量、天数、方式，要在当地兽医部门的指导下合理应用。

4）加强对动物的管理：疫区内在疾病发生期间不进行禽畜交易，不向外出售动物及其肉制品；疫情流行期间出现腹泻等病症的禽畜不屠杀出售其肉制品；因病死亡的动物要消毒处理后掩埋；家庭饲养家禽家畜时，不与动物同住，家禽家畜要圈养，防止动物粪便到处撒布，对外环境造成污染引起病原体的扩散；动物的粪便要及时清运到野外堆放，高温发酵后方可施肥。

5）动物粪便的消毒处理：疫区内动物粪便要及时消毒处理，可以用含氯漂白粉与粪便搅拌消毒半小时，对家禽家畜的圈舍用漂白粉撒布；保持圈舍卫生。

6）加强卫生检疫：发现动物携带病原体要及时消菌处理后方可入境。

2. 面临的挑战与应对

（1）肠出血性大肠杆菌（O157∶H7）肠炎的流行规律尚不清楚：流行的优势菌型变迁或新菌型的出现，其病原学变异规律和机制尚不清楚。以几次代表性的大规模暴发为例，研究表明，自1982年首次报道肠出血性大肠杆菌O157∶H7感染以来（代表菌株EDL933），1996年日本的大暴发（代表菌株Sakai），1999年中国江苏安徽两省毗邻地区的大暴发（代表菌株Xuzhou21），以及2006美国因污染的菠菜引起的大暴发（代表菌株TW14359），这些菌株在志贺毒素型（亚型）别、菌株毒力、引起溶血性尿毒综合征等方面都发生了改变。目前尚不清楚这种变异的机制及规律，以及变异可能对引起暴发的影响。

（2）宿主动物作为传染源的持续存在：大肠杆菌O157∶H7可经粪口途径从牛传播给人，含有病原菌的粪便污染的牛肉、牛奶、蔬菜等均可造成感染，并且报道的多数暴发均与此有关。携带病原菌的家畜家禽可以通过排泄粪便的方式排泄病原菌、污染环境。监测数据表明，在中国牛、羊、猪、鸡等家畜家禽一直维持着一定的带菌率，而且目前尚无特别有效的方法消除宿主动物的带菌问题。

（3）动物携带病原状况监测预警体系尚未建立：许多研究表明，宿主动物带菌阳性率与当地疾病流行强度有关，即有确诊患者的地区宿主动物带菌阳性率及菌株携带毒力基因阳性率最高，其次为仅有零星病例的地区，而无相关病例的地区最低。目前大肠杆菌O157∶H7的监测工作中，均选择了一定数量的宿主动物进行了监测。但目前的监测既不系统也不全面，而且引起大肠杆菌O157∶H7感染暴发的因素很多，家畜家禽等宿主动物带菌到何种程度，携带何种型别的菌株可能出现暴发？目前尚未对此进行全面深入的调查研究，亦未积累全面系统的数据，因此，建立基于宿主动物的预警系统尚需要大量的工作。

（4）出血性肠炎患者的抗生素治疗问题：使用抗生素治疗重症感染性腹泻病是有效的。然而，使用抗生素治疗肠出血性大肠杆菌O157∶H7的感染却存在着严重的问题，抗生素可能会抑制细菌的生长、杀死细菌，但是也可能刺激细菌释放或产生志贺毒素、诱发溶血性尿毒综合征，溶血性尿毒综合征的病死率是比较高的。在低于抗生素抑制浓度时，环丙沙星、co-trimoxazole、cefixime、四环素等可显著增加肠出血性大肠杆菌菌株分泌志贺毒素，因此应该慎用抗生素。黄连素（小檗碱）作为中草药黄连的有效成分，在中国被广泛应用于治疗腹泻病，目前尚未见黄连素对志贺毒素释放是否有影响的报道。

（1）针对上述问题，可采取以下措施应对：

1）制定和完善监测方案，建立动态、网络化的监测体系，加强疫情监测，提高预测预警水平，做好暴发疫情的调查处理及病原学诊断。鉴于 1999 年中国部分地区发生了大肠杆菌 O157：H7 感染性腹泻的暴发，为确保早期发现、及时报告疫情，以迅速有效控制疫情，2000 年卫生部发布了《全国肠出血性大肠杆菌 O157：H7 感染性腹泻监测方案（试行）》。根据疫情形势的变化，2005 年中国疾病预防控制中心制定了《肠出血性大肠杆菌 O157：H7 感染性腹泻监测方案（试行）》。该方案选择了安徽、江苏、河南和山东等重点地区，每省以县为单位，分别选择 2 个监测点，开展了肠出血性大肠杆菌 O157：H7 感染性腹泻综合监测。应进一步加强、调整和完善大肠杆菌 O157：H7 的监测方案，特别是加强宿主动物的监测，掌握其流行规律和发展趋势，了解菌型变迁和流行特点，及据此及时调整预防控制策略。在大肠杆菌 O157：H7 的监测工作中，要以医院为依托，做好腹泻病人的症状监测和病原菌的分离检测工作。各级疾病预防控制机构除与医院一道加强对腹泻病人的检测和被动监测外，尚需要主动加强对宿主动物、食品、环境样品和水源的检测和监测。

2）加强城市和农村饮用水水源和人畜粪便管理：强化食品加工、生产、销售各环节病原菌的检测、监测。宿主动物在中国是主要的传染源，其粪便污染水源、食品可造成大肠杆菌 O157：H7 感染或暴发。家庭卫生和个人卫生状况的好坏将直接决定着病原菌是否能够通过消化道进入机体，引起疾病。因此，需要加强动物粪便管理，提高饮用水和食品卫生，加大健康教育，提高个人卫生水平。

3）加强各部门合作：尤其是临床医疗机构与疾控部门的密切配合。在发生暴发疫情时，疫情发生地可根据疫情趋势和处理工作的需要，成立疫情处理工作领导小组，由当地政府统一领导，协调卫生、财政、宣传、工商、教育、农业、建设、公安以及爱卫会等各有关部门，按照各自的职责与分工，做好各项预防与控制工作。要及时安排疫情处理所必需的防治经费和物资，落实责任制，确保各项预防与控制措施落到实处。卫生行政部门应成立由卫生防疫、卫生监督、医疗机构等有关部门参加的紧急疫情应急处理技术指导小组，研究制定疫情控制方案，落实各项预防与控制措施。

4）大力开展科学研究：建立灵敏、特异的监测技术和方法。加大和推进疫苗的研制。虽然大肠杆菌 O157：H7 的发现至今近 30 年，在诊断、致病机制、治疗等方面取得了长足进步。但目前在大肠杆菌 O157：H7 感染的防治工作中还存在一系列技术问题，比如：快速、经济的早期特异性诊断方法仍需要改进和向基层推广；缺乏消除宿主动物携带病原菌的有效方法；缺乏治疗大肠杆菌 O157：H7 感染及其并发症的有效方法和药物；缺乏有效的菌型变迁的监测预警手段；缺乏大肠杆菌 O157：H7 的有效疫苗。因此需要在全国范围内加大科研协作攻关，力争尽快在关键技术上取得进展，特别是大肠杆菌 O157：H7 菌型的变迁规律研究和暴发预警研究，提高防治工作水平和科技含量，为保障人民健康和生命安全做出新的贡献。

## 五、新发和再发传染病的防控

中国对新发和再发传染病的防控策略和措施，主要是降低或减少新发再发传染病发生的风险；其次，要提高暴发早期发现能力，建立新发再发传染病的监测预警体系；第三，要加强新发再发传染病应对准备，建立完善有效应对机制；最后，要加强部门间、区域间、国家间的交流合作，建立新发突发传染病的联防联控机制；开展新发传染病相关的基础和应用研究。

（一）国外应对新发和再发传染病策略及措施

1. 英国应对策略及措施　英国卫生部针对面临的新发传染病威胁制定了《传染病控制策略》，认为成功应对新发传染病的关键因素是加强疾病监测系统，以及时发现异常的疾病暴发并发展有效的控制方法。具体包括：确保监测系统能够及时发现异常的疾病表现或特别病原体引起的发病情况变化；加强异常症状及疾病表现的临床报告；利用监测信息预测疾病的暴发或流行；加强与实验室合作，促进病原体的检测；加强与国际上相关国家及部门的联系；成立专家咨询委员会，以评估新发传染病的威胁；建立应对新发传染病的快速反应机制，以便迅速采取新的控制措施（如生产药物、疫苗等）。

2. 美国应对策略及措施　制定应对新发传染病威胁的国家战略，1996 年 6 月 12 日正式颁布了题为"应对新发传染病威胁"的国家战略，目的是通过加强国内外的监测和应对网络、加强研究和培训以及国际合作，以应对新发传染病威胁。提出新发传染病综合性防治策略，即加强新发传染病的监测、开展应用性研究、促进预防和控制以及加强基础建设。

关于监测方面，该策略强调促进扩展在美国和国际上的传染病监测能力，包括加强地方和州的传染病监测的公共卫生规划，建立敏感监测网络，在美国建立基于人群为基础的新发传染病流行病学和预防中心。该策略认为应积极开展应用性研究，应当开展行为因素对新发传染病的影响的研究、新发传染病卫生经济学研究、新发传染病预防策略有效性和经济效益评估研究等；对于预防和控制，该策略强调加强信息交流和预防策略的有效实施，如制定新发传染病防治指南，做好应急预防物资的储备及供应等；关于基础设施建设，则强调建立专家队伍，开展各种能力培训，建设实验室网络，装备实验室设备及装备的重要性，认真维持实验室应急能力，使其能够及时、有效、安全地应对新发传染病。

美国在研究制定本国传染病防治对策同时，还研究制定了全球传染病控制策略并提出了六个优先领域，即：提供疾病暴发的国际援助；全球疾病监控措施；对具有全球意义疾病的研究；应用已经证实的公共健康措施；全球疾病控制和公共卫生培训；疾控能力的建立。

3. 泛美卫生组织（PAHO）应对策略及措施　泛美组织于 1995 年 6 月组织专家讨论了针对新发、新出现及再出现传染病的策略，并制定了应对新发传染病的区域行动计划。该计划的目的主要是通过加强区域内传染病监测、加强基础建设、加强基础、应用研究，采取相应预防控制措施有效控制新发传染病的威胁。主要内容有：建立实验室为基础的病原学监测系统，主要开展病原的分离和培养、血清学实验和抗药性监测；利用现有的常规和哨点监测系统开展综合征监测；开展以疾病诊断、流行病学及预防效果、临床研究为主的应用性研究；通过加强信息沟通交流、制定或更新防治指南、推荐控制措施等内容，强化新发传染病的防控措施等。

4. 世界卫生组织等应对措施　1995 年世界卫生协会（WHA）通过的一项决议敦促所有成员国加强对传染病的监测，以促进对再发传染病的检测及对新发传染病的识别。世界卫生组织建立了新发与公共疾病监测控制部门，以加强各国和国际间的对传染病的监测和控制能力。此外，一些国家和国际间组织加强了传染病监测网络的建设和运行，以加强对新发传染病的识别、暴发的早期发现和预警。另外，各国对新发传染病的研究也正广泛的开展，包括在病原体生物特征、致病机制、感染者免疫应答、疫苗研究以及病原学与基础研究数据库等。

### （二）中国应对新发传染病现状

1. *中国针对新发传染病所开展的工作及基础* 为切实做好新发传染病的防控工作，提高新发传染病的防控水平和应对能力，保护公众身体健康和生命安全，促进经济发展，维护社会稳定，根据当前中国防治新发传染病面临的挑战，从贯彻预防为主的卫生工作方针出发，组织制定了《突发急性传染病预防控制战略》，分析了中国新发传染病的形势及影响因素，制定了总体战略目标，并具体分解了工作目标，为中国新发传染病的防控提供了方向及战略要求。

中国已经初步建立了以《疫情报告信息管理系统》为主的传染病疫情报告系统，建立了覆盖全国的网络直报系统，并建立了重点传染病监测系统，为传染病的预防控制提供了基础。对中国的重点新发传染病如艾滋病、结核病、传染性非典型肺炎（SARS）等均制定了预防控制技术指南。

2. *中国应对新发传染病现状及存在的问题* 中国新发传染病的防治工作已经取得很大进展，但依然存在着诸多问题，至今发病率、发病趋势尚未有明显的趋缓迹象，而且防治工作也远未到位，甚至于一些疾病流行的基本情况也未调查清楚。由于新发传染病的种类繁多、流行特点各异、流行模式也不尽相同，其流行或发生具有不确定性，较已知的传染病具有更大的危害性。尤其是2003年发生的SARS危机，对中国的社会政治、经济、生活造成了极大的冲击，也凸显出中国在应对突发性公共卫生事件尤其是新发传染病防治上所存在的法制不健全、理论研究薄弱、技术手段落后、政策不配套、疾病控制体系不完善、监测预警体系薄弱、医疗救治体系不健全、防范意识淡漠、应对决策模式落后、指挥及协调不力、人才缺乏等多方面的问题。

（1）有关新发传染病防治的法律、法规基础薄弱：2003年5月颁布的《突发公共卫生事件应急条例》，对突发公共卫生事件的组织领导、职能责任、策略措施等方面的内容作了详细的规定，为可能引起较大的社会、经济影响，引发突发公共卫生事件，甚至引起危机的传染病或非传染性疾病的预防控制提供了依据，其中也包含了可以引起重大社会影响的新发传染病处理（如SARS、禽流感等疾病）的法规基础，十分有利于中国新发传染病的防治工作。然而对于如何界定新发传染病，如何对新发传染病防控过程中的法律、法规责任进行界定尚无明确规定。大多数新发传染病也没有列入中国法定传染病的范畴，难以引起人们的重视程度，往往导致低估新发传染病的严重性及危害。

（2）缺乏政策支持及应对体系建设：目前中国处理新发传染病尤其是不明原因新发传染病流行的政策管理水平仍处于起步阶段，政府的认知程度、政策支持力度、采取策略及措施都不足以应对新发传染病的冲击，以至于当重大传染病疫情尤其是新发传染病突然袭击时缺乏政府的统一领导和指挥，难以迅速集中全部力量进行及时有效的控制，从而使公众健康与社会安定面临巨大威胁。具体表现在没有机制化、权威性的国家级指挥中心，在处理特大和重大的突发事件时，往往会出现多头领导、各自为政、职责不清、资源分散浪费，不能形成一个高效的运作机制。中国2003年SARS流行的最终控制，在彰显了中国的社会制度、行政管理结构的优越性的同时，也间接反映了中国缺乏应对公共卫生事件的体系及运行机制。各地完全是依靠行政工作的方式来处理，行政领导的认识及管理水平对事件处置有极大的影响。

（3）新发传染病早期发现能力不足：中国目前缺乏能够较灵敏地监测新出现传染病病人的信息收集和报告系统，传染病监测系统仅针对法定传染病开展监测，而对未明确病原的病例却无法及时报告，难以尽早发现可能的新发传染病流行。此外，中国目前缺乏适宜的监测技术及实验室监测网络，因此无法为早期发现、鉴定新发传染病提供支持。

（4）新发传染病诊断技术落后：新发传染病的病原学诊断试剂和方法，基本还处于实验室阶段，没有形成产品和规模，不能进入一线医院使用；追踪传染源和传播途径的病原体分子分型技术未形成体系，没有标准化的统一方法，不同实验室的实验结果没有可比性，分析结果易受主观因素影响。此外，未开展国际已经出现的、可能对中国人民有重大危害的新发传染病的必要研究和技术储备，不能诊断鉴定国外已经报道、国内尚未发现的病原微生物。

（5）应用性及基础研究薄弱：中国已经部分开展了对未知、可能传入的或已经存在的重要新发传染病（病原）的防治的研究，取得了突出成绩，为中国的传染病控制工作起到了良好的技术支持作用。但面对新发传染病的威胁及压力，中国新发传染病的研究还相当薄弱，存在的主要问题是：在国家层面缺乏统一的、战略性的研究规划；多是从单纯学术研究的角度考虑，或者仅是针对单一病种进行的研究，缺乏能够为中国新发传染病的预防控制整体策略及具体应对措施起到支持作用的、系统的基础及应用性研究；投入不足，低水平重复性研究较多，缺乏具有国际影响的创新性研究成果；缺乏宏观指导，研究工作与传染病预防控制的实践相脱节；缺乏合作和有效分工，难以开展、实施大型的研究；缺乏有效的国际合作机制，难以获取新发传染病病原材料及相关信息；新发传染病控制理论、应对机制及防治策略的软科学研究不足等。

### （三）新发传染病防控目标及措施

1. 防控总体目标　以保障居民健康、促进社会和谐发展为宗旨，重视并加强新发传染病的预防控制工作，制定新发传染病预防控制中长期策略，建立健全中国新发传染病应对机制、预案体系，坚持早期预防、及时预警、快速反应、有效控制的原则，不断提高应急处置能力，防止或减少新发传染病的发生及流行，降低新发传染病对公众健康和生命安全的危害。

2. 2020年阶段目标及措施

（1）降低或减少新发传染病发生的风险：①通过全社会共同参与、公众教育等措施，促进社会对新发传染病的认识，减少新发传染病发生的社会、环境因素，降低新发传染病发生机会；②降低从动物感染疾病的机会；③减少因卫生保健服务不足而感染疾病的机会；④减少实验室感染引起的疾病发生机会；⑤加强院内感染及抗生素耐药的防控。

（2）提高新发传染病暴发的早期发现能力，建立新发传染病的监测预警体系：①建立、完善新发传染病监测体系；②建立完善实验室检测网络；③提高新发传染病早期发现、预警能力；④加强风险评估、信息沟通能力。

（3）加强新发传染病应对准备，建立完善新发传染病的有效应对机制：①建立新发传染病的有效应对机制；②促进新发传染病的快速应对能力；③加强新发传染病控制的信息管理；④加强风险沟通能力；⑤加强人才培训；⑥加强新发传染病的物资准备。

（4）加强交流合作，建立新发传染病的联防联控机制：①建立部门间新发传染病防控合作机制；②建立区域间、国家间新发传染病防控合作机制。

（5）搭建研究平台，开展新发传染病相关的基础和应用研究：①建立传染病药物、疫苗研发技术体系和平台；②建立病原微生物分离、培养、鉴定、检测技术体系；③建立传染病防控策略、政策、技术措施和决策研究、开发体系；④开展新发传染病医疗救治技术研究。

## 六、医院感染控制

中国医院感染形势十分严峻，医院感染发病率约在6%左右，但漏报率很高，实际发病率约在11%左右，主要感染部位为下呼吸道、泌尿道及手术切口感染等。目前中国艾滋病病毒（HIV）、乙肝病毒（HBV）、结核感染人数居世界前列，医院传播是重要因素之一。同时，中国多重耐药菌传播流行形势严峻，与艾滋病、耐药结核并列为三大感染顽症。近年来高抗药性的“超级病菌”（MRSA）临床分离率呈显著增高趋势。医院感染导致病情加重，住院期延长、致残乃至死亡，同时造成社会医疗系统的巨额经济负担。中国医院感染的流行趋势表现为：易感人群由特殊人群（患者或免疫力较为低下）向普通人群发展；病原体由常见细菌病原体向重要及新发传染病病原体及多重耐药菌发展；感染从医院向社区扩散。

医院感染的主要防控策略为：制定和完善的感染控制标准、指南；采取科学的预防控制措施，包括消毒、隔离、无菌操作、合理使用抗菌药物等；开展有效监测与评估，如主要多重耐药菌的定植及感染筛查等；广泛地开展健康教育。此外，应加强中国医院感染的法律法规、学科及专业队伍建设。

美国在医院隔离预防指南中提出了“标准预防”，值得中国借鉴。它将所有血液、体液、排泄物、分泌物等均视为具有传染性，进行隔离预防；一是面向所有的病人，不关心其诊断是否有传染性，均实施“标准预防”，这是成功的医院感染控制的主要策略；二是针对有传染性或疑似有传染性的患者或有重要流行病学意义的病原菌，按其传播途径（接触传播、飞沫传播、空气传播）采取相应的预防隔离。

中国于2001年颁布了“医院感染管理规范”和“消毒技术规范”，医疗器材的消毒灭菌处理方法、消毒剂的选择与合理使用是医院感染控制的关键环节之一，其中内镜及牙科器材的消毒灭菌仍是医院感染控制中的重点。

### （一）主要预防控制措施

1. 世界卫生组织的防控策略　WHO制定了明确的医院感染防控策略，其关键点包括：

（1）完善的感染控制标准、指南：包括如何应对各种感染性疾病，医疗机构如何应对新发、突发传染病等。

（2）科学的预防、控制措施：WHO于1986年向全球推荐的5类措施：①消毒、隔离、无菌操作；②合理使用抗菌药物；③有效的医院感染监测与评估；④通过监测进行感染控制的效果评价，广泛开展健康教育；⑤医院感染控制的国际交流与合作。

2. 中国医院感染控制工作回顾　中国医院感染控制工作经过20年的发展，已取得了一定成绩。

（1）建立全国医院感染监测网：中国1986年建立了由26所医院参加的医院感染监测试点，1992年扩大到134家医院的全国监测系统，现挂靠于湖南湘雅医院。目前，北京、江苏、浙江、山东等省市及军队疾控系统也各自建立起了相关监测网络。这些监测网络系统定期或随时报告各种常见病原体以及特殊感染病原体的发病趋势，为国家以及军队特定系统的疾病预防控制打下坚实基础。

（2）颁布一系列医院感染监控制度、指南及规范：从1988年颁布《关于建立健全医院感染管理组织的暂行办法》和《医院分级管理评审标准》，到1994年《医院感染管理规范

（试行）》、2001年《医院感染诊断标准（试行）》，以及2006年《医院感染管理办法》，医院感染控制领域的法规建设不断深入。2009年，卫生部又颁布了《医院感染监测规范》、《医务人员手卫生规范》、《医疗机构隔离预防技术规范》等一系列技术规范。

（3）专职人员队伍不断壮大：从部分调研结果比较来看医院感染专职人员发展趋势，医师系列人员数量逐渐增加，高学历人员比例有明显提升，职称构成也更趋合理，更多临床医学和预防医学专业人员加入医院感染管理控制队伍。

### （二）预防控制效果

1. 医院感染率的变化　中国医院感染率已由1989年的9.36%降至2005年的5%左右。对2001年、2003年与2005年三次全国医院感染横断面调查结果进行比较分析，2001年的医院感染现患率为5.22%，2003年的现患率为4.81%和2005年现患率为4.77%。泌尿道、胃肠道、手术部位、皮肤软组织现患率有所下降，下呼吸道、菌血症有所上升，上呼吸道、腹腔内组织、血管相关感染及其他部位感染无显著差异。抗菌药物使用率由55.46%降低至48.42%，其中一联用药构成比上升，而二联、三联用药构成比有所下降。说明医院感染控制工作取得一定成效。

2. 相关质控指标的变化　从整体看，中国大中型医院中医务人员的手卫生执行率相对较低，手卫生执行率呈现出参差不齐的状况，虽然近年来有上升趋势，但距要求相差甚远。接触患者前后分别为21.4%~59.82%、47.29%~87.50%；诊疗护理两患者之间21.3%~26.00%；无菌操作前后分别为11.55%~66.01%、31.93%~77.82%；接触患者的血液、体液及被其污染的物品后78.3%~100.0%；接触患者黏膜、破损皮肤或伤口前18.93%、后28.30%；接触病房物品后为30%~35%；脱手套后26.19%~59.77%；接触自身后6.33%~37.50%；从污染到清洁区域17.25%~82.33%。

### （三）存在的主要问题

1. 医院感染管理体制不配套　从国际上看，医院感染问题自一开始便是作为重要公共卫生问题来研究解决的。医院感染控制是公共卫生大学科体系的重要组成部分，并发挥着重要作用；美国疾控中心、德国罗伯特科赫研究所、欧洲疾控中心，均建有完善的医院感染控制学科发展平台。

中国医院感染控制专职机构，实际承担了医院内的感染性疾病预防控制工作，但中国疾病预防控制机构内却无相应的对口机构（医院感染控制专职部门），相互脱节。

2. 学科定位不明确　美国（感染控制工作者联合会）、医院感染控制工作咨询委员会、疾控中心等，有很系统的医院感染培训宣传计划，并在医科院校中设有感染控制专业。德国大学医学院可以授予感染控制专业博士学位。日本的感染控制教育是医师、医学生、研修生的必修课程。

在中国，医院感染控制学科最初起步于公共卫生领域，但由于历史原因，在学科体系建设上医院感染控制始终没有明确学科的归属。在医院管理、护理及预防医学领域，均设有医院感染相关学会组织，人力分散，以至学科发展广而不深。由于没有将医院感染控制作为公共卫生问题，大部分医院感染管理控制部门与疾病预防控制学科体系脱钩，很少与疾控部门共享信息。既在医院中难被重视，也得不到疾控部门的强有力支持。

3. 专业队伍建设基础薄弱　中国虽已成立国家及军队医院感染专业继续教育委员会，并举行了多期专业培训班，但在医科院校中尚无医院感染管理专业学科，而且医院感染专职人员在人才梯队建设、教育、培训等方面与国外差距较大。

调查表明，医院感染专职人员学历有提高趋势但总体仍偏低，从业时间较短，护、技系列人员较多，医师系列占比例偏低，预防医学及公共卫生专业人员较少。人员不足与医院感染控制庞杂、繁重的工作内容以及对人员的专业及素质的较高要求形成很大矛盾。

4. *医院感染监督体系有待建立并完善* 医院感染已有法律法规的执行情况堪忧。医院感染仅仅是医院内部质量管理工作，缺乏第三方监督，不利于有效控制医院感染。

分析确定已知危险因素，制定标准与规范以预防控制，是众多医院感染规章制度及管理指南的共同特征，这些规章制度是医院感染控制工作的基础。当前中国已经出台了许多涉及医院感染控制的规范及相关技术标准，而落实及执行情况远不尽如人意。单纯靠医疗机构自身监督，以及上级医疗行政部门的检查，已不能适应现代卫生监督机制的发展；建立健全针对医院感染的第三方执法监督机制，对中国医院感染控制工作具有更为现实的意义。

5. *医院感染控制的支撑体系不健全，科研基础薄弱* 从医院角度看，感染控制属于花钱的非营利部门；对临床科室而言，尽管感染控制非常重要，但由于目前的科室成本核算体制问题，制约了其对医院感染控制工作的经济投入。因此，从根本上讲，尽管医院感染控制工作承担了巨大的公共卫生职责，但与整个疾控领域相比，明显缺少应有的经费支持。

由于没有明确的学科定位，始终得不到国家基金部门在工作任务及科研课题立项方面的支持；同时学科队伍散乱，无法有效组织长期的学科发展规划，科研基础十分薄弱。

由于侵入性操作的增多，免疫抑制剂的使用及抗菌药物不合理使用等，使多重耐药病原体日趋增加，近年来，MRSA（耐甲氧西林金黄色葡萄球菌）、VRE（耐万古霉素肠球菌）、MRAB（多重耐药鲍曼不动杆菌）等多重耐药病原体在社区及医院内流行，其易在患者体表形成定植并在病房环境中长期存活，成为医院感染控制的主要难题。

## 第九节 地方病防控策略

地方病是指具有严格的地方性区域特点的一类疾病，大多发生于广大农村和偏远山区、牧区等，病区呈灶状分布。在中国各地都有不同的地方病发生，严重危害人民的身心健康。由于不同的控制策略，本节只介绍由于地壳表面各种化学元素分布不均匀，造成地球上某一地区的水和土壤中某种化学元素过多或不足或比例失常，再通过食物和饮水作用于人体而引起的疾病。常见的有元素缺乏性地方病如碘缺乏病和元素中毒性地方病如地方性氟中毒、地方性砷中毒、地方性硒中毒、地方性铜中毒等。列为中国国家重点防治的化学元素地方病，有地方性甲状腺肿、地方性氟中毒、地方性克汀病（缺碘所致神经-精神综合征）、克山病和大骨节病5种。

### 一、中国地方病的防治史

远在两千多年以前，《黄帝内经·素问》中就提到了疾病与水土、气候条件的关系。公元3世纪的晋代，嵇康在《养生论》中有“齿居晋而黄”的记载，注意到氟斑牙发生的地理环境。“山海经”一书（公元前7世纪）提出甲状腺肿是水土病，晋代葛洪提出用海藻和昆布治疗本病。血吸虫病在中国流行久远，约有两千多年历史，20 世纪 70 年代在湖南长沙和湖北荆州出土的西汉古尸的肝脏和肠壁均发现了血吸虫卵。中国人间鼠疫，早在隋朝医家巢元方著《诸病源候论》及同时期孙思邈著《千金方》中均提到“恶核”一症，即指腺鼠疫。克山病、大骨节病发现得较晚，仅见于清朝末年东北吉林省地方志的记载，有一百多年的历史。这都说明中国人民对地方病的认识具有悠久的历史。

对地方病科学认识和防治是近代的事情。新中国成立前，虽有少数人对某些地方病做过少量人群调查或个案病例描述，但基本上未开展科学研究；除针对鼠疫采取完全隔离防治措施、针对碘缺乏病在云南局部地区进行食盐加碘外，绝大部分地方病处于无控制状态，很少采取防治措施，使地方病成为危害旧中国人民身体健康最主要的疾病。据记载，我国仅在 20 世纪前半叶就有 6 次鼠疫大流行，波及 20 多个省、自治区，发病 115 万多人，死亡 102 万人。血吸虫病、克山病亦猖獗流行于中国数百个县，使众多村庄毁灭、人亡户绝；大骨节病、碘缺乏病、地氟病造成的危害惨不忍睹，均加重了旧中国人民的苦难。上述地方病，在旧中国没有可靠的统计数据。

新中国建立后，党和政府非常重视地方病防治工作，多次组织医务人员对鼠疫、克山病、大骨节病、血吸虫病进行调查和防治。1956 年毛泽东同志主持制定的《全国农业发展纲要》，即明确提出要积极防治甲状腺肿、大骨节病和克山病。1957 年国务院发出《关于消灭血吸虫病指示》。1960 年中共中央设立地方病防治领导小组，各有关省、市、自治区也相继建立地方病专业防治机构。1986 年撤销领导小组，在卫生部建立地方病防治局。1998 年，全国地方病防治管理工作与寄生虫病一起纳入卫生部疾病控制司地方病与寄生虫病控制处。2004 年，全国地方病防治管理工作又与寄生虫病分开，纳入全国爱卫会农村改水改厕处管理。2006 年，随着卫生部疾控司的编制扩大，名称变更为疾控局，地方病防治处随之成立，在行政上统管全国地方病防治工作。

在近半个世纪防治地方病的斗争中，中国投入了大量的人力、物力，建立了从国家到地方防治地方病的完整组织机构和防治科研队伍，连续设置了国家的科研攻关课题，进行了大规模的防治，取得了较大的成就。①在一些主要地方病病因研究、流行病学调查与监测以及防治方法改进等方面，达到了世界领先水平；②全国各种地方病发病率大幅度下降。目前，克山病已无急型发生；大骨节病在东部地区完全得到控制；碘缺乏病基本达到控制水平；全国已有 243 个县（市、区）阻断了血吸虫病的传播，患者从新中国成立初期 1100 万降至现在 70 万；基本控制了人间鼠疫的流行；其他地方病也通过积极主动地采取防治措施，病情均得到了有效的遏制。

## 二、中国地方病防治策略

50 多年的地方病防治，取得了令国内外瞩目成就，也积累了丰富的防治经验，其中根据地方病流行特征和防治工作的特点，总结出“政府领导，部门配合，群众参与”的有效工作机制，以及“预防为主，因时、因地制宜”的防治策略，这是一笔非常宝贵的财富，对过去、现在和将来的地方病防治工作都有指导意义。另外，从技术角度，要想制定某种地方病防治策略，必须按照预防为主的思想，依据正确的理论和防治经验，针对疾病链的薄弱环节，兼顾科学性与可操作性，事半功倍，因地制宜地实现对目标地方病疾病链的有效阻断，诸如大骨节病防治，需采取换粮、主食大米、搬迁等措施；燃煤污染型地方性氟中毒、地方性砷中毒防治，需改炉改灶，改变主要食物干燥方式等措施；饮水型地方性氟中毒、地方性砷中毒防治，需采取改换低氟、低砷水源或利用理化方法除氟、除砷；碘缺乏病防治，应坚持合理的科学食盐加碘，重点人群和重点地区要重点防治等。地方病防治策略的制定，无论何种地方病，都要重视健康教育，普及地方病的防治知识，引导病区居民主动参与地方病防治工作，配合国家实现地方病早日控制的目标。

由于地方病形成的特点，疾病发生与自然生态环境有关，与环境中的元素分布有关，这就决定了地方病防治工作的长期性、艰巨性和复杂性，因为人们很难消除这类致病因子，一旦放松防治，病情就会回升。何况中国目前地方病病情还是较重，仍然列入中国农村公共卫生问题。目前中国地方病的重点病区在西部。大骨节病重病区主要分布在青藏高原，病情可与中国东北最严重流行年代相比，病村儿童X线检出率高达30%多。克山病在西部局部地区仍有亚急型病例发生。迄今，全国4个未消除碘缺乏病省份有3个在西部地区，新疆仍有儿童克汀病新发。其他地方病的重病区，亦绝大部分集中在中国的西部地区，诸如燃煤污染型地方性氟中毒、饮茶型氟中毒和地方性砷中毒。所以，要把中国地方病防治重点放在西部。另外，无论西部、中部，全国饮水型地氟病防治任务均很繁重，尤其改水降氟工程的后期管理问题凸现出来，真正使这些工程发挥防病作用应提到头等重要的位置，务必引起国家的重视。

综上所述，中国应建立地方病可持续性消除机制，保留地方病防治组织机构，稳定地方病防治科研队伍，保证充裕的地方病防治科研经费，加强国际合作，不断创新推广先进的防治技术，早日控制中国地方病，为民造福。

## 三、地方性氟中毒的预防控制

地方性氟中毒病因清楚，是由于居住环境中高氟而使生活在这里的人们长期摄入过量的氟所致。因此预防和控制本病的根本措施就是控制氟源，减少摄氟量。另外，减少氟的吸收，促进氟的排泄，增强人体的抗病能力等，都可起到预防和控制地方性氟中毒的作用。

### （一）饮水型氟中毒预防

饮水型氟中毒的预防主要有改换水源和饮水除氟两种基本形式。改换水源，主要通过建低氟深水井、引江（河、湖泊、泉）等低氟地面水、蓄水（窖水）等。饮水除氟，主要采用的方法有铝盐混凝沉淀法、活性氧化铝吸附过滤法、羟基磷灰石法过滤法及骨炭过滤法、电渗析法等。2006年，水利部制定了《“十一五”安全饮水规划》并落实了专项经费保障规划的实施，明确要求至“十一五”期末，全国水氟在2.0mg/L以上的地区全部实现降氟改水。在2010~2013年的规划中，要求将水氟超标的地区全部落实改水措施。

### （二）燃煤污染型氟中毒预防

燃煤污染型地方性氟中毒防制总原则，应坚持以改良炉灶为主要措施，降低空气和食物氟污染，开展健康教育干预，减少总摄氟量等综合防治措施。主要的预防措施，包括改良炉灶以降低室内空气污染、降低（防止）食物的氟污染；改善住宅建筑条件，以及改变不良生活习惯等措施达到预防的目的。2005年开始，卫生部利用中央财政补助地方公共卫生专项资金地方病防治项目，有计划地在燃煤污染型氟中毒病区开展改炉改灶工作，历时5年，改良炉灶301.8万户，加上2004年以前完成的223.6万户，累计改良炉灶525.74万户，占全部病区户数的67.37%。2009~2011年，在医药卫生改革重大公共卫生专项的支持下，还将改良炉灶230万户，基本实现全部病区的改炉改灶任务。

#### （三）饮茶型氟中毒预防

饮茶型氟中毒防治的关键是降低砖茶氟的摄入量。2005年，中国颁布实施了《砖茶含氟量》（GB19965-2005）标准，该标准规定砖茶中氟含量的最高允许限值为300mg/kg限值，按照目前中国饮茶型氟中毒病区居民的年均砖茶消耗量和日均茶水摄入量的情况分析，该限值能够保障全国大部分病区不再发生中重度临床氟骨症，但对于西藏、四川等重病区，还不能完全满足避免中重度氟骨症发生的需要，还需要进一步加大健康教育力度，改善病区居民的生活条件和饮食习惯。虽然标准已经出台，但由于生产原料、饮用习惯以及生产成本等各方原因，目前还没有足够的合格低氟砖茶供应市场。

#### （四）面临的挑战

地方性氟中毒病因明确、流行特征清楚、防治措施可靠有效，这些都是防治工作的基本保障。但由于地方性氟中毒在中国分布广泛，而且主要集中在偏远、贫困的农村地区，防治措施落实情况确实不容乐观。在新时期地方性氟中毒防控工作面临着的挑战，主要体现在以下几点：①降氟改水工作部分地区落实不到位；②亟需建立起燃煤污染型地方性氟中毒防治的长效机制；③饮茶型氟中毒防治工作亟待加强。除了以上影响氟中毒防控工作的直接挑战之外，地方性氟中毒的一些科学问题也值得开展深入的研究。首先是地方性氟中毒发病机制问题。中国三种类型地方性氟中毒有各自病因链和发病特点，其发病机制研究的最大难点在于病变的复杂性和众多的影响因素参与疾病的发生。解决该问题必须要以氟的生物学特性为出发点，阐明氟进入体内后的生物学作用过程，结合氟中毒病理损伤的特点分析氟的作用。其次是氟骨症治疗问题一直没有得到有效的解决。近几年的调查结果显示，中国饮水型氟中毒病区中度以上氟骨症检出率可以达到2.8%，而在中国西部省份中度以上饮茶型氟骨症患者达到260万人。这些病人表现为大关节疼痛，肘膝关节僵直、变形及功能障碍，严重影响生产劳动。尤其饮茶型氟中毒病人，患病年龄偏轻，病情对于生产生活的影响更大。目前还没有针对氟骨症的特效治疗方法，部分患者只能服用缓解疼痛的药物进行对症治疗。解决好氟骨症的治疗问题，对于改善病区群众的生活质量，将氟中毒防治由一、二级预防拓展到三级预防具有重要的意义。

### 四、地方性砷中毒的预防控制

#### （一）饮水型地方性砷中毒

饮水型地方性砷中毒最有效的预防措施就是改饮低砷水（简称改水），即寻找新的低砷水源，废弃原来的高砷水源或采用物理—化学的方法降低水砷含量，使其达到国家生活饮用水卫生标准。改换地砷水源的办法包括：①改饮同村居民的低砷井水。流行病学调查已证实，一个多水源病区，往往高砷、低砷水源同时存在，改饮同村低砷水源是最简便、最经济的方法；②打建新的低砷水井。根据已知的水文地质资料，打建新的低砷水井，作为生活饮用水。但无论是采用深层地下水还是浅层地下水，水质都必须符合国家生活饮用水卫生标准，并在使用中定期进行水质监测，严防使用过程中水砷、水氟和其他有害物质含量上升；③引江、河、湖泊、泉水作水源。在有条件的病区可将含砷量低的江、河、湖泊、泉水引入病区，经沉淀、过滤、消毒后作生活饮用水；④窖水。在缺水或无低砷水源的地方，可将雨雪水用一定的建筑物收集贮存，消毒后供饮用；⑤混合水源。在既有高砷水源又有低砷水源的病区，当低砷水源水量不足时也可采用混合稀释的办法，将高砷水的砷含量稀释至国家生活饮用水卫生标准后饮用。饮水除砷是通过物理、化学的方法将水中过量的砷除去，使饮水含砷量达到国家生活饮用水卫生标准。但这一方法需要一定设备和技术条件，在循环使用中较费事，在无低砷水源地区可采用此种方法。现有的净水剂较多，目前认为活性氧化铝除砷效果高于其他净水剂。此外，还可将硫酸铝、碱式氯化铝、三氯化铁等混凝剂，按一定比例投入待降砷的水中，经搅拌形成一定的絮凝物（矾花），随着絮凝物的沉淀，其中集结和吸附了待除去的砷，使水砷含量降低。

截至2008年年底，全国已有523个病区村完成了改水，占中国已查明病区总数的83.3%。

### （二）燃煤污染型地方性砷中毒

燃煤污染性砷中毒的防治措施是以改炉改灶为主的综合防治措施，通过炉灶改良，使得煤烟被有效地排放到室外。同时配合健康教育、改变玉米和辣椒等的干燥和储存方式等，使人们改变不良的生活习惯，进一步降低玉米和辣椒等被煤烟砷污染的程度，达到预防燃煤污染型砷中毒的目的。目前，中国燃煤污染型地方性砷中毒病区已完成了全部改炉改灶38.3万户，受益人口120余万人，病区全部落实了防治措施，新发病人数量得到有效控制。

### （三）面临的挑战

地方性砷中毒是中国最后纳入重点管理的地方病，虽然纳入时间较短，但鉴于其危害的严重性，国家非常重视，其防控工作进展较为迅速。目前，中国80%以上的饮水型砷中毒病区实现了改水；燃煤污染型砷中毒病区已全部完成了改炉改灶，病情扩大的趋势已经得到了根本的改善。但是由于其病情特征和防治工作的复杂性，中国砷中毒防治工作仍面临着许多挑战。

1. 改水进度不平衡　通过全国地方性砷中毒重点监测发现，在饮水型病区，各地改水措施落实进度并不平衡。为加快控制饮水型地砷病的控制，部分省份必须加大改水降砷的力度；针对那些水砷超标但尚未发现砷中毒病人的潜在病区，也应该及时纳入到安全饮用水规划之中，杜绝砷中毒患者的出现。

2. 降砷改水工程管理亟待加强　由于部门合作不密切、工程管理不到位，使改水工程的修建、运转使用和监测工作还不能完全满足防治地砷病的要求，存在着工程报废、新建工程水砷超标现象，影响了降砷改水工程防病效益的发挥。因此，建立“政府领导、部门合作”机制防治地砷病尤为重要。

3. 燃煤污染型砷中毒病区的健康教育工作尚需进一步加强　对于燃煤污染型病区，由于病区居民传统生活方式不易于短期改变，高危人群主动防病意识还需要进一步加强。

### （四）影响砷中毒防控工作的关键问题亟待攻关

1. *中国饮水砷含量限值问题* 目前，中国小型集中供水的水砷浓度限值为 0.05mg/L，而一些发达国家和 WHO 推荐的标准限值是 0.01mg/L，加拿大等国家则提出了 0.025mg/L 的过度标准。是否对中国饮水砷浓度限值进行调整，尚需从安全性和可行性两方面进行充分的研究和论证。

2. *砷中毒发病机制问题* 砷中毒的主要危害除了表现为皮肤色素脱失、色素沉着和掌跖的皮肤角化之外，同时高砷暴露还被证实与皮肤、肺脏、肝脏、膀胱等多种组织和器官的肿瘤发生有着密切的关系。砷中毒的发病机制一直是国际上研究的热点问题之一，目前研究主要集中在砷的体内代谢过程、砷化物对 DNA 损伤修复的影响以及砷对体外培养的组织细胞的毒理学作用等几个方面。由于砷中毒的动物模型一直没有复制成功，所以上述研究工作对于揭示砷中毒发病机制方面还仅仅停留在假设和推论阶段。为此，还应开展科学攻关，重点揭示砷致肿瘤发生的作用及其机制方面，为预防慢性砷中毒的危害进一步提供科学依据。

3. *砷中毒患者治疗问题* 地方性砷中毒在中国虽然流行范围有限，但其病情危害十分严重，患者承受着巨大的生理上和精神上的痛苦。该病防治的最大难点在于没有特效的治疗药物，含有巯基的除砷制剂仅仅应用在急性砷中毒的排砷治疗，而不适用于慢性砷中毒的治疗。解决该问题应该在逐步明确砷中毒发病机制的基础上，针对砷中毒发生的关键环节进行干预，达到症状的缓解和病情的逆转。

## 五、碘缺乏病防治

碘盐使用，中国食盐加碘量为 1/5 万~1/2 万，通常人均碘供给量为 150μg/d（成人碘摄入量的安全范围为 50~500μg/d）；碘油：在地处偏远、供应碘盐不便的病区，可选用碘油；对非缺碘性的碘缺乏病流行区，应进一步查清原因，加以针对性防治。

为了保证质量，需要建立碘盐含碘量的监测系统，保证碘盐中的碘含量从出厂到使用时没有明显的下降。对服用碘盐，特别是注射或口服碘化油时，应有随访，以确定无甲状腺功能亢进或低下。进行定期调查和比较食用碘盐前后人群甲状腺肿发病率动态变化。对重点病人，进行碘代谢和垂体甲状腺系统功能状态的检查。应重视预防副作用的发生，包括碘性甲状腺功能亢进、碘性甲状腺肿和碘性甲状腺功能低下、碘过敏和碘中毒等。

## 参 考 文 献

1. Wang LD，Wang Y，Jin SG，et al Emergence and control of infectious diseases in China，The Lancet，Health System Reform in China，Oct. 2008，34-41.
2. 中华人民共和国. 2007 年卫生统计年鉴. 北京：中国协和医科大学出版社，2007.
3. 中华人民共和国卫生部. 扩大国家免疫规划实施方案，2007.
4. 1986-2012 年中国甲乙丙类传染病疫情动态简介. 疾病监测.
5. 李黎，余文周，税铁军，等. 全国 2003~2006 年麻疹发病年龄特征分析. 中国计划免疫，2007，2：101-105.
6. 中国疾病预防控制中心. 全国疾病监测系统年报，2007.
7. 戴志澄. 中国病毒性肝炎血清流行病学调查 1992 -1995（上下卷）. 北京：科学技术文献出版社，1997.
8. Xiaofeng Liang，Shengli Be，Wenzhong Yang，et al. Epidemiological serosurvey of hepatitis B in China——Declining HBV prevalence due to hepatitis B vaccination，Vaccine Sept. 1 ［EB/OL］. www. elsevier. com/locate/vaccine，2009.

9. 中华人民共和国卫生部，联合国艾滋病规划署，世界卫生组织. 2009 年中国艾滋病疫情估计工作报告，2010.
10. 黎伯东，陈锦妹. 艾滋病哨点监测报告. 应用预防医学，2008，S1 期.
11. 中国疾病预防控制中心公共卫生监测和信息服务中心. 2009 年中国甲乙丙类传染病疫情动态简介. 疾病监测，2009，1~12 期.
12. Chen X，Gong X，Liang G，et al. Epidemiologic trens of sexually transmitted diseases in China. Sex Transm Dis，2000，27：000-000.
13. Gershman KA，Rolfs RT. Diverging gonorrhea and syphilis trends in the 1980s：Are they real? Am J Public Health，1991，81：1263-1267.
14. 中国疾病预防控制中心公共卫生监测和信息服务中心. 2007 年中国甲乙丙类传染病疫情动态简介. 疾病监测，2007，1~12 期.
15. 陈园生，李黎，崔富强，等. 中国丙型肝炎血清流行病学研究. 中华流行病学杂志，2011，9 期 32（9）.
16. 李伯安，程云，侯俊，等. 中国不同人群的抗 TTV 血清流行病学及 TTV 基因不同区段的分子流行病学研究. 中华实验和临床病毒学杂志，2002，1 期.
17. 中华人民共和国卫生部. 1979 全国结核病流行病学抽样调查资料汇编［EB/OL］. http：//book. kongfz. com/16335/106436855/.
18. 全国结核病流行病学抽样调查技术指导组，全国结核病流行病学抽样调查办公室. 2000 年全国结核病流行病学抽样调查报告. 中国防痨杂志，2002，24（2）：73.
19. 中华人民共和国卫生部. 2000 年全国结核病流行病学抽样调查资料汇编. 北京：人民卫生出版社，2003.
20. 徐新顺. 对 1979 年、1990 年和 2000 年肺结核的性别年龄别患病率变化规律的比较分析. 中国现代医学杂志，2006，16 卷 20 期. 3165-3171.
21. 王雪静，游晓青. 我国不同地区结核病疫情不均衡性的分析. 中华流行病学杂志，1994，04 期.
22. 中华人民共和国卫生部，联合国艾滋病规划署，世界卫生组织. 中国艾滋病防治联合评估报告（2007）［EB/OL］. http：//xn--fiqs8smwuemgi7q. xn--fiqz9s/n435777/n443716/6399. html. 2008-1-9/2013-6-3.
23. 魏承毓. 中国感染性腹泻的基本状况与防控对策. 海峡预防医学杂志，2006，12（3）：1-4.
24. 何晓青. 新中国在预防和控制伤寒方面的成就. 中华流行病学杂志，2000，21（1）：61-63.
25. 闫梅英，梁未丽，李伟，等. 1995-2004 年全国伤寒副伤寒的流行分析. 疾病监测，2005，20（8）：401-403.
26. 陶沁，何平，谢阳，等. 贵州省伤寒、副伤寒流行回顾性分析. 中华流行病学杂志，2003，24（8）：746.
27. 王建阳，李瑞兰，张文平，等. 分析细菌性痢疾发病率和菌型变迁，河南预防医学杂志，2000，11（1）：13-14.
28. 贾蕾，曹卫华，贺雄，等. 北京市痢疾发病率影响因素分析. 中国公共卫生，2007，23（8）：1004-1006.
29. 方肇寅，等. 中国轮状病毒腹泻的流行病学和疾病负担估计. 中国计划免疫，2005，11（suppl）：11-14.
30. 卫生部疾病控制局，中国疾病预防控制中心寄生虫病预防控制所. 全国血吸虫病、疟疾、丝虫病和包虫病防治工作年报表，2007.
31. 郭家钢，余晴. 近年来中国血吸虫病的流行态势及趋势. 中国血吸虫病防治杂志，2005. 17：321-323.
32. 卫生部疾病控制局，中国疾病预防控制中心寄生虫病预防控制所，全国血吸虫病、疟疾、丝虫病和包虫病防治工作年报表，2007，1.
33.《中国疟疾的防治与研究》编委会. 中国疟疾的防治与研究，北京：人民卫生出版社，1991：1-30.
34. 周水森，王漪，汤林华. 2006 年全国疟疾形势. 中国寄生虫与寄生虫病杂志，2007，25（6）：441.
35. 仁青彭措，李光清，宗康贵，等. 石渠县包虫病 B 超影像学调查. 寄生虫病与感染性疾病，2005，3（2）：92.
36. 方肇寅等. 中国轮状病毒腹泻的流行病学和疾病负担估计. 中国计划免疫，2005，11（suppl），11-14.
37. 周晓农，孙乐平，姜庆五. 全国血吸虫病流行状况的地理信息系统的空间分析. 中华流行病学杂志，2000，21（4）. 261-263.
38. 王兆俊，吴征鉴，何凯增. 1960 年来我国黑热病防治研究工作的进展. 中国寄生虫学与寄生虫病杂志，1983，3 期.
39. 王兆俊，熊光华，管立人. 新中国黑热病流行病学与防治成就. 中华流行病学杂志，2000，1 期.
40. 陈颖丹，臧炜，张雪强. 2006-2009 年土源性线虫病监测分析. 国际医学寄生虫病杂志，2011，38 卷第 3 期.
41. 全国人体重要寄生虫病现状调查办公室. 全国人体重要寄生虫病现状调查报告. 中国寄生虫学与寄生虫病杂志，

2005, Vol. 23 期增刊：339.

42. 中华人民共和国卫生部. 全国人体重要寄生虫病现状调查报告［EB/OL］. http：//www. chinacdc. cn/jkzt/crb/bcb/jszl_ 2229/201103/t20110314_ 28186. htm. 2011-03-14 /2013-6-3.
43. 王银. 1910-1911 年东北鼠疫及防治研究［硕士学位论文］. 苏州：苏州大学，2005.
44. 李佩珍，卢祖洵. 山西省出生缺陷相关因素的流行病学研究［博士学位论文］. 武汉：华中科技大学同济医学院，2005.
45. 马学博. 东三省第二次肺鼠疫大流行（1920-1921）述论［EB/OL］. 黑龙江史志. 2010：16（总第 233 期）. http：//www. docin. com/p-371710080. html. 2012-03-28/2013-6-3.
46. 郑庆斯，戴政，马烨. 我国碘缺乏病防治现况与对策. 中华流行病学杂志，2002，04 期.
47. 李素梅，董惠洁，谷云有，等. 卫生部-联合国儿童基金会消除碘缺乏病合作项目回顾. 中国地方病防治杂志，2006，03 期.
48. 李全乐. 我国西部重点地区碘缺乏病流行病学调查［硕士研究生论文］［EB/OL］. 哈尔滨：哈尔滨医科大学. http：//new. med. wanfangdata. com. cn/Paper? id=DegreePaper_ Y1752876.
49. 谷云有，郑庆斯，李素梅. 地方性克汀病病因相关因素的研究. 中国地方病防治杂志，2008，02 期.
50. 戴国钧，翟城，孙玉富，等. 中国燃煤污染型地方性氟中毒预防措施效果. 中国地方病学杂志，1998. 01 期.
51. 孙殿军，高彦辉，于光前，等. 饮茶型氟中毒流行特征的研究. 中国地方病学杂志，2008，27 卷 02 期.
52. 孙玉富，于光前. 燃煤污染型地方性氟中毒防治研究进展及防治策略. 中华预防医学杂志，2007，41 卷 03 期.
53. 刘运起. 赵丽军. 孙殿军，等. 1991-2005 年全国地方性氟中毒监测结果分析. 中国地方病学杂志，2006，25 卷 06 期.
54. 金银龙，梁超轲，何公理，等. 中国地方性砷中毒分布调查（总报告）. 卫生研究，2003，06 期.
55. 于光前，陈志，孙殿军，等. 中国地方性砷中毒流行趋势分析. 中国地方病学杂志，2010，第 1 期.
56. 沈雁峰，孙殿军，赵新华，等. 中国饮水型地方性砷中毒病区和高砷区水砷筛查报告. 中国地方病学杂志，2005，02 期.
57. 沈雁峰，孙殿军，韩贺鹏，等. 饮水型地方性砷中毒调查报告. 中国地方病学杂志，2007，26 卷第 6 期.
58. 李群伟. 西部大骨节病病情现状和防治对策. 中国地方病防治杂志，2000，4 期.
59. 洪善扬，于维汉，杜晓阳，等. 西藏地区克山病等三大地方病初步考察报告——发病调查及克山病病区、非病区硒含量对比分析. 西安交通大学学报（医学版），1980，01 期.
60. 中华人民共和国国务院. 全国地方病防治十二五规划发布［EB/OL］. 中央人民政府网. http：//politics. people. com. cn/GB/1026/16961502. html. 2012-01-29/2013-6-3.
61. 于维汉. 中国克山病研究工作的回顾。中华流行病学杂志，1999，第 1 期第 20 卷.
62. 于维汉，王凡. 楚雄克山病综合性科学考察文集. 北京：人民卫生出版社，1988，138-142.
63. 中华人民共和国卫生部. 2007-2010 年度中央补助地方公共卫生专项资金地方病防治项目总结［EB/OL］. www. moh. gov. cn/open/web_ edit_ file/20080214131141. doc，www. hrbmu. edu. cn/crcfedc/08xmzj. doc，www. hrbmu. edu. cn/crcfedc/09xmzj. doc，www. hrbmu. edu. cn/crcfedc/10xmzj. doc. 2013-6-3.
64. 江澄. 全国性病麻风病疫情监测工作会议麻风疫情工作组会议纪要. 中华皮肤科杂志，2000，33（0）.
65. 中华人民共和国卫生部. 2012 年度全国法定传染病疫情概况［EB/OL］. http：//www. moh. gov. cn/wsb/pyqxx/201303/f02d91321f524a66a9df357a53bd0cf0. shtml. 2013-03-15/ 2013-06-06.
66. 中国疾病预防控制中心. 卫生部公布 2007 年全国突发公共卫生事件信息［EB/OL］. http：//www. chinacdc. cn/tjsj/tfggwssj_ 1696/200801/t20080116_ 25311. htm. 2008-01-16/2013-06-06.
67. 余美文，严良斌，沈建平. 中国 2009 年麻风病流行病学特征分析. 中华流行病学杂志，2010，31：1155-1157.
68. 吴晓明，林汉生. 1991~2006 年全国淋病与梅毒的流行特征分析. 现代预防医学，2008，16 期.
69. State Council AIDS Working Committee Office UN theme group on AID Sin China. Ajoint assessment of HIV/AIDS prevention，treatment and care in China（2007）. Beijig：China Ministry of Health，2007.
70. Caanagh D. Coronaviruses in poultry and other birds. Avian Pathol，2005，34：3439-3448.
71. Shaw K. The 2003 SARS out break and its impact on infection control practices. Public Health，2006，120：8-14.
72. Lam WK，Zhong NS，Tan WC. Over view on SARS in Asia and the world. Respirology. 2003，8（suppl）：S2-5.

73. Lim W, Ng KC, Tsang DN. Laboratory containment of SARS virus. Ann Acad Med Singapore, 2006, 35 : 354-60.
74. Lau SK, Woo PC, Li KS, et al. Severe acute respiratory syndrome coronavirus-like virus in Chinese horseshoe bats. Proc Natl Acad Sci USA, 2005, 102 : 14040-45.
75. Hon CC, Lam TY, Shi ZL, et al. Evidence of the recombinant origin of a bat severe acute respiratory syndrome (SARS) -like coronavirus and its implications on the direct ancestor of SARS coronavirus. J Virol, 2008, 82 : 1819-26.
76. Li W, Shi Z, Yu M, et al. Bats are natural reservoirs of SARS-like coronaviruses. Science, 2005, 310 : 676-79.
77. Hampton T. Bats may be SARS reservoir. JAMA, 2005, 294 : 2291.
78. Wang LF, Eaton BT. Bats, civets and the emergence of SARS. Curr Top Microbiol Immunol, 2007, 315 : 325-44.
79. Ho G, Parker J. Avian influenza: risk, preparedness and the roles of public health nurses in Hong Kong. Nurs Inq, 2006, 13 : 2-6.
80. Poland GA, Jacobson RM, Targonski PV. Avian and pandemic influenza: an overview. Vaccine, 2007, 25 : 3057-3061.
81. McFee RB. Global infections - avian influenza and other significant emerging pathogens: an overview. Dis Mon, 2007, 53 : 343-47.
82. WHO. Cumulative number of confirmed human cases of avian influenza A/ (H5N1) reported to WHO. Geneva: World Health Organization, 2008.
83. Yu H, Jing H, Chen Z, et al. Human Streptococcus suis outbreak, Sichuan, China. Emerg Infect Dis, 2006. 12 : 914-920.
84. Normile D. Infectious diseases. WHO probes deadliness of China, spig-borne disease, Science, 2005, 309 : 1308-1309.
85. Gottschalk M, Segura M, Xu J. Streptococcus suis infections in humans: the Chinese experience and the situation in North America. Anim Health Res Rev, 2007, 8 : 29-45.
86. Feng P, Tan MZ, Chen ZH, et al. Clinical features and outcome of infection of type 2 Streptococcus suis in human. Journal of Sichuan University (Medical Science Edition) 2007, 38 : 874-878.
87. Yu H, Jing H, Chen Z, et al. Human Streptococcus suis outbreak, Sichuan, China. Emerg Infect Dis, 2006, 12 : 914-920.
88. Lun ZR, Wang QP, Chen XG, et al. Streptococcus suis: an emerging zoonotic pathogen. Lancet Infect Dis, 2007, 7 : 201.
89. Feng P, Tan MZ, Chen ZH, et al. Clinical features and outcome of infection of type 2 Streptococcus suis in human. Journal of Sichuan University (Medical Science Edition), 2007, 38 : 874-78.
90. Mai NT, Hoa NT, Nga TV, et al. Streptococcus suis meningitis in adults in Vietnam. Clin Infect Dis, 2008, published online Jan 29. DOI : 10. 1086/527385.
91. Osterholm MT. Preparing for the next pandemic. N Engl J Med, 2005, 352 : 1839-42.
92. Matsui S. Protecting human and ecological health under viral threats in Asia. Water Sci Technol, 2005, 51 : 91-97.
93. Cui J, Han N, Streicker D, et al. Evolutionary relationships between bat coronaviruses and their hosts. Emerg Infect Dis, 2007, 13 : 1526-1532.
94. Halpin K, Hyatt AD, Plowright RK, et al. Emerging viruses: coming in on a wrinkled wing and a prayer. Clin Infect Dis, 2007, 44 : 711-717.
95. Ye C, Bai X, Zhang J, et al. Spread of Streptococcus suis sequence type 7, China. Emerg Infect Dis, 2008, 14 : 787-791.
96. Hai W, Zhao Z, Wang J, Hou Z-G. The Short-term impact of SARS on the Chinese economy. Asian Econ Pap, 2004, 3 : 57-61.
97. Wang H, Feng Z, Shu Y, et al. Probable limited person-to-person transmission of highly pathogenic avian influenzA (H5N1) virus in China. Lancet, 2008, 371 : 1427-34.
98. Russell CA, Jones TC, Barr IG, et al. The global circulation of seasonal influenza A (H3N2) viruses. Science, 2008, 320 : 340-46.

# 第三章　母婴疾病和儿童营养不良疾病

## 第一节　产科疾病

妊娠、产时及产后并发症/合并症对妇女的健康有很大影响，这些疾病包括产科出血、流产、妊娠期高血压疾病、羊水栓塞、妊娠合并心脏病、妊娠合并肝病、产褥感染等，是造成孕产妇死亡的主要原因。2007 年中国孕产妇死亡的前 6 位死因构成为：产科出血（36.8%）、羊水栓塞（12.9%）、妊娠期高血压疾病（11.3%）、妊娠合并心脏病（11.0%）、妊娠合并肝病（4.8%）、静脉血栓形成及肺栓塞症（3.1%）。孕产妇因直接产科原因死亡的比例超过 60%，直接产科原因成为影响孕产妇死亡的重点。城市孕产妇前 3 位死因为产科出血、心脏病和羊水栓塞，而农村为产科出血、羊水栓塞和妊娠期高血压疾病。前 3 位死因约占全部死亡的 50%以上。因此，这 4 种产科并发症/合并症应作为目前产科预防和控制的重点病症。图 3-1 为中国 2006 年孕产妇主要死因别死亡率。

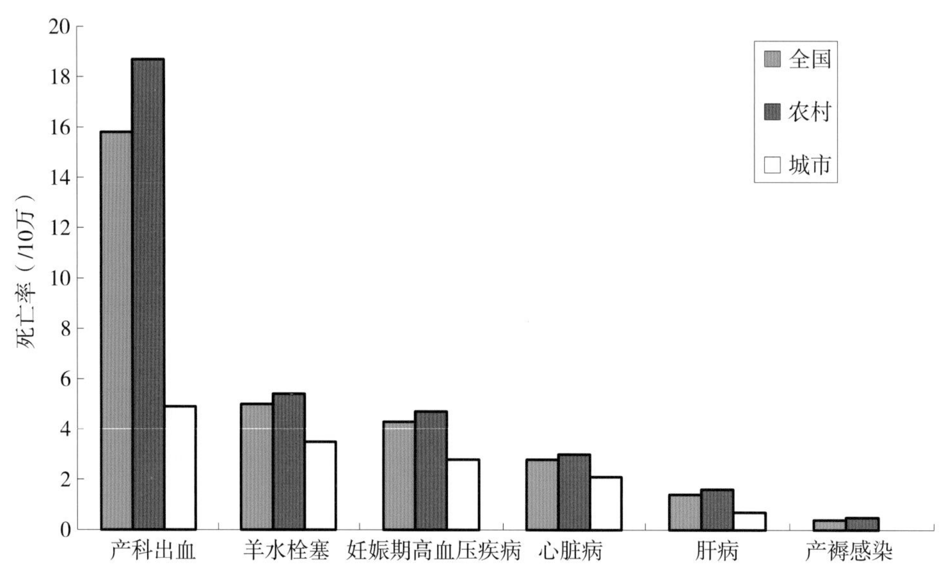


图 3-1　2006 年中国孕产妇主要死因别死亡率

数据来源：全国疾病监测系统死因监测数据集 2006

## 一、产科出血

2007 年全国监测资料显示，产科出血死亡率达 13.5/10 万。广州市白云区妇幼保健院杨林等的一项研究，通过观察统计 1995～2003 年的 12 827 例产妇，得到平均产后出血发生率为 9.46%。

## 二、妊娠期高血压疾病

妊娠期高血压疾病，主要是指以往所称的妊娠高血压综合征（妊高征），是孕产妇患病和死亡的重要原因。妊娠期高血压疾病是妊娠期特有的疾病，在中国发病率为 9.4%～10.4%，国外为 7%～12%。目前，妊娠期高血压疾病仍是孕产妇死亡的第二大原因。妊娠期高血压疾病至今病因不明，目前尚无有效、可靠和经济的预测妊娠高血压疾病的方法。

## 三、其他

羊水栓塞，发病率低、病死率高，发病极为凶险。中国羊水栓塞发病率虽低，约 1/8000～1/80 000，但系产科死亡的主要原因之一。妊娠合并心脏病，是一种严重产科合并症，极大威胁母婴生命安全。深静脉血栓形成，在妊娠期及产褥期发生较少，但其为严重并发症，特别是肺栓塞将直接威胁孕产妇的生命安全。妇产科的肺栓塞主要是肺动脉血栓栓塞，它是指由血栓堵塞肺动脉或其分支引起肺循环障碍的临床和病理生理综合征。国外报道，肺栓塞是孕产妇死亡的主要原因之一。孕产期肺动脉栓塞的发病率为 0.01%～0.04%。若发现不及时或处理不当，则有 20%～30%的患者发生猝死。凡妊娠期出现黄疸或肝功能损害，均可称为妊娠期肝病，按其发病原因，妊娠期肝病分为妊娠期合并肝病和妊娠期特有肝病两种。产褥感染，指分娩及产褥期生殖道受病原体侵袭，引起局部或全身的感染，是最常见的产科并发症。目前病因、诊断、治疗方案明确。随着预防措施的落实，2007 年产褥感染已经不是导致中国孕产妇死亡的前 6 位死因之一。

# 第二节　围生期疾病

围生期是指出生前后的一个阶段，目前国际上一般将自怀孕第 28 周到出生后 1 周这段时期定为围生期，在这阶段中的胎儿和新生儿则称为围产儿。围产儿很容易受到胎内、分娩过程中及出生后各种因素的影响而患病，甚至死亡。因此围产儿死亡率是衡量一个国家和地区妇幼卫生工作质量的重要指标。

按照国际疾病分类法，围产儿的死因可分为：①胎、婴儿的主要疾病；②胎、婴儿的其他疾病；③母亲主要影响胎、婴儿的疾病；④母亲其他影响胎、婴儿的疾病；⑤其他有关情况。其中引起围产儿死亡的主要疾病包括低出生体重、出生窒息、先天性心脏病、肺炎、颅内出血和败血症等。

导致新生儿（出生至 28 天以内）死亡的主要原因是新生儿窒息、早产及分娩时的创伤和感染。全球范围内，每年有 400 万婴儿在出生后 1 个月内死亡，其中 28%死于早产，26%死于严重感染，23%死于出生窒息。根据 WHO 的估计，出生窒息、早产和其他围生期疾病对全球伤残调整寿命年的贡献率为6.3%。中国新生儿出生窒息和产伤、早产或低出生体重、新生儿硬肿症、严重感染及出生缺陷引发的死亡，共同构成了新生儿死亡89%的死因。中国妇幼卫生监测结果显示：2005年新生儿死亡率为19.0‰，前3位的死因分别为早产和低体重、窒息、肺炎，其中出生窒息列第2位。2005年中国5岁以下儿童因窒息死亡的比例占20.5%，是中国5岁以下儿童第2位致死原因。2007年，新生儿出生窒息死亡率为2.85‰，城市为1.81‰、农村为3.26‰，城乡之间存在明显差异。中国婴幼儿主要疾病的死亡率、前6位死因别死亡率分别见图3-2~图3-4及表3-1。

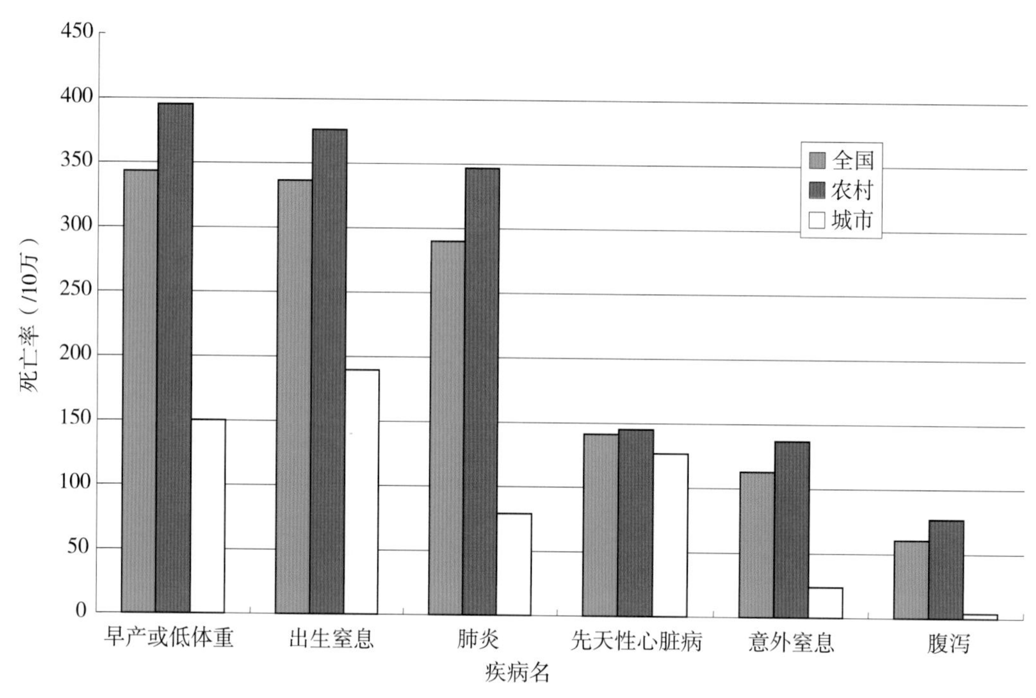


图3-2 2006年全国婴幼儿主要疾病死亡率

数据来源：全国妇幼卫生监测系统，2006

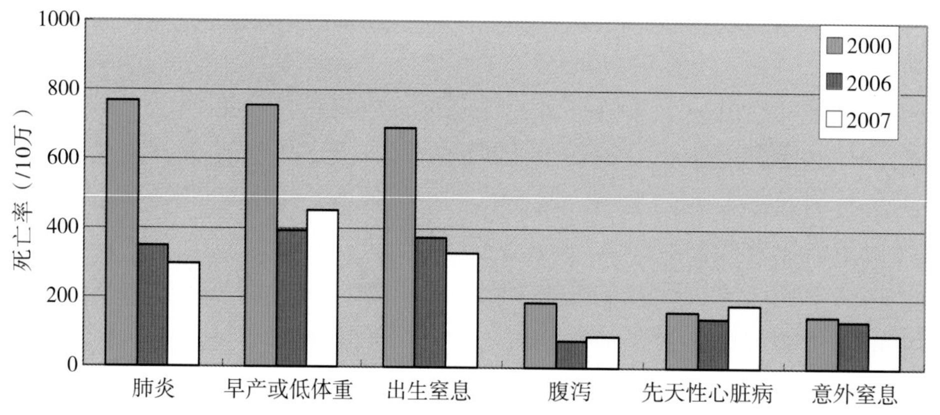


图3-3 2000~2007年中国农村围生期婴儿前6位死因别死亡率

数据来源：全国妇幼卫生监测系统，2000~2007

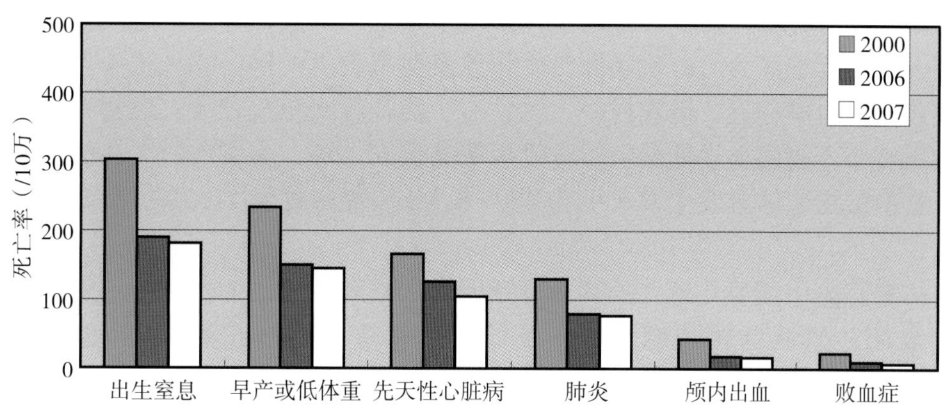


图 3-4 2000~2007 年中国城市围生期婴儿前 6 位死因别死亡率

数据来源：全国妇幼卫生监测系统，2000~2007

**表 3-1 2000~2007 年中国婴儿主要死因别死亡率和构成比**

| 死因 | 2000 年 | | 2006 年 | | 2007 年 | | 增减幅度（%） | |
|---|---|---|---|---|---|---|---|---|
| | 死亡率（/10 万） | 构成比（%） | 死亡率（/10 万） | 构成比（%） | 死亡率（/10 万） | 构成比（%） | 2006~2007 年 | 2000~2007 年 |
| 早产或低体重 | 659. 5 | 20. 5 | 343. 3 | 20. 0 | 362. 9 | 23. 7 | 5. 7 | -45. 0 |
| 肺炎 | 650. 6 | 20. 2 | 290. 1 | 16. 9 | 233. 0 | 15. 2 | -19. 7 | -64. 2 |
| 出生窒息 | 617. 5 | 19. 2 | 336. 7 | 19. 6 | 284. 7 | 18. 6 | -15. 4 | -53. 9 |
| 先天性心脏病 | 160. 2 | 5. 0 | 141. 1 | 8. 2 | 159. 7 | 10. 4 | 13. 2 | -0. 3 |
| 腹泻 | 152. 7 | 4. 7 | 60. 5 | 3. 5 | 68. 1 | 4. 5 | 12. 6 | -55. 4 |
| 意外窒息 | 123. 5 | 3. 8 | 112. 7 | 6. 6 | 76. 1 | 5. 0 | -32. 5 | -38. 4 |

数据来源：全国妇幼卫生监测，2000~2007

## 一、低出生体重

低出生体重发生率是衡量社会发展和妇幼保健状况的重要指标。低出生体重不仅直接影响新生儿和婴儿死亡率和疾病发生率，而且与小儿长期预后（如生长发育、残疾、成人疾病）也密切相关。因此，中国儿童发展规划纲要（2001~2010）提出“2010 年低出生体重儿发生率低于 5%的战略目标”。世界各国低出生体重儿发生率在 2%~33%，估计全球低出生体重儿约 2500 万人，占全部活产儿的 17%，其中 90%在发展中国家。发展中国家平均低出生体重儿发生率为 18%。

低出生体重的主要原因是宫内发育迟缓，低出生体重儿的早期新生儿死亡率显著高于正常体重儿。

对中国 11 个省的 16 个市、28 个县的 22 350 名活产婴儿（男 11584 人、女 10766 人）出生体重测查，结果表明，城市、农村和全国加权低出生体重儿发生率分别为 4. 20%、6. 26%和 5. 87%。低出生体重儿中 61. 2%为足月儿（≥37 周），其中农村为 71. 6%。全国低出生体重儿的早期新生儿死亡率为 151. 5‰，城市为 50. 0‰、农村为 179. 4‰，显著高于正常出生体重儿，农村明显高于城市。低出生体重儿发生率在中国有明显的地区差异，其分布特点为：①农村高于城市，农村为城市低出生体重发生率的1.6倍；②边远地区高于内地，内地高于沿海地区，边远地区为沿海地区低出生体重发生率的1.6倍；③大城市与中小城市平均低出生体重儿的发生率相近，但农村一、二、三、四类县间相差较大，农村一类县低出生体重发生率接近城市，而四类县低出生体重发生率高达12.2%，为城市的2.9倍。抽样调查11省，大多数省的低出生体重发生率水平为4%~6.5%，青海省为11.2%，是该调查低出生体重最高的省。

低出生体重也是中国婴儿死亡的第1位死因，2007年中国5岁以下儿童死亡的第1位死因。中国儿童死亡监测资料表明，早产及低出生体重儿的婴儿死因别死亡率2000年为659.5/‰，2007年为362.9/‰，7年间下降45.0%。

出生体重与新生儿死亡率关系十分密切。出生体重越低，器官发育越不成熟，死亡率越高。<1500g、1500~1999g和2000~2499g新生儿死亡率，在美国和瑞士分别为220‰、60‰和20‰，中国城市分别为227.3‰、145‰和18.4‰，结果与美国和瑞士相近，但农村分别为714.3‰、558.8‰和84.1‰，远远高于中国城市和发达国家，说明农村低出生体重儿的医疗护理技术需要大大提高，并且中国早期新生儿死亡率及低出生体重死亡率的重点在农村，要对广大农村医生和妇幼保健人员普及新生儿尤其是低出生体重儿的抢救技术和防治知识。

### 二、出生窒息

新生儿窒息系指新生儿出生时无呼吸或呼吸抑制。新生儿窒息是新生儿死亡、致残的重要原因之一。新生儿窒息一直被认为是产科因素导致的不良结局，但随着医疗技术水平的提高，针对预防新生儿窒息采取的干预措施围生期监护的实施，新生儿窒息的发生率仍不尽人意。近期的临床研究发现，新生儿窒息与宫内感染及出生缺陷密切相关，出生缺陷是新生儿窒息的病因之一，而宫内感染亦是引起出生缺陷的重要病因。

很多研究结果表明对儿童的短期发育结局、严重的神经系统后遗症和智力障碍研究，目前有研究结果提示新生儿窒息对儿童认知及行为等有长期的负面影响，并且对新生儿窒息长期的影响结局也存在一些争议。Apgar评分、NBNA、脐血pH值和新生儿缺氧缺血性脑病分级。血清NGB水平、CK-BB活性及NBNA评分三者结合作为早期综合评价HIE脑损伤程度及脑损伤恢复的指标有重要的临床意义。儿童早期积极的干预措施能改善有窒息史儿童的发育结局。

## 第三节 儿童营养不良疾病

营养缺乏性疾病主要包括蛋白质—能量营养不良综合征（PEM）、碘缺乏病、缺铁性贫血和维生素A缺乏病等。蛋白质—能量营养不良症是蛋白质和（或）热量的供给不能满足机体维持正常生理功能的需要时发生的疾病。由于这方面的数据较少，本节不作描述。碘缺乏病将在地方病部分进行详细描述。本节重点描述缺铁性贫血、维生素A缺乏病、钙摄入不足。

## 一、缺铁性贫血

据世界卫生组织统计，全球范围内约有 30 亿不同程度的贫血人群，其中缺铁性贫血约占 50%，并且每年有上千万人因为贫血导致的各种疾病而死亡。

2002 年中国居民营养与健康状况调查结果显示，中国居民贫血患病率为 20.1%，男性为 15.8%、女性为 23.3%。2 岁以内婴幼儿和 60 岁以上老年人贫血患病率分别为 31.1% 和 29.1%，15~50 岁育龄妇女贫血患病率为 19.9%，18~60 岁成年男性贫血患病率 10.9%。与 1992 年相比，中国城市居民贫血患病率下降了 19.7%，农村居民变化则不明显。城市男性居民贫血患病率下降较大，由 15.2%降至 12.0%，农村男性由 17.8%升至 18.0%。城市女性贫血患病率由 25.8%降至 20.1%，农村女性由 23.3%升至 24.9%，其中 5 岁以下儿童贫血患病率城市和农村分别为 12.7%和 20.8%。尽管贫血患病率在某些地区、某些人群中有所下降，但是铁缺乏在中国普遍存在。

儿童是主要的贫血高危人群，贫血可影响儿童的认知功能和生长发育，降低人体免疫力和活动力，最终对社会和经济的发展造成巨大影响。根据中国食物营养监测系统 15 年监测结果，1992~2005 年中国城市和农村 5 岁以下儿童贫血患病率在 16%~20%之间徘徊，没有显著改善。

6~12 个月婴儿是贫血患病高发年龄，与未进行母乳喂养和辅食添加不当有密切关系。儿童贫血的高发地区为西部各省，对西部 5 省 40 个县 3747 户 3 岁以下儿童家庭的调查结果显示，3 岁以下儿童贫血患病率高达 32.5%，其中贵州省最高为 43.5%，该调查同样表明6~18 个月婴幼儿为贫血高发人群。

2002 年全国营养调查显示，中国老年人贫血患病率高达 19.6%，其中有将近 1/3 的农村老人患有贫血。

## 二、维生素 A 缺乏病

维生素 A 缺乏（简称 VAD）是人类三大营养性疾病之一，估计全球有 1.24 亿儿童缺乏维生素 A。WHO 认为，VAD 在 60 多个国家中是一个严重的公共卫生问题，估计有 2.5 亿学龄前儿童受到生命和视力障碍的威胁。它是发展中国家儿童发病、失明和死亡的主要原因之一。

2002 年中国居民营养与健康状况调查对视黄醇摄入量的调查结果显示，总体上各年龄组视黄醇的摄入量为城市男性最高，其次是城市女性，其后分别是农村男性和农村女性。随年龄增长，视黄醇的摄入量增加，18~29 岁组最高，60 岁以后摄入量有所下降。

中国居民整体上维生素 A 水平较低，母乳供给婴儿维生素 A 不足，儿童维生素 A 摄入量不足。中国居民食物以植物性食物为主，类胡萝卜素转化为维生素 A 效率低，不能满足人体需要。2~6 岁儿童每日摄入维生素 A 仅能达到 RNI（营养素每日推荐摄入量）的 48%。1998 年全国性儿童维生素 A 缺乏率 11.7%，边缘缺乏率为 39.2%。2002 年全国营养调查数据表明，3~6 岁儿童维生素 A 缺乏率在 10%~12.8%之间，边缘缺乏率达到 44%~51%。中国总体上属于中度亚临床儿童维生素 A 缺乏的国家。中国城乡 3~12 岁儿童维生素 A 缺乏率为 9.3%，边缘缺乏率为 45.1%。其中男童为 9.6%，女童为 9.1%，3~7 岁各年龄组儿童缺乏率均在 10%以上。城市 3~12 岁儿童维生素 A 缺乏率为 3.0%，其中男童为 3.1%、女童为

2.9%，农村平均缺乏率为11.2%，其中男童为11.5%、女童为10.8%，农村远高于城市。

### 三、钙摄入不足

在过去的20年间，中国居民平均每标准人日钙摄入量总体呈下降趋势，尤其是从1982年的694mg下降为1992年的405mg，减少了289mg；城市和农村分别下降了105mg和371mg，农村1992年仅为1982年的50.4%。2002年中国居民营养与健康状况调查显示：中国居民平均每标准人日钙摄入量仅为388mg，远低于推荐的适宜摄入量800mg，达到或超过推荐摄入量的比例仅为2.8%，全国有近80%的居民钙摄入量低于推荐适宜摄入量的60%。城乡居民的膳食钙摄入量差异显著，城市居民为438mg，农村居民平均每人每日369mg，城市男女性居民钙的摄入量分别明显高于农村男女性居民。

膳食中钙缺乏可引起儿童生长迟缓，骨结构异常，骨骼变形发生佝偻病。对于成人尤其是绝经期的妇女，钙缺乏很容易引起骨质疏松症，易发生骨折。全世界的骨质疏松患者已经超过2亿人，每年股骨骨折病例约170万，预计到2050年全球每年将有640万人受到股骨颈骨折之苦，骨质疏松的发病率已跃居常见病、多发病的第7位。钙缺乏还与高血压的发生有关，有研究显示缺钙膳食是比高钠膳食更易引起高血压的膳食。另外，钙缺乏也是妊娠期妇女主要的营养问题，与妊娠期高血压疾病及更年期综合征的发生有关联。此外，充裕的钙可减少肠黏膜增生，从而降低结肠癌的危险性。

2002年中国居民干豆类平均摄入量为4g，豆制品摄入量12g。过去的20年间城乡居民干豆类食物摄入量没有明显变化，和《中国居民膳食指南》推荐的数量仍然差距很大。虽然城乡居民奶类及其制品的摄入量由10g增加到66g，但同《中国居民膳食指南》推荐的摄入量平均每日300g相比仍相差很多，而农村则只增加了4g，增加幅度很小，这也是中国居民钙摄入量普遍低的根本原因之一。

## 第四节　妇幼卫生与母婴保健

世界卫生组织孕产期安全司（Department of Making Pregnancy Safer）于2000年制定了改善母婴健康的6条策略，并于2006年进一步发展了改善母婴健康的策略方法。汇总这两个文件，提出推荐策略如下。

1. 建立一个有利于社会、政治和经济的环境，以支持国家及时采取行动　提供以证据为基础的信息，充分利用互联网等媒介，确保政府及有关部委以及社会采取及时行动，并将母婴健康列入国家经济与社会发展计划，使更多的老百姓及基层医务人员获得关于孕产期安全的信息，从而最终实现政府关于母婴健康方面的国际承诺。提高社区对获得高质量的孕产妇和新生儿保健服务的认识和需求，对影响服务利用的因素包括社会经济状况、疾病特点、社区的认知和服务质量等认识。

2. 制定（或修订）国家政策和标准　对计划生育、人工流产、孕产妇和新生儿保健（包括人流后保健），并制定相应的管理措施，以支持这些政策和标准。

3. 建立健全妇幼保健和基层医疗卫生系统，以确保这些标准得到妥善落实。

4. 促进政府履行国际承诺，加大政府、社会和个人的经费投入，实现基本干预措施的广泛覆盖，促进卫生系统的积极应对，确保每个出生儿能得到熟练医护人员的保健。

5. 加强部门合作与协作　关注妇幼各方面的问题，与其他部门在设计项目和协调行动等方面建立密切合作，如疟疾、肺结核、性病、艾滋病、计划免疫、生殖健康、儿童和青少年健康、营养等领域的共同合作。

6. 加强评估、监测和评价，以便更好地为决策者和规划者提供依据　建立监测系统，加强数据的分析、解释和使用，监测项目或服务的覆盖情况及执行效果。

## 一、妇幼卫生与母婴保健的发展史

1. 新中国成立前中国妇幼卫生状况　新中国建立以前，中国的妇幼卫生工作大部分集中在城市，且主要为城市中的少数人服务，而占人口绝大多数的广大农村和边远地区长期缺医少药，广大农村妇女处于早婚、多产、高死亡率的状况，严重影响着妇女的健康。

为提高当时中国妇幼卫生服务水平，杨崇瑞在1928年开办了第一个产婆培训班。1929年1月，国民政府卫生部和教育部正式批准成立国立第一助产学校并设产院。1947年时，中国公、私立助产学校计86所，学生约1712人，全国持助产士证者5268人。

旧中国的妇幼医疗保健服务机构建设也取得了一定的成绩，1949年中华人民共和国成立的时候，全国有公私立产科医院、儿科医院、妇幼保健院所共126所，床位2825张；助产学校54所；助产士13 900人，接生员32 061人。虽然这些机构和人员数量不多，但在妇产科、儿科疾病诊治方面也做了一定工作，在儿童保健和孕产妇检查等方面，进行了初步的探索。

2. 新中国成立后不同时期妇幼卫生的发展

（1）1949~1957年：是中国妇幼卫生工作发展迅速的时期。1950年卫生部召开的第一次全国妇幼卫生工作座谈会议，确定了当时的基本任务是推广新法接生，团结、改造旧产婆，培训新法接生员，减少产褥热和新生儿破伤风的发病与死亡。许多城市和部分省、自治区的妇幼保健专业机构日趋健全，妇幼保健网在部分地区也基本形成，妇幼卫生工作进展顺利，效果显著。1957年，北京、天津、上海三大城市城区的婴儿死亡率分别降至35.4‰、32.0‰和24.9‰。

（2）1958~1965年：中国妇幼卫生发展出现了一些起伏。1958年中国开始了“大跃进”和人民公社化运动，为了适应农村群众生产和生活的发展需要，妇幼卫生工作采取了积极措施，在农村普遍开办了产院和农忙托儿所。1959年后由于中国发生三年自然灾害，小儿营养不良、妇女闭经、子宫脱垂的发病率有所增加。1960年8月，卫生部发出了《进一步防治子宫脱垂的通知》，并提出了具体的防治方案和措施。以妇产科医师和妇幼卫生工作者为主的医疗队，深入农村，开展了以防治子宫脱垂、闭经和小儿营养不良为中心的普查普治工作。至1961年底，据24个省、自治区、直辖市不完全统计，累计查出子宫脱垂524万人，治愈242万人，治愈率一般为30%~60%。1960~1962年间，国家颁发了《关于女工劳动保护工作的报告》、《关于女学生经期卫生与劳动几项原则规定》等文件，强调了对女性的劳动保护。

1960年，为了贯彻当时党中央提出的“调整、巩固、充实、提高”方针，各级卫生部门对卫生行业进行了调整和精简，造成妇幼保健机构过多的被兼并或撤销等问题，以致出现了旧法接生率回升、新法接生率下降的情况。1964年12月，卫生部发出了《关于加强新法接生工作，消灭新生儿破伤风，降低产妇感染率的通知》，继续普及新法接生。1965年11月，周恩来总理指示计划生育和妇幼卫生工作要面向农村、面向多数，基层卫生人员要会接生，能治妇女病。此后，中国的妇幼保健工作得到了恢复和加强，妇幼保健机构也得以逐渐恢复。中国妇女、儿童的健康状况获得进一步的改善，妇幼卫生工作得到了一定巩固和提高。

（3）1966~1976年：十年动乱期间，妇幼卫生工作遭到严重破坏。原有的卫生管理体制和一些卫生机构受到严重破坏，在广大农村，新法接生率普遍下降；在城市，医疗质量下降，工作混乱。在当时特定的历史条件下，除个别地区的妇幼保健机构克服困难坚持工作外，大部分地区的妇幼卫生事业发展受到了严重的制约。1974年，卫生部发出了《关于认真搞好新法接生的通知》，1975年11月在湖北省应城县召开了全国新法接生现场座谈会，提出了恢复各级妇幼卫生机构，充实加强妇幼卫生队伍；同时提出了普及新法接生的标准和推广新法接生的要求。另一方面，从1971年国务院批转《关于做好计划生育工作的报告》到1976年间，随着计划生育工作的推行，在一定程度上带动了妇幼保健工作的开展。

（4）1977~1989年：中国妇幼卫生工作逐步复苏，坚持以农村为重点，城乡兼顾，以保健为中心，普及与提高相结合，分类要求，贯彻执行预防为主，以基层为重点，防治结合的工作方针，努力降低孕产妇、婴儿的死亡率，逐步建立起适合中国特点的妇幼保健体系。

20世纪80年代中后期，妇幼卫生高级专业人才的培养开始步入正轨，中国的高等医学院校开设妇幼卫生专业本科教育，并在多所重点医学院校建立妇幼卫生系。一些省属医学院创办了妇幼卫生大专班，许多地方加强了中专和在职教育，并利用国际合作项目提供的条件，在全国范围内开展了大规模的岗位培训。

在这一时期妇幼保健服务内容不断扩大，妇幼保健机构建设继续加强，妇幼卫生工作逐步规范，并以孕产期保健为重点，通过各种政策推动孕产期保健服务质量。1980年，卫生部制定了《妇幼卫生工作条例（试行草案）》；1985年，卫生部下达了《全国城乡孕产期保健质量标准和要求》。据不完全统计，1986年全国150多个30万人口以上的城市，普遍开展了孕产妇系统管理，2/3的城市开展了孕产保健，上海、天津、苏州等城市围产儿死亡率已降到12%~15%，孕产妇死亡率下降到20/10万~40/10万，同时农村孕产期保健试点也不断扩大。

在妇科病防治方面，1977年开始开展了第2次子宫脱垂和尿瘘的“两病”普查普治工作，在全国范围内再次免费治疗“两病”。从1978年开始，在城乡逐步建立了妇女病普查制度，列入妇女保健常规工作内容，并提出了在城市以预防宫颈癌为中心、农村以预防子宫脱垂为中心，定期开展妇女病普查普治工作。不少地方通过此项工作的开展，提高了专业队伍的业务水平，健全了妇幼保健组织，普及了妇女病防治知识，一些常见病、多发病得以早发现、早治疗。城市宫颈癌的患病率和死亡率逐步下降。

改革开放和“母婴安全”、“儿童优先”的世界潮流为中国妇幼卫生在自力更生基础上的发展带来了契机，卫生部与世界卫生组织、联合国人口基金、联合国儿童基金会、世界银行等国际组织合作，从开展妇幼保健技术协作和学术交流起步，逐渐扩大与这些国际组织在妇幼卫生领域中的合作范围，对中国妇幼卫生事业的良好发展一定程度起到了帮助作用。中国的妇幼卫生队伍不断加强，业务水平不断提高，妇女儿童健康状况明显改善，妇幼卫生工作取得了显著成绩。

（5）1990~1999年：以1991年中国政府签署世界儿童问题首脑会议通过的《儿童生存、保护和发展世界宣言》及《九十年代行动计划》为契机，推动妇幼卫生工作快速发展。中国政府为积极履行对国际社会的庄严承诺，根据中国的实际情况，制定了《九十年代中国儿童发展规划纲要》和《中国妇女发展纲要（1995~2000）》。对妇女儿童卫生保健的主要目标、提高人口素质、孕产妇安全分娩、降低婴儿和5岁以下儿童死亡率、提高儿童营养水平、加强儿童卫生保健教育、改善生活环境、提高妇女健康水平等工作提出了具体要求。妇幼卫生工作的法制化进程从1994年《中华人民共和国母婴保健法》得到全国人大常委会第十次会议审议通过开始，逐步建立了一套比较完善的妇幼卫生法律、法规体系。

不断加强妇幼卫生信息管理系统的建设，实施年报与监测相结合的方式，除常规年报资料外，对全国5岁以下儿童死亡、孕产妇死亡和出生缺陷实施监测，经过各级妇幼卫生行政部门和监测人员的共同努力，获得了非常宝贵的资料，为中国妇幼卫生决策和深入的科学研究提供了依据。全国妇幼卫生年报信息系统在全国30个省、市、自治区得到了广泛的应用和发展，妇幼卫生监测点分布在116个市（县），覆盖1200万人口。

这一时期的一系列活动使妇女儿童的健康水平得以提高，如1992年启动了全国性的创建爱婴医院的活动，深入贯彻和推行母乳喂养的国际策略；1995年第四次世界妇女大会在北京召开，推动了中国妇幼卫生和生殖健康服务法制化建设；为实现两个纲要的目标，围绕降低孕产妇死亡，改善儿童生存状况，在加强妇幼卫生三级网络建设、妇幼保健机构建设的同时，进行了大量的适宜技术培训，妇幼健康指标得到了明显的改善。中国孕产妇死亡率从1990年的88.9/10万降至1999年的58.7/10万，影响妇女儿童健康的主要疾病也得到进一步控制。

为进一步发展妇幼卫生和生殖健康服务，保持战略的连续性，继1995年《中华人民共和国母婴保健法》颁布后，1996年卫生部发布了《中国妇幼卫生事业发展“九五”规划和2010年目标纲要》，为此后妇幼卫生事业的发展指明了方向，提出今后十五年应坚持以下指导方针：坚持为实现两个《纲要》和“2000年人人享有初级卫生保健”的战略目标服务；坚持为“控制人口数量，提高人口素质”的基本国策服务；坚持贯彻落实《中华人民共和国母婴保健法》，依法管理并提供母婴保健服务；坚持以保健为中心，以保障生殖健康为目的，实行保健与临床相结合、面向群体、面向基层和预防为主的妇幼卫生工作方针；坚持从实际出发、因地制宜、分类指导、实事求是的工作原则；坚持树立大卫生观念，强化政府行为，注重多部门支持与协作，充分利用一切妇幼卫生资源，动员社会各方面积极支持和参与，促进妇幼卫生事业的发展；坚持妇幼卫生事业与社会经济及整个卫生事业的协调发展。

（6）2000~2009年：在中国经济不断发展的今天，中国妇幼卫生也在逐步调整自己的工作内容和方向，以顺应社会和时代的发展及人民群众的需求。在采取各种措施，继续提高住院分娩率，在减少农村孕产妇和婴儿死亡的同时，在城市及经济发达地区，力求建立多层次的妇幼卫生服务体系，提供各种更加人性化的服务，以满足不同人群的要求。同时，通过大量的科学研究，细化各种规范、制度，使妇幼卫生工作向科学化、法制化的方向更加深入。

中国政府签署的联合国成员国共同承诺的《千年发展目标》，对中国政府制定中国社会发展规划、相关政策法规和妇女健康指标等起到了积极的促进作用，妇幼卫生和生殖健康服务在新千年得到了进一步的发展。主要表现在妇幼卫生相关管理、技术法规的不断完善，注重推进先进的医疗技术在广大妇女儿童中的应用。2001年《母婴保健法实施办法》出台，同时，国务院颁布了《中国儿童发展纲要》（2001~2010年）、《中国妇女发展纲要》（2001~2010年），并先后制定了《产前诊断管理办法》、《新生儿疾病筛查管理办法》、《中国提高出生人口素质，减少出生缺陷和残疾行动计划》、《卫生部办公厅关于在全国艾滋病综合防治示范区开展预防艾滋病母婴传播工作的通知》、《卫生部关于认真做好“降消”项目工作的通知》、《卫生部关于加强预防艾滋病母婴传播工作的指导意见》、《孕前保健服务工作规范（试行）》等文件，为进一步加强妇幼卫生工作，规范妇幼保健和生殖健康服务提供了有力的政策支撑。

为促进基本公共卫生服务均等化，国家加大了改革和投入力度，将实施基本公共卫生服务项目和重大公共卫生专项作为促进基本公共卫生服务均等化的两项重要任务。为孕产妇提供至少5次孕期保健服务和2次产后访视的孕产期保健内容及儿童3岁前8次体检的儿童保健内容被纳入了基本公共卫生服务中。而主要针对严重影响妇女健康和生命的宫颈癌、乳腺癌开展的农村妇女“两癌”检查项目、对全国准备怀孕的农村妇女免费增补叶酸的农村妇女孕前、孕早期补服叶酸项目以及为全国农村孕妇提供住院分娩补助的农村孕产妇住院分娩补助项目均被列入重大公共卫生专项，这些对妇幼卫生事业的进一步发展和让广大弱势妇女儿童享有基本保健服务起到了巨大的、历史性的促进作用，进一步促进了公共卫生服务的公平性和可及性。

## 二、妇幼卫生体系建设

### （一）妇幼卫生体系的形成与作用

为了更好地为妇女、儿童健康服务，自20世纪50年代起，中国的妇幼卫生体系从无到有，逐步发展，目前已经建成了一个以妇幼保健专业机构为核心，以城乡基层医疗卫生机构为基础；以大中型综合医疗机构和相关科研教学机构为技术支持的遍布城乡、相对完整的三级医疗保健服务网络，形成了一个分层负责、各有侧重、根在基层的有机服务整体，是中国开展基础性、普惠性妇幼保健公共服务最为重要的组织形式。特别是农村县、乡、村三级卫生服务网络的建立，在提高妇女儿童享有妇幼卫生基础服务的可及性和公平性方面发挥了不可替代的作用。

1. 城市妇幼保健网　城市妇幼保健网始建于1953年前后的北京、上海、天津等大城市和中央卫生实验院的工作地段。当时天津市的产科三级保健网，第一级为市总医院、市妇幼保健院等5家市级医疗保健机构，接受二、三级转诊来的异常孕产妇，每月召集例会，对下级人员进行培训，共同研究技术性问题，提出改进办法，在提高下级业务技术方面起到了重要作用；第二级为区妇幼保健站和区级医院，接受三级转诊，到三级单位检查工作，进行巡回门诊和示范操作，直接对三级进行全面的业务指导；第三级为地段预防保健站，负责本地段的妇幼保健工作，如全面了解孕产妇基本情况，进行产前检查、接生、产后访视、预防接种等工作。

以后随着妇幼保健工作的逐步开展，特别是孕产妇保健和儿童保健工作开展，城市三级妇幼保健网逐步健全完善，各级的功能职责也各有侧重。

2. 农村妇幼保健网　农村妇幼保健网是以县妇幼保健院（所）为龙头，以乡镇卫生院为枢纽，以村卫生室为基础的三级医疗预防保健网络，成为提供妇幼卫生服务技术支持的重要力量和外围网络。

县级妇幼保健专业机构，新中国成立后从无到有，从少到多，发展最快，它承担着占总人口80%以上的农村人口众多妇女和儿童保健的重任。县级妇幼保健机构是全县妇幼保健工作指导中心，也是县-乡-村三级妇幼保健网的领导力量，是在基层开展各项妇幼保健工作

（包括各种项目工作）的中枢环节。它的主要任务是负责指导全县妇幼保健业务工作，培训基层妇幼卫生人员，开展力所能及的科研工作。

乡镇卫生院是三级妇幼保健网的重要一环，负有承上启下的重要使命。它的主要任务是负责辖区内孕产期保健管理工作，负责高危孕产妇的筛查、专册登记及管理工作，负责检查依法许可的村级接生员的接生质量，定期召开村、社区卫生服务站妇幼保健工作例会和专业培训，指导下级孕产期保健工作。

村医是群众性妇幼保健工作的主力军。他们生活在群众中，直接为群众服务。他们的主要任务是定期向乡（镇）卫生院、社区卫生服务中心报告本辖区孕产妇情况，动员早孕妇女去医疗保健机构进行孕期初查，建立孕产期保健卡（册）。协助上级医疗保健机构进行高危孕产妇的管理；负责辖区内孕产期健康教育和产后访视，督促孕产妇按要求进行孕期系统检查及产后42天健康检查；按时参加上级妇幼保健工作例会，汇报孕产妇管理工作情况，学习业务知识，提高专业技术水平。

3. 城乡基层妇幼保健网的发展　随着妇幼保健工作的不断深入，逐步形成了较为完善的城乡三级妇幼保健网络。城市基层妇幼保健服务网络包括区级妇幼保健机构、社区卫生服务中心和社区卫生服务站；农村基层妇幼保健服务网络包括县级妇幼保健机构、乡镇卫生院和村卫生室。医药卫生体制改革以来，中国不断加强对基层医疗卫生机构的建设，使得城乡基层妇幼保健网络得到进一步发展。

三级妇幼保健网络内部职责明确，分工合作，相互促进，共同发展。社区卫生服务中心（站）和乡卫生院（村卫生室）提供基本妇幼卫生服务，如：国家11类基本公共卫生服务项目中“城乡居民健康档案管理”、“预防接种”、“健康教育”、“0~6岁儿童健康管理”、“孕产妇健康管理”、“老年健康管理”等妇幼保健服务内容。县区级妇幼保健机构作为辖区妇幼保健业务的管理者，对社区卫生服务中心（站）和乡卫生院（村卫生室）开展业务指导，并提供人员培训和技术支持，接受基层医疗卫生机构疑难病例的转诊，例如：0~6岁儿童健康管理中高危儿、体弱儿的健康管理，孕产妇健康管理中高危孕产妇的管理等。同时，对基层卫生机构开展的妇幼保健服务进行检查、考核与评价。

### （二）妇幼卫生机构的发展和完善

健全的组织机构，是开展工作的组织保证。新中国成立后，为了贯彻党和国家保护妇女、儿童健康的政策，逐步设立了妇幼卫生行政组织和妇幼保健专业机构。到现在，这些机构星罗棋布在祖国大地的城乡。

1. 行政组织机构的发展与变迁　1949年11月中国卫生部成立，当时卫生部设有4个局，妇幼卫生局为其中之一。下设妇女保健处和儿童保健处，主要职责为制定全国妇幼卫生计划及工作标准，视察、监督管理全国妇幼卫生工作的技术和设施，开展妇幼卫生的研究工作等。1953~1967年，妇幼卫生局改名为妇幼卫生司，下设妇女卫生科（处）和儿童卫生科（处）等。1968~1973年，中央对卫生部实行军管，各专业司、局合并成一个业务组，人员下放，工作基本停滞。直至1972年，才在中国医学科学院内成立卫生组，其中设有专干管理妇幼卫生业务。1974年，随着卫生部各业务组的建立，也成立了妇幼卫生组。1975~1982年改名为妇幼卫生局，下设妇女保健处、儿童保健处和计划生育技术指导处。1983~1997年由妇幼卫生局改名为妇幼卫生司，下设妇女卫生处、儿童卫生处、计划生育技术指导处、国际合作项目办公室等。1998~2003年改名为基层卫生与妇幼保健司，下设妇女卫生处、儿童卫生处、农村卫生处和社区卫生处。2004 年至今，改名为妇幼保健与社区卫生司，下设妇女卫生处、儿童卫生处、社区卫生处、健康教育处等。

2004 年，卫人发〔2004〕89 号文件中指出了妇幼保健与社区卫生司主要职能为：①研究拟定妇幼保健与生殖健康、社区卫生、健康教育和健康促进及卫生科普等相关法律、法规和政策；②制定并实施有关妇幼保健与生殖健康、提高出生人口素质、社区卫生、健康教育改革和发展目标、规划；③依法对母婴保健工作进行管理、指导和监督；④制定妇幼保健、社区卫生、健康教育机构建设规范、人员培训规划、专项技术标准等；⑤负责妇幼保健、社区卫生、健康教育信息管理；⑥会同有关部门制定并发布计划生育技术规范；⑦会同有关部门制定并发布计划生育技术规范；⑧综合协调全国健康促进与健康教育工作，研究拟定全国控制吸烟有关政策、法规和规划。

各省、自治区、直辖市的卫生厅（局）内均设立了妇幼卫生行政管理部门（妇幼卫生社区卫生处、基层卫生与妇幼卫生处、妇幼卫生与精神卫生处等），妇幼卫生处的发展经历大体上与妇幼卫生局（司）相同。各地（市、州、盟）的卫生局内设妇幼卫生科，县（区、旗）卫生局也有负责妇幼卫生工作的人员。到目前为止，妇幼卫生各级行政机构在全国范围内已经比较健全。

2. *妇幼保健机构的发展与变迁*

（1）中央级妇幼保健专业机构：1950 年，卫生部创建了中央妇幼保健实验院，附设妇幼卫生人员训练所、实验托儿所、资料收集统计室。内设有妇幼保健科和儿童保健科。通过开展人员培训和各项试点示范、科研等工作，中央妇幼保健实验院推动了全国各地妇幼保健工作。1953 年，由于机构调整，中央妇幼保健实验院解散。中央妇幼保健院解散之后，1958~1982 期间，儿科研究所在全国儿童保健工作方面担当了重要角色。

中国疾病预防控制中心妇幼保健中心于 2003 年正式成立，是中国疾病预防控制中心领导下的国家级妇幼保健专业机构，全国性妇幼保健业务技术指导中心。妇幼保健中心的宗旨是：为卫生行政部门制定妇幼保健相关法律、法规、政策和技术规范提供科学依据和建议，指导全国妇幼保健技术服务的开展，以妇幼保健技术研究和政策研究为手段，以全面提高妇女儿童的健康水平为目的，在卫生部妇幼保健与社区卫生司的业务领导下，开展与妇幼保健有关的工作。

（2）地方各级妇幼保健专业机构：1949 年，全国仅有 9 所妇幼保健所，且都设在城市地区。新中国成立后中国大力发展县级妇幼保健机构。最初阶段由县卫生院保健科配备妇幼保健业务人员，这些业务人员一方面承担卫生院内部分妇幼卫生工作，另一方面则深入农村，推动妇幼卫生工作的全面开展。至 1952 年，县卫生院陆续分出妇幼保健机构，妇幼保健机构成为独立的机构。

1955 年，卫生部颁发了《妇幼保健所组织试行简则》和《妇幼保健站组织试行简则》，之后部分被合并到县医院、防疫站的妇幼保健组织又独立出来，从而推动了妇幼保健机构的建设，妇幼保健机构的名称也得以统一和规范。但此后由于 1959 年起的三年自然灾害以及 1961 年贯彻党和政府提出的“调整、巩固、充实、提高”的方针，撤销或者合并了部分条件比较差的妇幼保健所、站。1963 年初，国民经济有所好转，为继续加强妇幼保健和开展计划生育工作，县级妇幼保健站、所有所恢复和发展。1966 年全国发动“文化大革命”，妇幼保健站、所经历了第三次撤并。

20 世纪 70 年代初，中国各级卫生行政组织逐渐恢复，计划生育工作也开始开展，1971

年国务院批转了卫生部、商业部、燃料化学工业部《关于做好计划生育工作的报告》，推广江苏省如东县开展计划生育、妇女病查治和集体儿童保健等工作的经验；1975 年在湖北省应城县召开的新法接生现场会等，都促进了妇幼保健站、所的恢复和发展。

20 世纪 80 年代后全国妇幼保健机构发展迅速，卫生部、劳动人事部于 1986 年制定了《各级妇幼保健机构编制标准（试行）》并下发，之后妇幼保健专业机构和床位有了长足发展。

全国妇幼保健专业机构、床位变迁情况详见表 3-2。

表 3-2　全国妇幼保健专业机构、床位变迁情况

| 年份 | 妇幼保健院 | | 妇幼保健所、站 | |
|---|---|---|---|---|
| | 机构数（个） | 床位（张） | 机构数（个） | 床位（张） |
| 1949 | 80 | 1762 | 9 | – |
| 1957 | 96 | 6794 | 4599 | – |
| 1965 | 115 | 9233 | 2795 | – |
| 1975 | 103 | 8307 | 2025 | 1406 |
| 1985 | 272 | 24443 | 2724 | 10110 |
| 1989 | 316 | 31087 | 2796 | 13914 |
| 1990 | 328 | 32304 | 2820 | 14263 |
| 1995 | 347 | 29703 | 2832 | 21618 |
| 2000 | 565 | 39930 | 2598 | 31223 |
| 2001 | 584 | 41431 | 2548 | 32560 |
| 2006 | 1605 | – | 1393 | – |
| 2007 | 1650 | – | 1401 | – |
| 2008 | 1783 | – | 1228 | – |

数据来源：作者根据历年卫生统计年鉴制表

## 三、妇幼卫生保健服务逐步完善

### （一）孕产期保健服务

1. 普及新法接生，提倡住院分娩　1957 年，据全国 21 个省、自治区、直辖市的统计，新法接生率达到 61.1%，一些重点城市新法达到 98%以上。在国民经济三年困难时期和十年动乱时期，妇幼保健机构几次撤并，新法接生也随之出现几次大反复。

从 20 世纪 80 年代开始，在改革开放的新形势下，妇幼卫生工作开创了新局面，全国新法接生率普遍提高。到 2008 年，中国新法接生率达到 98.7%。全国住院分娩率也逐步提高，从 1984 年的 41.1%上升到 2008 年的 94.5%，其中农村地区住院分娩率从 32.8%提高到 92.3%。但是部分农村边远地区住院分娩率仍然很低，2008 年贵州和西藏的住院分娩率分别

只有66.8%和42.9%；而一些贫困和边远地区农村住院分娩率仅10%~20%。

2. 孕产期系统保健　1992年中国孕产妇产前检查率和产后访视率均为69.7%，到2007年产前检查率已达到90.9%，产后访视率达到86.7%。1996年，中国孕产妇系统管理率只有65.5%，到2008年已达到78.1%。

### （二）儿童保健服务

1. 新生儿保健　新生儿期是人类生命最脆弱的时期，其发病率和死亡率远高于生命的任何阶段，2007年全国妇幼卫生监测数据显示，中国新生儿死亡占5岁以下儿童死亡的63.9%。新生儿保健的目的就是要保障新生儿身心健康发育，预防疾病，降低死亡率。

（1）新生儿破伤风的预防：1949年，北京城区婴儿死亡率高达117.6‰，新生儿破伤风高达7.2‰；上海嵩山区婴儿死亡率高达151.9‰，其中最主要的死因就是破伤风，在一些偏远地区这种情况更加严重。新中国成立后，中国推行新法接生，特别是20世纪90年代以来，积极提倡住院分娩，改善医疗保健机构产儿科服务条件和设施，有效地降低了破伤风的发病率。2000~2001年，中央财政投入1亿元，地方配套1亿元，在西部12个省、自治区、直辖市387个贫困县开展了降低“孕产妇死亡率和消除新生儿破伤风”项目，使新生儿破伤风发病率明显下降，2008年降至0.27‰。

（2）新生儿访视：中国的新生儿访视从20世纪70年代开始，发展迅速并逐步完善，各地纷纷出台了《产后新生儿访视管理办法》，规定在产妇出院后第3天、第14天、第28天进行3次访视。产后访视执行多年来，在提高母乳喂养率、促进产妇康复、婴儿健康成长和社区卫生事业发展等方面取得了显著成绩，新生儿访视率从1993年的74.8%逐步升高，从1999年至今，波动于85%水平，2006年为84.7%，其中城市为86.8%，农村83.2%。

（3）新生儿疾病筛查：中国自1981年在北京、上海等城市开展新生儿苯丙酮尿症（PKU）和先天性甲状腺功能减低症（CH）筛查工作以来，目前包括PKU、CH和新生儿听力障碍的新生儿疾病筛查已经遍及全国31个省、直辖市和自治区，年筛查新生儿已达560万人次，上海、北京、浙江等地的新生儿疾病筛查率已达95%以上，但各地区发展极为不平衡；从总体来看，中国新生儿疾病筛查率仍较低，按2007年新生儿的出生人数估算，平均筛查率仅为39.6%，扩大筛查的覆盖率是防治PKU、CH的重点。

听力筛查近年来已经引起中国政府的高度关注，2003年中国召开了全国第一届新生儿听力筛查学术会议，新生儿听力筛查工作在中国有条件的省、市、自治区和县、地区得到较为广泛的开展。2004年，卫生部妇社司将“新生儿听力筛查技术规范”纳入《新生儿疾病筛查技术规范》，出版了《新生儿听力筛查培训教材》。北京、上海、天津、山东、江苏和浙江等地开始运用耳声发射技术或自动听性脑干反应技术对新生儿进行听力筛查。取得了满意的成果。

（4）高危新生儿管理：随着新生儿重症监护室的建立，高危儿的存活率明显提高，与此同时不良后果的发生也越来越多，尤以各种不同程度的神经系统发育障碍多见，如脑瘫、癫痫、智力低下、听力、视力障碍等。中国制定了相关的高危新生儿随访制度，建立高危儿健康档案进行专案管理。在高危新生儿监测、早期干预、转运方面进行了积极的研究，如开展了新生儿神经行为筛查，各地在新生儿早期干预领域也做出了一些积极的尝试，包括新生儿抚触、婴儿神经发育疗法（主要是Bobath疗法、运动功能训练等）、物理治疗（中低频脉冲电刺激疗法）、推拿、针灸、高压氧治疗，结合家庭训练和早期教育。新生儿、儿童保健、儿童康复科各专业共同配合，加强高危新生儿管理。

2. *儿童保健系统管理*　1961 年卫生部在哈尔滨召开全国第一次儿童保健学术会议，拟定了关于“目前开展城乡儿童保健的建议”。随后，北京、上海、天津、福州等地逐步开展了此项工作，1962 年，江西省儿童医院在南昌县小兰公社开展了农村儿童保健的试点研究，1978 年，农村儿童保健研究被列为国家重点科研规划，由中国医学科学院儿科研究所牵头，组织全国 19 个省市、自治区参加，共同探讨农村保健的组织形式、内容和方法，推动了全国各地农村儿童系统保健的开展。1986 年，卫生部颁发了《城乡儿童保健工作要求》，各地结合本地实际，开展了儿童保健系统管理工作。经过几十年的努力，中国 7 岁以下儿童保健系统管理率从 1996 年的 63%逐步升高到 2006 年的 75%，城市达 83%，农村 69%。3 岁以下儿童系统管理率从 1992 年的 43%逐步上升，2008 年达到 75%。

3. *儿童生长发育监测*　儿童的营养状况是衡量一个国家社会经济发展与进步程度的重要指标，而生长发育又是评价儿童健康和营养状况的重要指标，也是反映国家儿童总福利水平的综合指标。在国外许多国家，尤其是欧美发达国家，生长曲线图的应用十分广泛。中国在儿童生长发育监测及推广生长曲线应用上也做出了大量工作，以推动儿童的生长评价和生长监测工作的开展。

从 20 世纪 70 年代开始，中国开始了生长发育监测的科学研究。从 1975 年起，每 10 年开展一次覆盖全国 9 市城郊 7 岁以内儿童的体格发育调查，主要目的是获得中国儿童体格生长数据，并绘制 0~6 岁儿童身长（身高）、体重、头围、身高别体重等相关指标的百分位生长曲线，为儿科临床、保健及科研等工作提供中国儿童的生长参照标准。

中国预防医学科学院儿童营养监测项目组自 1990 年开始进行儿童营养监测工作，从食物营养监测体系的试点开始到 1998 年正式建立全国食物营养监测体系，都以儿童体格发育作为主要内容，并辅以喂养、辅食添加、疾病状况、父母教育程度、照料等方面情况的问卷调查；监测不仅为了反映营养不良的比例，而且是为了寻求营养不良发生的相关因素以及采取针对性的措施，以改善儿童的营养为最终目的。

4. *母乳喂养*　20 世纪 70 年代起，母乳喂养率下降的国际化现象波及中国。1998 年在中国 40 个“国家食物与营养监测点”的调查显示，婴儿 4 个月内纯母乳喂养率在城市、一般农村和贫困农村分别为 53.7%、76.6%和 64.6%。2000 年，中国 4 个月以内婴儿纯母乳喂养率城市为 48.7%、农村为 60.4%，与 1998 年监测结果相比较有下降的趋势。2004 年卫生部对八省（自治区）婴幼儿营养健康状况的调查，中国婴儿 4 个月内的母乳喂养率为 72%，其中城市为 67%，农村为 80%，比 20 世纪 90 年代末有了提高；但 6 个月内的母乳喂养率为 64%，城市为 60.8%，农村为 70.1%，仍然偏低。以上数据表明，纯母乳喂养率大城市低于小城市，城市低于农村，而且近年来又出现有逐步下降的趋势。

世界卫生组织和联合国儿童基金会将母乳喂养作为儿童生存、保护与发展的重要措施之一，并且提出了促进母乳喂养成功的十大措施。从 1990 年开始，中国将每年的 5 月 20 日作为全国母乳喂养宣传日，8 月的第一周为母乳喂养周，广泛开展宣传、咨询活动，以强化人们母乳喂养意识，对保障母婴健康起到了良好的促进作用。中国积极响应世界卫生组织和联合国儿童基金会倡议的创建“爱婴医院”工作，于 1992 年开始在全国范围内开展了以创建“爱婴医院”为起点的大规模爱婴行动，为实行“促进母乳喂养十项措施”、“创建爱婴医院十条标准”，组织专家编写培训教材，制作分发录像资料，在全国开展爱婴医院的评估活动，得到了全国各级医疗机构、妇幼保健机构和社区的积极响应。

目前，中国的母乳喂养爱婴行动已由医院向社区发展，由卫生行为向政府行为转变，由城市向农村扩展，受到全社会的关注。由政府主导、医院具体执行国际代乳品销售守则，实施《母乳代用品销售管理办法》，爱婴医院实施《爱婴医院管理监督指南》广泛开展宣传咨询活动，有效地强化了民众的母乳喂养意识。共创建“爱婴医院”7329 所，爱婴卫生院 6452 所，数量约占全球爱婴医院的 50%，为保护、支持和促进母乳喂养发挥了重要作用。从 1997 年开始实施爱婴社区国际合作项目以来，爱婴行动从医院走向社区、进入家庭，全国有 8 个省、16 个市（区）、64 个爱婴社区国际合作项目试点街道，总户数为 104.8 万，共有人口 341.1 万，建立了以社区妇幼卫生人员为主体、街道和居委会为依托的爱婴社区服务机制。

2007 年卫生部印发了《婴幼儿喂养策略》，进一步优化母乳喂养政策环境，保护、促进和支持母乳喂养，落实婴幼儿营养改善措施；在上述种种政策及各界努力下，中国母乳喂养率已由 90 年代初的 10%~20%，上升至 2005 年 0~6 个月婴儿母乳喂养率达 88.7%，为全球的爱婴行动做出了积极贡献。

## （三）妇女保健

1. *婚前保健*　20 世纪 50 年代，针对新中国成立前遗留的一些严重危害人民健康的传染病、性病，《中华人民共和国婚姻法》规定，患有性病、严重肺结核、麻风病未治愈者禁止结婚。为贯彻《婚姻法》的规定，曾在一些医疗条件好的地区试行婚前健康检查。1963 年有关部门建议，除有病需做婚检者外，一般不必做婚前健康检查。80 年代以来，为贯彻落实中国人口政策中的“提高人口素质”，实现优生优育，部分城市设立了婚前保健门诊，开展婚前咨询和婚前健康检查工作。1984 年，卫生部下发了《婚前保健门诊工作常规》，对婚前保健的内容、婚前检查后的处理、异常情况分类标准等提出了具体要求。此时的婚前健康检查工作与 50 年代比，扩展了内容，工作意义也有所不同。1986 年，中国已有 23 个省、自治区、直辖市的部分地区开展了婚前保健工作。1995 年 6 月 1 日起实施的《中华人民共和国母婴保健法》明确将婚前保健列入法律条款。1996 年卫生部妇幼司开展了全国婚前保健服务基本情况调查结果显示：1996 年全国已有 8680 个从事婚前保健服务的机构，覆盖面遍及全国。1997 年卫生部颁发了《婚前保健工作规范》，对婚前保健服务内容和工作程序、婚前保健服务机构和人员管理等做了详细的规定。2001 年，《中华人民共和国母婴保健法实施办法》颁布，对婚前保健工作做出了具体的规定。2001 年开展的全国婚前保健工作调查结果显示，全国从事婚前保健的服务机构共 5524 个，全国婚检率呈逐年上升的趋势。但在，2003 年 10 月 1 日起实施的《婚姻登记条例》中取消了要求婚检的有关条款，自此婚检在法律规定中从“必须”走向自愿，各地参加婚前保健的人数骤减。面对这种形势，2004 年 7 月卫生部发出通知，倡导各级医疗保健机构免费开展婚前保健咨询和指导，充分发挥医疗保健机构在提高出生人口素质方面的作用。

1992 年全国婚检率已达到 70.8%，到 2004 年婚检率跌至谷底，骤降至 2.7%。在积极倡导下，自 2005~2008 年婚检率有逐年增加的趋势，到 2008 年达到 11.8%。

2. *妇女常见病检查*　新中国成立以来，伴随着妇女保健、医疗条件和生活水平的不断提高，许多严重危害妇女身心健康的疾病得到了防治。

新中国成立之时，中国妇女常见病以性病、子宫脱垂和尿瘘、月经病、滴虫性阴道炎、宫颈癌为高发疾病，因此国家将性病、子宫脱垂和尿瘘、月经病、滴虫性阴道炎作为妇女病防治的重点。通过封闭妓院、禁止嫖娼、清查暗娼，将妓女改造为其他行业劳动者、成立性病防治机构，培训专业防治队伍，积极开展性病普查普治、宣传和普及性病防治知识等措施，1959年中国基本消灭性病。但从80年代初改革开放以来，中国对外交流增加，人们生活方式不断改变，生殖道感染/性传播疾病的发生率逐年增加，以90年代增幅最快，宫颈癌的发病率下降缓慢，甚至又出现小幅度上升趋势，而与经济发展及生活水平高度相关的乳腺癌的发病率也以每年3%（世界2%）的速度增长。因此目前中国妇女常见病防治重点已转变为生殖道感染/性传播疾病、宫颈癌和乳腺癌。

## 四、孕产期相关疾病的监测与控制

绝大多数的孕产妇死亡是由妊娠合并症和并发症所引起，其中因孕前即患有或妊娠后加重的疾病引起的孕产妇死亡占全球孕产妇死亡总数的20%。目前，产科出血、羊水栓塞、妊娠心脏病和妊娠期高血压疾病仍是导致中国孕产妇死亡的主要原因。这些原因的出现与产科服务质量如孕产期保健管理及服务能力、危重孕产妇转、会诊网络的建立与通畅、产科危重孕产妇的救治水平等因素有着密切的关系。因此，为加强孕产期保健服务以及高危孕产妇的筛查、转诊和抢救能力，降低孕产妇及婴儿死亡率，中国政府采取了一系列有针对性的措施。如中国从20世纪80年代起将高危妊娠管理和孕产妇死亡评审纳入到孕产期系统保健的常规工作，以便对妊娠期因某种因素可能威胁孕妇、胎儿与新生儿的健康甚至生命或导致难产者进行及时有效的筛查，并为降低孕产妇死亡提供有力的证据。与此同时中国政府加强了与联合国人口基金、联合国儿童基金会、世界卫生组织、世界银行以及发达国家的合作，将项目作为推动妇幼卫生工作的强大动力，并且从2000年起，卫生部、国务院妇女儿童工作委员会和财政部共同组织实施了“降低孕产妇死亡率，消除新生儿破伤风”项目（简称“降消项目”）。在这些项目实施过程中，加强了乡镇卫生院产科建设，提高了乡镇卫生院产科服务水平，建设和完善了县级孕产妇急救中心，使高危孕产妇能得到及时有效的抢救和治疗；通过对人员培训以及通过逐级督导和驻县专家蹲点督导，提高了基层妇幼卫生人员的管理和业务水平。

由于采取了上述有力措施，从而使孕产期并发症/合并症得到了有效的监测和控制。1989~2008年，产科出血死亡率一直呈下降趋势，2008年与1989年相比，全国的产科出血死亡率从1989年的33.4/10万，下降到2008年的11.7/10万，下降了65.0%。特别是农村产科出血死亡率下降明显，从1996年的48.8/10万，下降到2008年的13.3/10万，下降了72.4%。全国妊娠期高血压疾病死亡率从2000年的7.6/10万，下降到2008年的3.0/10万，下降了60.5%。农村地区下降更加明显，由2000年的10.9/10万，降低到2008年的2.5/10万，降低了77.1%。

### （一）妇女常见病普查普治工作体系形成

新中国成立前，妇女由于社会地位低下和长期受封建意识的影响，一些常见的妇科病被称为“暗疾”，得不到应有的重视和积极的防治，严重地影响了妇女的健康。新中国成立后，伴随着妇女保健、医疗条件和生活水平的不断提高，中国多次集中地、大规模地对严重危害妇女身心健康的疾病组织了普查普治。经过几十年来的历史经验，证实妇女常见病普查普治对防治危害妇女健康有着很好的效果。并且中国在实践中逐步形成了符合中国国情的妇女常见病普查普治工作体系。

在20世纪50年代的滴虫性阴道炎防治工作中，中国总结出了开展普查普治的主要措施，即在女工为主的工厂中，集中人力、物力在一定时间和范围内集中进行检查和治疗；对新进厂的女工必须进行妇科检查，以便对滴虫性阴道炎及早发现和治疗，防止传播；把每年一次的定期检查列为常规。在宫颈癌防治的工作中，逐步总结出在妇女常见病普查普治中建立专门的防治协作机构和网络，城市以综合医院（包括肿瘤防治院）农村以县医院（包括妇幼保健院、站）为中心，统筹安排、分期分片地逐步普查；普查前做好计划，准备好表格、卡片、宣传资料、器械工具。事先做好组织动员工作，争取有关部门的配合；普查间隔时间以2~3年为宜的经验。

在几十年的工作经验基础上，从20世纪70年代起，中国逐步建立起了在城市以防子宫颈癌为重点，农村以防子宫脱垂为重点，利用妇幼系统的服务网络，集中一定的人力物力，在一定时间和范围内对某种危害妇女身心健康严重的常见病开展普查普治，将妇女常见病普查列入妇女保健常规工作内容中的妇女常见病普查普治工作体系。

### （二）妇女常见肿瘤防治成绩显著

由于妇女病普查普治的开展，整体卫生状况的改善和个体行为的改变，使早期宫颈癌发现率增高，晚期宫颈癌比例下降，宫颈癌的患病率及死亡率在逐年下降，与世界其他国家比较，由70年代的高水平下降到中等水平。如1959年北京市宫颈癌患病率为646/10万，1972~1976年下降至90.46/10万。1974~1984年10年间对236万妇女进行了两年一轮的定期普查防治表明：1974年宫颈癌患病率为109/10万，1984年降至7.95/10万。上海市宫颈癌发病率从1972~1974年的26.7/10万下降到1993~1994年的2.5/10万，下降了90.7%。江西靖安县1974~1983年10年间宫颈癌患病率由1284.21/10万下降为519.49/10万，下降59.55%；死亡率由39.75/10万下降为9.99/10万，下降了74.88%；晚期宫颈癌明显减少。近年来中国宫颈癌的患病率处于持续徘徊不降的状态，并略有升高，1998~2008年，宫颈癌患病率由9.7/10万升至14.9/10万。

### （三）女性生殖道感染/性传播疾病防治工作进展

建国初期，中国性病/生殖道感染的流行十分严重，梅毒患病率在一些大城市为4.5%~10.0%，农村为0.9%~3.8%，部分地区高达21.0%~48.0%。中国政府十分重视性传播疾病/生殖道感染的防治，采取了封闭妓院、禁止嫖娼、清查暗娼，将妓女改造为其他行业劳动者，成立性病防治机构，培训专业防治队伍，积极开展性病普查普治，宣传和普及性病防治知识等措施，到60年代梅毒被基本消灭。20世纪50年代由于工厂公共浴池传播，导致城市女工中滴虫性阴道炎发病率高达23.1%~28%，卫生部于1956年发出《关于女工滴虫性阴道炎防治办法的意见》，通过改造集体浴室、宣传教育、在女工中积极开展滴虫性阴道炎的普查普治工作，取得了立竿见影的效果。随着时代的发展，社会、经济、文化等因素变化的影响以及全球性病/艾滋病的流行，使中国生殖道感染/性传播疾病的发生率在得到良好控制之后，从80年代开始逐渐上升；发病地区不断扩大，性传播疾病/艾滋病已从高危人群向一般人群波及。1998年全国调查性传播疾病/生殖道感染患病率为42.9%。2006年中国疾病预防控制信息系统报告梅毒病例174 506例，报告发病率为13.35/10万，各期各类梅毒的报告病例数均较前有所增长，以潜伏梅毒和先天梅毒增长幅度最大，先天梅毒报告发生率为35.29/

10 万，较 2005 年增加了 47.5%。2007 年中国艾滋病防治联合评估报告显示，新发感染者中女性比例逐渐上升，母婴传播途径感染的比例已从 1998 年的 0.1%上升到 2007 年的 1.6%。由母婴传播造成的儿童艾滋病病毒感染人数逐渐增加。

中国预防艾滋病母婴传播工作自 2002 年开始，目前覆盖了全国 28 省（自治区）和新疆生产建设兵团的 130 个地（市、州）及 333 个县（市、区），约 196 万孕产妇人群。截至 2007 年 12 月底，在中央财政经费支持开展工作的 271 个县（市）中，共有约 441 万名孕产妇接受了孕产期保健服务，其中 82.7%的孕产妇接受了艾滋病咨询服务，79.1%接受了 HIV 抗体检测服务。为绝大多数 HIV 感染孕产妇及所生儿童提供了抗病毒药物应用、喂养指导及人工喂养支持、随访等服务，约 74.0%的艾滋病病毒感染孕产妇应用了抗艾滋病病毒药物，83.7%所生婴儿应用了抗病毒药物，88.1%的婴儿采取了人工喂养。在这些地区，艾滋病母婴传播率较未采取任何干预措施时下降了约 70%，那些采取了综合干预服务的感染孕产妇及所生儿童中，艾滋病母婴传播率下降更为明显，约 4.4%。

## 五、儿童常见病防治

### （一）儿童常见疾病得到有效控制

1. 呼吸系统疾病　急性呼吸系统疾病是儿童时期的常见病，其中肺炎是发展中国家 5 岁以下儿童死亡的第一位原因。据世界卫生组织统计，中国每年约有 30 万 5 岁以下儿童死于肺炎，占西太平洋地区 5 岁以下儿童肺炎死亡数的 2/3。世界卫生组织自 80 年代以来组织包括中国在内的多国合作研究，制定了“急性呼吸道感染标准病例管理”方案（简称 ARI 标准病例管理）。它不同于传统的 ARI 诊断和处理方法，而是依据发展中国家的卫生资源、卫生服务水平制定的适合基层卫生保健人员的适宜技术。中国自 1987 年起在全国 400 多个社会经济、卫生状况不同的县开展了试点工作，证明 ARI 标准病例管理方案具有投入少、效果明显、经济可行的特点，不仅降低了儿童肺炎的死亡率，也降低了整体儿童的死亡率。例如宁夏回族自治区的一项研究表明，实行 ARI 标准病例管理方法 1 年后，5 岁以下儿童肺炎死亡率由 1994 年的 14.55‰降至 1998 年的 12.53‰，下降了 13.90%；在婴儿死亡中，婴儿肺炎死亡构成由 48.1%降至 22.7%，表明 ARI 标准病例管理对降低 5 岁以下儿童死亡率起到了作用。

2. 腹泻　20 世纪 60 年代中国儿童中流行中毒型痢疾和致病性大肠埃希菌炎，前者病死率高达 20%~30%，后者病死率 18%左右。根据 1986 年全国 7 省妇幼卫生示范县的监测数据，农村儿童感染性腹泻病死率为 0.19%，年死亡率为 0.51‰；据此推算，中国 5 岁以下儿童每年有 4 万~8 万人死于腹泻。中国政府非常重视腹泻病的防治研究，早在 1984 年中国卫生部即响应并参与了 WHO1978 年 5 月制定的全球《腹泻病控制规划》，并及时制定了中国《1985~1990 年腹泻病控制规划》。80 年代中期中国还得到 WHO 和 UNICEF 的支持，在全国范围开展了腹泻病流行病学、病原学、预防及治疗等课题研究，取得了一系列具有代表性的科研成果。例如，1985 年起在中国七省一市开展的小儿腹泻病防治研究中，通过确定危险因素、制定综合预防措施等进行干预，结果使小儿腹泻年发病率在 2 年内下降了 51.74%，年死亡率下降了 66%。目前卫生部正在应用简化的适宜于贫困县的小儿腹泻预防方法，目标为 5 年使贫困县小儿腹泻病发病率下降 30%，死亡率下降 50%。UNICEF 和 WHO 在 2009 年发表的一份新的腹泻病专题报告中指出，20 世纪 70 年代和 80 年代期间发起的防治儿童腹泻运动，通过扩大使用口服补液盐防治脱水和教育护理人员，取得了成功，但是目前儿童腹泻仍然是威胁儿童生存的主要问题之一。为此，报告中确定了防治腹泻病的七点计划，并号召国际社会引起重视。这七点计划是：补液治疗，以防脱水；补锌治疗；接种轮状病毒疫苗和麻疹疫苗；鼓励早期纯母乳喂养和补充维生素 A；促进用肥皂洗手；改善供水数量和质量，包括改进家庭用水的处理和安全储存；促进社区环境卫生。

3. 维生素 D 缺乏性佝偻病　维生素 D 缺乏性佝偻病是中国儿科重点防治的四病之一。1977~1983 年间，全国 26 省、市、自治区按照全国统一的流行病学调查方案进行调查，普查婴幼儿 184 901 人，患佝偻病 75 259 人，平均患病率为 40.7%。1987 年在 6 省区妇幼卫生示范县的 16 个乡 218 个村进行了婴幼儿佝偻病患病现况调查，共调查 0~3 岁儿童 13 977 人，春季患病率为 45.1%，秋季患病率为 31.5%，其中 0~1 岁内婴儿发病率最高。在卫生部的领导下，全国佝偻病防治科研协作组于 1986 年制定了中国“婴幼儿佝偻病防治方案”，规范了中国佝偻病防治工作。经过多年努力，中国儿童佝偻病的发病率已明显降低。1991 年全国 9 省、自治区调查，3 岁以下儿童平均佝偻病患病率为 27.2%，有明显下降；其中黑龙江省哈尔滨市 3 岁以下儿童佝偻病发病率由 1977 年的 60.8%下降至 1991 年的 11.0%，说明中国对佝偻病防治重视的效果。但由于缺乏正确、合理的营养学知识，以及生活方式不健康，佝偻病仍为儿童期间的多见病，尤以北方较为多见。近年来对维生素 D、佝偻病基础与临床研究有了一些新的观点、新的认识。《中华儿科杂志》编辑委员会联合中华医学会儿科学分会儿童保健学组、全国佝偻病防治科研协作组于 2007 年 9 月召开了“维生素 D 缺乏性佝偻病防治建议专家讨论会”，确定了《维生素 D 缺乏性佝偻病防治建议》，对佝偻病的诊断标准、预防治疗方案等进行了统一。

4. 缺铁性贫血　缺铁性贫血（IDA）是中国政府重点防治的儿童四大疾病之首。中国儿童 IDA 的患病情况，6~24 月龄儿童为高发群体，患病率为 10%~40%，局部呈现逐步下降的趋势，但总体上没有显著改善。北京市 10 年间儿童贫血患病率由 7.23%下降至 2.67%，其中农村高于城市，3 岁以下儿童较高。2006 年卫生部报道儿童贫血发生率为 10.6%~38.3%。1992~2005 年间中国城市、农村 5 岁以下儿童贫血率在 16%~20%之间徘徊，6~12 月龄是患病高峰。北京市 10 年间儿童贫血患病率由 7.23%下降至 2.67%，其中农村高于城市，3 岁以下儿童较高。为指导中国 IDA 的防治工作，1982 年中华医学会儿科学分会血液学组、《中华儿科杂志》编委会曾组织制定了“小儿缺铁性贫血诊断标准和防治建议”，并于 1988 年在“河南洛阳全国小儿血液病学术会议”上进行了修订，对指导中国儿童 IDA 的防治发挥了积极作用。但由于目前中国各地区城市、农村社会经济发展差异较大，儿童 IDA 的现状、防治重点和需求也不相同，因此，《中华儿科杂志》编辑委员会、中华医学会儿科学分会血液学组、儿童保健学组于 2008 年再次进行了修订，提出了“儿童缺铁和缺铁性贫血防治建议”，进一步规范了儿童缺铁性贫血的预防、诊断和治疗方法。

5. 新生儿出生窒息　新生儿出生窒息是导致全世界新生儿死亡、脑瘫和智力低下的主要原因之一。每年 400 万新生儿死亡中约有 100 万死于新生儿窒息，还有 100 万以上的新生儿窒息后引起脑瘫、智力障碍及其他残疾。中国 2006 年妇幼卫生监测资料显示，5 岁以下儿童前三位死亡原因为早产或低出生体重儿、出生窒息和肺炎，新生儿窒息为第 2 死因，在城市感染性疾病得以控制后出生窒息已成为第一位死因。为进一步降低中国新生儿窒息的病死率和伤残率，确保每个分娩现场至少有一名受过新生儿窒息复苏培训并掌握复苏技术的医护人员，卫生部妇幼保健与社区卫生司于 2004 年 4 月建立了“新生儿窒息复苏培训项目”。该项目将美国儿科学会的新生儿复苏指南引入中国，在20个以“降消”项目省为主的中、西部省份开展培训，要求产科、新生儿科医生及助产士等将规范的复苏技术熟练地应用于复苏现场。目前培训已覆盖全国31个省（自治区、直辖市），累计培训医务人员超过68 000人次。2008年20个项目省的抽样调查结果显示，开展培训的医疗机构新生儿窒息发生率从2003年的3.83%下降到2006年的2.76%，新生儿窒息死于分娩现场的发生率从3.08/万下降到2.06/万，说明项目极大地促进了新生儿窒息复苏工作的开展，降低了新生儿窒息的发生率和死亡率。

### （二）营养与体格状况改善

生长发育是衡量儿童健康状况的重要而敏感的指标，是中国儿童保健工作和研究的重点。中国已逐步开展了许多儿童体格发育的相关研究，探索各年龄组儿童生长发育的特点，正常参考值及主要影响因素等，并取得了一定的成果。中国从1975年起，每10年开展一次覆盖全国9市城郊和10省农村7岁以内儿童的体格发育调查，1995~2005年调查结果显示10年间中国儿童体格发育水平有了明显的提高，儿童生长速率持续快速增长，主要城市儿童的生长水平已达到甚至超过WHO及一些发达国家制定的营养良好人群的生长水平且城郊差别进一步缩小。“中国儿童营养状况15年变化分析——中国儿童生长发育主要影响因素的变化”的研究结果显示，1990~2005年间，社会经济状况、母亲文化、母乳喂养、辅食添加等影响儿童生长发育因素有了很大的改善。社会经济发展是儿童生长发育提高的直接因素，喂养和母亲的照料是儿童生长发育水平提高的关键因素，后者既可以加速也可以抵消经济发展的积极作用。1999年对中国六城市1 170名学龄前儿童膳食营养状况的调查结果显示各年龄组能量摄入量达到了推荐摄入量（RNI）的81.6%~89.4%，蛋白质摄入量均接近或达到RNI。近年来，伴随生活消费水平的提高，儿童多种维生素的营养状况已得到明显改善，铁、维生素A、维生素B和维生素E的平均摄入量接近或达到RNI。

### （三）儿童心理卫生逐步开展

新中国成立后，中国的儿童心理卫生工作取得了一定的进展。20世纪50年代，在前苏联儿童心理学的影响下，着重探讨了儿童心理卫生研究的理论和方向。60年代前后，儿童心理的实验研究工作广泛开展，主要集中于儿童心理发展特点方面。70年代后期，一些学者逐步重视对方法学的研究，引进并标准化国外的心理测验工具和量表，实践相关的心理咨询。90年代以来，人们对“健康”这一概念有了新的认识和理解，由传统的“生物健康模式”，转变为“生物-社会-心理健康模式”，健康的心理成为了21世纪人才的重要标志。与此同时，随着中国体制的转轨，家庭社会环境均经历着巨大的变革，各种变化给儿童群体的冲击越来越大，导致儿童心理卫生问题逐渐暴露出来。北京市1985年中国儿童心理行为问题检出率约为8.3%，1993年增至10.9%，卫生部疾病控制司慢病数据显示2006年高达12.97%，以中国目前有4亿~5亿儿童青少年计算，估计中国有3000万~6000万儿童心理健康有问题。因此，儿童的心理压力、心理危机、心理疾病逐渐成为影响中国儿童健康成长的重要原因，儿童心理保健知识也逐步成为医务工作者与广大人民群众日常生活的需要，中国儿童心理卫生工作及相关领域的研究开始走向正轨。

短短的十多年来，中国儿童心理卫生工作得到了迅猛的发展，一些综合医院及高等院校纷纷开设了儿童心理咨询、心理门诊服务，成立了许多专业的治疗和研究机构，并且运用报刊、广播、电视等多种形式开展儿童心理保健教育，引起社会各界的广泛关注。从流行病学调查结果显示，不同年龄段儿童主要存在的心理行为问题不同：学龄前期儿童以发育障碍为主（7.87%），其次为行为障碍（1.14%），情绪障碍（0.96%）；学龄期儿童主要表现为学习困难（19.4%），其次以儿童多动症多见，约6%～10.86%左右；在少年期，儿童心理行为问题的患病率约8.72%，仍以行为障碍为主，包括多动症（4.00%）、品行障碍（1.55%）、违抗性障碍等，该年龄段儿童情绪障碍也逐步增加，过度焦虑患病率0.51%、抑郁症为0.56%。在儿童常见心理行为问题筛查诊断水平逐步提高的同时，儿童心理行为问题以及相关疾病的诊疗技术也逐步成熟。如对儿童孤独症谱系障碍的研究和临床诊治正在积极开展，实施多专业协作，采取综合干预措施，以改善这些儿童的生活质量。注意缺陷多动症是一种慢性行为障碍，目前多学科专家已组成一支专家队伍，正着手撰写中国版的注意缺陷多动症临床诊治指南。在语言障碍方面，尽管国内医学领域尚未建立语言病理学专业分支，但临床已开展了相应的治疗和研究，对儿童语言发育偏离或异常有了界定标准，而语言筛查测试正在标准化过程中。其他一些心理行为疾病诸如遗尿症的报警器治疗、情绪问题的早期识别和干预等也多有报道。近年来，随着儿童早期发展理念的逐步深入，儿童心理卫生也开始纳入了儿童早期发展的范畴，强化对高危儿发育偏离的早期发现和早期干预，从而预防并降低了儿童后期严重心理行为问题的发生。

儿童心理卫生在发展的同时，随着社会需求的不断增加，许多研究还需要进一步深入，同其他儿童保健领域相比，有关的知识和技术积累相对不足。中国心理工作者在临床上使用的心理测验方法大多是国外引进的，很少有自行研制的工具或量表。对于儿童心理行为问题的研究多集中于描述性研究，如反映儿童心理发展水平的行为问题，流行病学调查及相关因素分析等，儿童心理行为问题的干预研究较少，干预模式相对单一，如多采取以讲座、咨询等方式对家长的家庭干预，开展心理卫生知识宣教的学校健康教育；部分采取直接指导法与预防心理行为问题的集体心理咨询与治疗的干预手段相结合，对儿童心理行为问题有一定的疗效，但缺乏系统、成形的可供操作的具体干预方法。同时，中国向儿童提供心理卫生服务的机构仍然十分有限，现有的专职和兼职医务人员远远不能满足中国近4亿儿童对心理卫生服务的需求。为此，WHO建议将儿童心理卫生规划作为整个卫生保健和公共卫生规划的一个组成部分予以加强，儿童心理卫生与儿科学、儿童保健学、儿童精神病学、儿童神经病学、优生学、教育学等密切相关，注重各学科联合协作将成为发展趋势。

### （四）儿童早期发展提到重要议事日程

0～3岁是儿童教育的萌芽阶段，更是儿童早期发展的重要阶段。这段时期是人类大脑发育的最快时期，也是可塑性最大的时期，其心理发展对整个一生都将产生深远的影响。随着国外儿童早期发展干预成功经验的推广，中国学者也逐步开始相关研究领域的探索。70年代，中国科学院心理研究所茅于燕教授，采用追踪法研究29名从出生至36个月的正常婴儿，获得了中国正常婴儿智能发育规律和影响智能发展的因素。1989～1990年，鲍秀兰等人对178名正常新生儿进行早期教育效果的研究证实，2岁时早教组智力发育指数比对照组平均高8.75。1995年，程淮等人采用规范化的结构性家访方法，通过发育跟踪测评、及时个别指导等措施对正常婴儿智能发育实施干预，结果表明儿童、家长、专业人员之间构成的“评估—指导—发展—评估”的循环互动发展的“微环境”，对婴儿智能发育起着重要的作用。早期的探索性研究为中国开展儿童早期发展工作奠定了理论基础，并在干预策略、措施方式积累了一定的经验。

自20世纪80年代起，中国政府也逐步认识到儿童早期发展的重要性，分别在中国城市和农村地区组织开展儿童早期发展项目，寻求和探索适合中国国情的儿童早期综合发展服务模式。例如，2001年卫生部妇幼卫生“母亲参与婴幼儿保健”项目、2002年卫生部世界银行卫生九项目、2004年卫生部妇社司“儿童早期综合发展”项目等。通过项目的实施，儿童早期综合发展工作的实质和内涵逐步明朗化，中国卫生工作者积累了宝贵的经验，制定出行之有效的儿童早期发展大纲，同时也促进各地医学专家对儿童早期营养、体格、感知觉、运动、语言、社会交往、个性发展等多方位的研究，进一步证实了早期良好的养育环境对儿童健康的重要性。

目前随着中国社会经济的快速发展和生活方式的改变，人群疾病谱在不断发生变化，慢性病已经成为影响中国居民健康的重要公共卫生问题。肥胖及其相关代谢疾病（糖尿病、脑血管及心血管疾病）的发生迅速增多，而这些疾病的发生大多起源于儿童早期的不良行为或发育问题。基于人类健康与疾病的发展起源理论（DoHaD），儿童早期的健康发展不仅是儿童生长发育、认知和智力发展的基础，同时也是预防成年期疾病，促进成年期生活质量提高的重要保障。因此，国家加大对儿童早期发展的投入，不仅能使儿童身心健康水平增高，而且可以在很大程度上节约成年以后用于补偿教育、医疗保健、康复和社会保障等方面的费用，较少社会投资和资源浪费，增加社会经济回报。

## 六、问题与挑战

通过对妇女儿童人群健康水平状况和服务利用的分析及公平性问题、与妇幼人群健康需求、相应妇幼卫生和生殖健康目标及国外相关状况的比较，指出中国妇幼卫生工作所面临的问题与挑战。

### （一）服务需求和利用

尽管中国的孕产妇保健服务有了显著的进步，但在服务利用方面仍相对不足。2000～2008年孕产妇死亡监测显示，死亡的孕产妇未接受产前检查比例2000年占29.7%，2008年为21.6%，9年时间仅下降了8.1%。而<5次产前检查次数的比例却在逐年提高，2000年为37.9%，2007年为52.6%，增加了14.9%。虽然死亡孕产妇家中分娩比例在逐年下降，但2008年仍有17.9%死亡孕产妇在家中分娩，且有16.8%孕产妇在家中死亡。而研究表明，随着产前检查次数的增加以及住院分娩率的提高，孕产妇死亡率会明显下降。因此，孕产期保健服务利用相对不足仍是制约孕产妇死亡率降低的主要因素之一。

### （二）服务公平性

随着经济快速发展，一方面在大中城市，妇幼卫生服务资源在层次布局上出现向高端集中的趋势，服务设施、人员资质、服务质量都达到了相当高的水平，服务种类也日趋多样化、个性化，面向少数高端人群的服务设施甚至出现闲置；另一方面，在中国的农村地区，服务可及性还是广大群众面临的基本问题。研究表明，在二、三、四类农村住院分娩的产妇中，只有约20%～50%的孕产妇可以得到基本产科急诊服务（不包括剖宫产和输血），其中只有10%～30%的妇女可以得到综合产科服务。在四类农村地区，早产/低体重儿护理的覆盖率和儿科急诊服务的覆盖率也非常低，分别只有27%和15%。而这种妇幼卫生服务的两极化、服务提供和需求存在错位的现象，在一定程度上背离了公共卫生服务公平性的原则。

### （三）面临的主要挑战

妇幼卫生服务履行的是公共服务职能，其宗旨是不断改善妇幼生存和健康状况，进而推动人口整体健康水平的提高。因此妇幼卫生服务不应以营利为目的，而应坚持社会公益目标优先、侧重普惠性和公平性的原则，提供不具排他性和竞争性的社会公共产品。这一职能定位，使得妇幼卫生服务与一般的医疗卫生服务在服务对象、服务提供方式、服务内容、筹资渠道、运行机制等方面都存在着本质差异。要将中国妇幼卫生政策转化为具体的、具有可操作性和可持续性的服务，需要政府在公共卫生服务领域发挥更大的作用。但由于种种原因，中国城乡在公共服务的基础设施建设、公共资源的分配与投入等方面尚存在着巨大差异。

1. 城乡、地区差异阻碍了服务的利用　在农村地区由于贫穷、基础教育和保健知识缺乏，性别不平等，以及对文化的忽视、交通和地理环境不便，都加大了贫困地区人口在妇幼卫生服务和信息可及性方面的差异。

2. 政府投入不足是影响妇幼卫生服务利用的重要制约因素　由于政府投入不足，财政对妇幼保健院的拨款仅限于部分人员经费，而对院内及基层妇幼保健设备的添置、基层人员的培训、下乡指导等费用明显缺乏，业务活动难以开展。如在妇女病普查开展的过程中，很多基层人员得不到培训，缺乏相应技术，并且由于没有经费购买相应检查设备，从而导致相关检查项目不能开展。这种情况使得妇幼保健机构被迫出现“趋利”倾向。一方面开始对许多保健项目实行有偿服务，另一方面偏重扩大服务范围和内容，将业务收入逐渐作为主要的筹资渠道。因此中国孕产期保健、住院分娩、妇女病普查等妇女保健服务项目在绝大多数地区仍为有偿服务，影响了低收入人群对服务的利用和可及性，往往使得贫困地区的农民、下岗女工、流动妇女等边缘、弱势群体对昂贵的医疗费用望而却步，这就大大限制了她们的妇女保健服务的需求，从而直接影响到妇女保健工作的发展。

3. 卫生资源配置不合理，妇幼卫生服务缺少协调　目前中国80%的卫生资源集中在城市，而孕产妇和儿童死亡多数发生在农村地区，特别是边远贫困的农村地区卫生系统内部缺少有效的协调机制，部分妇幼保健机构没有承担起政府所赋予的组织、管理、协调和提供妇幼卫生服务的职能，重视自身发展，忽视基层网络建设，使妇幼卫生在县、乡、村三级的网络作用没有得到充分发挥，影响妇幼卫生服务的可及性和质量。另外，妇幼卫生资源分属不同部门管理，部门间协调不充分会导致不能有效、合理地利用农村妇幼卫生资源。

4. 人力资源缺乏制约了妇幼卫生的发展　在中国县级以下医疗机构中，仍然存在着基础设施简陋，工作人员素质不高，服务质量差的现象，并且由于缺乏必要的支持和激励机制，从而妨碍了在农村地区妇幼卫生优质服务的开展，大大降低了农村贫困人口利用服务的可及性，同时也大大制约了中国妇幼卫生服务的发展。

5. 适宜技术的推广应用受到极大限制　由于医疗保健机构追求经济效益，对儿童死亡控制的适宜技术推广不够、投入不足。如很多医疗保健机构并没有配备新生儿窒息复苏技术中必需的设备。在出生缺陷防治各个环节，国家没有向需方提供任何补助或免费服务。如婚（孕）前保健、妇女增补叶酸、出生缺陷产前筛查和诊断、新生儿疾病筛查和治疗康复等，致使经济落后地区的居民支付不起这些服务。

6. 妇幼保健服务缺乏规范化、标准化和制度化　尽管国家已经出台了有关妇女保健服务的相关规定或规范，但落实还有距离。妇女病普查工作中，缺乏统一的管理及技术规范。产前检查，比例在提高，但检查的内容及质量尚需进一步加强，规范和全面的身体检查、化验室检查，以及保健咨询工作均未能全面开展；传统意义上的保健服务内容不能满足各层次人员对服务的需求，母婴传播疾病等一些新的公共卫生问题开始威胁妇女的健康，医务人员尚未认识到预防与控制性传播疾病和母婴传播疾病应该成为工作职责。

中国尚未建立儿童大病救助政策。现行的城镇居民基本医疗保险制度和农村新型合作医疗中对大病患儿的给付水平均有限。不能保障儿童大病得到及时治疗和救助，而巨额医疗支出往往使家庭陷入贫困，甚至导致患病儿童的失治与死亡。此外，中国尚无早产/低出生体重儿的喂养和营养指南，而喂养和营养是提高早产、低出生体重婴儿生存质量的重要步骤。

联合国秘书长潘基文先生指出，“每年有数百万妇女和儿童死于可预防的疾病。这些并不是单纯的统计数字，他们曾是有名有姓、活生生的人。他们遭受的痛苦在21世纪是令人无法接受的。因此，我们必须采取更多的行动，为了那些只因少注射一剂药物而死于感染的新生儿，也为了那些由于营养不良而永远无法充分发挥潜力的男孩。我们必须进一步努力，为了那些意外怀孕的少女，也为了那些感染了艾滋病毒的已婚妇女，还为了那些分娩时出现并发症的母亲。”为了促进妇女儿童健康全球战略，需要增进融资，加强政策，改善服务提供。全球战略提出了迫切需要采取行动的关键领域。这些领域包括：

1. 支持国家主导的卫生计划，通过增加可预见和可持续投资给予支持。

2. 综合提供卫生服务和拯救生命干预措施，使妇女儿童能够在需要时和在适当地点获得预防、治疗和护理。

3. 加强卫生系统，配备足够数量和技术熟练的卫生骨干队伍。

4. 以革新方法开展融资、产品开发和提供优质高效的卫生服务。

5. 改进监测和评估，确保所有行为者对结果负责。

2006年中国卫生部、联合国儿童基金会，世界卫生组织，联合国人口基金联合开展的《中国孕产妇与儿童生存策略研究》中，针对中国妇女和儿童健康保健服务中的问题，提出了六方面的策略建议，包括进一步明确妇幼卫生对构建和谐社会的基石地位、进一步明确妇幼卫生的发展方向和战略目标、进一步明确政府在妇幼卫生事业发展中的主导作用和公共责任、进一步明确妇幼卫生体系的发展方向和功能、进一步明确妇幼卫生与国家经济、社会、文化和政治发展的密切关系，明确妇幼卫生对全面、协调和可持续发展的迫切要求进一步明确改进和完善妇幼卫生服务模式的重要性和迫切性。重点地政策建议包括为妇幼卫生事业发展提供制度保障；建立制度化、递增式的妇幼卫生经费投入机制，由政府对基本妇幼保健服务实行专项投入，保证妇幼卫生事业发展与社会经济发展同步甚至超前；建立起覆盖全人群、功能完善、分工合理的妇幼卫生服务和管理体系；强化妇幼卫生服务体系的服务质量和效率，突出重点地区和重点人群：加强妇幼卫生服务提供人员的能力建设和队伍建设，加强妇幼卫生的学科构建与发展，依托学科培养人才；进一步加强妇幼卫生信息的动态收集和监测，建立有效的政策和管理回应机制；以项目带动重点和难点妇幼健康问题的解决，并通过项目的辐射和扩散作用进一步提高妇幼卫生的整体服务水平及质量。下面详细论述。

*1. 完善妇幼保健相关法律法规，营造良好政策环境*

（1）加强对现有法律法规的普及和落实。

（2）对《母婴保健法》中相关技术服务制定配套的规章和技术规范，修改和完善与当前社会发展不相适宜的妇幼保健相关法规制度。

（3）根据需要，经过论证，开发新的法规。

2. 建立协调机制，加强多部门合作

（1）与医改结合，进一步梳理各部门职责，建立针对卫生系统内部相关部门的有效协调机制及辖区协作组织。

（2）广泛建立与相关部门的联系和协作，明确各自职责和分工，并出台相关规定，将职责纳入各自日常工作。

3. 明确妇幼保健机构功能定位，加强妇幼保健机构与基层网络建设

（1）制定妇幼保健机构建设标准：明确各级妇幼保健机构的职能任务，根据职能制定各级妇幼保健机构科室设置，基础设施建设，设备配置等标准，加强妇幼保健机构建设，提高其服务能力。

（2）强化妇幼保健机构的行业管理：推动妇幼保健机构内部人事制度、分配制度改革，建立竞争和激励机制，实行目标管理，严格岗位管理，实行绩效考核，提高科学管理水平，促进妇幼保健机构可持续发展。

（3）加强城乡基层妇幼卫生网络的建设：加强对城市社区妇幼中心（站）、农村乡镇卫生院和村卫生室的建设，改善其房屋、实施设备条件，改善服务环境，提高基层妇幼保健服务能力。

4. 加强妇幼卫生人才队伍建设

（1）加大投入，强化妇幼保健人才队伍建设：加大妇幼保健人才队伍建设的经费投入，建立以政府投入为主、用人单位和社会资助为辅的卫生人才队伍建设投入机制。

（2）扩大妇幼保健机构人员编制，满足服务需求：针对目前妇幼保健机构人员编制缺乏、人力不足现象，根据妇幼保健机构的职能任务，以及人群对保健服务的需求，合理制定妇幼保健机构的人员编制，增加妇幼保健机构专业人员数量，以满足社会不断增长的对妇幼保健服务需求。

（3）加强人才培养，提高人员素质：建立妇幼保健医师规范化培训制度和培训基地。建立专业人员继续医学教育制度和长效机制，加强人员继续医学教育。逐步提高专业妇幼保健人员素质，改善专业技术人员结构，加强学术技术带头人队伍建设。

（4）加强和稳定基层妇幼人才队伍：开展农村妇幼保健实用人才（助产士、村防保员）培训。对在农村基层和边远地区工作的人才，在工资、职务、职称等方面实行倾斜政策。鼓励和引导高校妇幼专业毕业生和优秀妇幼保健专业技术人员到农村基层和边远贫困地区工作或提供服务。

5. 加强妇幼保健适宜技术的开发、应用与服务管理

（1）开展控制出生缺陷技术、妇女儿童常见病多发病的预防和干预技术研究，解决危害妇女儿童健康的突出问题；开发和推广妇幼保健医疗新技术和适宜技术。

（2）建立和规范区域性三级网络，如产前诊断网络、新生儿疾病筛查网络、妇女常见病防治网络、儿科危重症转运网络、危重孕产妇转运网络。

（3）强化《婚前保健工作规范》、《孕产期保健工作规范》和《孕产期保健工作管理办法》的实施力度。

（4）加强妇幼保健服务技术管理，加强对妇幼保健服务行业的准入、监督与管理，保证妇幼保健服务的有序开展，保障广大妇女儿童的健康。

6. 坚持政府主导，保证对妇幼卫生事业的投入

（1）经费保障（需方）：基本妇幼保健免费服务：0~6 岁儿童系统保健、婚前医学检查、孕前保健咨询孕期基本保健、产后保健、多种营养素补充、梅毒及乙肝和 HIV 检测、住院分娩及妇女常见病筛查等。

建立专项基金：贫困地区高危孕产妇救助基金，妇女宫颈癌、乳腺癌救助基金，儿童大病救助基金，重大出生缺陷救助基金等。

（2）经费保障（供方）：落实财政部、国家发展改革委、卫生部《关于卫生事业补助政策的意见》（财社〔2000〕17 号）、《中共中央国务院关于深化医药卫生体制改革的意见》的规定，保障妇幼保健机构正常行使其职责。按照各项目制定经费管理办法和考核制度。

（3）强化经费的垂直管理和人才培养经费的落实。

7. 健全妇幼卫生监测与评估系统

（1）对重大健康问题和疾病，建立长期纵向监测系统。

（2）加强漏报调查和质量控制的规范化管理。

（3）建立、健全产前筛查和产前诊断网络，新生儿疾病筛查和听力筛查网络，完善以人群为基础的出生缺陷监测网络，儿童意外伤害的监测系统等，提高监测反应速度。

8. 加强妇幼卫生健康教育，增强公众对妇幼健康的认识

（1）加强现有妇幼卫生健康教育的常规服务。

（2）将有关控制人口数量、提高人口质量、自我保健方法等内容纳入高中和高等院校公共卫生课程。

（3）重点抓住婚前医学检查、婚姻登记、孕前保健、孕期保健、产后保健、妇女病普查、儿童系统保健的时机，将健康教育与政府惠民政策的实施结合起来。

（4）在各级电视广播栏目中规定相应的时间，用于有关妇幼保健的专项健康教育。

（5）设置健康教育专项经费。

（6）制订相应政策，鼓励社会力量加入健康教育的活动。

## 参 考 文 献


1. 周远洋、朱军、王艳萍，等. 1996-2010 全国孕产妇死亡变化趋势，中华预防医学杂志，2011 年 10 月 45（10）：934-939.
2. 刘晓冬，杨淑香，李向芳. 1991-2005 年中国孕产妇死亡率变化趋势分析. 中国生育健康杂志，2008，19（5）：278-280.
3. 乐杰. 妇产科学. 6 版. 北京：人民卫生出版社，2004：22.
4. 谭剑平，张建平，等. 妊娠期高血压疾病诊治进展. 新医学，2005，36（1）.
5. 刘俊杰，赵俊. 现代麻醉学. 2 版. 北京：人民卫生出版社，1997：809.
6. 中国疾病预防控制中心，全国疾病监测系统死因监测数据集 2006 军事医学科学出版社，2010，北京.
7. Global Burden of Disease，2000. Version c. Geneva：WHO，2003.
8. 国务院中国儿童发展纲要 2011~2020 年，http：//www. jyb. cn/info/jyzck/201108/t20110808_ 446935. html.
9. 卫生部中国妇幼卫生事业发展报告（2011）http://www.gov.cn/gzdt/att/att/site1/20110921/001e3741a4740fe3bdab01.pdf.
10. 冯星淋，罗昊，沈娟，等. 中国儿童死亡状况的国际比较. 中国妇幼保健，2010，03.
11. Bellamy C. The state of the world's children. New York：UNICEF，1998：98-101.
12. Turmen T. Safe motherhood. and newborn care. Int child health，1995，6：11-15.
13. 林良明，刘玉琳，张新利，等. 中国低出生体重儿抽样调查结果. 中华预防医学杂志，2002，36（3）

14. Arneil GC. Hallman N. Results of an international pediatric associationcommittee questionnary involving ten countries. Int Child Health, 1993, 4：59-67.
15. 常素英，等. 中国儿童营养状况 15 年变化分析——5 岁以下儿童贫血状况. 卫生研究，2007，36：210-212
16. 曾令霞，等. 中国西部五省 3 岁以下儿童贫血患病状况调查. 中华流行病学杂志，2004，25：225-228
17. 赖建强，荫士安，中国儿童维生素 A 缺乏症，中国营养学会第九次全国营养学术会议论文摘要汇编，2004 年，http：//cpfd. cnki. com. cn/Article/CPFDTOTAL-EGYN200410001128. htm.
18. 徐柏荣，张佩斌，王福德，等. 5 岁以下儿童 VitA 缺乏现状研究，中国妇幼保健，2001 年 02 期.
19. 郭海军，社会人口学因素与中国儿童维生素 A 缺乏的关系研究，硕士论文，2009，授予单位，中国疾病预防控制中心，G478；R723 http：//cdmd. cnki. com. cn/Article/CDMD-84501-2009203622. htm.
20. 谈藏文，马官福，林良明，等，我国 0~6 岁儿童血清维生素 A 水平调查，中国儿童保健杂志，2002 年 05 期，http：//www. cnki. com. cn/Article/CJFDTOTAL-ERTO200205009. htm.
21. 翟凤英，杨晓光，葛可佑. 中国居民与健康状况调查报告之二 2002 年膳食与营养素摄入状况，人民卫生出版社，ISBN 7-117-07565-1.
22. 常素英，葛可佑，翟凤英，中国居民微量营养素摄入的地区分布，卫生研究 1999 年 06 期.
23. 翟凤英，杨晓光. 2002 年中国居民营养与健康状况调查之二：2002 膳食与营养素摄入状况. 北京：人民卫生出版社，2006.
24. 中国预防医学中心卫生研究所一九八二年全国营养调查总结. http：//www. dushu. com/book/10820864/.
25. 葛可佑，翟凤英，阎怀成主编. 90 年代中国人群的膳食与营养状况。1992 年全国营养调查。人民卫生出版社，1999，北京，http：//book. kongfz. com/18238/184098486/.
26. 葛可佑，90 年代中国人群的膳食与营养状况——中老年人分册第 3 卷.
27. 王陇德. 2002 年中国居民营养与健康状况调查之一：2002 综合报告. 北京：人民卫生出版社，2005.
28. 中国营养学会. 中国居民膳食指南. 拉萨：西藏人民出版社.
29. 胡盛寿，孔灵芝. 中国心血管病报告 2005. 北京：中国大百科全书出版社，2006
30. 陈春明，赵文华，等. 中国慢性病控制中膳食关键因素的研究. 中华流行病学杂志，2006（27）：739-743.
31. 孕产妇、新生儿和儿童健康伙伴关系，促进妇女儿童健康全球战略，http：//www. who. int/publications/list/pmnch_strategy_ 2010/zh/index. html.
32. 赵风霞，李美珍，常金兰，等. 高职助产专业人才妇产科岗位实践能力培养途径研究，：《卫生职业教育》2011 年第 09 期，http：//wuxizazhi. cnki. net/Article/ZDYX201109055. html.
33. 佚名 国立第一助产学校与杨崇瑞校长《文史资料选编》第 30 辑，1986 年出版，http：//www. cnzcs. com/zhuchanwenhua/ShowArticle. asp？ArticleID=38586.
34. 郝虹生. 1990. 中国儿童死亡率差异分析. 中国人口科学，1990（3）.
35. 上海市地方志办公室，婴儿死亡率 上海卫生志 http：//www. shtong. gov. cn/node2/node2245/node67643/node67660/node67745/node67888/userobject1ai65345. html.
36. 卫生部关于加强子宫脱垂、尿瘘防治工作的通知，1978-07-29. http：//www. fl168. com/fagui/buwei/201301/38969. html.
37. 中共中央批转劳动部、中华全国总工会、全国妇联党组，关于女工劳动保护工作的报告，1960-7-24 劳动保护 安全生产 60 年大事记 http：//www. doc88. com/p-708879010715. html.
38. 教育部、卫生部、全国妇联、共青团中央，关于防止女学生月经病的通知 附件 1，关于女学生经期卫生和劳动保护的几项原则规定" http：//www. wsic. ac. cn/internalwomenmovementliterature/12691. htm.
39. 1971 年：国务院转发卫生部、商业部、燃化部《关于做好计划生育的报告》http：//www. ce. cn/xwzx/gnsz/szyw/200906/13/t20090613_ 19310305. shtml.
40. 卫生部，妇幼卫生工作条例，1986-4-20 http：//www. people. com. cn/item/flfgk/gwyfg/1986/236008198602. html.
41. 卫生部，全国城乡孕产期保健质量标准和要求，1985-06-01 http：//www. 100md. com/html/Dir/1999/10/07/3238. htm.
42. 卫生部关于加强子宫脱垂、尿瘘防治工作的通知，1978-07-29. http：//www. fl168. com/fagui/buwei/201301/38969. html.

43. 联合国，世界儿童问题首脑会议，《儿童生存、保护和发展世界宣言》，和《执行九十年代儿童生存、保护和发展世界宣言行动计划》，1990-09-30，http：//news. xinhuanet. com/ziliao/2009-10/28/content_ 12348043. htm.
44. 国务院，九十年代中国儿童发展规划纲要，http：//baike. baidu. com/view/3020132. htm.
45. 国务院，中国妇女发展纲要（1995-2000 年），http：//baike. baidu. com/view/3020095. htm.
46. 全国人民代表大会常务委员会中华人民共和国母婴保健法（主席令第三十三号）1994-10-27 http：//www. foodmate. net/law/jiben/163857. html.
47. 卫生部，《中国妇幼卫生事业发展“九五”规划和 2010 年目标纲要》，http：//www. law-lib. com/lawhtm/1996/63591. htm.
48. 联合国千年发展目标，http：//baike. baidu. com/view/326073. htm.
49. 国务院令第 308 号，中华人民共和国母婴保健法实施办法，http：//www. gov. cn/banshi/2005-08/01/content_ 19126. htm.
50. 国务院妇女儿童工作委员会，中国儿童发展纲要（2001-2010 年），http：//baike. baidu. com/view/3161346. htm.
51. 国务院妇女儿童工作委员会，中国妇女发展纲要（2001-2010 年），http：//baike. baidu. com/view/3020164. htm.
52. 卫生部国家基本公共卫生服务规范（2011 年版）http：//wenku. baidu. com/view/0c18dd896529647d27285213. html.
53. 维基百科，中华人民共和国卫生部，http：//zh. wikipedia. org/wiki/%E4%B8%AD%E5%A4%AE%E4%BA%BA%E6%B0%91%E6%94%BF%E5%BA%9C%E5%8D%AB%E7%94%9F%E9%83%A8.
54. 百度百科，中华人民共和国卫生部，http：//baike. baidu. com/view/532089. htm? fromId = 126359&redirected = seachword.
55. Zhang NH，Maternity care in China. Midwives Chron. 1988 Apr；101（1203）：100-1.
56. 中国卫生年鉴编辑委员会，中国卫生年鉴 1983-2003，人民卫生出版社.
57. 中华人民共和国卫生部，中国卫生统计年鉴 2004-2012，人民卫生出版社.
58. 柴锋，张荣珍. 新中国新生儿破伤风防治研究的主要进展. 中华流行病学杂志，2000，21（1）.
59. 中国卫生年鉴编辑委员会，中国卫生年鉴 1983-2003，人民卫生出版社.
60. 陈春明、何武、富振英等，中国儿童营养状况 15 年变化分析——中国食物营养监测系统建立 15 年，卫生研究，35（6）：2006.
61. 陈春明、王玉英，论营养与贫困地区的经济发展，卫生研究，2000 年 29 卷 05 期.
62. 卫生部、国内贸易部、广播电影电视部、新闻出版署、国家工商行政管理局、中国轻工总会，母乳代用品销售管理办法，卫妇发［1995］第 5 号发布 1995 年 6 月 13 日，http：//baike. baidu. com/view/2709593. htm.
63. 卫生部基层卫生与妇幼保健司，爱婴医院管理监督指南，http：//www. foodmate. net/law/qita/164318. html.
64. 中央人民政府委员会，中华人民共和国婚姻法（1950 年），http：//wenku. baidu. com/view/47c458e4524de518964b7d21. html.
65. 卫生部 婚前保健工作规范，中国卫生法制 1997 年 05 期，http：//www. cnki. com. cn/article/cjfdtotal-wsfz199705022. htm.
66. 中华人民共和国国务院令 第 387 号，婚姻登记条例，http：//baike. baidu. com/view/957160. htm.
67. 卫生部妇幼保健与社区卫生司、全国妇幼卫生监测办公室、全国妇幼卫生年报办公室，全国妇幼卫生监测及年报通讯，2011 年第 5 期总第 42 期.
68. 李霓、郑荣寿、张思维等，中国城乡女性乳腺癌发病趋势分析和预测，中华预防医学杂志，2012 年第 8 期，http：//d. wanfangdata. com. cn/Periodical_ zhyfyx201208007. aspx.
69. 百度百科，降消项目 http：//baike. baidu. com/view/2474585. htm.
70. 章静菲、王彤、武明辉等，北京市 1399 例宫颈癌的流行现状及临床特点，中华医学杂志 2011 年 91 卷 43 期3058-3061 页.
71. Tao Lei，Wei-min Mao，Tong-hai Lei，et al，Incidence And Mortality Trend of Cervical Cancer in 11 Cancer Registries of China Chin J Cancer Res. 2011 March；23（1）：10-14.
72. Shao C，Xu W，Ye G，Sexually transmitted disease control in China（1949-1994）. Chin Med Sci J. 1996 Dec；11（4）：252-7.

73. 王临虹、方丽文、王前等，我国部分地区2005-2007年艾滋病母婴传播水平变化趋势，中华预防医学杂志，2009年11期.
74. 卫生部，王陇德通报近期我国艾滋病防治工作有关情况，http：//www. moh. gov. cn/wsb/pM30105/200804/18220. shtml.
75. 戴耀华，儿童急性呼吸道感染标准病例管理，中国儿童保健杂志，2000年04期，http：//www. cnki. com. cn/Article/CJFDTotal-ERTO200004022. htm.
76. 佚名 从11个示范县看农村儿童肺炎和腹泻的发病状况及防治，中国妇幼保健，1989年03期 http：//www. cqvip. com/qk/90631X/198903/1000021528. html.
77. 关庆润 马贤才 王跃红等，维生素D缺乏性佝偻病发病概况与防治，中国优生优育，1993年01期.
78. 中华儿科杂志编辑委员会、中华医学会儿科学分会儿童保健学组 全国佝偻病防治科研协作组 维生素D缺乏性佝偻病防治建议，中华儿科杂志，2008 第3期，http：//d. wanfangdata. com. cn/Periodical_ zhek200803007. aspx.
79. 黄才千，仇小强，儿童缺铁性贫血预防策略研究，中华疾病控制杂志，2008年8月12卷4期，http：//journal. 9med. net/html/qikan/yyglyyfyxwsx/zhjbkzzz/20088124/jzyzs/20090201091928141_ 455227. html.
80. 闫淑娟. 北京市0~6岁儿童健康状况10年变化趋势分析［J］. 中国儿童保健杂志，2000，8（6）：372-374.
81. 中华人民共和国卫生部，联合国儿童基金会，世界卫生组织，联合国人口基金. 中国孕产妇与儿童生存策略研究［R］. 北京：中华人民共和国卫生部，2006. 54.
82. 全国妇幼卫生监测办公室，2007年全国妇幼卫生监测主要结果报告，全国妇幼卫生监测及年报通讯，2008年第4期 总第23期，7-12，http：//www. docin. com/p-80974919. html#documentinfo.
83. 中南大学湘雅医学院外部评估专家组，新生儿窒息复苏培训项目中期外部评估研究报告. http：//www. docin. com/p-401875282. html.
84. 常素英，何武，贾凤梅，等. 中国儿童营养状况15年变化分——5岁以下儿童贫血状况，卫生研究，2007，36（2）：210-212.
85. 王玉凤、沈渔邨、顾伯美等，北京市城区2432名学龄儿童行为问题调查报告：学校行为问题与家庭环境的关系，中国心理卫生杂志，1988年第03期，http：//wuxizazhi. cnki. net/Article/ZXWS198803008. html.
86. 王善松、隋富强、周德洁等，国内少年儿童心理健康状况研究概况，山东医科大学学报（社会科学版），1999年01期，http：//www. cnki. com. cn/Article/CJFDTotal-SDYK901. 009. htm.
87. 新华网，学前教育背景资料，http：//news. xinhuanet. com/news/20010904/840116. htm.
88. 黄东明、杨孜、陈海燕等，母亲参与婴幼儿保健对父母养育方式的影响，《第二届国际妇幼保健学术会议暨2006全国妇幼保健学术大会论文集》2006年.
89. 中国疾病预防控制中心妇幼保健中心，儿童早期综合发展项目，http：//www. chinawch. org. cn/etwsbjb/xmhz/xmhz_ etzq/.
90. 孕产妇、新生儿和儿童健康伙伴关系，促进妇女儿童健康全球战略，2010 http：//www. who. int/publications/list/pmnch_ strategy_ 2010/zh/index. html
91. 中华人民共和国卫生部，联合国儿童基金会，世界卫生组织，联合国人口基金. 中国孕产妇与儿童生存策略研究［R］. 北京：中华人民共和国卫生部，2006. 54.
92. 贾海娜，李莉芸. 儿童大病呼唤社会医疗保障. 医药世界，2006，6：34-35
93. 世界卫生组织，促进儿童和青少年健康与发育的战略方向，http：//whqlibdoc. who. int/hq/2002/WHO_ FCH_ CAH_ 02. 21_ chi. pdf.

# 第四章　慢性非传染性疾病

慢性病通常指慢性非传染性、退行性疾病，主要指心脑血管疾病、肿瘤、慢性呼吸系统疾病和糖尿病。神经精神疾患、视力衰退和失明、听力衰退和失聪、口腔疾患和遗传疾病是另一类慢性病，在全球疾病负担中也占相当大的比例。只有 20%的慢性病死亡发生在高收入国家，而其余 80%都发生在世界绝大多数人口生活的低收入和中等收入国家。慢性病对患者的生活质量有严重的影响、造成过早死亡，对家庭、社会产生巨大的负面效应，其导致的经济影响常常被低估。特别是处在贫困的人更容易患慢性病，使他们承受更多的经济压力，并使整个家庭陷入贫困。慢性病的威胁日益严重，癌症、糖尿病、精神类疾病、心血管疾病和呼吸系统疾病。在未来 20 年将给全球经济造成 47 万亿美元损失，相当于全球国内生产总值的 4%。世界经济论坛发布评估报告，称人类五大慢性病不仅可以拖垮国家医疗体系，而且会对国家经济造成制动效应。这也是自 2009 年以来世界经济论坛连续三次向全球发出警告。

但慢性病不是不可控制，人类已经掌握了预防和治疗慢性病的手段，安全可以防止千百万人的过早死亡、避免因慢性病导致的残疾所造成的沉重负担。一些国家运用现有的知识，实施了针对全民和个体的全面综合的干预措施，重点是预防那些导致慢性病的共同危险因素，如不健康的饮食、静坐生活方式、吸烟、酗酒等，并发展有效的治疗手段，已经提高了中老年人的预期寿命，改善了生活质量。

世界卫生大会在 2000 年 5 月通过的 WHA53. 17 号决议中重申，预防和控制非传染性疾病全球战略目标是减少早逝和提高生活质量。并制定了慢性病控制的全球战略：监测、初级预防和加强卫生系统。自 2000 年以来，为落实全球战略，针对以下具体工具通过了若干决议：《烟草控制框架公约》；饮食、身体活动与健康全球战略；以及减少有害使用酒精全球战略。2008 年卫生大会通过了预防和控制非传染性疾病全球战略的行动计划，为应对非传染性疾病造成的公共卫生负担提出了一整套行动。

2011 年 9 月 19~20 日，第 66 届联合国大会（简称“联大”）预防和控制慢性病高级别会议在纽约举行，会议通过了《关于预防和控制非传染性疾病的政治宣言》，这是各国领导人首次对攻克心脏病、脑卒中、癌症、慢性呼吸系统疾病和糖尿病等慢性病所采取的具体行动达成共识。各国政府承诺将更加努力预防和治疗慢性病并改善卫生保健。

## 第一节　中国慢性病现状

近 60 年来，中国的社会经济发生了巨大变化，疾病预防和控制取得了显著成效，中国人群的健康水平明显改善，期望寿命明显增加。由于整体生活水平的改善和多项卫生干预措施的实施，包括计划免疫规划、卫生设施和饮水质量的改善、医疗服务质量和可及性的提高，促进了感染性疾病和母婴疾病发病和死亡的下降，使得慢性病防控的相对重要性增加；由于出生率和死亡率快速下降，导致老龄化人口比例增长，使人们发生慢性病的机会增加。近30年来，与慢性病发生明确有关的危险因素快速增加，如不健康的膳食习惯、身体活动减少、烟草消费增加、机动车的使用、酒精滥用等，导致慢性病的发生明显增加。上述变化使中国在60年时间里就完成了疾病模式从传染病和围生期疾病为主向以慢性病为主的转变，而这样的转变在西方国家则经历了100~200年。

慢性非传染性疾病是影响中国居民健康的最主要死因，超过总死亡的80%；其所带来的疾病负担巨大，占DALYs的70%以上。农村人群的慢性病已经十分严重，其脑卒中标化死亡率已经高于城市人群。行为与生物危险因素流行水平的持续上升，慢性病控制效果还完全没有显现，未来30年，其患病率和死亡率会持续增加。人口老龄化将进一步增大慢性病负担，增加的患病和死亡人数巨大。慢性病给个人、家庭和社会带来了沉重负担，将严重制约社会和经济发展。

## 一、中国人群慢性病死亡占总死亡构成持续上升

根据1973~1975年全国死因调查、1991~2000年全国疾病监测和2005年第3次死因回顾调查资料，1973年感染性疾病和母婴疾病占总死亡的27.8%，1991年下降为12.5%，到2005年已下降到5.2%；而慢性疾病则相反，仅心脑血管疾病、COPD和肿瘤占总死亡的比例，就从1973的41.7%，上升到1991年的60.3%，到2005年达到74.1%。

前面对疾病模式变化的描述中已经显示（图1-9），慢性病占总死亡的构成越来越大，从1973~1975年的53%上升到2005年的82.7%。

## 二、几种重要慢性病标化死亡率上升，表明危险因素起着关键作用

全国疾病监测系统人群观察中表明，从1991~2000年，冠心病、糖尿病、肺癌、肝癌、乳腺癌年龄标化死亡率呈上升趋势，其上升速度超过10%。以此数据构建的模型表明，（脑卒中、冠心病、糖尿病、肺癌、肝癌、乳腺癌死亡率呈持续上升，此结论在2005年全国死因流行病学调查中得到了验证）（图4-1）。

## 三、慢性病患病和死亡人数巨大

2000年估计慢性病死亡为600万，2005年为650万。2002年，中国有高血压患者1.6亿，糖尿病患者2300万，每年新发脑卒中200万人，现患人数逾700万；每年新发心肌梗死50万人，现患人数200万。

## 四、城市和农村慢性病死亡均很严重

第三次死因回顾调查显示，城市和农村地区慢性病死亡均很严重，城市和农村的肿瘤死亡率非常接近，心脑血管疾病死亡农村高于城市，脑卒中死亡农村高出城市人群20%。COPD死亡率农村明显高于城市，西部农村地区COPD死亡率最高（表4-1）。

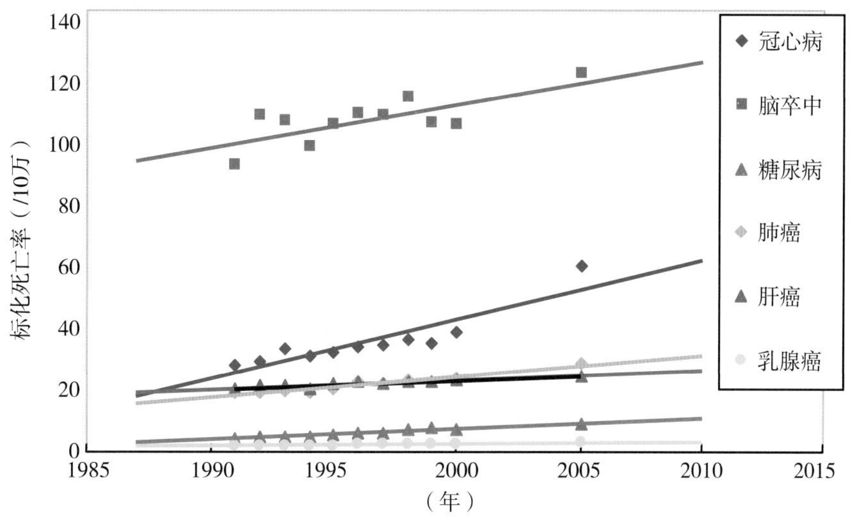


图 4-1　中国 6 种主要慢性病标化死亡率增长趋势图

数据来源：作者根据杨功焕等，中国慢性病的挑战和应对，重新制图

表 4-1　2004~2005 年不同地区主要慢性病的年龄别标化死亡率（/10 万）

| 疾病种类 | 城市 | 农村 | 东部 | 中部 | 西部 |
|---|---|---|---|---|---|
| 肿瘤 | 125.4 | 122.8 | 126.2 | 131.9 | 109.9 |
| 心脑血管疾病 | 188.5 | 207.5 | 183.3 | 240.4 | 180.0 |
| 脑卒中 | 107.3 | 127.6 | 110.6 | 143.7 | 106.6 |
| 冠心病 | 62.5 | 56.8 | 56.3 | 76.7 | 41.9 |
| 糖尿病 | 12.1 | 6.9 | 9.6 | 9.0 | 7.2 |
| COPD | 53.8 | 81.1 | 55.7 | 71.9 | 95.8 |
| 哮喘 | 2.2 | 2.1 | 1.6 | 3.0 | 2.1 |

数据来源：2005 年第三次全国死因回顾调查

## 五、慢性病给社会、家庭和个人带来了沉重的疾病负担

### （一）慢性病导致巨大的疾病负担

根据全国疾病监测和第三次死因回顾调查资料测算，1991 年以来中国由慢性病引起的失能调整生命年（Disability Adjusted Life Years，DALYs）呈升高趋势。DALYs 由 1991 年的 50.0%，上升到 2000 年 70%的高水平。

### （二）慢性病导致劳动力严重损失

目前中国有脑卒中患者近 700 万，其中 450 万患者不同程度地丧失劳动能力，240 万患者重度致残。另外，癌症易患年龄为 40~65 岁，高血压易患年龄为 35~70 岁，冠心病易患年龄为 40~60 岁，慢性病低龄化现象严重影响中国社会劳动力的发展。

### （三）慢性病带来巨大的社会经济负担

2003年中国居民因恶性肿瘤、脑血管疾病、心脏病、高血压及糖尿病5种慢性病就诊高达6.51亿人次，占门诊总人次数的14.5%，其中劳动力人口约占一半。2004年，全国因患恶性肿瘤、脑血管疾病、缺血性心脏病、高血压及糖尿病5种慢性病出院的人次数高达1071.76万人次，占总出院人次数的16.1%。2003年，中国心脑血管疾病的直接医疗费用每年高达1300多亿元，占同期中国医疗总费用和卫生总费用的比率分别为22.65%和19.74%，其中仅高血压病的直接医疗费用就达366亿元。在2006~2015年的10年间，中国将由于心脏病、脑卒中和糖尿病的共同原因致使原来的国民收入丧失5580亿美元。

据推算，2000年慢病总医疗费约占卫生总费用的1/4，约占GDP的1.38%。

### （四）个人、家庭难以承受慢性病的经济负担

慢性病给居民家庭和个人，尤其是给农村居民带来了沉重的经济负担。2005年中国卫生统计年鉴显示，城镇居民罹患常见慢性病住院一次需花费其人均年收入的一半以上，农村居民罹患常见慢性病住院一次至少要花费其人均年收入的1.5倍。慢性病的发生不仅仅直接导致医疗费用的支出，同时也导致患者家庭因劳动力损失或减员而引起经济收入的减少，以及其他情况（如误工、被迫失去教育等）所致的间接经济损失。慢性病与贫困的恶性循环，使人们陷入“因病致贫、因病返贫”的困境。

随着中国慢性病流行和危害的日益严重，势必造成更为严重的疾病负担和经济负担，加大慢性病预防和控制力度已迫在眉睫。

## 第二节　心脑血管疾病

心脑血管疾病包括一大族疾病，近20年来中国心脑血管疾病死亡率呈明显上升趋势，其中脑血管死亡率和冠心病死亡率持续上升，而风湿性心脏病呈下降趋势。

### 一、脑卒中

脑卒中属于心脑血管疾病，是所有疾病类别中死亡率和致残率均很高的疾病，其发病和死亡一直呈上升趋势。到2005年，城市脑血管病粗死亡率达到132.35/10万，农村达138.81/10万。根据MONICA研究，北京市1984~1999年急性脑卒中事件的发病率和死亡率均呈明显上升趋势，1984年、1999年脑卒中粗发病率分别为205.6/10万、393.1/10万，年平均增长幅度为4.4%，其中男性年平均增长幅度为4.5%，女性为4.2%。另外，1987~1993年35~64岁人群监测数据也显示有许多地区脑卒中发病率和死亡率呈上升趋势，如河北、辽宁、吉林、黑龙江、安徽、江苏、四川等省份。

1991~2000年期间，北京、上海、长沙首次脑卒中的年平均标化发病率依次为135/10万、76.1/10万和150/10万。3城市全部脑卒中和出血性脑卒中发病率普遍高于西方国家。在过去10年中出血性脑卒中发病率在3城市都呈下降趋势，而缺血性脑卒中在北京和上海呈上升趋势。

中国流行病学及有关资料表明，脑卒中的危险因素是高血压、超重或肥胖、糖尿病、吸烟、酗酒和血脂异常等，其中高血压是中国居民脑卒中发病的最重要危险因素。中国10组人群研究表明，血压水平与脑卒中发病危险呈对数线性关系，基线收缩压每升高10 mmHg，脑卒中发生相对危险增加49%；舒张压每升高5 mmHg，脑卒中危险增加46%。控制了其他因素后，吸烟者的发病危险是不吸烟者的1.4倍。脑卒中发病率与体重指数呈正相关，与体重正常者相比，超重者脑卒中发病危险为其的1.43倍，肥胖者的发病相对危险为其1.25倍。脑卒中事件发病率随危险因素在个体聚集的个数增加而成倍上升（表4-2）。

表4-2　11省市35~64岁人群不同危险因素组合脑卒中事件发病率和发病危险

| 危险因素个数 | 人数 | 平均年龄 | 观察人年 | 脑卒中事件 | | |
|---|---|---|---|---|---|---|
| | | | | 发病数 | 发病率 | *RR*（95%*CI*） |
| 无 | 6 323 | 44.3 | 18 554 | 11 | 59.3 | 1.0 |
| 有任意1项 | 10 189 | 46.4 | 29 865 | 26 | 87.7 | 1.5（0.7–3.0） |
| 有任意2项 | 6 702 | 48.1 | 19 564 | 53 | 219.8 | 3.7（1.9–7.2）* |
| 有任意3项 | 2 806 | 49.5 | 8 165 | 35 | 428.7 | 7.2（3.7–14.2）* |
| 有任意4项 | 697 | 49.6 | 2 023 | 10 | 494.3 | 8.3（3.6–19.6）* |
| 有任意5项 | 70 | 50.2 | 204 | 0 | – | – |
| 合计 | 26 787 | 46.8 | 78 376 | 135 | 172.2 | |

注：危险因素包括吸烟、高血压、高胆固醇血症、高血糖、超重；* $P<0.01$

资料来源：王薇等，中国35–64岁人群心血管病危险因素与发病危险因素模型的前瞻性研究，中华心血管病杂志，2003，12，31（12）

## 二、冠心病

1979年世界卫生组织对冠心病的定义是：由于冠状动脉功能性改变或器质性病变引起的冠状血流和心肌需求之间不平衡而导致的心肌损害，包括急性暂时性和慢性的情况。冠心病全称为冠状动脉粥样硬化性心脏病，又称为缺血性心脏病，是由于冠状动脉发生严重粥样硬化造成管腔狭窄或阻塞，或在此基础上合并痉挛、血栓形成加重管腔阻塞，引起营养心脏的冠状动脉供血不足，心肌缺血、缺氧或发生梗死的一种心脏病。以心绞痛、心肌梗死、猝死等为表现形式。2004年中国城市居民冠心病粗死亡率为46.27/10万（中国卫生统计年鉴，2005）。1991年冠心病死亡率为24.08/10万，到2000年达到43.47/10万，且无论城市和农村，上升的速度都很快。到2000年，城市和农村人群的冠心病死亡率分别为62.3/10万和37.3/10万。根据模型估计，平均每年以5.5%的比率上升，预计2005年冠心病死亡率将会达到59.62/10万，2005年全国死因流行病学调查的年龄标化死亡率为59.74/10万，非常接近预测值。

中国没有心脑血管疾病发病和患病的全国监测资料。根据第三次全国卫生服务调查，2003年中国人群冠心病患病率为4.6%，其中城市人群为12.4%，农村人群为2.0%，城市患病率是农村的6倍。

根据中国MONICA研究北京人群发病监测，北京地区35~74岁人群急性冠心病事件的发病率呈上升趋势，1984 年男性冠心病标化发病率从 146/10 万，上升到 1997 年的 244/10 万；女性发病率从 1984 年的 62/10 万，上升到 1997 年的 112/10 万。

冠心病的发生与高血压、高血脂、吸烟、饮酒等危险因素有关。高血压是冠心病的重要危险因素，高血压致心血管病的相对危险高达 3～4 倍。采用前瞻性队列研究的方法，对 1992 年建立的中国 11 省市 35～64 岁队列人群共 31 728 人的基线血压水平和 1992～2002 年发生的心血管病（包括冠心病和脑卒中）事件的关系进行分析发现，以血压 110～119/75～79mmHg 为对照，血压在 120～129/80～84mmHg 时，心血管病发病危险增加 1 倍（*RR*＝2.09）；血压在 140～149/90～94mmHg 时，心血管病发病危险增加 2 倍以上（*RR*＝3.23）；当血压≥180/110mmHg 时，心血管病发病危险增加 10 倍以上（*RR*＝11.81）。血清总胆固醇≥4.68mmol/L 时，心肌梗死发病率增加，TC 增加 0.52mmol/L（20mg/dl）心肌梗死的发病危险增加约 40%。控制了其他因素后，吸烟者比不吸烟者心肌梗死的发病危险增加 137%。调整其他因素后，吸烟对于冠心病发病的相对危险为 2.19。

## 三、高血压

高血压既是一个独立的疾病，也是更严重的心脑血管疾病的危险因素。高血压患病率在中国上升迅速，是一个影响人口众多、潜在危险巨大的疾病。

### （一）患病率快速上升

30 年来，中国人群的高血压患病率快速上升。1979 年全国高血压调查，中国 15 岁以上人群患病率为 7.7%，1991 年全国高血压调查和 2002 年中国居民营养与健康状况调查表明，15 岁以上人群高血压患病率迅速上升到 13.6%和 17.7%。据此测算，在 20 世纪 80～90 年代中国高血压患者每年增长达 300 多万，1991～2002 年每年增加约 700 万（图 4-2）。到 2002 年，全国有 1.77 亿高血压患者。与 1991 年相比，2002 年中国 15 岁以上人群高血压患病率较 1991 年上升 31%，患病人数增加 7000 多万。

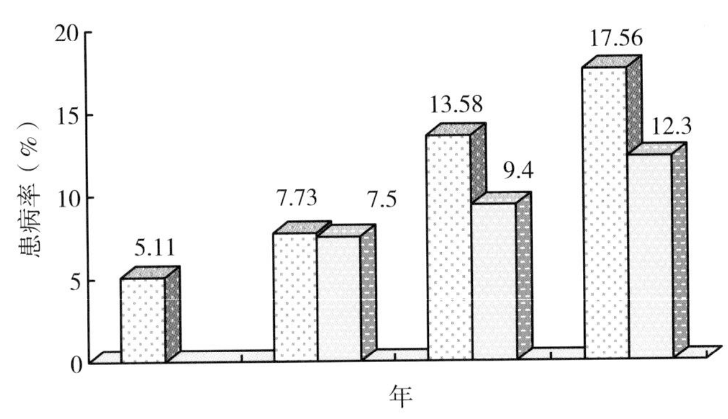


图 4-2 历次全国调查高血压患病率比较

□ 为调查当年 15 岁以上人群全国估计患病率。各次调查高血压诊断标准不尽相同：1959 年无资料考证；1979～1980 年为 SBP≥141 和/或 DBP≥91，且未考虑两周内服药情况；1991 年为 SBP≥140 和/或 DBP≥90，或近两周内服用降压药；2002 年同 1991 年。

□ 为年龄标化患病率。诊断标准统一采用 1979～1980 年标准，标准人口统一采用 1964 年全国人口，对象均为 15 岁以上年龄。

数据来源：转引自王陇德主编，中国居民营养与健康状况调查报告之一，人民卫生出版社，2005

（二）高血压影响劳动力人口

2002 年中国 18 岁以上人群高血压患病率为 18.8%。60 岁以上人群高血压患病率达到 49.1%，18~44 岁年轻人和 45~59 岁中年人的高血压患病率也分别达到 9.1%和 29.3%，即约有 10%的年轻人和 30%的中年人患高血压。全国有高血压患者 1.6 亿，其中 1.1 亿是18~59 岁的劳动力人口，劳动力人口受累严重。

（三）农村人群高血压总体患病率已接近城市水平

2002 年城乡居民的患病率分别为 19.3%和 18.6%，与 1991 年的 16.3%和 11.1%相比，城乡差距明显缩小。由于农村人群高血压控制效果更差，因此农村人群脑卒中死亡率已经明显高于城市人群。

（四）人群平均血压水平上升，脑卒中发病危险增加

中国 10 组人群前瞻性研究结果表明，收缩压每升高 10mmHg，脑卒中发生的相对危险增加 49%；舒张压每升高 5mmHg，发生脑卒中的危险增加 46%，冠心病和肾脏疾病的发病危险也会相应增加。各年龄段人群血压平均水平大幅明显上升。2002 年与 1991 年相比，中国男性的收缩压和舒张压均值分别上升了 4.1 和 3.3mmHg（图 4-3），女性分别上升了 3.6 和 4.1mmHg，预示中国人群脑卒中发病的危险大大增加（图 4-4）。

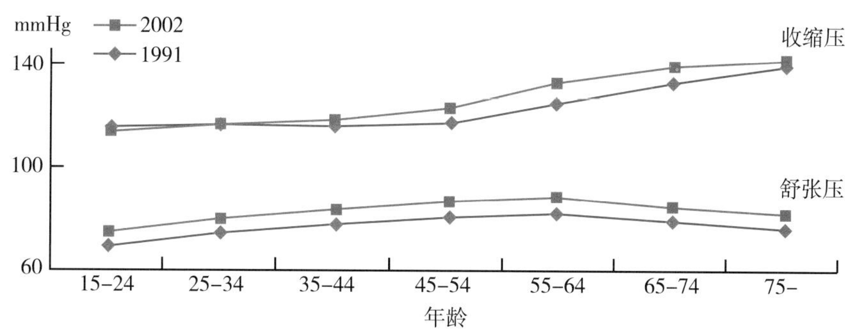


图 4-3 中国 1991~2002 年男性不同年龄别血压均值

数据来源：1991 年全国高血压调查及 2002 年中国居民营养与健康状况调查

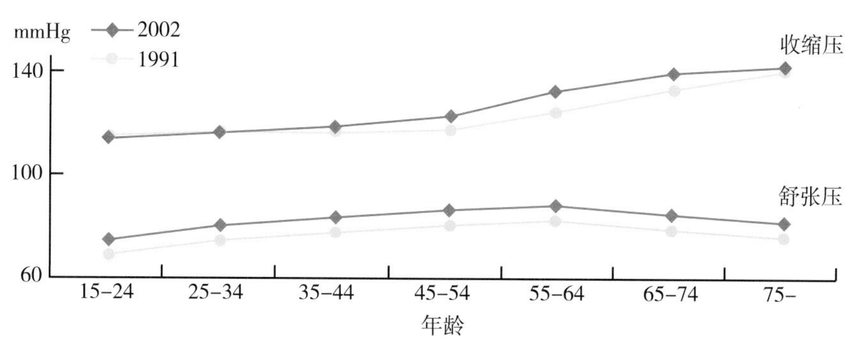


图 4-4 中国 1991~2002 年女性不同年龄别血压均值

资料来源：1991 年全国高血压调查及 2002 年中国居民营养与健康状况调查

### （五）儿童青少年肥胖者高血压问题严重

2002年中国居民营养与健康状况调查发现：12~18岁儿童青少年肥胖者高血压检出率达40.9%；血压随着儿童BMI值的增加逐渐升高，肥胖组、超重组儿童青少年的收缩压比正常体重组分别高12mmHg和7mmHg；舒张压比正常体重组分别高7mmHg和4mmHg；超重和肥胖儿童青少年患高血压的危险分别是正常体重儿童青少年的3.3倍和3.9倍。

## 四、血脂异常

血脂异常指血浆中胆固醇和（或）甘油三酯升高，通常称为高脂血症。实际上高脂血症也泛指包括低、高密度脂蛋白胆固醇血症在内的各种血脂异常。血脂异常是脑卒中、冠心病发生和死亡的重要风险因素。

### （一）中国血脂异常患病率高，患病人群数量庞大

2002年，中国成人血脂异常总患病率为18.6%，全国有1.6亿人血脂异常。其中城市患病率为21.0%，农村为17.7%；男性为22.2%，女性为15.9%；18~44岁、45~59岁、60岁以上人群患病率分别为17.0%、22.9%和23.4%，多角度显示中国血脂异常影响面广，患病率处于较高水平，城乡患病率差距较小，血脂异常已成为危害中国人民健康的重要危险因素。城市人群、男性、中老年人，是血脂异常干预的重点地区和重点人群。

### （二）中国人群血脂谱以高甘油三酯血症患病率高为特点，但在特定人群中高胆固醇血症的比例也不低

2002年中国18岁以上成人的患病率为11.9%，男性14.5%，高于女性的9.9%，各年龄人群中老年（14.8%）明显高于青年（10.9%）。男性城市青年和中年人群、女性城市老年人患病率均超过20%。

前瞻性研究显示，胆固醇升高显著增加缺血性心血管病发生的危险。目前人群中高胆固醇血症还处在低水平，但是对某些特定人群，已经达到相当高的水平。60岁以上老年人高胆固醇血症患病率达到6.1%。大城市和中小城市老年女性患病率分别达到16.9%和13.0%。

表4-3 2002年中国居民高胆固醇血症和高甘油三酯血症患病率（%）

| 地区 | 高胆固醇血症 | | | 高甘油三酯血症 | | |
|---|---|---|---|---|---|---|
| | 合计 | 男性 | 女性 | 合计 | 男性 | 女性 |
| 全国 | 2.9 | 2.7 | 3.2 | 11.9 | 14.5 | 9.9 |
| 城市 | 4.1 | 3.7 | 4.6 | 14.2 | 19.6 | 10.1 |
| 农村 | 2.4 | 2.3 | 2.6 | 10.9 | 12.4 | 9.8 |

数据来源：王陇德主编，中国居民营养与健康状况调查报告之一，2002，人民卫生出版社

### （三）儿童青少年血脂异常问题应当引起重视

2002年中国儿童青少年中高甘油三酯血症的检出率为2.8%，高总胆固醇血症检出率为

1.2%。根据第五次全国人口普查数据推算，中国儿童青少年总胆固醇血症者约240万，血浆高甘油三酯血症者800多万。研究证明，动脉硬化性损害始于生命早期，并且这种损害是不可逆的，疾病随着年龄的增加而不断加剧。超重儿童高甘油三酯（TG）、低HDL-胆固醇和血脂异常的风险分别是正常儿童的1.9倍、1.4倍和1.5倍，肥胖儿童的风险分别为正常体重儿童的3.3倍、1.5倍和1.8倍。

## 第三节　糖尿病及其相关疾病

### 一、糖尿病

糖尿病（diabetes mellitus DM）一词是描述一种多病因的代谢疾病，特点是慢性高血糖，伴随因胰岛素（INs）分泌及/或作用缺陷引起的糖、脂肪和蛋白质代谢紊乱。包括几种不同类型的糖尿病：1型糖尿病（以前称为胰岛素依赖型或儿童期发病型糖尿病）的特征是不能产生胰岛素；2型糖尿病（以前称为非胰岛素依赖型或成人期发病型糖尿病）是因为人体不能有效利用胰岛素引起的。体重超重和缺乏身体活动常常造成该病。第三种类型的糖尿病是妊娠期糖尿病。

自1997年美国糖尿病学会（ADA）提出糖尿病（DM）诊断与分型的修改意见以来，各国糖尿病学界对新的诊断与分型均进行了研究与讨论。WHO专家咨询报告（WHO NCD NCS 99.2）与国际糖尿病联盟——西太区委员会（IDF—WPR）于1999年正式公布了这一新的诊断标准与分型。中华医学会糖尿病学会及中国糖尿病杂志编委会于1999年10月上海联席会议上讨论通过，建议今后有关糖尿病的研究与论文均采用这一新的诊断与分型，以便与国际糖尿病研究接轨。1999年10月出版的WHO专家咨询报告文本，包括有关糖尿病定义、诊断与分型的内容摘要见中国糖尿病杂志，主要诊断要点见下面框图。

**糖尿病的诊断标准**

1. 糖尿病症状+任意时间血浆葡萄糖水平≥11.1mmol/L（200mg/dl）或
2. 空腹血浆葡萄糖（FPG）水平≥7.0mmol/L（126mg/dl）或
3. OGTT试验中，2小时PG水平≥11.1mmol/L（200mg/dl）

数据来源：中华医学会糖尿病分会

#### （一）中国糖尿病患病率和死亡率呈持续上升趋势

120世纪90年代全球糖尿病患者约为1亿人。2008年对全球糖尿病流行率的估计，25岁以上人群为10%。在东地中海和美洲大约为11%，在欧洲和西太平洋地区为9%。WHO估计全世界有3.47亿人患有糖尿病，2004年，估计有340万人死于高血糖引发的疾病。80%的糖尿病死亡情况发生在低收入和中等收入国家；心血管病造成的死亡占糖尿病患者死亡数的50%~80%；据预测，到2030年糖尿病将成为全球第七大死亡原因；在发达国家，大多数糖尿病患者已过退休年龄，而在发展中国家，患者的年龄大多在 35 岁至 64 岁之间。2008 年成人男性年龄标化糖尿病流行率为 9.8%（8.6%~11.2%），女性为 9.2%（8.0%~10.5%），比 1980 年分别上升了 8.3%（6.5%~10.4%）和 7.5%（5.8%~9.6%），患糖尿病的人数从 1980 年的 1 亿 5300 万（1 亿 2700 万~1 亿 8200 万）增加到 2008 年的 3 亿 4700 万（3 亿 1400 万~3 亿 8200 万）。

过去 20 多年来，中国人群的糖尿病一致呈增长趋势。根据 1978~1979 年全国 14 省市 40 万人口糖尿病调查和上海 10 万人群抽样调查、1994 年全国 19 省市 25 万人口糖尿病普查、1996 年全国 11 省市 4 万人群（20~74 岁）糖尿病抽样调查显示，糖尿病患病率呈明显上升趋势。从 1980 年的 1.21%，到 1994 年 2.28%，1996 年增至 3.62%。上述调查主要在城市进行。2002 年中国居民营养与健康状况调查，全国平均患病率为 2.6%，其中大城市患病率有了较大幅度的升高。2007 年 6 月-2008 年 5 月对全国 14 个省市自治区 48431 名 20 岁以上人群进行，研究结果显示，年龄标化糖尿病患病率（包括以前诊断和此次调查诊断的）为 9.7%（男性 10.6%，女性 8.8%）糖尿病前期患病率为 15.5%（男性 16.1%，女性 14.9%），据此估计糖尿病患病人数达到 9240 万人，糖尿病前期患病人数达到 1 亿 4820 万人。

糖尿病死亡率呈明显上升趋势，(图 4-5)。1974~2000 年，城市糖尿病死亡率从 3/10 万上升到 15/10 万，上升幅度很大；农村从 2/10 万上升到 5.5/10 万，上升幅度较小，但上升趋势仍然十分明显。在固定人群中的观察表明，1991~2000 年，糖尿病死亡率每年以 8.6% 的比率上升，2000 年糖尿病死亡率为 7.76/10 万，无论男女上升趋势相同，无论城市还是农村均呈上升趋势，但城市人群的上升趋势远远高于农村。第三次死因回顾抽样调查资料显示，2005 年中国糖尿病死亡率为 9.81/10 万，其中女性为 11.1/10 万，高于男性的 8.57/10 万；城市为 14.68/10 万，农村为 7.35/10 万；东部地区 12.19/10 万，高于中部地区的 9.28/10 万，西部地区死亡率最低，为 7.36/10 万。

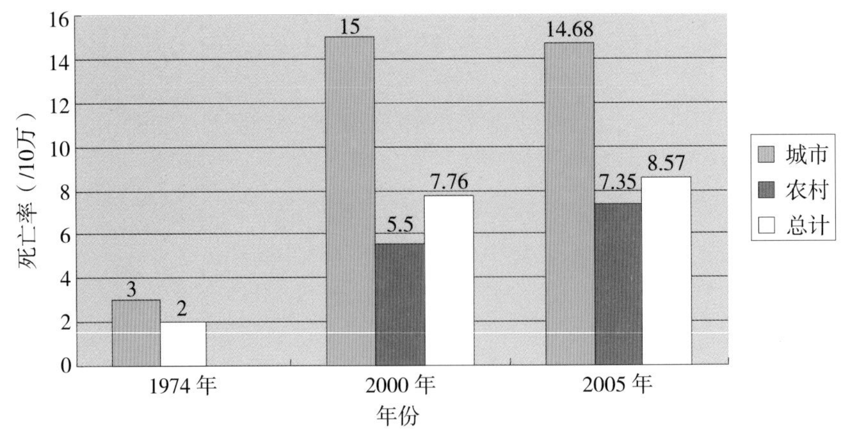


图 4-5 中国不同年代糖尿病死亡率

数据来源：作者根据不同年代调查结果做图，文献见本章末

## （二）糖尿病病程长、并发症危害严重

糖尿病是造成失明，截肢和肾衰竭的主要原因。在某些年龄组，糖尿病病人发生脑卒中

危险增加2倍。糖尿病是导致肾衰竭的主要原因。糖尿病病人中下肢截肢的比例是非糖尿病病人的10倍以上，一半以上的非创伤性截肢都归因于糖尿病，在工业化国家，糖尿病也是导致视力损伤和失明的主要原因。糖尿病病人患结核的风险是非糖尿病病人的3倍，因此糖尿病病人使用卫生资源时非糖尿病病人的3倍，糖尿病患者大约占用国家卫生资源的15%。中国的研究也表明，糖尿病、IGT经济负担分别是对照组的2.69倍和1.25倍。糖尿病、IGT、对照组直接费用与间接费用之比分别为9.34、4.64、9.38。

### （三）影响糖尿病发病和预后的危险因素

引发糖尿病的原因很复杂，但在很大程度上是由于体重过重、肥胖和缺乏身体活动的情况迅速增多。糖尿病单由遗传因素或环境因素引起者仅占少数，95%是由遗传、环境、行为多种危险因素共同参与和/或相互作用引起的多因子病。国内外学者普遍认为糖尿病存在家族聚集性，许多资料均显示具有2型糖尿病家族史或先证者的家庭2型糖尿病的患病率或患病风险明显增加。国内大量的流行病学资料显示，有糖尿病家族史者糖尿病的患病率要显著高于无家族史者，也有研究证明，先证者家系一级亲属糖尿病的患病率为3.94%，对照组一级亲属为1.09%，相对危险度为3.62。

除遗传因素外，影响糖尿病发生和预后的危险因素包括超重和肥胖、血脂异常和高血压，而这些因素的形成，又与许多行为危险因素密切相关，包括早期营养问题、膳食因素、体力活动不足、吸烟饮酒以及相关的社会经济因素。大量的糖尿病及其并发症病例可以通过健康饮食、经常锻炼身体、保持正常体重和避免使用烟草得以预防，但这一证据并未被广泛使用。

肥胖（或超重）　肥胖是2型糖尿病最重要的危险因素之一。体质指数与发生2型糖尿病的危险性呈正相关关系，在不同性别和不同种族之间均保持一致性。我国11省市的调查发现，DM和IGT患病率随着体重的增加而上升，超重患DM的危险（RR）为正常人的2.36倍，而肥胖者的RR与正常人患病比达3.43，BMI是2型糖尿病的独立危险因素。其他研究发现，无论男女，不同年龄组中，超重者2型糖尿病患病率者显著高于非超重者，前者大约是后者的3~5倍。对比印第安人的随访亦证实，2型糖尿病的发病率随体质指数的增加而呈线形增加趋势，体质指数小于20者的发病率为0.8/1000人年，而体质指数大于40者高达72/1000人年。随着腰围的增加，发生糖尿病的危险性也增加，腰围最高者其患糖尿病危险增加了12倍，而腰臀比及体质指数最高者患糖尿病危险分别增加7倍和8倍。肥胖者体内脂肪细胞贮存量过度，血浆游离脂肪酸水平升高，并以有毒性的神经酰胺、长链脂酰辅酶A及神经鞘脂类形式堆积于肌肉、肝、胰腺和动脉等处，导致胰岛素受体的数量和活性降低，从而降低组织对胰岛素的敏感性，引发胰岛素抵抗甚至2型糖尿病的发生。另外脂肪细胞还可通过释放乙二腈、抵抗素、TNF-α及IL-6等物质参与外周胰岛素抵抗的发生。

体力活动不足　许多研究发现体力活动不足增加糖尿病发病的危险，活动最少的人与最爱活动的人相比，2型糖尿病的患病率相差2~6倍。有研究表明，体力活动及体育锻炼可增加胰岛素活性标志物的效应，从而改善糖代谢和脂代谢。研究结果显示，职业体力活动与休闲时的体力活动减少均是糖尿病的危险因素。每周150分钟中等强度的体力活动可降低27%的糖尿病发病风险。

膳食因素　研究已经证明高能饮食是明确肯定的2型糖尿病的重要危险因素，2型糖尿病的发生率与膳食中脂肪所提供的能量百分比成正相关，与膳食碳水化合物所提供的能量百分比呈负相关。日本相扑运动员每日摄能达4500~6500千卡，比一般日本人的2500千卡高得多。他们中40%发展为2型糖尿病。研究证明2型糖尿病直接与来自肉类和乳类的饱和脂肪酸的消耗呈正相关，而和不饱和脂肪酸呈负相关。当缺乏可比较的个体饮食摄入的资料时，从国家食物平衡表来计算人们的食物消耗的策略也被使用，但这种计算不能准确反映人们的实际消耗，只能看作一种间接证据。

2型糖尿病可得到预防，30分钟中等强度的身体活动和健康的饮食可以大大减少罹患二型糖尿病的风险。

表4-4综合了我国糖尿病危险因素研究中不同危险因素所致糖尿病的OR值（表4-4）。

**表4-4 我国不同研究中糖尿病主要危险因素的OR值范围**

| 危险因素 | OR值 |
|---|---|
| 家族史 | 2.3-8.6 |
| 年龄（40岁以上/40岁以下） | 4.2-4.6 |
| 超重或肥胖 | 2.4-6.7 |
| 高脂饮食 | 3.6 |
| 体力活动轻/重或极重 | 2.10 |
| 血脂异常 | 1.6 |
| 高血压 | 2.7-4.8 |
| 心理应激 | 1.6 |

数据来源：见参考文献

## 二、高血糖

在糖尿病自然病程中患者的血糖控制状态可能经过以下阶段：

第一阶段，正常血糖-正常糖耐量阶段。

第二阶段，高血糖阶段。该阶段又分为两个时期，即糖调节受损（IGR）和糖尿病。

糖调节受损又分为糖耐量低减（IGT）和空腹血糖受损（IFG）。IGT是指负荷后2小时血糖≥7.8 mmol/L（140 mg/dl）且<11.1 mmol/L（200 mg/dl），IFG是指空腹静脉血糖≥6.1mmol/L（110mg/dl）且<7.0mmol/L（126mg/dl）。IGT和IFG都属于糖尿病的前期阶段（表4-5）。

**表4-5 糖尿病和其他类型高血糖的诊断标准（静脉血浆）**

| 诊断 | 空腹血糖（mmol/L） | 2小时血糖（mmol/L） |
|---|---|---|
| 正常 | <6.1 | <7.8 |
| （IFG） | >6.1且<7.0 | <7.8 |
| （IGT） | <6.1 | >7.8且<11.1 |
| IFG+IGT | >6.1且<7.0 | >7.8且<11.1 |
| 糖尿病 | ≥7.0 | ≥11.1 |

数据来源：1999年WHO推荐的糖尿病诊断标准

（一）糖尿病前期人群数量庞大

1996年全国糖尿病流行病学调查表明，中国20~74岁人群糖耐量低减（IGT）流行率为4.76%，据此估计全国有IGT的人不低于3000万。2002年中国居民营养与健康状况调查表明，中国18岁以上居民空腹血糖受损（IFG）流行率为1.9%，估计有空腹血糖受损者2000多万。城市有IFG者2.70%，明显高于农村的1.56%。在青年（18~44岁）、中年（45~59岁）和老年人（≥60岁）中，IFG分别为1.25%、2.60%、3.42%，老年人是中国高血糖的主要人群。

（二）有糖尿病前期症状的人群如果不进行干预，几乎都会发生糖尿病

国际上重要的糖尿病研究项目如芬兰的DPS（Diabetes Prevention Study），美国的DPP（Diabetes Prevention Program）和欧洲的Stop-DIDDM研究都证明，不进行干预，有糖尿病前期症状的人几乎都会发生糖尿病。

中国大庆20年（1986~2006年）随访研究证明，仅有血糖轻度升高的IGT者，不进行生活方式干预，93%的糖耐量低减者发生糖尿病，17%死于心脑血管疾病，另有12%死于其他疾病，44%的人至少经历过1次心肌梗死或脑卒中。但通过实施控制饮食和/或增加锻炼的干预措施，6年间使IGT进展成为糖尿病的发病率下降了46%。中国糖尿病前期人群数量庞大，糖尿病干预的任务十分艰巨。

（三）高血糖发生受许多危险因素影响

高血糖的危险因素，与糖尿病的危险因素基本相同。

## 三、超重肥胖

超重和肥胖界定为异常或过量脂肪积累，可损害健康。体重指数（BMI）是体重/身高$^2$的简便指数，通常用于在成年人群和个人中进行超重和肥胖分类。其定义为按公斤计算的体重除以按米计算的身高的平方（kg/m$^2$）。表4-6总结了世界卫生组织和中国卫生部发布的超重和肥胖的判定标准。

表4-6　超重和肥胖的判断标准（BMI kg/m$^2$）

| | WHO | 中国卫生部 |
|---|---|---|
| 超重 | ≥25 | ≥24 |
| 肥胖 | ≥30 | ≥28 |

数据来源：世界卫生组织，中国卫生部

肥胖不仅是一种疾病，而且是很多慢性病的重要危险因素（表4-7）。采取措施控制超重、肥胖，对中国慢性病控制至关重要。

表 4-7 肥胖导致相关慢性病的危险性

| 危险性增加大于 2 倍 | 危险性增加 1~2 倍 | 危险性增加接近 1 倍 |
|---|---|---|
| 2 型糖尿病 | 冠心病 | 女性绝经后乳腺癌 |
| 血脂异常 | 高血压 | 子宫内膜癌 |
| 胰岛素抵抗 | 脂肪肝 | 男性前列腺癌 |
| 睡眠呼吸暂停综合征 | | 结肠、直肠癌 |

数据来源：世界卫生组织，2001

（一）中国居民相对于西方国家是一个偏瘦的民族，但超重和肥胖患病率上升迅速

按照采用卫生部发布的成人超重、肥胖标准，中国 18 岁以上成年人超重率为 22.8%、肥胖率为 7.1%。据此估计，中国有近 3 亿人超重和肥胖。

与 1992 年相比，2002 年中国 18 岁以上成人超重率和肥胖率分别上升了 40% 和 97%，18~44 岁青年人肥胖率增长高达 146%。此 10 年间，全国超重肥胖人数增加了 1 亿。

目前，城市人群超重和肥胖比例高于农村。2002 年中国 18 岁以上城市居民超重和肥胖的比率为 28.1% 和 9.8%，农村则为 20.6% 和 6.0%。

农村居民肥胖率的增长幅度有可能超过城市。超重率与肥胖率的比值是反映肥胖率增长幅度的一个指标。目前中国超重率与肥胖率比值情况是，农村（3.43∶1）高于城市（2.87∶1），中小城市（3.14∶1）高于大城市（2.87∶1），这预示着肥胖率的增长幅度有可能农村高于城市，中小城市高于农村。美国 20 世纪 70 年代末成年人超重和肥胖率分别为 47% 和 15%，超重和肥胖比值为 3.1∶1，2002 年为 34.7% 和 30.4%，仅仅不到 30 年的时间，肥胖率就增长了 1 倍，比值达到 1.1∶1。2002 年中国 18 成人上超重肥胖比值为 2∶1，提示如果不采取控制措施，中国人群超重和肥胖比值有可能将缩小，并有可能接近 1∶1，其中农村的发展速度可能更快。

青年（18~44 岁）、中年（45~59 岁）、老年（60 岁以上）组，超重率分别为 22.6%、29.0% 和 24.3%，肥胖率分别为 6.4%、10.2% 和 8.9%。中年人的比例最高。

（二）儿童青少年超重、肥胖患病率增长速度惊人

分析 4 次全国学生体质健康调查资料发现，1985 年中国 7~18 岁人群无实质性肥胖流行。大城市儿童青少年肥胖率仅为 0.1%~0.2%，超重率为 1%~2%；90 年代开始，超重率大幅度上升，城市高于农村，男生高于女生；北京等大城市男生肥胖率在 4% 左右，女生在 3% 左右；1995 年前后，城乡均出现超重率大幅增长，大城市男女超重率比 10 年前分别增长 3 倍和 2 倍；肥胖患病率男生 6%~8%，女生 4%~6%；2000 年前后，大城市进入肥胖全面增长期，北京等大城市 7~9 岁、10~12 岁男生超重和肥胖检出率达到 25.2%、25.5%，女生达到 17.0% 和 14.3%。

全国学生体质健康调查显示，2000 年 7~18 岁各年龄组儿童青少年肥胖率男性为 4.94%~8.41%，女性为 2.25%~4.85%，男性高于女性。与 1985 年相比，男性上升幅度高于女性。根据 1995~2000 年儿童青少年肥胖的增长率预测，2010 年中国 7~18 岁儿童青少年肥胖率男性将达到 18.46%、女性达到 9.18% 的高水平。

2002 年中国居民营养与健康状况调查结果，7～17 岁超重患病率城市为 8.5%、农村为 3.2%，城市高于农村，大城市达到 13.1%；肥胖患病率城市为 4.4%、农村为 1.4%，大城市达到 8.1%。无论城市和农村，7～17 岁男性超重患病率和肥胖患病率均高于女性，大城市男性超重率和肥胖率分别达到 16.7% 和 9.6%，农村女性超重率和肥胖率分别为 3.0% 和 1.1%。

研究表明，儿童期超重肥胖是成年后超重肥胖的直接原因。儿童青少年超重肥胖不仅直接影响到生长发育期的身心健康，还有可能影响成年后一代人的健康。因此，儿童青少年超重肥胖的预防控制，尤其是大城市 7～18 岁男性的超重肥胖，应成为慢性病预防控制的重点内容。

# 第四节　肿　　瘤

癌症是 100 多种不同部位恶性肿瘤的统称，肿瘤是一种以细胞不正常增生为特点的一类疾病。假如增生细胞侵犯周围组织，被称为恶性肿瘤，反之则为良性，某些良性肿瘤也会危及生命。恶性肿瘤也称为癌症。癌症生物学特征是机体调控正常细胞生长、分化和细胞死亡的机制失控，导致异常细胞的失控生长，并侵袭身体的毗邻部位和扩散到其他器官。癌症的发生是一个多因素参与、复杂、漫长的生物学过程，是机体个体遗传因子和环境危险因子（化学因素、生物因素和物理因素）相互作用的结果。环境危险因素和生活方式是影响癌症发生的重要因素。

## 一、测量肿瘤发病和死亡的方法和数据来源

在国际疾病分类中，按照肿瘤发生的解剖学部位和组织学特征进行分类。国际疾病分类第 9 版（ICD-9）按照 3 位数字把肿瘤分为 140-208 类目，包括六个组，140-199 为恶性肿瘤，200-208 为淋巴和造血组织恶性肿瘤、210-229 为良性肿瘤，230-234 为原位癌，235-238 为行为不明的肿瘤，239 为性质未指明的肿瘤。大部分类目还能进一步分为四位数字的亚类目。1976 年对肿瘤进行了专门分类（ICD-O），是在 ICD-9 的第二章的扩展。在 ICD-O 中对所有肿瘤按解剖学部位（T）、组织学（形态学）（M）和细胞分化程度进行分类。即解剖部位有 4 位数字、组织学有 5 位数字，最后 1 位数字表示肿瘤的行为，分化程度再用 1 位数字描述，共用 10 位数字对一个肿瘤病例进行完整描述。如 T-162.9M-8140/31，162.9 表示未指明部位的气管、支气管和肺，8140 为腺癌，/3 为恶性原发，1 为分化程度好。ICD-10 在 ICD-9 的基础上，对用 3 位数字描述解剖部位进行了扩展，并采用数字和字母结合的方式进行描述。恶性肿瘤的类目为 C00-C97，原位癌为 D00-D09，良性肿瘤为 D10-D36，行为不明和性质未指明的肿瘤为 D37-D48。有了这样的工具，就能方便规范的对肿瘤病例和死亡资料进行分类整理，为进一步准确分析奠定基础。

描述肿瘤的流行水平、分布和变化时，最基本的指标是发病率、患病率和死亡率。在描述肿瘤的危险因素时，使用相对危险度、归因危险度和人群归因危险度来测量危险因素对肿瘤发生及死亡的影响，具体定义见方法学卷。

描述癌症在不同地区、不同时期和不同人群中的发生频度，是肿瘤流行病学中最重要的

内容。描述肿瘤发生频度的资料主要通过癌症新发病例登记而获得。建立肿瘤登记报告制度是开展肿瘤防治工作的基础工作。肿瘤登记分为医院为基础的登记系统和人群为基础的登记系统。世界上最早的人群为基础的肿瘤登记是1929年在德国汉堡开始的，20世纪40年代陆续在美国、丹麦、加拿大、英国、新西兰等国家开始建立肿瘤登记系统。1950年世界卫生组织成立了恶性肿瘤登记和统计小组，建议各成员国建立肿瘤登记系统。肿瘤登记系统的建立必须具备一些基础条件确保较为全面和准确地收集到地区内的肿瘤发病资料。这些基本条件包括：必须颁布要求进行肿瘤发病资料收集的规定，有较为健全的医疗保健网络，卫生服务系统具备可靠肿瘤诊断的设备和条件，已有健全的死因登记报告制度并运转良好。

中国的肿瘤登记始于1959年。到1969年，大部分省、自治区、直辖市先后成立了肿瘤防治办公室。20世纪70年代，有多个肿瘤高发地区陆续开始进行肿瘤登记；至20世纪80年代，全国计有38个肿瘤登记处。1990年制定了《中国肿瘤登记协作组章程》，2003年，卫生部发布了《中国癌症预防与控制规划纲要（2004~2010）》，把加强肿瘤登记列入今后癌症预防控制工作的主要内容。2004年出版了《中国肿瘤登记工作指导手册》，2004年，中国卫生信息学会肿瘤登记与监测专业委员会成立，通过了《中国卫生信息学会肿瘤登记与监测专业委员会章程》。至今为止，全国计有肿瘤登记处195个，其中城市80个，农村113个，覆盖人群1.9亿，占全国人口总数的13%，肿瘤登记的质量也不断进行改进。2012年已有的登记资料被五大洲肿瘤登记中心收录。

## 二、肿瘤发病和死亡的变化趋势

癌症是全球的主要死亡原因之一，2008年造成760万人死亡（约占所有死亡人数的13%）。肺癌、胃癌、肝癌、结肠癌和乳腺癌是肿瘤死亡的前5位死因造成。在许多发展中国家，宫颈癌是最常见的癌症。

未来几十年，癌症是人群发病和死亡人数增加的重要原因，2008年，癌症新发病例为1270万，随着人口老化，预计到2030年，癌症新发病例将增加到2140万，且2/3都发生在发展中国家。图4-6列出了不同国家诊断的最常见的肿瘤，图中显示在中国、印度和俄罗斯等国，男性中最常见的肿瘤是气管、支气管肺癌。

在中国过去30多年来，肿瘤发病和死亡均呈快速上升趋势。1973年全国29个省、市、自治区用三年时间完成了八亿三千多万人口死亡情况的调查。调查结果显示恶性肿瘤死亡率为73.99/10万，男性为84.35/10万，女性为63.12/10万，均为第三位死因，男性和女性分别占总人口死亡的10.13%和8.85%。男性前5位死因为胃癌、食管癌、肝癌、肺癌和肠癌；女性则为胃癌、宫颈癌、食管癌、肝癌和肺癌。

1990年，卫生部进行全国恶性肿瘤死亡抽样调查。依据70年代的普查资料，按1/10的抽样比例进行了调查，确保样本地区恶性肿瘤分类构成与总体分布一致。共调查死亡病例2022433例，有病例依据的占31.77%。调查发现，此时中国人群恶性肿瘤死亡率（年龄标化）已达94.36/10万，男性和女性分别为123.57/10万和66.30/10万。死因顺位也发生了改变，男性食管癌从第二位下降致第四位，女性宫颈癌则下降至第7位，其余顺位没有变化。

同时我们使用了全国疾病监测系统1991~2000年监测数据，动态观察肿瘤死亡的变化。10年监测结果发现，1991年肿瘤死亡率为79.86/10万，男性和女性分别为100.15/10万和

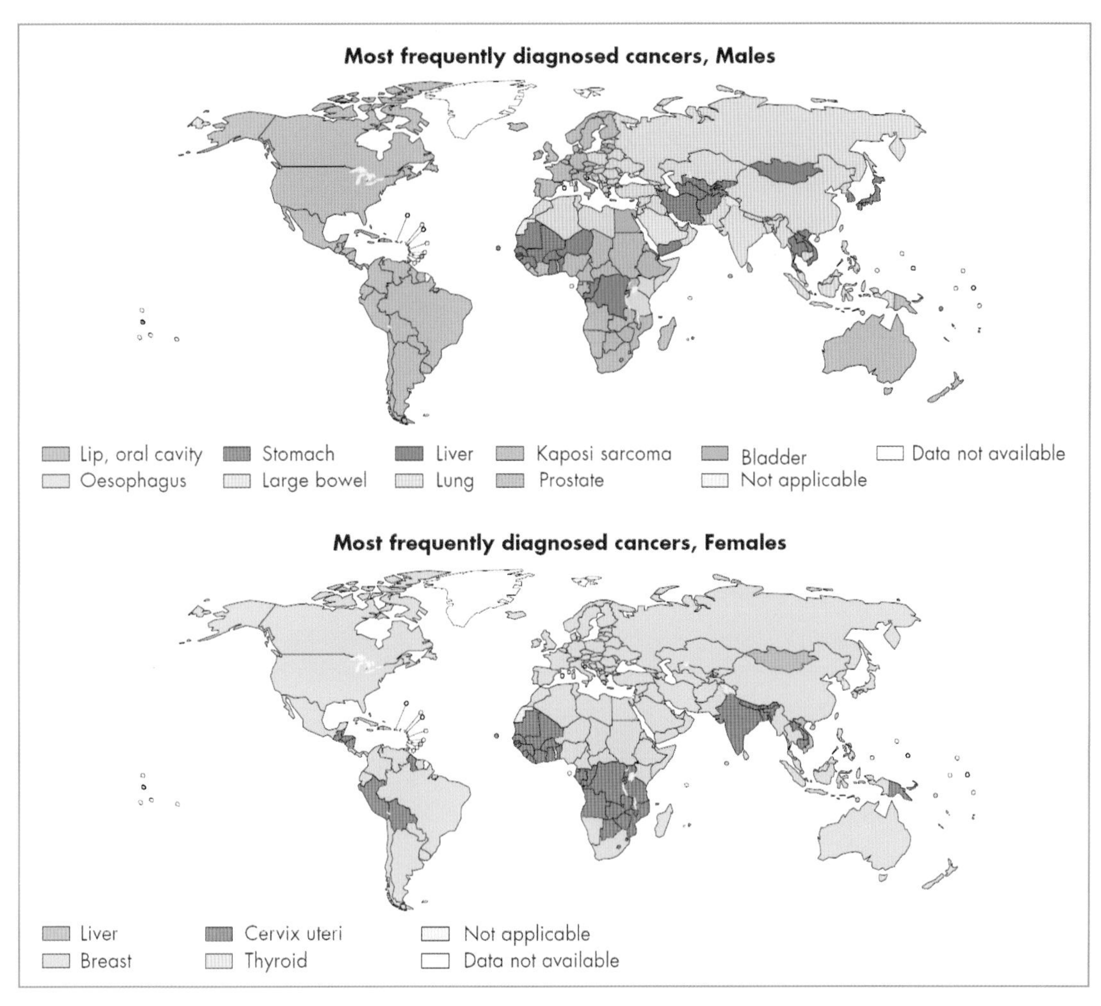


图 4-6 不同国家诊断最常见的肿瘤（年龄标化率）

数据来源：WHO | Global status report on noncommunicable diseases 2010 www. who. int/nmh/publications/ncd_ report2010/

58. 73/10 万，1992 年肿瘤死亡率为 83. 74. 86/10 万，男性和女性分别为 105. 09/10 万和 61. 40/10 万。这个结果和前述的抽样调查结果相比略低，但趋势是一致的。肿瘤死因顺位是一致的，同样为胃癌、肝癌、肺癌、食管癌和结直肠癌（图 4-7）。到 2000 年，肿瘤死亡率已经达到 119. 26/10 万，占总死亡的 19. 32%，男性和女性肿瘤死亡率分别为 150. 43/10 万和 86. 87/10 万，其死因顺位已经转变，肺癌已经成为第一位死因，肝癌为第二位死因，胃癌下降为第三位死因。2005 年开展的第三次全国死因流行病学调查显示，2005 年癌症死亡率已经达到 135. 88/10 万，男性和女性分别为 170. 17/10 万和 99. 67/10 万，其死因顺位和 2000 年一致，肺癌为第一位死因、其次为肝癌和胃癌（图 4-8）。

从肿瘤的发病监测结果显示，2003～2007 年肿瘤登记地区（36 个登记点）癌症发病率为 265. 93/10 万（其中男性 293. 99/10 万，女性 237. 19/10 万：城市地区为 270. 84/10 万，农村地区为 249. 13/10 万），前 10 位常见肿瘤是肺癌、胃癌、结直肠癌、肝癌、女性乳腺癌、食管癌、胰腺癌、膀胱癌、脑瘤和淋巴瘤，占全部恶性肿瘤发病总数的 76. 55%。从 2012 年肿瘤登记点已有年报显示，肿瘤的发病率为 285. 91/10 万，肿瘤死亡率为 180. 54/10 万，发病死亡比为 1. 58。不同类别的肿瘤的发病率见表 4-8。

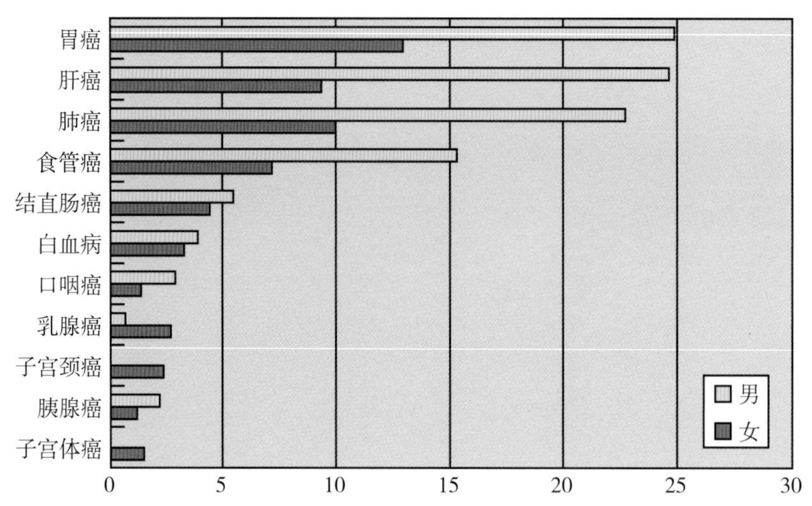


图 4-7 1991 年中国主要几种肿瘤的死亡率（/10 万）

数据来源：1991 年全国疾病监测年报，华夏出版社

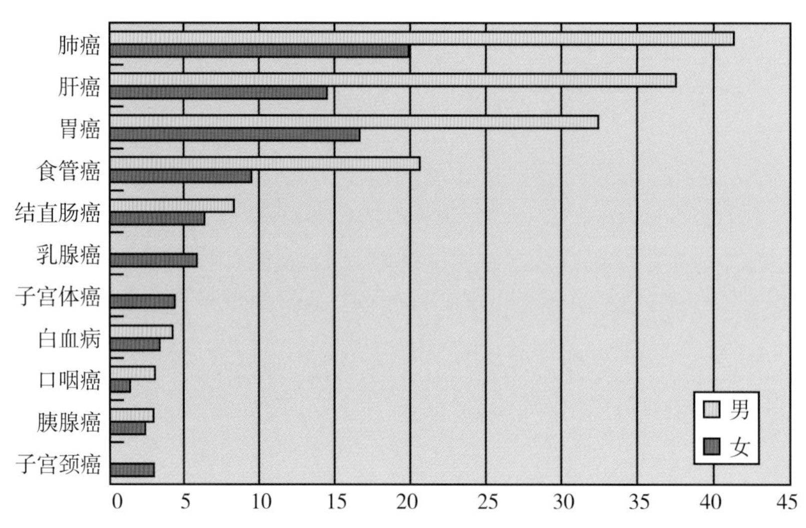


图 4-8 2005 年中国主要几种肿瘤的死亡率（/10 万）

城市和农村肿瘤标化死亡率已经非常接近，但死亡谱差异明显，城市人群以肺癌为第一位死因，农村人群则以肝癌为第一位死因。

2004~2005 年第三次死因回顾调查显示，城市肿瘤死亡率高于农村，主要是人口老化后的影响，标化后的肿瘤死亡率城市和农村非常接近；但是城市和农村人群的肿瘤死亡谱差别非常明显，城市人群的肺癌、直结肠癌、乳腺癌死亡率高于农村人群，而农村人群则以肝癌、胃癌、食管癌和宫颈癌死亡率高于城市（图 4-9，图 4-10，表 4-9）。农村人群近年来肺癌发病率增长非常快。

表 4-8　全国城市肿瘤登记地区前 10 位恶性肿瘤发病主要指标

| 顺位 | 合计 | | | | 男性 | | | | 女性 | | | |
|---|---|---|---|---|---|---|---|---|---|---|---|---|
| | 部位 | 发病率 (1/10^5) | 构成 | 中标率 (1/10^5) | 部位 | 发病率 (1/10^5) | 构成 | 中标率 (1/10^5) | 部位 | 发病率 (1/10^5) | 构成 | 中标率 (1/10^5) |
| 1 | 气管，支气管，肺（C33-C34） | 58.81 | 19.38 | 26.46 | 气管，支气管，肺（C33-C34） | 77.14 | 23.36 | 36.32 | 乳房（C50） | 51.91 | 18.80 | 27.32 |
| 2 | 结直肠肛门（C18-C21） | 35.78 | 11.79 | 16.51 | 胃（C16） | 40.93 | 12.40 | 19.91 | 气管，支气管，肺（C33-C34） | 40.17 | 14.55 | 17.22 |
| 3 | 胃（C16） | 30.20 | 9.95 | 14.15 | 肝脏（C22） | 39.42 | 11.94 | 20.32 | 结直肠肛门（C18-C21） | 32.15 | 11.64 | 14.29 |
| 4 | 肝脏（C22） | 26.63 | 8.78 | 13.13 | 结直肠肛门（C18-C21） | 39.35 | 11.92 | 18.89 | 胃（C16） | 19.28 | 6.98 | 8.69 |
| 5 | 乳房（C50） | 25.94 | 8.55 | 13.79 | 食管（C15） | 21.24 | 6.43 | 10.46 | 肝脏（C22） | 13.62 | 4.93 | 6.05 |
| 6 | 食管（C15） | 14.21 | 4.68 | 6.65 | 前列腺（C61） | 13.31 | 4.03 | 5.57 | 子宫颈（C53） | 13.35 | 4.83 | 7.58 |
| 7 | 甲状腺（C73） | 8.25 | 2.72 | 5.21 | 膀胱（C67） | 12.00 | 3.63 | 5.51 | 甲状腺（C73） | 12.57 | 4.55 | 7.97 |
| 8 | 淋巴瘤（C81-C85，88，90，96） | 8.21 | 2.70 | 4.47 | 肾及泌尿系统不明（C64-C66，68） | 9.47 | 2.87 | 4.94 | 子宫体及子宫部位不明（C54-C55） | 9.83 | 3.56 | 5.09 |
| 9 | 胰腺（C25） | 8.19 | 2.70 | 3.59 | 淋巴瘤（C81-C85，88，90，96） | 9.39 | 2.84 | 5.31 | 卵巢（C56） | 9.37 | 3.39 | 5.15 |
| 10 | 膀胱（C67） | 8.11 | 2.67 | 3.55 | 胰腺（C25） | 9.36 | 2.83 | 4.33 | 脑及中枢神经系统（C70-C72） | 7.44 | 2.69 | 4.53 |
| | 前 10 位 | 224.31 | 73.93 | 107.50 | 前 10 位 | 271.61 | 82.26 | 131.58 | 前 10 位 | 209.68 | 75.93 | 103.90 |

资料来源：赫捷，陈万青主编，2012 年中国肿瘤登记年报

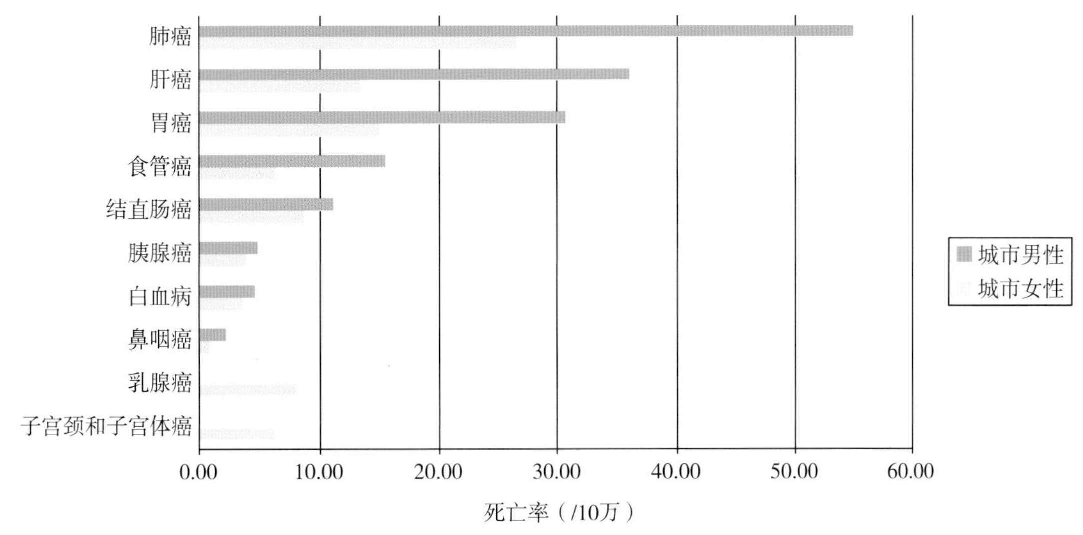


图 4-9　2005 年中国城市人群肿瘤死亡图谱

数据来源：2005 年全国死因回顾调查

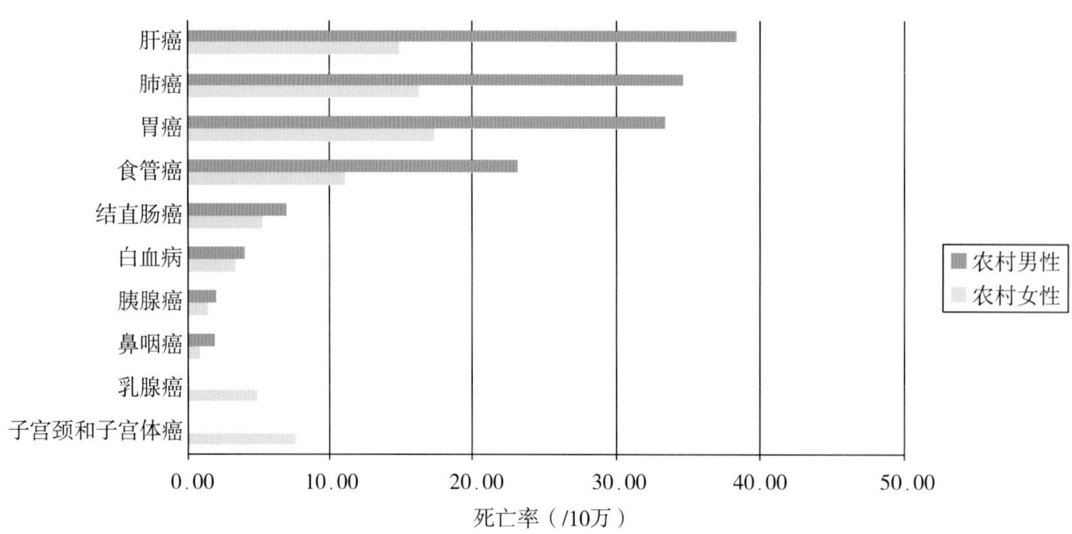


图 4-10　2005 年中国农村人群肿瘤死亡图谱

数据来源：2005 年全国死因回顾调查

**表 4-9　2004~2005 年中国农村地区主要恶性肿瘤标化死亡率**

**（中国 2000 年人口，/10 万）**

| 恶性肿瘤类别 | 东部 | 中部 | 西部 | 合计 |
|---|---|---|---|---|
| 食管癌 | 18.24 | 18.50 | 11.92 | 16.46 |
| 胃癌 | 24.23 | 26.10 | 22.35 | 24.27 |
| 结直肠癌 | 5.65 | 6.27 | 5.38 | 5.78 |
| 肝癌 | 26.69 | 27.65 | 23.03 | 25.91 |
| 胰腺癌 | 2.15 | 1.56 | 1.04 | 1.62 |
| 肺癌 | 27.45 | 26.85 | 17.95 | 24.45 |
| 女性乳腺癌 | 4.95 | 4.66 | 3.98 | 4.57 |
| 白血病 | 3.97 | 3.61 | 3.24 | 3.63 |
| 鼻咽癌 | 1.55 | 1.02 | 1.48 | 1.35 |
| 女性子宫癌 | 5.15 | 9.08 | 7.41 | 7.17 |
| 所有恶性肿瘤 | 129.63 | 131.92 | 104.05 | 122.80 |

数据来源：2005 年第三次全国死因回顾调查

## 三、几种重要的肿瘤

中国人群中排在前 5 位的肿瘤为肺癌、肝癌、胃癌、食管癌和直肠结肠癌，女性中乳腺癌也为重要肿瘤。这里只选择介绍了肺癌和乳腺癌的流行变化趋势。

### （一）气管支气管肺癌

近年来支气管肺癌死亡率上升速度非常快，从 1996 年以来，已经在肿瘤死因顺位中排列第一。1973～1975 年中国男性和女性人群肺癌死亡率分别为 6. 82/10 万和 3. 20/10 万。1991 年男性和女性人群中支气管肺癌死亡率为 19. 95/10 万和 8. 78/10 万，2000 年男性肺癌死亡率为 35. 56/10 万，女性肺癌死亡率为 15. 27/10 万；到 2005 年，男性肺癌死亡率为 41. 34/10 万，女性肺癌死亡率为 19. 84/10 万，上升趋势十分明显。肺癌起病较隐匿，就诊时有很大一部分病人已属中晚期，大约有 65. 5%属Ⅲ、Ⅳ期，5 年存活率不到 10%。各地人群肺癌死亡率不完全相同，利用我国两次死因调查资料建立肺癌死亡率统计模型，对 2008 年我国 31 个省、自治区、直辖市的肺癌死亡率和死亡人数进行估计，结果显示 2008 年中国肺癌死亡病例数为 493, 348 人，其中男性为 338, 346 人，女性为 155, 002 人。

根据 2012 年中国肿瘤登记数据，城市和农村地区恶性肿瘤发病第一位均是肺癌，发病率分别为 58. 81/10 万和 35. 81/10 万，城市男性肺癌发病率则已达 77. 14/10 万。

### （二）乳腺癌和宫颈癌

女性乳腺癌和宫颈癌的死亡在中国女性人群的肿瘤死亡中所占比例不高，约占女性肿瘤死亡的 8%左右，也是一个呈上升的疾病。1973～1975 年中国女性人群乳腺癌和宫颈癌死亡率分别为 1. 34/10 万和 9. 98/10 万。1991 年女性乳腺癌和宫颈癌死亡率分别为 3. 05/10 万和 2. 51/10 万，从 70 年代后 10 多年宫颈癌死亡率下降明显；2000 年乳腺癌死亡率上升至 4. 24/10 万，2000 年宫颈癌死亡率为 2. 85/10 万，过去 10 年宫颈癌死亡率基本没有变化。到 2005 年，女性乳腺癌和宫颈癌死亡率分别为 5. 90/10 万和 2. 87/10 万，乳腺癌死亡率继续上升，而宫颈癌死亡率依然没有下降趋势。

## 四、影响癌症发病和死亡的重要危险因素

在细胞层面，癌症是基因型疾病。癌症的发生时多个阶段的基因损伤累积，导致异常细胞克隆发生，形成肿瘤。对各个器官而言，肿瘤是多种因素导致的多种基因变异的最终结果。世界卫生组织指出，大约有 30%的癌症死亡源自五种主要行为和饮食危险因素：高体重指数、水果和蔬菜摄入量低、缺乏运动、使用烟草及饮酒。烟草使用是最重大致癌风险因素，它导致全球 22%的癌症死亡，以及全球 71%的肺癌死亡。如乙肝病毒和丙肝病毒以及人乳头状瘤病毒等致癌感染导致的死亡病例在低收入和中等收入国家多达 20%。全世界有 1/5 的癌症是由慢性感染引起的，例如人乳头状瘤病毒引起宫颈癌，乙肝病毒引起肝癌。不使用烟草、采取健康饮食、保持身体活动和适度使用酒精，就能够预防 30%以上的癌症。在发展中国家，通过实施计划免疫，预防乙肝病毒和人乳头状瘤病毒感染，就能够预防高达 20%的癌症死亡。

在中国，系统研究估计慢性感染导致肿瘤达 29. 4%（男性 31. 7%和女性 25. 3%），烟草使用为 22. 6%（男性 32. 7%和女性 5%），其次低的水果摄入为 13. 0%，酒精摄入为 4. 4%，低的蔬菜摄入为 3. 6%，职业风险导致肿瘤为 2. 7%。其余的危险因素包括环境因素、体力活动不足等因素。

### （一）烟草使用

吸烟可导致多种形式的癌症，包括肺癌、食管癌、喉癌、口腔癌、咽喉癌、肾癌、膀胱癌、胰腺癌、胃癌和宫颈癌。大约 70%的肺癌负担仅由吸烟引起。二手烟（也称为环境烟草

烟雾）已被证明能够使不吸烟者罹患肺癌。无烟烟草（也被称为口用烟草、嚼烟或鼻烟）可导致口腔癌、食管癌和胰腺癌。

中国烟草使用是男性最大的，单一可预防的癌症和其他疾病的发生及过早死亡的原因。表 4-10 显示归因于烟草和癌症死亡的估计数据。

**表 4-10 归因于烟草的癌症死亡：全球和中国的估计数据**

| 癌症 | 归因于吸烟的比例（%） | 2001 年全球死亡人数* | 归因于吸烟的比例（PAF）（%） | 2005 年中国男性死亡人数# |
|---|---|---|---|---|
| 肺和支气管 | 70 | 856 000 | 75.0 | 285 870 |
| 口腔 | 42 | 131 000 | 24.6 | 4 838 |
| 食管 | 42 | 184 000 | 17.87 | 131 685 |
| 膀胱 | 28 | 48 000 | 36.8 | 14 885 |
| 胰腺 | 22 | 50 000 | 35.5 | 21 206 |
| 肝 | 14 | 85 000 | 18.7 | 246 808 |
| 胃 | 13 | 111 000 | 30.9 | 212 863 |
| 白血病 | 9 | 23 000 | - | |
| 宫颈、子宫 | 2 | 6 000 | | |
| 所有癌症 | 21 | 1493 000 | | |

*估计的归因于吸烟的比例和全球死亡数据基于 Danaei et al 2005

#估计的归因于吸烟的比例和中国死亡数据基于 Jian-Bing Wang 等

（二）感染性因素

传染性病原体导致的癌症死亡在发展中世界占将近 22%，而在工业化国家则占 6%。乙型和丙型病毒性肝炎引起肝癌；人乳头状瘤病毒感染导致宫颈癌；幽门螺旋杆菌感染会增加患胃癌的风险。在某些国家，血吸虫等寄生虫感染增加了患膀胱癌的风险，而在其他一些国家，肝吸虫增加了胆管出现胆管癌的风险。预防措施包括疫苗接种及传染和感染的预防。中国，感染导致肿瘤的因素主要是乙型和丙型病毒性肝炎，人乳头状瘤病毒，幽门螺旋杆菌和导致鼻咽癌的 EB 病毒。根据现有的研究，估计肿瘤 25.9% 发病，以及 29.4% 死亡归因于感染。由于一些研究的案例的病例数不多，这个估计还需要进一步验证。

（三）缺乏运动、饮食因素、肥胖和超重

超重和肥胖与多种类型的癌症相关，如食管癌、结肠直肠癌、乳腺癌、子宫内膜癌和肾癌。饮食中水果和蔬菜含量高可能对抵抗多种癌症起到保护作用。相反，过量食用红肉和腌制肉类可能会增加患结肠直肠癌的风险。另外，预防与饮食相关癌症的健康饮食习惯还能降低患心血管疾病的风险。定期锻炼身体、保持健康体重加上健康饮食可大幅降低罹患癌症的风险。应实施国家政策和规划，以提高认识并减少对癌症风险因素的接触，保证向人们提供采用健康生活方式所需的信息和支持。但是饮食与癌症的流行病学研究很困难实施和评价，因为个体饮食中的很多成分高度相关，即使有某种营养元素与肿瘤发病相关，也很难确定；

同时多年前的饮食习惯可能是肿瘤出现的最大病因，但是后来的饮食习惯一般会随时间发生改变，病例对照中很难获得。目前的研究已经确定水果和蔬菜摄入不足明确与结肠癌、胃癌、肺癌及食道癌有关。

中国的研究显示，11.6%的癌症发生和13.0%的癌症死亡归因于不充足的水果摄入不足，增加蔬菜摄入，可避免3.6%的肿瘤死亡和3.4%的肿瘤发生，尤其对口腔和咽部肿瘤更加重要。

### （四）酒精使用

酒精使用是导致多种癌症的一项风险因素，包括口腔癌、咽癌、喉癌、食管癌、肝癌、结肠直肠癌和乳腺癌。罹患癌症的风险随着酒精摄入量的增加而增加。如果人们在大量饮酒的同时还大量吸烟，罹患多种癌症的风险会大幅提高。归因于癌症发生的比例为3.6%，癌症死亡的比例为3.5%；与酒精相关的特定癌症类型在男性和女性群体中有所不同，其主要原因是平均摄入水平的差异。例如，男性中因酒精引起的口腔癌和口咽癌占22%，而女性的相应负担则降至9%。这类性别差异还体现在食管癌和肝癌方面。中国的归因危险度的估计比全球的估计略高一些，归因于癌症发生和死亡的比例分别为4.40%和3.63%。

### （五）环境和职业因素

带有致癌化学物质的空气、水和土壤环境污染导致的癌症占癌症总病例的1%~4%（IARC/WHO，2003）。饮用水或室内和周围空气污染可能会带来环境致癌化学物质暴露。在孟加拉国的砷污染地区，5%~10%的癌症死亡可归因于砷暴露。致癌物暴露还可因化学物质造成的食品污染而发生，如黄曲霉毒素或二恶英。燃煤造成的室内空气污染使肺癌发生风险加倍，尤其是对于不吸烟的妇女而言。全世界由于家用燃煤导致室内空气污染而造成的肺癌死亡约占肺癌死亡总数的1.5%。家庭用煤情况在亚洲尤为普遍。在工作环境中，有40多种物质、混合物和暴露情况对人类有致癌性，它们被归类为职业致癌物。职业致癌物与肺癌、膀胱癌、喉癌和皮肤癌、白血病及鼻咽癌之间的因果关系已经得到确认。间皮瘤（肺或胸腔外膜上的癌症）在很大程度上与工作相关的石棉暴露有关。

中国最早对宣威肺癌的研究显示，烧烟煤排放物中致癌性多环芳烃化合物与宣威肺癌高发之间具有较为明显的因果关系。对女性肺癌的研究发现，肺部疾病史、家族肺癌史、油烟污染、煤烟污染、被动吸烟等5个危险因素的合并OR值分别是2.87、2.79、2.51、1.42和1.29，进一步分层研究显示随着油烟污染程度的加重，其OR值也有明显的上升；2004年以来，国内外众多媒体多次出现“癌症村”，对淮河流域水污染和肿瘤的关联关系也进行了系统研究，初步证实水污染地区消化道肿瘤的发病和死亡都明显高于对照区，是对照区人群的3~4倍；其死亡率也明显高于全国农村的平均水平数倍，并存在明显的村落聚集现象。通常意义上的肿瘤危险因素不能解释研究区人群消化道肿瘤的高发现象，除了研究区和对照区人群和水源使用不同，其余的危险因素没有统计学差异，佐证了饮用水在这个地区肿瘤高发的作用。研究也显示，男性有3.1%，女性为2.1%的肿瘤死亡归因于职业因素。

# 第五节 慢性呼吸系统疾病

慢性呼吸系统疾病包括慢性阻塞性肺疾病（chronic obstructive pulmonary disease，COPD）、支气管哮喘、睡眠呼吸疾病、支气管扩张、间质性肺疾病等，其中重要的是COPD和支气管哮喘。这组疾病的特点是，患病人数多、病程长。

## 一、慢性阻塞性肺疾患（COPD）

### （一）慢性阻塞性肺疾病是40岁以上人群的常见病

慢性阻塞性肺疾患是一种具有气流受限为特征的疾病状态。气流受限不完全可逆，通常呈进行性发展，并与各种因素所致的炎症反应有关。

2005年对中国40岁以上城市和农村居民共25 627人的调查显示，COPD总患病率为8.2%，农村为8.8%、略高于城市7.8%，男性（12.4%）高于女性（5.1%）；据此推算中国有COPD患者4400万。

2005年COPD的死亡率为82.32/10万。虽然COPD的标化死亡率有所下降，但是由于患病周期长，患病人数众多，发病频繁，是影响中老年人生活质量、医疗费用消耗的主要疾病。估计2005年城市人群因COPD死亡的人数达到128万。

农村人群COPD的死亡率一直高于城市，西部农村高于中东部。

### （二）发病频繁，生活质量远差于健康人群

研究证明在过去3个月内，大多数COPD患者有不同症状出现，24%的患者1周中绝大部分时间有咳嗽症状，半数以上COPD患者日常活动受到限制，其中有12%的患者因为呼吸太困难而无法出门。进一步使用生活质量量表测试，表明COPD患者的生活质量远远低于健康人。

### （三）医疗费用巨大

对北京、上海、广州、成都、沈阳和西安等6个城市24家医院723例确诊的COPD患者入户调查显示，COPD患者的年人均直接医疗费用（包括门诊费用、住院费用和自我购药费用）为11744元，直接非医疗费用为1570元。在职COPD患者每人每年因病平均误工17天，家属因照顾COPD患者平均每年误工14天。

## 二、哮喘

哮喘是以气道炎症及气道高反应为特征的慢性炎症性疾病。它以完全可逆的气流受限为特点，临床表现主要有哮鸣、咳嗽及呼吸困难。

大量调查儿童哮喘的发病水平，不同地区差异很大。覆盖56个国家的156个研究中心联合进行的研究，自觉发生哮喘的发生率从1.6%~36.7%不等。个人体质、生活方式及环境因素是哮喘发病的危险因素。成人哮喘的发病明显低于儿童。

（一）哮喘的流行情况

近10年中国儿童支气管哮喘患病率有增高趋势。据全国儿童哮喘协作组对中国0~14岁的437 837人调查显示，2000年中国儿童哮喘患病率已由1990年的1.01%增加至1.54%。但目前缺乏全国代表性的成人哮喘患病率资料，部分地区调查显示成人哮喘患病率为0.4%~6%，地区差异较大。

（二）哮喘的疾病负担

Beasley等对全球49个国家和地区的哮喘患者疾病负担的研究报告显示，中国哮喘病死率最高，为36.7/10万。此外，据世界卫生组织估计，哮喘引起的伤残调整寿命年（disability-adjusted life years，DALYs）每年达15亿，占全球疾病总负担的1%，与糖尿病、肝硬化基本相同。

## 三、慢性呼吸系统疾病的影响因素

影响慢性呼吸系统疾病发生的危险因素包括烟草使用，儿童时期的下呼吸道感染，环境空气污染，包括大气污染、由于炉灶燃煤和“二手烟”，以及职业因素等。吸烟是COPD重要的危险因素，国内外均有文献报道，吸烟强度与COPD患病呈剂量反应关系。1991~1992年对中国北京、湖北和辽宁部分地区102 230名15岁以上农村居民的调查显示，吸烟人群中（吸烟指数≥300）COPD患病率为25%，高于西方国家的15%；有地区差异；单纯由吸烟所致的COPD占40.7%，并且随吸烟指数的增加COPD患病率增加，肺功能损害随之加重。室内污染，特别是烹调时产生的大量油烟和生物燃料产生的烟尘与COPD发病有关。2003年广东地区调查显示，厨房使用生物燃料是农村不吸烟女性罹患COPD的重要原因，生物燃料所产生的室内空气污染可能与吸烟具有协同作用。室内装饰等导致室内甲醛等刺激性气体增加，是哮喘患病危险因素之一。大量流行病学研究结果证实，职业性粉尘及化学物质（烟雾、过敏原、工业废气及室内空气污染等）的浓度过大或接触时间过久，均可导致与吸烟无关的COPD发生。接触某些特殊的物质、刺激性物质、有机粉尘及过敏原，能使气道反应性增加，与支气管哮喘发病密切相关。各危险因素与COPD/哮喘的*OR*值见表4-11。

表4-11　COPD与哮喘主要危险因素的*OR*值

| 危险因素 | COPD | 哮喘 |
|---|---|---|
| 吸烟/被动吸烟 | 1.6~2.6 | 3.0 |
| 室内空气污染 | 1.6~4.4 | - |
| 感染因素 | 1.5* | - |
| 职业接触危害因素 | - | 2.3~5.0 |

*：COPD的发生与反复气道感染相关者占59%。

数据来源：吕淑荣　姜勇. 慢性阻塞性肺疾病流行现状及其危险因素. 中国实用医药杂志2007年4月第2卷第10期. 91-94. 胡婧，郭新彪. 生物质燃料燃烧所致的室内空气污染及其健康影响研究进展. 环境与健康杂志2007年10月第24卷第10期. 827-829. 林志永，王媛，张宏伟. 被动吸烟诱发儿童哮喘的Meta分析

# 第六节　口腔疾病

口腔疾病是人类的常见疾病、多发疾病，主要包括龋病、根尖周病、牙周疾病、口腔黏膜病、涎腺疾病、牙颌畸形、牙体缺损、牙列缺失及口腔颌面部肿瘤、外伤、炎症、畸形等

多种类型的疾病。其中龋病、牙周病、牙颌畸形和口腔癌是影响人类生活质量和机体健康的4大口腔疾病。而龋病与牙周病是人群中最常见的口腔疾病，世界卫生组织更是将龋病与心脑血管疾病、肿瘤一起列为世界范围内应重点防治的慢性非传染性疾病。口腔癌则直接威胁生命，是世界上6种最常见的癌症之一。口腔疾病危及大多数人群健康。

## 一、口腔疾病的流行特点

根据中国第三次全国口腔健康流行病学调查，中国居民的口腔健康状况不容乐观。龋病是第一大口腔常见疾病，在中国5岁儿童乳牙龋病的龋患率为66.0%，12岁儿童人群中恒牙龋患率为28.9%，而65~74岁老年人群的龋患率已上升到98.4%；牙周疾病是第二大口腔常见疾病，中国35~44岁中年人和65~74岁老年人的牙周健康率分别只有14.5%和14.1%。龋齿和牙周炎的发展还会导致牙齿缺失，牙齿的缺失又会导致咀嚼功能减退或丧失，进而造成机体营养摄入不足，引起免疫系统紊乱，使感染疾病的机会增加。本次调查显示，中年组人均失牙数为2.6颗，老年组为11颗。中老年人口腔黏膜异常检出率分别为5%和8%，口腔恶性肿瘤检出率分别为17/10万和30/10万。

全国35~44岁中年人患龋率高达88.1%，平均存留牙数为29.40，无牙颌率为0.06%。65~74岁老年人患龋率高达98.4%，平均存留牙数为20.97，无牙颌率为6.82%。

## 二、口腔疾病是多种严重疾病的诱因

龋病引起的疼痛，严重的牙周疾病，软组织病损或是不良修复体都会引起饮食的改变，进而影响到营养状态。牙齿缺失与营养关系的研究也提示，牙齿越少，营养摄入的质量越差，更在某种意义上潜在增加了患严重系统疾病的危险性。口腔疾病及其致病菌还可以引起或加重心脑血管病、糖尿病、肺炎等其他疾病，成为许多具有极高死亡率疾病的重要诱因。

口腔疾病对心脏的危害：有研究发现，牙周炎是导致心脏病的病因之一，而口腔护理是预防心脏病的一个重要手段。急性心肌梗死患者和冠状动脉粥样硬化患者的口腔卫生状况明显差于正常人群，牙周炎患者冠心病发病率高于正常人群20%。50岁以下男性牙周炎患者或无牙者冠心病发病率高出普通人群70%，牙槽骨吸收严重者致死性冠心病和心脏骤停发生率分别是正常人群的2倍和3倍。

口腔疾病与糖尿病的关联性：糖尿病患者出现中等程度牙周病的比率是正常人的2.1倍，出现严重牙周病的比率为正常人的3.1倍。大量研究表明，糖尿病与牙周病发病存在共同危险因素，且互为高危因素。糖尿病患者牙周病组织破坏严重，经完善牙周治疗后糖尿病可得到适当控制和缓解。

口腔疾病对孕产妇的危害：牙周疾病是一个影响低体重婴儿出生多种因素的危险因素之一，重症牙周炎的孕妇早产和生出低体重儿的危险率为牙周正常孕妇的7.5倍，大于吸烟、饮酒对低出生体重儿的影响。有流产现象的妇女牙周健康状况较差，牙周疾病和晚期流产发生率呈正相关。另外，母亲牙龈疾病感染胎儿，会使婴儿罹患先天性心脏病，还可能影响婴儿大脑发育。

口腔疾病与吸入性肺炎的关系：肺炎诱因80%是吸入口腔、咽部含有细菌的分泌物，而这些分泌物大多是来自口腔疾病。由于呼吸作用病原体很容易以菌斑定植于牙齿和义齿表面，菌斑也可以通过呼吸作用从口腔中脱落，病原体可定植在肺脏支气管中，增加了肺部感染的风险性。另外感染的牙周组织分泌或释放出的感染物通过呼吸作用进入支气管也会加剧肺部损伤。有研究显示，经过3个月的口腔护理，老年人的牙周炎减少到开始时的1/9，咽喉部细菌数也显著减少。

口腔疾病对神经内科疾病的影响：一项调查显示，36%的7~14岁被调查对象有口颌系统功能紊乱症状，13%伴有颞颌关节弹响，其中15%伴有反复发作性头痛。近年来，医生们也注意到，牙齿咬合异常是引起头晕耳鸣的一个原因。

### 三、口腔疾病造成的经济负担

由于患口腔疾病的人群比例非常高，因而对社会经济的影响是巨大的。以龋病为例：60年代美国儿童患龋率曾高达85%~98%，每年用于治牙的费用估计达159亿美元；70年代日本人患龋率为85%，每年治疗花费大约1万亿日元，接近卫生保健总投入的10%；70年代英国95%的成年人有龋病发生，每年用于牙病的医疗费用达4亿英镑。美国人均牙科支出1980年约56.57美元，到1993年已增长为约139.55美元，远远超过了癌症的医疗费用，给社会经济带来的损失是巨大的。

据不完全统计，2000年中国口腔疾病就诊病人为5亿人次，按当年物价最低限度估计，则用于口腔疾病的医疗费为500亿元，而要将每个龋齿都充填治疗，每名牙周疾病患者都做一次洁治，则每年国家和国民至少要投入2000亿元，对于国民经济是难以负担的。

## 第七节　慢性病防控策略

### 一、慢性病防治推荐策略

自20世纪90年代，随着慢性病的流行，慢性病的防治策略经过了多轮探讨，慢性非传染性疾病不仅是中国的问题，也是世界的问题。世界卫生组织的统计数据显示，慢性非传染性疾病已成为人类的头号死因，2008年，有3600万人死于非传染性疾病，占当年全球5700万死亡人数中的63%。世界卫生组织预测，在下一个十年，全球死于慢性非传染性疾病的人数将增加17%，而在非洲，这一数字将达到24%。预计到2030年，这类疾病每年将夺走5200万人的生命。慢性非传染性疾病对社会经济带来巨大影响。非传染性疾病是威胁全球经济增长与发展的头号大敌。世界经济论坛与哈佛大学公共卫生学院的联合研究结果显示："未来十五年中，非传染性疾病将使低收入和中等收入国家损失超过7万亿美元，大量劳动力在年富力强的时候患病和死亡，这使国家经济的产出损失数十亿美元，并使数百万家庭陷入贫困。"

2011年9月联合国举行了慢性非传染性疾病问题的高级别会议，其目的是分析全球非传染性疾病防控形势及其对社会经济的影响，探讨如何加强国家能力建设和促进国际合作，为未来国际社会共同应对非传染性疾病威胁确定战略方向。该会议提出遏制慢性病流行趋势的低成本解决方案，实施这些措施可在未来15年中真正挽救数百万人的生命。

2011年9月联大举行慢性非传染性疾病高级别会议上，通过非传染性疾病问题高级别会议的政治宣言，重申一个已达流行病严重程度的挑战及其对社会经济和发展的影响，必须通过整个政府和全社会的努力应对这项挑战；减少风险因素并创造促进健康的环境，加强国家政策和卫生系统是有效应对慢性病的前提和重要策略；同时建立广泛的国际合作，包括合作伙伴关系的建立，开展预防慢性病的研究工作，加强慢性病预防控制的监测与评价是有效应对慢性病的五项重点任务（图4-11）。大会决定将“到2025年将慢性非传染性疾病所导致的过早死亡降低25%”作为全球目标。并就强烈支持四个主要危险控制目标达成共识。

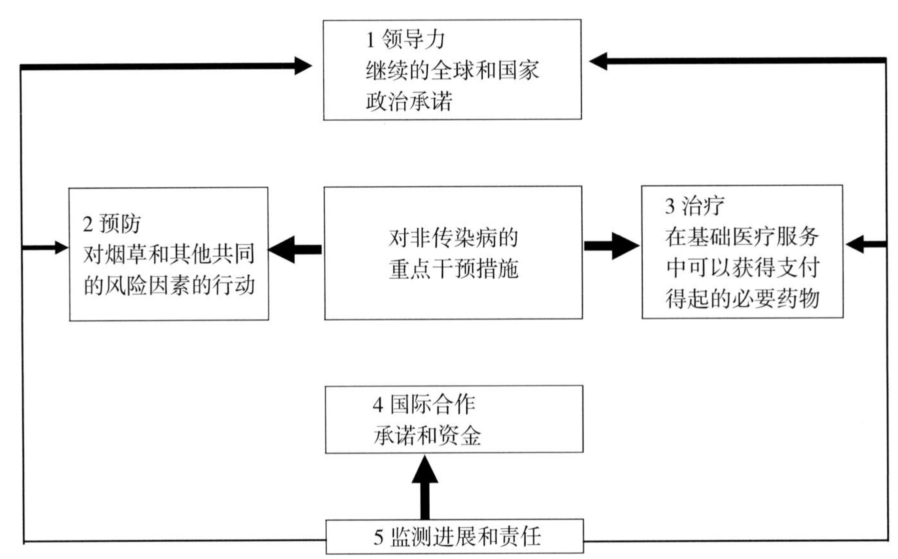


图4-11 应对非传染病危机的五项重点行动

资料来源：Robert Beaglehole 等，Priority actions for the non-communicable disease crisis Lancet Published Online April 6，2011

## （一）慢性病预防控制策略简介

世界卫生组织形成了《烟草控制框架公约》、《改善膳食、身体活动的策略》，《酗酒作为慢性病的危险因素》等策略。世界卫生组织在总结了许多国家有关慢性病控制的研究及成功经验后指出：通过综合防治策略，慢性病是可防可治的。

综合策略有以下几层含意：①综合控制多种危险因素，即通过整合的卫生服务功能和基本的公共卫生行动，促进降低慢性病的共同危险因素，包括膳食不平衡和身体活动不足，以及执行《烟草控制框架公约》为契机的控制烟草行动；②整合一、二、三级预防，特别是面向人群策略和面向高危个人的策略相结合，才能有效控制慢性病；③通过健康促进及多部门和各学科间的密切协作来控制慢性病和相关危险因素（对危险因素防控策略见后面章节）。

2008年第61届世界卫生大会通过的《预防和控制非传染病全球战略行动计划》提出了防治慢性病的六项工作目标：①在全球和国家层面，提高慢性病在发展工作中的优先程度，把预防慢性病纳入所有政府部门的政策中去；②制订和加强国家慢性病防控政策和计划；③促进采取各种干预措施，以减轻慢性病共有的主要可改变的危险因素，如烟草使用、不健康饮食、缺少身体活动和有害使用酒精；④促进预防和控制慢性病的研究；⑤促进在预防和控制慢性病领域的伙伴关系；⑥监测慢性病及其决定因素，评价慢性病及危险因素在国家、区域和全球层面的进展。

慢性病中，心脑血管疾病、肿瘤、糖尿病和慢性呼吸系统疾病对人群影响最大，死亡率高、患病率高、致残率高，且控制不满意，一直呈上升趋势等。针对这一现状，回顾了这四类疾病的防治策略执行现状，分析了这些慢性病共同危险因素的人群控制策略执行现状，最后确定了烟草控制、膳食改善和促进身体活动是预防慢性病发生、减少并发症的重要策略。对心理问题和精神疾病、口腔疾病的防治策略单独分析。

为提出这些主要慢性病的防控要点，回顾了针对危险因素，包括烟草使用、不健康膳食和静坐生活方式的干预情况；心脑血管疾病预防中对高血压患者的识别和控制情况；糖尿病防治中，对重点人群的血糖筛查情况；肿瘤防治中提高机会性筛查，以及不同经济发展水平地区的宫颈癌和乳腺癌的筛查情况；分析了这些慢性病的规范化治疗和康复、危重情况的识别、早期识别和救助教育，提供高质量急救以改善预后的现状。通过这些问题的回顾和分析，指出要解决这些问题，需要更全面、有针对性、有效的健康教育和健康传播；提高医疗卫生服务可及性；改善医疗卫生服务体系的功能。

几种主要慢性病防控要点概括如下：

（1）降低发病：通过健康促进，倡导烟草控制、膳食改善和促进身体活动，特别对有某类或几类危险因素的人，采取不同方式，给以有针对性的健康指导。

（2）早期发现高血压病、糖尿病、乳腺癌、宫颈癌患者。具体包括：①通过首诊测血压、机会性测量血压以及家庭测量血压等扩大人群血压测量覆盖面；②对于≥45 岁，以及有高血压、肥胖、高脂血症、脂肪肝的人群或妊娠糖尿病者，定期检测空腹血糖及餐后血糖；③开展特定的乳腺癌和宫颈癌筛查项目，以及提高其他肿瘤机会性筛查的比例。

（3）对高血压、糖尿病病人、COPD 和肿瘤病人进行疾病管理，改善病人的行为，提高治疗的依从性和有效性：①对高血压病人，戒烟、以降低膳食中的盐和脂肪为核心的行为，在医生指导下的合理运动，在医生指导下坚持长期服用抗高血压药和阿司匹林类药物，有效提高血压的治疗率和控制率；②对糖尿病前期和糖尿病病人，判断分期，设计以控制体重为核心的身体活动。调整生活方式，按照医嘱设计食谱和药物治疗，控制血糖、血压和血脂，监测和预防并发症，提高治疗率和控制率，延长寿命，提高生活质量；③对肿瘤病人，提高早诊早治率，设计以戒烟和带瘤生存的健康心理为核心的生活方式，提高生活质量；④对慢性呼吸系统病人，加强早期诊断和规范化治疗，有效控制感染，延缓病情加重，提高生活质量。

（4）确保急性心梗、脑卒中、糖尿病各类危象的高质量急救，改善其预后。

（5）建立和完善慢性病及相关危险因素、慢性病发病和死亡，以及干预效果的长期动态监测体系。

### （二）慢性病防控策略的成本效益

对非传染病危机的响应需要极大地关注基础预防，这是确保未来几代人不面临这些疾病导致早逝风险的唯一途径。烟草控制和减少食盐摄取是首要的重点。这类面向全民的方式具有很高的可行性，具有成本效益，短期内就会收到即刻的积极效果，并且实施成本低，比如中国和印度实施的成本为每年每人约 0. 20 美元（表 4-12）。烟草控制得到世界卫生组织《烟草控制框架公约》的支持；减少食盐摄入，在很大程度上通过加工食品重新配方和食盐替代就可以实现。其他几项面向全民的干预措施会有巨大的健康益处，不过需要克服既得利益的反对。

实施立即采取的重点治疗干预措施，需要运转正常的医疗体系和分步骤的实施。许多医疗服务存在以下方面的不足：治理安排和卫生规划流程；卫生资金；卫生工作者是否具有恰当的技能；必要的药物和技术；卫生信息系统；以及普遍可以获得的长期以病人为中心的医疗服务提供模式。一项关键的要求是以病人为中心的服务提供模式，全面加强在生命期内针对所有常见疾病的医疗服务体系。为此，一个好的转变将是加强基本卫生服务，为实现对慢性非传染性疾病的关键干预措施和治疗提供所需的支持。比如，对到访基本卫生服务中心的成年人提供随机筛查，使用世卫组织心血管疾病风险评估表，提供戒烟的建议，这些措施在基本医疗体系运转正常的国家都是现实可行的。

消除人们特别是贫困人群获得治疗服务的财务和其他障碍，实现普遍覆盖，是一项优先措施。实现有效利用资源的财务保护战略，包括提供现金转移支付，从而减轻获得服务的成本，减少使用者收费，延缓收取预付费，以及有利于所有医疗使用者的风险计划。

表 4-12　五种优先措施的成本估计

| 干预措施 | | 每年人均成本（美元/人·年） | | |
|---|---|---|---|---|
| | | 中国 | 印度 | 俄罗斯 |
| 1 烟草控制 | 加速履行烟草框架公约 | 0.14 | 0.16 | 0.49 |
| 2 控盐 | 大众媒体宣传和食品行业自发控盐行动 | 0.05 | 0.06 | 0.16 |
| 3 超重，不合理膳食和身体活动不足 | 大众媒体宣传，征收食品税，发放补助，使用食物标签，市场准入限制 | 0.43 | 0.35 | 1.18 |
| 4 有害饮酒行为 | 增加税收，严禁广告，限制酒类购买或获取 | 0.07 | 0.05 | 0.52 |
| 5 减少心血管疾病风险 | 慢病高危人群联合用药 | 1.02 | 0.90 | 1.73 |
| 人均成本总计* | | 1.72 | 1.52 | 4.06 |

*：不包括未来治疗需要的花费

数据来源：Cecchini M，Sassi F，Lauer JA，et al. Tackling of unhealthy diets，physical inactivity，and obesity：health effects and cost-effectiveness. Lancet 2010；376：1775-1784

（三）慢性病的监测评价

《全球预防和控制慢性非传染性疾病战略行动计划》第5项任务是监测、预防和卫生保健。在2011年10月联合国召开的高级别会议进一步强调监测和监督慢性病预防控制进展，分析其在社会、经济、行为及政治方面的影响因素的重要性。要求制定全球慢性病综合监测框架，发展适应不同地区和国家的指标，评价国家在慢病防控的进展。

经过和会员国多轮磋商后，世界卫生组织形成了慢性病防控综合监测框架，包括结果（死亡率和发病率）、暴露（危险因素）以及卫生系统的应对（图4-12）。全球监测框架提出一套指标，以便对慢性病的变化趋势进行国际间比较评估。监测指标及具体含义见“全球非传染性疾病预防控制综合监测框架（含指标）和自愿性目标文件”。

## 二、中国慢性病防治现状

伴随工业化、城镇化、老龄化进程加快，我国慢性病发病人数快速上升，现有确诊患者2.6亿人，是重大的公共卫生问题。慢性病病程长、流行广、费用贵、致残致死率高。慢性

| 结果 | 风险因素 | 卫生系统的反应 |
|---|---|---|
| • 各种类型癌症发病率<br>• 心血管疾病、癌症、糖尿病或慢性呼吸疾病在30~70岁者中导致的死亡率 | • 成人人均酒精消费量<br>• 大量饮酒的场合<br>• 身体活动不足<br>• 水果蔬菜摄入少<br>• 体重超重/肥胖<br>• 高血糖/糖尿病<br>• 高血压<br>• 总胆固醇含量高<br>• 盐/钠摄入量<br>• 吸烟 | • 提供姑息治疗<br>• 提供基本的诊断和药物<br>• 宫颈癌筛查<br>• 多药治疗以减少心血管疾病风险<br>• 制定政策以消除反式脂肪<br>• 制定政策以减少向儿童推销不健康食品<br>• 接种乙肝疫苗<br>• 接种人类乳头状瘤病毒疫苗 |

所有指标均应按性别、年龄、社会经济状况以及其他相关分层进行分类

图 4-12　全球慢性非传染性疾病监测框架

数据来源：世界卫生组织讨论文件，全球非传染性疾病预防控制综合监测框架（含指标）和自愿性目标 http://www.who.int/nmh/events/2012/Discussion_ paper3_ CH.pdf

病导致的死亡已经占到我国总死亡人数的85%，导致的疾病负担已占总疾病负担的70%，是群众因病致贫、返贫的重要原因，若不及时有效控制，将带来严重的社会经济问题。

30多年来，我国经济社会快速发展，人民生活不断改善，群众健康意识提高，为做好慢性病防治工作奠定了基础。多年来在我国局部地区和示范地区开展的工作累了大量经验，并初步形成了具有中国特色的慢性病预防控制策略和工作网络。21世纪以来，慢性病防控策略逐步实现由重治疗向防治结合方向的转变。国家级层面形成了以中国疾控中心、国家癌症中心和国家心血管病中心为主要技术支撑的慢性病防控格局。各地逐步形成了由疾控机构、基层医疗卫生机构、医院和专业防治机构共同构筑的慢性病防控工作网络。但是，慢性病防治工作仍面临着严峻挑战，全社会对慢性病严重危害普遍认识不足，针对慢性病危险因素，如血压升高、血糖升高、胆固醇升高和超重/肥胖等主要生物危险因素，以及烟草使用、不健康饮食、缺少体力活动和过量饮酒等主要行为危险因素的有效干预还有待加强，政府主导、多部门合作、全社会参与的工作机制尚未建立，慢性病防治网络尚不健全，卫生资源配置不合理，人才队伍建设亟待加强，尽快遏制慢性病高发态势。

具体防控现状将从政策、干预活动和监测三个方面进行描述。

### （一）慢病防治规划促进多部门联合控制慢性病

改革开放30年来，中国经济和工业化程度发生了迅猛的变化，人们生活水平有了极大提高，工作生活环境发生了巨大改变，如汽车、电梯、手机、电脑等的出现和广泛使用。这些是社会进步的重要体现，但由此带来了环境污染和生活方式的巨大改变。如1978~2007年，国家民用汽车保有量从1978年的约136万辆，到1990年的551万辆，2000年的1609万辆，2007年的4358万辆；私人汽车保有量从1990年的约82万辆，到2000年的625万辆，2007年的3534万辆，呈高速上升趋势。2012，中国私人汽车保有量达9309万辆。

近30年，中国居民膳食脂肪摄入量快速增长（图4-13）。

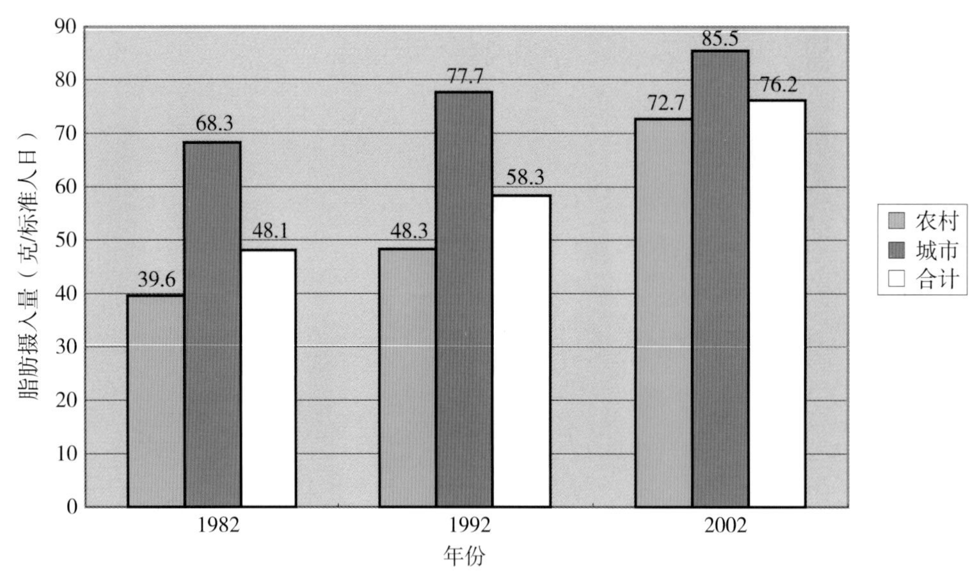


图 4-13 1982~2002 年中国居民膳食脂肪摄入量变化趋势

数据来源：王陇德，2002 年中国居民营养与健康调查综合报告

我国慢性病防控形势非常严峻，伴随快速老龄化、城市化以及人们行为和生物学因素的变化，慢性病的发病人数迅速增加，若不及时有效控制，将带来严重的社会经济问题和加剧健康不公平。经研究测算，50%以上的慢病负担可通过改变生活方式和控制行为风险预防慢性病。

早在 2004 年，卫生部制定了《中国癌症预防与控制规划纲要（2004~2010）》，确立了以一、二、三级预防相结合的综合防治策略。开始完善癌症信息登记系统，建立统一的癌症数据库；积极推行有效的预防措施，特别是控烟、预防乙肝病毒感染、营养干预及减少职业危害等。并制定主要癌症早期发现、早期诊断及早期治疗计划并组织实施，建立了示范基地；修订并推行主要癌症的临床诊治指南。推广姑息治疗和三阶梯止痛方案。积极进行康复指导。

为了应对快速上升的慢性病，积极做好慢性病的预防控制工作，遏制慢性病快速上升的势头，保护和增进人民群众身体健康，促进社会经济可持续发展，2012 年 5 月，由卫生部、发改委、财政部等 15 个部委联合印发了《中国慢性病防治工作规划（2012~2015 年）》，指导我国慢性病的预防控制。防治规划中明确制定了降低行为危险因素风险的目标，包括全国人均每日食盐摄入量下降到 9 克以下，成人吸烟率降低到 25%以下，经常参加体育锻炼的人数比例达到 32%以上；成人肥胖率控制在 12%以内，儿童青少年不超过 8%。并通过全民健康生活方式促进人群中危险因素控制，以及通过促进高血压和糖尿病患者规范管理率提高二级预防的效果。

早在 1954 年国家就对政府机关中实施工间操制度进行了规定，并在 1981 年对此规定进行了重申，但目前坚持执行此项规定的单位已为数不多（详细情况见全民身体活动促进策略部分）。

烟草控制包括多项政策和策略，关键措施是履行 WHO《烟草控制框架公约》。如禁止在所有室内工作场所和公共场所吸烟，全面禁止烟草广告、促销和赞助等，但多项政策的执行情况十分不理想，2010年对5项关键政策执行效果评价，仅为100分制的37.3分（详细情况见烟草控制策略部分）。

（二）慢性病的干预活动

1. 预防慢性病危险因素的人群干预策略执行现状

在各专业学会的努力下，中国已制定了《中国居民膳食指南》、《中国成人超重和肥胖预防控制指南》等，用于指导膳食、超重和肥胖等危险因素的预防控制。由于发布途径主要为学术期刊和出版物，并没有专门的机构负责发布后的贯彻和落实，因此基本停留在学术层面，未能与卫生机构的日常工作紧密结合。1997年在中国5个地区关于膳食指南知晓情况的调查表明，中国居民膳食指南知晓率为14.1%，其中医疗卫生人员知晓率最高，但仅为27.8%。而调查对象中知晓膳食指南者，有45.9%的人尽可能地按膳食指南的原则指导自己的膳食（详细情况见国民营养改善策略部分）。

对烟草控制，从1996年起就在不同地区开展了预防被动吸烟、预防青少年接近烟草、戒烟等多方位的烟草控制活动（具体开展的活动见烟草控制优先领域分析报告）。但是截止到2007年，人群的吸烟流行率仅有微弱下降，被动吸烟率几乎没有变化（详见烟草控制策略分析部分）。

针对膳食和身体活动的干预则刚刚启动。2007年9月，卫生部等启动了全民健康生活方式行动，以促进平衡膳食和身体活动为核心，也推出限盐控油及健康体重的措施和工具，截止到2012年全国30个省市自治区已经开展了类似工作。

1997年和2006年，体育部门在全国范围内分别开展了健身路径工程和中小学生阳光体育工程等规模比较大的全民身体活动促进行动，但落实情况有待评估。

在慢性病防治中，为做到早发现、早治疗，保证控制效果，建议成年人每年至少测一次血压，有高血压家族史、超重或肥胖、习惯高盐饮食以及缺乏身体活动等高血压易患者需要定期测血压。2002年中国居民营养与健康状况调查中，一年内测过血压的成年人比例为33%，2002年中国城市35岁以上成人在调查前检测过血脂的比例为26.6%。

2. 针对高危人群和病人干预策略执行现状

（1）慢性病的筛查与发现：疾病自然史研究表明，疾病显示出临床症状之前，就会出现某些生物学特性的改变。疾病预防过程中使用的三级预防策略的目标有所不同、有所侧重。一级预防改变可能导致疾病发生、发展的条件，而二级预防则是在疾病早期或无症状期发现疾病，以便终止或减缓疾病的发展，三级预防则是通过康复或其他手段使患者减少疾病痛苦，包括肿瘤患者晚期的疼痛缓解疗法。

疾病筛检通常包括筛检已有科学证据确认的生物学或行为方面的危险因素，如血压增高、血糖增高或血脂异常等，从而起到早期治疗疾病的作用。另一类筛检是直接发现疾病，这要求筛检时间的掌握，确定易感人群，以及如何确定是否使用筛检策略都很重要。一般来说，选择和应用筛检必须满足以下标准：筛查的疾病属于常见病，如果属于少见病，则不符合成本效益；早期治疗对疾病预后有很大影响；对筛检发现的疾病必须采取有效的预防性干预或治疗；筛检应该被大众所接受并被视为一种常规做法。同时还需要保证实施全过程的准确性和正确性，并没有筛检带来的副作用。同时筛查是否能改变疾病结局，也作为考虑筛查是否进行的考虑点。最后确定的筛查策略因国家情况而定，考虑国家的卫生资源和技术水平综合决定。通常使用灵敏度、特异度、阳性预测值、阴性预测值、成本-效益分析等指标来评价筛检实验的可操作性。以高血压控制为例，早期筛查和管理能够有效降低冠心病、脑卒中、心衰和肾衰的危险。高血压的知晓率（可被诊断为高血压的调查对象中在本次调查测量血压之前即知道自己患有高血压者—被专业人员诊断）所占比例，是早期发现的重要指标。但 2002 年中国居民营养与健康状况调查的结果显示，当年高血压患者的知晓率为 30.2%，与 1991 年全国高血压流行病学调查的结果（26.3%）比较没有明显的提高，还不及美国在 20 世纪 70 年代的水平（51%）。城市高血压知晓率（41.1%）明显高于农村（22.5%），特别是西部农村，高血压知晓率更低，仅为 17.1%。

糖尿病的情况和高血压一样，从全国情况看，中国糖尿病的患病知晓率为 30%左右，远远低于欧美等国家的 50%。

乳腺癌和宫颈癌如果早期发现，可以有效治疗，降低其死亡率。在中国，早期乳腺癌筛查主要集中在发病率相对较高的大城市，2005 年中国启动了“百万妇女乳腺普查工程”，用 6 年时间为 100 万妇女每人进行 4 次乳腺检查。2008 年 3 月作为中央财政转移支付地方癌症筛查项目的一部分，卫生部启动了全国妇女乳腺癌筛查项目。

2009 年，《国务院关于医药卫生体制改革近期重点实施方案（2009~2011 年）》确定农村妇女乳腺癌和宫颈癌（简称“两癌”）检查项目作为重大公共卫生服务项目之一在全国范围内实施。为促进妇女“两癌”的早防早治，降低死亡率，提高广大妇女健康水平，2009 年卫生部和全国妇联共同开展了农村妇女“两癌”检查项目，计划 2009~2011 年为全国 221 个县的 1000 万名妇女免费进行宫颈癌检查，为 200 个县的 120 万名妇女免费进行乳腺癌检查。2009~2011 年中央财政共投入 3.5 亿元用于该项目，地方按不同比例予以配套。截至 2011 年 7 月底，已累计完成 1058 万农村适龄妇女宫颈癌检查和 118 万农村妇女乳腺癌检查。通过农村妇女“两癌”检查项目，2009~2010 年共检出宫颈浸润癌及癌前病变 8682 例，其中宫颈癌前病变 7732 例，宫颈癌 950 例；确诊乳腺癌 415 例，同时检查出良性肿瘤 6344 例。通过“两癌”检查，促进了妇女“两癌”的早诊早治。

2009 年 11 月美国预防服务工作组（U. S. Preventive Services Task Force，USPSTF）在 Ann Intern Med 杂志上发布了新的乳腺癌筛查推荐意见，其中重要的变化是在综合考虑乳腺癌筛查的利弊后，不再推荐 40~49 岁妇女进行每 1~2 年一次的乳腺 X 线检查（mammography，MG）常规筛查，而改为推荐 50~74 岁妇女每 2 年一次 MG 常规筛查。这一筛查指南的改变更被美国《时代》周刊评为 2009 年“十大医学突破”之一，同时也引来众多的评论和争议。目前乳腺癌筛查和早期诊断技术及模式仍存有不少争议，我国这方面的研究更少，如何制定符合我国国情的乳腺癌筛查和早期诊断流程，仍需要进一步的研究。

（2）病人的自我管理：自测血压对提高高血压患者治疗的主动性，控制高血压有积极意义，对高血压的鉴别诊断、疗效评估及心血管病发生危险的预测均有重要价值。西方发达国家高达 75%的高血压患者规律地进行家庭自测血压；而中国医师协会 2005 年调查北京和上海门诊高血压患者 3812 例，每天自测血压率仅占 6.8%，41.7%的被访者每月测一次。定期进行血糖监测的患者并发症发病率降低了 1/3，而死亡率则降低了近 50%。通过对欧美地区糖尿病患者长达 10 年的跟踪随访发现，定期自测血糖者的并发症发生率较其他患者低 60%。调查同时显示，目前中国 4000 万糖尿病患者中仅有 1.5%定期自测血糖。

（3）针对高危人群和病人的干预：中国于 20 世纪 80 年代就开始了慢性病的人群防治研究，并取得了较好的防治效果，包括大庆糖尿病防治项目、1991~2000 年中国三城市社区人群中脑卒中综合预防项目（国家“八五”、“九五”科技攻关项目），以及首都钢铁公司人群心血管病干预项目。项目情况概要见表 4-13。

**表 4-13　慢病防治项目情况汇总表**

| 项目简称 | 防治疾病 | 覆盖人群 | 干预方式 | 干预效果 |
|---|---|---|---|---|
| 大庆 | 糖尿病 | 577 | 单纯饮食干预；单纯增加锻炼；饮食控制+增加锻炼 | 3 个干预组 6 年累计发病率明显降低 |
| 三城市 | 脑卒中 | 292948 | 干预社区 35 岁以上人群筛查高血压和糖尿病，提高治疗率和控制率；各种形式的健康教育和健康促进活动 | 干预 9 年后，干预社区脑卒中发病率男性下降 51. 5%，女性下降 52. 7%；同期对照男女分别下降 7. 3% 和 15. 7% |
| 首钢 | 心血管病 | 1100 | 开展宣教和健康促进，重点筛查高血压，高危人群减盐、减重、戒烟限酒 | 8 年干预后，单纯强化干预人群平均收缩压比干预前下降 3. 4mmHg，舒张压下降 1. 9 mmHg；与一般干预比较，收缩压净下降 2. 5 mmHg，舒张压下降 2. 2 mmHg |

数据来源：作者数据文献汇总

在项目研究取得好的效果的同时，全国的慢性防治工作效果并不明显。表 4-14 显示了 1991 年和 2002 年两次国家调查的高血压治疗和控制情况。治疗率和控制率均停留在低水平。

**表 4-14　中国城乡不同年代高血压治疗率和控制率**

| 地区 | 高血压知晓率（%） | | 高血压治疗率（%） | | 高血压控制率（%） | |
|---|---|---|---|---|---|---|
| | 1991 | 2002 | 1991 | 2002 | 1991 | 2002 |
| 全国 | 26. 3 | 30. 2 | 12. 1 | 24. 7 | 2. 8 | 6. 1 |
| 城市 | 35. 6 | 41. 1 | 17. 1 | 38. 8 | 4. 1 | 9. 7 |
| 农村 | 13. 9 | 22. 5 | 5. 4 | 19. 8 | 1. 2 | 3. 5 |
| 东部农村 | – | 25. 2 | – | 19. 3 | – | 4. 0 |
| 中部农村 | – | 23. 4 | – | 18. 3 | – | 3. 2 |
| 西部农村 | – | 17. 1 | – | 13. 0 | – | 2. 9 |

数据来源：作者数据文献汇总

在低知晓率情况下，糖尿病患者的治疗率和控制率必定很低。从全国情况看，糖尿病患者治疗率和有效控制（FBG<7. 0mmol/L）的比率也不高。在不同年龄组人群中，18~44 岁人群的“三率”更低，仅为 32. 4%、30. 6% 和 17%。表 4-15 为 2002 年中国居民营养与健康状况调查的分析结果。

表 4-15 2002 年中国人群糖尿病患病、知晓、治疗及控制率（%）

| | 大城市 | 中小城市 | 一类农村 | 二类农村 | 三类农村 | 四类农村 | 合计 |
|---|---|---|---|---|---|---|---|
| 患病率 | 6.07 | 3.74 | 2.29 | 1.83 | 2.37 | 0.84 | 2.60 |
| 知晓率 | 58.9 | 55.4 | 43.6 | 29.2 | 45.2 | 29.2 | 51.5 |
| 治疗率 | 56.7 | 53.8 | 41.7 | 28.6 | 44.3 | 28.2 | 49.8 |
| 血糖控制率 | 29.5 | 25.9 | 26.7 | 17.4 | 23.1 | 20.8 | 26.5 |

数据来源：2002 年中国居民营养与健康调查

此外糖化血红蛋白也是评判血糖控制的重要指标，HbA1c<6.5%为控制达标。一项研究表明，即使在三级甲等医院达标率也仅为 11.5%。

（三）慢性病监测和评价

前面已经描述了慢性病及其危险因素的监测框架，按照此框架，中国的慢性病监测已经初具规模，下面分别介绍。

死因监测：中国的死因统计在很长一段时间内分别由不同的系统来完成的。卫生部死因登记系统建立于 1957 年，一直到 2012 年，覆盖 15 个大城市、21 个中、小城市及 15 个省（市）的 90 个县，覆盖人口约 1 亿人口。全国疾病监测系统，自 1978 年首先在北京东城区，通县试建监测点，经历了几次变动，1978~1989 年，按自愿方式建立；1990~2000 年，根据分层整群随机抽样的原则重新组建监测系统，包括 145 个疾病监测点覆盖 1000 万人口（占中国总人口的 1%）。2005 年，建立的疾病监测系统，包括 161 个监测点，人口 7000 万。全国妇幼卫生监测系统主要监测 0~4 岁儿童和孕产妇的死亡和出生缺陷。

2013 年，国家卫生和计划生育委员会整合了原卫生部死因登记系统和疾病监测系统的死因监测，在全国设立了 605 个死因监测点，拟从 2014 年起全面启动人口死亡信息库建设，建立部门间信息共享机制，定期收集并交换人口死亡信息，逐步建立覆盖全人群的人口死亡信息库，确保死亡信息及时性、准确性、完整性及全面性。

慢性病患病登记，包括心血管病事件、糖尿病和肿瘤患病登记。中国还没有国家性的慢病患病登记系统，仅在个别的地区或是以项目形式开展过。针对心血管病的主要有：20 世纪 80 年代中期至 90 年代初进行的中国 16 省市人群心血管病监测协作研究（中国 MONICA 方案），取得了中国人群心血管病发病率、死亡率、危险因素分布及其趋势的大量可靠资料；中国多省市心血管病危险因素队列研究（Chinese Multi-Provincial Cohort Study，CMCS）建立的 35~64 岁 30121 人 10 年的队列。但这些队列数据主要依靠项目经费支持，待项目结束后往往很难持续。

肿瘤登记：中国的肿瘤登记一度较为滞后。在 20 世纪 60 年代初期，我国有 1 个大城市和 1 个农村县开展了人群肿瘤登记工作。在 80 年代初 WHO/IARC/IACR 出版《五大洲癌症发病率》第四卷时，我国只有上海和香港的资料被编辑入册；90 年代出版的《五大洲癌症发病率》第五卷和第六卷中，增加了我国天津和江苏启东的资料。2002 年出版的第八卷《五大洲癌症发病率》中，中国已有 10 个登记处（包括台湾、香港）资料被纳入。

2002 年卫生部批准成立了全国肿瘤登记中心，在全国开展肿瘤登记工作。2012 年年报报告，2009 年已在 24 个省建立了 72 个肿瘤登记点，覆盖人群 8547 万人。22 个登记处向

IARC/IACR 上报了《五大洲癌症发病率》第九卷数据。

中国疾病预防控制中心建立的行为危险因素监测目前已经开展了 5 轮行为危险因素监测，重点监测人们吸烟、饮酒、体力活动等危险行为。同时也监测身高、体重、血压、血脂和血糖的变化。此外，针对烟草流行和饮食，还开展相应的专项监测和调查。

## 参　考　文　献


1. 世界卫生组织. 世界卫生报告，2002：102. 2002 年世界卫生报告. 减少风险，延长健康寿命，1211，Geneva 27 Switoerland.
2. 卫生部肿瘤防治研究办公室. 中国恶性肿瘤死亡调查研究. 北京：人民卫生出版社，1979.
3. Yang Gonghuan Lincoln C Chen，Jeffrey P Koplan，et al，Emergence of chronic non-communicable diseases in China，Lancet Health System Reform in China，October，2008.
4. 胡盛寿，孔灵芝. 中国心血管病报告 2005. 北京：中国大百科全书出版社，2006.
5. Longde Wang，Lingzhi Kong，Fan wu，et al. Preventing chronic diseases in China. The Lancet，2005，366（9499）：1821-1824
6. 卫生部疾病控制局，中国疾病预防控制中心，中国慢性病报告，http：//ishare. iask. sina. com. cn/download/explain. php? fileid = 13486767.
7. 卫生部 全国第三次国家卫生服务调查，http：//cntcm. 39kf. com/shtml/2255-b-6. shtml.
8. 卫生部心血管病防治研究中心，中国心血管病报告 2005. 北京：中国大百科全书出版社，2005，P130.
9. 卫生部心血管病防治研究中心. 中国心血管病报告 2006. 北京：中国大百科全书出版社，2008.
10. 赵冬. 中国人群脑卒中发病、死亡率的流行病学研究. 大会论文集.
11. Jiang B，Wang WZ，Chen H，etdlc. Incidence and trends of stroke and its subtypes in China：results from three large cities. Stroke，2006；37（1）：63-68.
12. 张红叶，杨军，周北凡，等. 中国十组人群脑卒中危险因素的前瞻性研究. 中国慢性病预防与控制，1996，4：150-152，172.
13. 吴兆苏，姚崇华，赵冬，等 . 11 省市队列人群心血管病发病前瞻性研究Ⅱ. 个体危险因素聚集与心血管病发病的关系. 中华心血管病杂志，2001，(29)：246-250.
14. 赵连成，武阳丰，周兆凡，等. 体质指数与冠心病、脑卒中发病的前瞻性研究. 中华心血管病杂志，2002，30（7）：430-433.
15. 陈竺. 全国第三次死因流行病学调查. 北京：中国协和医科大学出版社，2008.
16. 王文化，赵冬，吴桂贤，等. 北京市 1984～1999 年人群脑卒中发病率变化趋势分析，中华流行病学杂志，2001，04.
17. 吴兆苏，姚崇华，赵冬，等. 我国多省市心血管病趋势及决定因素的人群监测（中国 MONICA 方案）Ⅰ发病率和死亡率监测结果. 中华心血管病杂志，1997，25（1）：6.
18. 吴兆苏，姚崇华，赵冬，等. 我国多省市心血管病趋势及决定因素的人群监测（中国 MON ICA 方案）Ⅱ：人群危险因素监测结果. 中华心血管病杂志，1997，25（4）：255-259.
19. 韩艳，刘启贵. 1991-2005 年大连市脑卒中、冠心病、高血压发病趋势和人口老龄化趋势分析，硕士论文 http：//www. doc88. com/p-093202933480. html.
20. 卫生部. 全国第四次国家卫生服务调查，http：//www. moh. gov. cn/mohbgt/s3582/200902/39201. shtml.
21. 卫生部统计信息中心. 中国卫生服务调查研究. 第三次国家卫生服务调查分析报告. 北京：中国协和医科大学出版社，2004.
22. 卫生部心血管病防治中心. 中国心血管病报告 2005 年. 北京：中国大百科全书出版社，2006：11.
23. 陶寿淇，吴锡桂，周北凡，等. 中国人群心血管病危险因素作用特点的前瞻性研究. 中华流行病学杂志，2005，26（1）：58-61.
24. 王薇，赵冬，等. 中国 35～64 岁人群血压水平与 10 年心血管病发病危险的前瞻性研究. 中华内科学杂志，2004，

43（10）：730-734.

25. 岳寒，顾东风，吴锡桂，等. 首都钢铁公司5137名男工心肌梗死发病危险因素的研究. 中华预防医学杂志，2004，38（1）：43-46.
26. 卫生部. 全国第三次国家卫生服务调查，http：//cntcm. 39kf. com/shtml/2255-b-6. shtml.
27. 种冠峰，相有章 中国高血压病流行病学及影响因素研究进展，中国公共卫生 2010年3月第26卷第3期 http：//www. lib. gdpu. edu. cn/cyzy/tssjk/gxyzt/rsgxy/201004/P020100419354979069023. pdf.
28. 1979年全国高血压调查报告摘要（Summary of a report of the 1979 national hypertension survey）中华心血管病杂志，1980. 9月8（3）：165-8.
29. Wu YK，Lu CQ，Gao RC et al Nation-wide hypertension screening in China during 1979-1980. Chin Med J（Engl）. 1982 Feb；95（2）：101-8.
30. Wu X，Duan X，Gu D et al，Prevalence of hypertension and its trends in Chinese populations. Int J Cardiol. 1995 Nov 10；52（1）：39-44.
31. Liu L，Hypertension studies in China. Clin Exp Hypertens. 1993 Nov；15（6）：1015-24.
32. Wu Y，Huxley R，Li L，et al Prevalence，awareness，treatment，and control of hypertension in China：data from the China National Nutrition and Health Survey 2002. Circulation. 2008 Dec 16；118（25）：2679-86.
33. Yang J，Lu F，Zhang C，et al Prevalence of pre-hypertension and hypertension in a Chinese rural area from 1991 to 2007. Hypertens Res. 2010 Apr；33（4）：331-7. doi：10. 1038/hr. 2009. 235. Epub 2010 Jan 22.
34. Wang Y，Xu J，Zhao X，Wang D，et al Association of Hypertension With Stroke Recurrence Depends on Ischemic Stroke Subtype. Stroke. 2013 Feb 26.
35. Li YP，Yang XG，Zhai FY，et al. Disease risks of childhood obesity in China. Biom Environ Sci，2005，18（6）：401-410.
36. Xu H，Hu X，Zhang Q，et al. The Association of Hypertension with Obesity and Metabolic Abnormalities among Chinese Children. Int J Hypertens. 2011；2011：987159.
37. 王陇德. 2002中国居民营养与健康调查综合报告. 北京：人民卫生出版社. 2004.
38. 赵文华. 2002中国居民营养与健康状况调查之七血脂专著. 北京：人民卫生出版社，2008.
39. 钱荣立. 关于糖尿病的新诊断标准与分型，中国糖尿病杂志，2000，01.
40. WHO《2010年非传染性疾病全球现状报告》第一章 空腹血糖和糖尿病方面的国家、区域和全球趋势，http：//www. who. int/nmh/publications/ncd_ report_ chapter1. pdf.
41. WHO关于糖尿病的10个事实，http：//www. who. int/features/factfiles/diabetes/facts/zh/index. html.
42. Goodarz Danaei，Mariel M Finucane，Yuan Lu et al National，regional，and global trends in fasting plasma glucose and diabetes prevalence since 1980：systematic analysis of health examination surveys and epidemiological studies with 370 country-years and 2·7 million participants，The Lancet，Volume 378，Issue 9785，Pages 31 - 40，2 July 2011.
43. 上海市糖尿病研究协作组. 上海地区十万人口糖尿病调查报告. 中华医学杂志，1980，60（6）：323.
44. 全国糖尿病防治协作组调查研究组. 全国14省市30万人口中糖尿病调查报告. 中华内科杂志，1981，20（11）：678.
45. 全国糖尿病防治协作组1994年中国糖尿病及其危险因素. 中华内科杂志，1997，36（6）：384.
46. 王克安，李天麟，向丁红，等. 中国糖尿病流行特点研究. 中华流行病学杂志，1998，19（5）：282.
47. 王陇德. 中国居民营养与健康状况调查报告之一2002年综合报告. 北京：人民卫生出版社，2005：57-60.
48. Yang W，Lu J et al，Prevalence of diabetes among men and women in China. N Engl J Med. 2010 Mar 25；362（12）：1090-101.
49. Boden-Albala B et al. Diabetes，fasting glucose levels，and risk of ischemic stroke and vascular events：findings from the Northern Manhattan Study（NOMAS）. Diabetes Care，2008，31：1132-1137.
50. Icks A，et al. Incidence of lower-limb amputations in the diabetic compared to the non-diabetic population. Findings from nationwide insurance data，Germany，2005 - 2007. Experimental and Clinical Endocrinology & Diabetes，2009，117：500-504.
51. Resnikoff S，et al. Global data on visual impairment in the year 2002. Bulletin of the World Health Organization，2004，

82：844.

52. Jeon CY，Murray MB. Diabetes mellitus increases the risk of active tuberculosis：a systematic review of 13 observational studies. PLoS Medicine，2008，5：e152.
53. Zhang P et al. Global healthcare expenditure on diabetes for 2010 and 2030. Diabetes Research and Clinical Practice，2010，87：293-301.
54. 刘克军，李新华，等. 成人糖尿病和糖耐量低减经济负担的病例对照研究，中国卫生经济 2002 年 第 7 期.
55. Rotter J，Rmoin DL. The genetics of the glucose intolerance dis2 orders. Am J Med，1983，70：1161.
56. Cokcel A，Ozsabin AK，Sezgin N，etal. High prevalence of diabetes in Adana，southern province of Turkey［J］. Diabetes Care，2003，26（11）：3031- 3034.
57. Pannacciulli N，Giorgino F，Martin RA，et al. Effect of family history of type 2 diabetes on white blood cell count in adult women［J］. Obes Res，2003，11（10）：1232- 1237.
58. 郝新生，魏枫，房忠女. 非胰岛素依赖型糖尿病危险因素的研究. 中国慢性病预防与控制杂志，1999，7（4）：150.
59. 沈洪兵，俞顺章，徐耀初，等. 2 型糖尿病的家族聚集性研究. 中华预防医学杂志，1999，33（4）：206.
60. 富振英，马林茂，王克安，等. 我国 2 型糖尿病的流行特征. 中国慢性病预防与控制，1999，7（3）：125.
61. 华琦，汤哲. 北京市老年人群体重、血脂、血压及血糖水平的调查与分析. 中华内科杂志，1997，36（1）：18.
62. Wang Y，Rimm EB，Stampfer MJ，et al. Comparison of abdominal adiposity and overall obesity in predicting risk of type 2 diabetes among men. Arn J Clin Nutr，2005，81（3）：555.
63. 张维忠. 肥胖、2 型糖尿病与高血压. 中华内科杂志，2002，41（4）：284.
64. 马林茂，富振英，王克安，等. 2 型糖尿病危险因素的 Logistic 回归分析. 中国糖尿病杂志，1999，7（5）：262.
65. Global health risks：mortality and burden of disease attributable to selected major risks. Geneva，World Health Organization，2009.
66. Global recommendations on physical activity for health. Geneva，World Health Organization，2010.
67. Meyer KA et al. Dietary fat and incidence of type 2 diabetes in older Iowa women. Diabetes Care，2001，24：1528-1535.
68. Salmeron J et al. Dietary fat intake and risk of type 2 diabetes in women. American Journal of Clinical Nutrition，2001，73：1019-1026.
69. 向红丁，吴伟. 1996 年全国糖尿病流行病学特点基线调查报告. 中国糖尿病杂志，1998，6（3）：131
70. Otto AD，Garcia DO，Jakicic JM，et al. Lifestyle intervention strategies to prevent and control type 2 diabetes. Curr Diab Rep，2008；8（5）：407.
71. Diabetes Prevention Program Research Group. Strategies to identify adults at high risk for type 2 diabetes：the Diabetes Prevention Program. Diabetes Care，2005，28（1）：138-44.
72. Lindström J，Louheranta A，Mannelin M，et al. The Finnish Diabetes Prevention Study（DPS）：Lifestyle interventionand 3-year results on diet and physical activity. Diabetes Care，2003 Dec，26（12）：3230-6.
73. Rubin RR，Fujimoto WY，Marrero DG，et al. The Diabetes Prevention Program：recruitment methods and results. Control Clin Trials，2002 Apr，23（2）：157-71.
74. Uusitupa MI. Early lifestyle intervention in patients with no insulin dependent diabetes mellitus and impaired glucose tolerance. Ann Med，1996 Oct，28（5）：445-9.
75. Uusitupa M，Louheranta A，Lindström J，et al. The Finnish Diabetes Prevention Study. Br J Nutr，2000 Mar，83（Suppl 1）：S137-42.
76. Guangwei Li，Ping Zhang，Jinping Wang. The long-term eff ect of lifestyle interventions to prevent diabetes in the China Da Qing Diabetes Prevention Study：20-year follow-up study. Lancet，2008，371：1783-89.
77. WHO. Obesity preventing and managing. The Global epidemic-report of a WHO consultation on obesity. Ceneva：WHO，1997：9-47.
78. 世界卫生组织. 牛胜田，等译. 肥胖的防治——世界卫生组织咨询会报告. 北京：人民卫生出版社，2001：15-30.
79. 王陇德. 中国居民营养与健康状况调查报告之一，2002 综合报告. 北京：人民卫生出版社，2005：45-70.
80. 卫生部心血管病防治研究中心. 中国心血管病报告 2005. 北京：中国大百科全书出版社，2006：23.

81. CDC/NCHS, Data in adults are for age 20 and older. NHANES（1999-2002）. JAMA, 2004, 291：2848-2850.
82. 卫生部心血管病防治研究中心，中国心血管病报告 2005. 北京：中国大百科全书出版社，2006：25.
83. 卫生部肿瘤防治研究办公室. 中国恶性肿瘤死亡调查研究. 北京：人民卫生出版社，1979.
84. 赫捷，赵平，陈万青. 2011 年中国肿瘤登记年报. 北京：军事医学科学出版社，2012.
85. E. L. Kennaway The Data Relating to Cancer in the Publications of the General Register Office Br J Cancer. 1950 June；4（2）：158-172.
86. 魏矿荣. 中国肿瘤登记简史. 中华医史杂志，2012，42（01）：21-25.
87. Ferlay J et al. Estimates of worldwide burden of cancer in 2008：GLOBOCAN 2008. International Journal of Cancer，2010，127：2893-2917.
88. *Cancer incidence and mortality worldwide*：Lyon，International Agency for Research on Cancer，2011（IARC CancerBase No. 10）.
89. 卫生部肿瘤防治研究办公室. 中国恶性肿瘤死亡调查研究. 北京：人民卫生出版社，1979.
90. 李连弟、鲁凤珠、张思维等，1990-1992 年中国恶性肿瘤流行分布情况分析. 中华肿瘤杂志，1996，18（6）：403-407.
91. 杨功焕、郑锡文，等. 第二阶段疾病监测系统的选择及其代表性，中华流行病学杂志，1992，13（2）.
92. 卫生部卫生防疫司，中国预防医学科学院. 中国疾病监测报告，1991 年中国疾病监测年报，北京：华夏出版社.
93. 卫生部卫生防疫司、中国预防医学科学院，中国疾病监测报告，1992 年中国疾病监测年报，北京：华夏出版社.
94. 杨功焕. 中国人群死亡及其危险因素流行水平、趋势和分布. 北京：中国协和医科大学出版社，2005.
95. 陈竺，中华人民共和国卫生部. 全国第三次死因回顾抽样调查报告. 北京：中国协和医科大学出版社，2008.
96. 陈万青，2003~2007 年中国癌症发病分析，中国肿瘤，2012，21（03）：161-170.
97. 赫捷，陈万青. 2012 中国肿瘤登记年报. 北京：军事医学科学出版社，2012.
98. 卫生部肿瘤防治研究办公室. 中国恶性肿瘤死亡调查研究. 北京：人民卫生出版社，1979.
99. 杨功焕. 中国人群死亡及其危险因素流行水平、趋势和分布. 北京：中国协和医科大学出版社，2005.
100. 陈竺. 中华人民共和国卫生部，全国第三次死因回顾抽样调查报告. 北京：中国协和医科大学出版社，2008.
101. 廖美琳，高玉童，杨子培，等，上海市区人群中肺癌病人预后因素研究. 中华结核和呼吸杂志，1993，1：36.
102. 朱远、何美文、应倩，等. 肺癌生存 5 年以上 72 例分析，浙江肿瘤 1998，4（2）：106-107.
103. 李媛秋，代敏，陈元立，等. 中国省区水平肺癌死亡率估计方法研究. 中国肺癌杂志，2011，14（2）.
104. 卫生部肿瘤防治研究办公室. 中国恶性肿瘤死亡调查研究. 北京：人民卫生出版社，1979.
105. 杨功焕，中国人群死亡及其危险因素流行水平、趋势和分布，中国协和医科大学出版社，2005.
106. 陈竺. 中华人民共和国卫生部，全国第三次死因回顾抽样调查报告，中国协和医科大学出版社，2008.
107. 杨功焕，庄大方. 淮河流域水环境与消化道肿瘤死亡图集. 北京：中国地图出版社，2013.
108. Nowell PC，The clonal evolution of tumor cell populations. Science，1976；194（4260）23-8.
109. WHO，癌症预防，http：//www. who. int/cancer/prevention/zh/index. html.
110. Danaei G，Vander Hoorn S，Lopez AD，et al Causes of Cancer in the world comparative risk assessment of nine behavioral and environmental risk factors，Lancet. 2005；366（9499）：1784-93.
111. Parkin DM（2006）The global health burden of infection-associated cancers in the year 2002. Int J Cancer 118：3030-3044.
112. J. B. Wang，Y. Jiang，P. Boffetta，et al，Attributable causes of cancer in China，Annals of Oncology 23：2983-2989，2012.
113. Hui-juan Xiao，Hao Liang，Paolo Boffetta et al，Attributable Causes of Cancer in China：Fruit and Vegetable，Chin J Cancer Res 23（3）：171-176，2011.
114. Paolo Boffettal，Mia Hashibel，Carlo La Vecchia，et al The burden of cancer attributable to alcohol drinking Int. J. Cancer：119，884-887（2006）.
115. Thomas DB，Alcohol as a cause of cancer. Environ Health Perspect，1995；103SUppl 8：153-160.
116. Hao Liang，Jianbing Wang，Paolo Boffetta et al Estimation of cancer incidence and mortality attributable to alcohol drinking in china，BMC Public Health，2010，10：730.

117. Smith AH, Lingas EO, Rahman M. Contamination of drinking water by arsenic inBangladesh: a public health emergency. Bulletin World Health Organization 2000; 78 : 1093-1103.

118. IARC Working Group on the Evaluation of Carcinogenic Risks to Humans: Polychlorinated Dibenso-Para-Dioxins and Polychlorinated Dibenzofurans. Lyon, France, 4-11 Febraury, 1997. IARC Monogr Eval Carcinog Risks Hum.

119. 何兴舟，蓝青. 室内燃煤空气污染与肺癌环境流行病学研究概述（1979-1993），肿瘤 1995 年 4 月（第 15 卷第 2 期增刊）143-5.

120. 张扬，陈坤，张海蕾，等. 非吸烟女性肺癌发病危险因素的 Meta 分析，中国公共卫生 2001 年第 17 卷.

121. Wang X, Yang G, et al, Epidemiologic application of verbal autopsy to investigate the high occurrence of cancer along Huai River Basin, China, Popul Health Metr. 2011 Aug 4; 9 : 37.

122. P. Li1, 2, _ , S. -S. Deng, P. Boffetta et al Occupational and environmental cancer incidence and mortality in China, Occupational Medicine, March 12, 2012.

123. Nanshan Zhong, Chen Wang, Wanzhen Yao, et al. Prevalence of Chronic Obstructive Pulmonary Disease in China. Am J Respir Crit Care Med, 2007, 176 : 753-760.

124. 何权瀛，周新，谢灿茂，等. 慢性阻塞性肺疾病对中国部分城市患者生命质量和经济负担的影响，《中华结核和呼吸杂志》2009 年 32 卷第 4 期 253-257 页.

125. Global Initiative for Asthma Available at: www. ginaasthma. com. Last accessed March 8, 2005.

126. KINGM. E.; MANNINO D. M.; HOLGUIN F. Risk factors for asthma incidence: A review of recent prospective evidence, 2004, vol. 46, pp. 97-110.

127. Zhong NS, Wang C, Yao WZ, et al. Prevalence of Chronic Obstructive Pulmonary Disease in China. Am J Respir Crit Cart Med. 2007, 176 : 753-760.

128. 全国儿童哮喘防治协作组. 中国城区儿童哮喘患病率调查. 中华儿科杂志，2003，41（27）：123-127.

129. 雷鸣，曾鸿雁，余奕. 咸宁市支气管哮喘流行病学调查. 中国热带医学，2005，5（2）：258-260.

130. 周琳，石磊，王晶，等. 吐鲁番市艾丁湖乡成人支气管哮喘流行病学调查. 新疆医学，2006，36：184-186.

131. 杭晶卿，孙碧雄，戴荷莲，等. 上海浦东金桥地区 4 万人口支气管哮喘流行病学调查. 中国实用内科杂志，2002，22（10）：616-617.

132. Beasley R. Global Burden of Asthma. Developed for the Global Initiative for Asthma (GINA). Available from http://www.ginasthma.org.

133. Masoli M, Fabian D, Holt S, Beasley R. The global burden of asthma: executive summary of the GINA Dissemination Committee report. Allergy, 2004, 59 (5) : 469-78.

134. 齐小秋. 第三次全国口腔健康流行病学调查报告. 北京：人民卫生出版社，2008.

135. Molloy J, Wolff LF, Guzman AL, Hodges JS. The relationship of periodontal disease parameters with systemic medical conditions and tobacco use. J Clin Periodontol, 2004, 31 (8) : 625-32.

136. 李刚. 住院病人口腔护理. 西安：世界图书出版社西安公司出版，2007：86-101.

137. Dortbudak O, Eberhardt R, Ulm M, Persson GR. Periodontitis, a marker of risk in pregnancy for preterm birth. J Clin Periodontol, 2005, 32 (1) : 45-52.

138. Farrell S, Ide M, Wilson RF. The relationship between maternal periodontitis, adverse pregnancy outcome and miscarriage in never smokers. J Clin Periodontol, 2006, 33 (2) : 115-20.

139. Champagne CM, Madianos PN, Lieff S, et al. Periodontal medicine: emerging concepts in pregnancy outcomes. J Int Acad Periodontol, 2000, 2 (1) : 9-13.

140. Yoneyama T. yoshida M. Matsui T, et al. Oral care and pneumonia. Lancet, 1999, 35 (4) : 5.

141. Scannapieco FA. Pneumonia in nonambulatory patients: The role of oral bacteria and oral hygiene. J Am Dent Assoc, 2006, 137 Suppl : 21S-25S.

142. Nilner M, Lassing SA. Prevalence of functional disturbances and diseases of the stomatognathic system in 7-14 year olds. Swed Dent J, 1981, 5 (5-6) : 173-187.

143. Bernhardt O, Gesch D, Schwahn C. Signs of temporomandibular disorders in tinnitus patients and in a population-based group of volunteers: results of the Study of Health in Pomerania. J Oral Rehabil, 2004, 31 (4) : 311-319.

144. 李刚，临床口腔预防医学. 西安：世界图书出版社西安公司，2000：9.

145. 李刚. 口腔医疗国外现状. 北京：人民卫生出版社，2006：1-36.

146. 联合国第六十六届会议，议程项目 117，千年首脑会议成果的后续行动，A/66/L. 1.

147. WHO：WHA56. 1 号决议.

148. WHO：WHA57. 17 号决议.

149. WHO：WHA53. 17 号决议.

150. WHO：WHA55. 23 号决议.

151. WHO：WHA56. 1 号决议.

152. Capewell S，O'Flaherty M. Rapid mortality falls after risk factor changes in populations. Lancet，2011，published online March 16. DOI：10. 1016/S0140-6736（10）62302-1.

153. Knai C，Gilmore A，Lock K，McKee M. Public health research funding：independence is important. Lancet，2010，376：75-77.

154. Epping-Jordan JE，Galea G，Tukuitonga C，Beaglehole R. Preventing chronic diseases：taking stepwise action. Lancet，2005，366：1667-1671.

155. Balabanova D，McKee M，Mills A，Walt G，Haines A. What can global health institutions do to help strengthen health systems in low income countries? Health Res Policy Syst，2010，8：22.

156. Beaglehole R，Epping-Jordan J，Patel V，et al. Improving the prevention and management of chronic disease on low-and middle income countries：a priority for primary health care. Lancet，2008，372：940-949.

157. Lindholm L，Mendis S. Prevention of cardiovascular disease in developing countries. Lancet，2007，370：720-722.

158. Stuckler D，Feigl AB，Basu S，McKee M. The political economy of universal health coverage. Background paper for the global symposium on health systems research. Geneva：World Health Organization，2010.

159. WHO. World Health Report-health systems financing：the path to universal coverage. Geneva：World Health Organization，2010.

160. GHME Conference Organising Committee. Shared innovations in measurement and evaluation. Lancet，2011，published online March 14. DOI：10. 1016/S0140-6736（11）60169-4.

161. RGI/CGHR. Causes of death in India in 2001-003. New Delhi：Registrar General，Government of India，2009.

162. Yang G，Hu J，Rao KQ，Ma J，Rao C，Lopex AD. Mortality registration and surveillance in China：history，current situation and challenges. Popul Health Metr，2005，3：3.

163. WHO. STEPwise approach to surveillance（STEPS）. http://www.who.int/chp/steps/en（accessed Feb 21，2011）.

164. The Lancet. The benefits of recession. Lancet，2011，377：783.

165. UN. Comprehensive Framework for Action. High-level taskforce on the global food security crisis. 2008. http://www.un.org/issues/food/taskforce/Documentation/CFA%20Web.pdf（accessed Feb 28，2011）.

166. 赵文华，张丁，王玉，等. 中国居民对《膳食指南》知晓情况调查. 中国公共卫生，1999（15）：1145-1146.

167. 徐兵河. 乳腺癌//胡震，柳光宇，邵志敏. 乳腺癌的普查与预防. 北京：北京大学医学出版社，2005：33-37.

168. 中国百万妇女乳腺普查工程. http://www.cbsp.org.cn..

169. 高道利，Thomas DB，Ray RM，等. 上海 26 万妇女乳房自我检查随机试验. 中华肿瘤杂志. 2005，27：350-354.

170. 高俊平，刘倩，孟树芝，等. 德州市市区 1996~2003 年妇女乳腺癌普查结果分析. 中国预防医学杂志，2005，6：139-140.

171. 陈玮，黄瑛，祝玉玲. 妇女乳腺疾病普查 3667 例分析. 中国妇幼保健，2005，20：1888-1889.

172. 陈玉华，辛福林，杜爱民，等 . 45373 名女职工乳腺疾病普查分析. 河南医科大学学报，2001，36：746-748.

173. 武秋林，曾芳玲，曾晓琴，等. 广州市 1994~2003 年乳腺疾病筛查情况分析. 中国初级卫生保健，2004，18：52-54.

174. 王欣，许娟，施军涛，等. 区域性乳腺疾病的监测及意义. 中国妇幼保健，2001，16：420-421.

175. 李远芳 . 10655 例育龄妇女乳腺疾病的调查及相关因素分析. 广州医药，2003，34：62-63.

176. 蒋晓琼，刘伦湘. 绵阳市 9198 例妇女乳腺疾病调查报告. 现代预防医学，2003，30：210-211.

177. 李桂香，付立平，董会红，等. 怀柔地区女性乳腺疾病的流行病学调查分析. 中国妇幼保健，2005，20：

113-115.

178. 龚家红 . 4402 名妇女乳腺疾病普查结果分析. 中国妇幼保健，2005，20：186-187.
179. 杨俊芳，胡卫东. 北京东城区中小学女教师乳腺普查报告. 中国学校卫生，2001，22：371-372.
180. 陈叙，林群，姚春花，等. 汕头市区已婚女性乳腺疾病相关因素分析. 广东医药，2005，26：838-839.
181. Shi JF，Qiao YL，Smith JS，et al. Epidemiology and prevention of human papillomavirus and cervical cancer in China and Mongolia. Vaccine，2008，26（Suppl）12：M53-59.
182. http://www.chinacancernet.org.cn/links/zhuanti.asp?anclassid=8.
183. Emmanuela Gakidou，Stella Nordhagen，Ziad Obermeyer. Coverage of Cervical Cancer Screening in 57 Countries：Low Average Levels and Large Inequalities. PLoS，2008，5（6）：863-868.
184. 张峰，罗立民，鲍旭东，等. 中国妇女乳腺 X 线钼靶摄影普查成本效益分析，肿瘤 2012 年 6 月第 32 卷第 6 期.
185. Pan XR，Li GW，Hu YH，et al. Effects of diet and exercise in preventing non-insulin-dependent diabetes mellitus in persons with impaired glucose tolerance：the Da Qing IGT and diabetes study，Diabetes Care，1997，20：537-544.
186. Wang WZ，Jiang B，Wu SP，et al. Intervention trial in three urban communities in China. Neuroepidemiology，2007，28（3）：155-161.
187. 王文志，吴升平，洪震，等. 中国三城市开展社区人群干预九年脑卒中发病率的变化. 中华老年心脑血管病杂志，2002，4（1）：30-33.
188. 王文志，吴升平，杨期东，等. 中国三城市开展社区人群干预九年脑卒中死亡率的变化. 中国慢性病预防与控制，2002，10（2）：49-51.
189. 卫生部疾病预防控制局. 中国慢性病报告. 北京：中国疾病预防控制中心，2006.
190. 潘长玉，中国区合作调查组. 中国糖尿病控制现状—— 指南与实践的差距：亚洲糖尿病治疗现状调查 1998，2001 及 2033 年中国区结果介绍. 国外医学内分泌学分册，2005，25（3）：174-178.
191. 王明连，宁康. 非胰岛素依赖性糖尿病危险因素研究现状. 预防医学文献信息，1998，4（1）：29-30.
192. 吴先萍，杨维中，杨小明，等. 2 型糖尿病危险因素的病例对照研究. 中国慢性病预防与控制，2000，8（6）：262-264.
193. 高晓虹，宋桂荣，辛萍，等. 大连地区 2 型糖尿病危险因素的非条件 Logistic 回归分析. 疾病控制杂志，2002，6（1）：54-56.
194. 李新建，吕宁. 2 型糖尿病常见危险因素 Meta 分析. 中国慢性病预防与控制，2 002，11（4）：179-180.
195. 中国肥胖问题工作组数据汇总分析协作组. 我国成人体重指数和腰围对相关疾病危险因素异常的预测价值：适宜体重指数和腰围切点的研究. 中华流行病学杂志. 2002，23（1）：5-10.
196. 刘国红 . 2 型糖尿病的流行病学特征. 湖北预防医学杂志，2003，14（1）4-5.
197. the World Economic Forum and the Harvard School of Public Health，The Global Economic Burden of Non-communicable Diseases A report by the World Economic Forum and the Harvard School of Public Health
198. 中华人民共和国国务院新闻办公室，《中国的医疗卫生事业》白皮书（全文）http://www.moh.gov.cn/mohzcfgs/s7847/201301/6fbe5f5264d84e03960eb72dbd752d05.shtml
199. Yang GH，et al Findings from 2010 Global Adult Tobacco Survey：implementation of MPOWER policy in China. Biomed Environ Sci. 2010 Dec；23（6）：422-9
200. 卫生部针对妇女儿童重大公共卫生服务项目进展情况举行发布会，http://www.scio.gov.cn/xwfbh/gbwxwfbh/fbh/Document/1004339/1004339.htm
201. 王颀，连臻强，中国乳腺癌筛查与早诊现状，2012 第七届全国乳腺癌重庆论坛，http://d.e.wanfangdata.com.hk/Conference.aspx?ID=Conference_ 7937037.

# 第五章 精神健康

## 第一节 精神和行为疾病

随着人类社会的进步和医学科学的发展，医学模式已由过去的“生物医学模式”转变为现代的“生物-心理-社会医学模式”，WHO 对健康的定义是指“生理、心理及社会适应 3 个方面全部良好的一种状况，而不仅仅是指没有生病或者体质健壮”。心理健康已成为健康的组成部分，没有心理健康就没有健康。心理健康是一种完好的状态，个体能够认识到他或她的能力，能够应对日常生活中正常的压力，能够卓有成效地工作，能够对他或她的社会有所贡献（WHO，2001）。精神障碍指由大脑调节的一组思维、情绪、行为发生改变的不健康状况，常带来自身的痛苦、功能损害、残疾、疼痛或死亡。该障碍在男性和女性都有发生，不分年龄、人种和民族。家族史、遗传、生物学、环境、社会、行为等因素都可能单独或合并促发精神障碍。精神疾病指所有可以诊断为疾病的精神障碍，包括精神分裂症、心境障碍、神经症、人格障碍、精神发育迟滞等。

### 一、心理健康

#### （一）中国居民心理健康水平总体不高

随着中国经济的迅速发展，人们生活节奏加快、社会竞争激烈、工作和学习压力日趋增大，这些都会影响到心理健康。但是目前中国缺乏基于人群的心理健康方面的大规模流调，个别小规模的调查研究表明，中国各类人群心理健康水平总体不高。

1. *情绪积极稳定方面*　基于个别省市的高校调查显示，37.16%的大学生具有 A 型行为，该行为表现为个性强，过分的抱负，强烈的竞争意识，固执、好争辩、急躁、紧张，好冲动等，该行为使高血压患病风险增加，20.34%～38.5%的大学生处于焦虑状态。对上海市静安区 248 名孕妇调查显示，8.5%有焦虑倾向，26.4%有抑郁倾向。社区老年人中，45%有心理障碍倾向。

2. *自我评价方面*　自我价值感是指个体看重自己，觉得自己的才能和人格受到社会重视，在团体中享有一定地位和声誉，并有良好的社会评价时所产生的积极情感体验。对大中学生的调查显示，城市高中生的总体自我价值感明显高于农村高中生，家庭经济状况差者自我价值感低。

3. *人际交往方面*　对湖南 7 所高校的大学生研究显示，湖南大学生的社交焦虑与来自美国三所大学的大学生样本相比较，没有显著差异，男女性别以及本科和专科之间差异不显著，理科生社交焦虑水平高于文科生。

4. *应对压力及环境适应方面*　北京朝阳区疾控中心 2004 年对居民的心理压力调查显示，22. 03%的居民感到心理压力对学习和工作造成影响。对内江师范学院大学新生调查显示，大学新生心理适应能力较差。在工作方面，教师对工作满意度普遍偏低，仅 49. 3%卫生技术人员对工作现状满意。

### （二）儿童青少年心理问题不断上升

中国中小学生心理问题在不断上升：50 年代，15 岁以下少儿的心理障碍发病率为 5%；1980~1984 年国内 12 个地区调查结果显示，中度和重度心理问题发病率 13%。最近 15 年，全国各地用 Achenbach 儿童行为量表（CBCL，CBCL）检测的行为问题包括分裂样、抑郁、交往不良、强迫性、体诉、社交退缩、多动、攻击性、违纪 9 个因子。对儿童调查显示：6~16 岁儿童行为问题检出率波动于 8. 0%~22. 6%，4~6 岁儿童为 7. 9%~25. 9%。多数研究发现，农村儿童行为问题发生率高于城市儿童；用 CONNERS 问卷（CONNERS 儿童行为父母问卷筛查儿童行为问题包括冲动—多动、多动指数、焦虑、品行问题、心身障碍、学习问题 6 个因子）调查显示：儿童行为问题检出率波动于 7. 8%~40. 7%，且男性更为严重。北京大学精神卫生研究所的研究表明：1984 年北京地区儿童行为问题患病率为 8. 3%，1993 年为 10. 9%，1998 年全国 12 个城市的儿童行为问题患病率为 13. 4%，2002 年北京中关村地区部分重点小学儿童行为问题患病率为 18. 2%，并且主要以焦虑、抑郁等行为的增多为主。

### （三）心理问题不仅给个人和家庭带来不良后果，还会危及社会稳定

心理问题会导致或加重躯体疾病：不良情绪会降低或破坏免疫系统、中枢神经系统和内分泌系统功能而引起疾病。焦虑、抑郁可促进或加速癌症的恶化；极度激动及愤怒状态可引起冠状动脉血管收缩，甚至发生急性心肌梗死；各种情绪变化可诱发哮喘发作；焦虑导致胃黏膜缺血，54%的消化性溃疡的病因是精神创伤。心理障碍还增加了患者对躯体疾病治疗不依从的可能，而这又导致了更糟糕的结局。

某些心理问题直接影响社会稳定：癔症集体发作可能导致学校被迫停课，医院节假日取消，大量有创性医学检查等，而中国癔症集体性发病事件屡屡发生，特别是在中小学生、农村女性及农民工人群中，严重影响了正常的社会秩序，如 2005 年 6 月安徽泗县疫苗事件、四川简阳“食物中毒”事件等。酒依赖、物质依赖，会导致艾滋病传播、毒品泛滥、滋事肇事及交通事故等危害。不少性心理障碍者会出现露阳、窥阴等行为，严重破坏了文明社会形象。

## 二、中国精神障碍患病率高，某些常见精神障碍流行率呈上升趋势

目前中国的精神卫生形势相当严峻，由世界精神卫生组织牵头，于 2004 年进行的“世界精神卫生调查”（World Mental Health Surveys，WMHS）结果显示，中国的主要精神障碍（包括焦虑障碍、心境障碍、酒/药使用所致精神障碍和冲动控制障碍等）患病率为 7%~17%，推算全国 15 岁以上成人精神疾病总患病率在 15%左右，中国有 1 亿多人患常见精神障碍。中国小于 17 岁青少年中，有 12. 9%有各种心理障碍。大于 60 岁老人中，5%~8%有老

年性痴呆、抑郁等，目前中国有各类老年期痴呆近600万，到2025年中国65岁以上的人口将达2.9亿，占总人口的15%；10~15年后，中国的痴呆患者将达1000万人，全球近一半的老年痴呆患者将生活在中国。

1982年和1993年两次全国精神病流调显示（表5-1），中国精神障碍中以精神分裂症最为突出，时点患病率为4.75‰~5.31‰。进入21世纪后，未进行全国性的流行病学调查，但各地方2001~2002年的调查表明，心境障碍（包括抑郁症、躁狂、双相情感障碍和心境恶劣障碍）和焦虑障碍已成为精神障碍中的主要问题（表5-2），其中焦虑障碍患病率为2.7%~4.3%；以抑郁症为主的心境障碍患病率为2.2%~8.6%，且农村的患病率高于城市。

值得注意的是，由于调查范围局限、方法学不统一、缺乏标化数据，现有数据未必能准确反映中国精神障碍的变化趋势。这也反映出中国精神卫生监测薄弱、数据缺乏的问题。

表5-1 1982、1993年全国精神病流调部分疾病患病率

| 疾病种类 | 1982年 | | | 1993年 | | |
|---|---|---|---|---|---|---|
| | 时点患病率（‰） | 终生患病率（‰） | 时点患病率（‰） | 终生患病率（‰） | | |
| | | | | 总率 | 城市 | 农村 |
| 总患病率 | 10.54 | 12.69 | 11.18 | 13.47 | - | - |
| 精神分裂症 | 4.75 | 5.69 | 5.31 | 6.55 | 8.18 | 5.18 |
| 情感性精神障碍 | 0.37 | 0.76 | 0.52 | 0.83 | 1.14 | 0.58 |
| 阿尔茨海默病 | 0.18 | 0.18 | 0.36 | 0.36 | 0.68 | 0.1 |

数据来源：张维熙，等. 中国七地区精神疾病流行病学调查

表5-2 各地方精神病学流调部分疾病患病率

| 疾病种类 | 江西 | | 浙江 | | | | | 北京、上海1年患病率（‰） |
|---|---|---|---|---|---|---|---|---|
| | 时点患病率（‰） | 终生患病率（‰） | 时点患病率（‰） | | | | | |
| | | | 合计 | 男 | 女 | 城市 | 农村 | |
| 总患病率 | 29.8 | 36.08 | 172.7 | 163.8 | 181.3 | 150.1 | 185.1 | 70 |
| 精神分裂症 | 5.77 | 7.78 | 3 | 3.28 | 2.75 | 1.7 | 3.7 | - |
| 抑郁障碍 | 9.5 | 11.5 | 42.6 | 31.3 | 53.4 | 30 | 49.3 | - |
| 心境障碍 | 9.9* | - | 86.5 | 73.6 | 98.9 | 66.9 | 96.9 | 22 |
| 焦虑障碍 | - | - | 42.6 | 22.8 | 60.9 | 46.2 | 40.9 | 27 |

* 江西省流调的“心境障碍”中包括心境恶劣

数据来源：见参考文献

## 三、精神疾病病程迁延，反复发作，致残率高

精神残疾指精神病人患病持续1年以上未痊愈，同时导致其对家庭、社会应尽职能出现一定程度的障碍。病程迁延、反复发作是大多数精神疾病的显著特点，也是引起长期致残和

生活不能自理的重要原因。对全国残疾人的调查显示，1985 年中国精神残疾人数为 162 万人，2006 年增至 614 万人。国内一些研究显示，精神分裂症的致残率在 53.97%~93.6%，其中重度和极重度精神残疾比例高达 58.6%；单纯药物治疗精神分裂症患者的 1 年复发率在 40%~75%。抑郁症第 1 次发作后 50%的患者可能复发，第 2 次发作后 70%的患者可能复发，第 3 次发作后则 90%的患者可能复发。长期追踪研究发现，抑郁症未经充分治疗病程呈慢性化倾向，长久不愈的抑郁症患者中枢神经系统发生不可逆的损害，认知功能出现明显的缺损，发展成为精神残疾。“世界精神卫生调查”（WMHS）的研究显示，患焦虑障碍、心境障碍、酒/药使用所致精神障碍和冲动控制障碍等精神障碍患者中，近半数属中重度残疾。检出的病例中，平均在 1 年中丧失角色功能（如无法上学或工作）11.2 天。推算全国患焦虑障碍、心境障碍、酒/药使用所致精神障碍和冲动控制障碍等精神障碍患者共损失 7.1 亿工作日。

### 四、中国精神疾病的诊疗负担巨大，因病致贫率高

中国精神疾病的诊疗负担所占比重大。精神疾病患者是社会中的弱势群体，无论农村还是城市，一人患病全家致贫的现象普遍。近年来沈阳市开展的一项针对 18 个社区 548 户有精神病患者家庭的调查显示，因病致贫占 62.96%，因贫不能正常治疗占 65.15%。

### 五、精神疾病治疗率低，导致肇事肇祸及自杀等后果，对个人、家庭及社会有严重的不利影响

精神障碍发病期间社会功能严重受损，某些疾病还存在自伤、自杀、伤人、毁物等危险，若不及时治疗，会给个人、家庭及社会带来极大影响。严重精神病人若得不到有效治疗，则大约有 10%可能肇事肇祸，大约有 30%可能致残，重症抑郁障碍患者若得不到有效治疗，大约 10%有严重自杀倾向。而治疗率低一直是困扰中国精神疾病防治工作的一个难点。精神分裂症患者就诊率仅为 30%，住院治疗者不足 1%；抑郁症及双相情感障碍、惊恐障碍治疗比例仅为 10%；强迫症、酒精依赖的治疗干预率更低。轻、中、重度痴呆的就诊比例 1996~1997 年分别为 8.3%、13.5% 和 19.4%，1998~1999 年分别为 14.4%、25.6% 和 33.6%。就诊时的诊断显示痴呆漏诊率为 73.1%，服药治疗者仅为 21.3%，国际推荐的一线抗痴呆药（胆碱酯酶抑制剂）服用比例仅为 2%。上述数字仅指治疗率，常见精神障碍患者即使就诊，找专科医师的并不多，若以合适治疗率统计比例会更低。

### 六、偏见及病耻感阻碍了精神卫生事业的发展

大众对精神疾病的负性态度和患者的病耻感影响了精神卫生服务的发展，以及患者和其家人的求治。有关精神病患者伤人、杀人、纵火等恶性事件的新闻报道也不时见诸各种媒体，对精神病患者的讽刺性镜头也频频出现在电影中，加重了人们对精神疾病患者的偏见。大多数病人宁愿自己承受痛苦，也不愿冒被其视为“精神病”的危险去精神病院治疗，那些抑郁症、焦虑障碍等其他非精神病性精神障碍患者及家庭成员，通常首先选择普通西医或中医而不愿到精神专科医院治疗。有病不治、延误治疗及误诊现象严重，许多病人错过了接受有效治疗的机会，其疾病的发展又进一步对社会造成不利，更加促成大众对“精神病”的偏见，从而进入了一个恶性循环。

# 第二节 促进精神健康

## 一、推荐策略

WHO 已确定心理健康作为一个全球性的优先领域。虽然精神疾病给社会带来了巨大的负担，但是有证据表明心理健康促进的努力是有效而低成本的。对于大多数精神障碍有新的和有效的治疗方法：包括抗抑郁、抗精神病和抗惊厥药物治疗，短期认知及其他心理治疗，家庭以及社会的支持和教育；小学和一般医疗服务能够处理大多数的精神障碍；家庭恰当的指导和支持对精神疾病的控制有重要作用。结合 WHO 推荐的策略和国内实践，提出的推荐策略如下：

目标：通过预防、治疗和康复减少疾病，以改善人群的心理健康状况。

### （一）建立精神病防治网络

调动精神卫生服务和健康促进的区域资源，建立以精神病医院指导的、普通医院和社区卫生服务单位参与的精神病防治网络；完善一体化的初级卫生保健。

### （二）改善精神疾病的治疗

1. 发展和提供有效的干预措施。
2. 培训相关人员的精神卫生技能。
3. 支持消费者和家庭参与治疗和决策；解决心理方面的卫生保健。
4. 评价在国家和地方各级的服务水平。

### （三）预防自杀

1. 对精神病医院引进和监督心理健康促进的情况，包括例如重视就业、社会联系和快速转变。
2. 对人群酗酒和药物滥用的控制，包括减少需求和减轻危害的策略。
3. 控制自杀的手段，如获得农药，并控制国内的天然气供应和汽车排出的废气；心理保健以及保护犯人的自伤。
4. 对家属和相关人员普及有自杀征象的教育，防止精神病人自杀。

### （四）精神健康促进

1. 通过各种渠道，提供与心理健康有关的信息和咨询。
2. 提高精神卫生学科在社会中的知晓情况，减少对精神病人的歧视，提高精神病医生的地位。
3. 鼓励发展精神卫生学科文化和能力的研究。

### （五）政策和立法

精神卫生立法的根本目的是保护、促进和改善公民的生活及心理健康。精神障碍患者很容易或者很可能受到虐待，或者权益遭到侵害，通过立法保护弱势公民群体（包括精神障碍患者）反映了一个社会对其个体的尊重和关爱。好的立法可以作为保证获得精神卫生服务、促进并保护精神障碍患者权益的有效工具。精神卫生立法的内容包括：

1. 精神卫生保健的获得。
2. 精神卫生服务享用者的权利。
3. 精神障碍者家人和照料者的权利。
4. 权利能力、行为能力和监护。
5. 自愿与非自愿精神卫生保健。
6. 作出精神障碍诊断的人员需要具备的条件。
7. 特殊治疗。
8. 隔离和约束。
9. 临床和实验研究。
10. 监督和审查机制。
11. 警察在有关精神障碍患者问题上的责任。
12. 有关违法精神疾病患者的立法规定。
13. 影响精神卫生的其他实质性法律规定。
14. 保护弱势群体——未成年人、妇女、少数族裔和难民。

## 二、中国执行现状

### （一）中国精神卫生服务明显不足，且分布不平衡

1. 中国精神卫生专业人员数量不足、整体水平不高、精神卫生服务队伍不完善　到2006年年底，全国13亿人口仅有1.9万名专业人员，只占全国各类卫生机构总人数的1.33%，其中只有4000~5000人为本科以上学历，而美国的人口不足中国的1/4，却有大约34 500名心理医生和60 000名心理学家。估算2006年中国每10万人执业（助理）医师只有1.26人、注册护士只有1.97人、药剂人员只有0.24人，其他技术人员只有0.26人，低于全球的平均水平（精神科医师4.15人/10万人口）。精神卫生资源的短缺，使大量精神病人得不到正规、有效的治疗。

中国精神卫生服务整体布局与配置不合理，东西部地区分布不平衡。北京有239名专业服务人员/100万，109名专业医师/100万，而贵州只有17名专业服务人员/100万，6名专业医师/100万；上海市每万人精神科床位数5.51张，而青海省每万人只有0.2张，西藏无精神科床位。目前全国还有34个地区无精神卫生医疗机构，无法提供精神疾病患者的住院、康复服务。除极少数地区外，城市社区和农村县、乡、村精神卫生防治网络均未建立。现有的各级精神卫生医疗机构功能重点在医疗，其预防和康复等功能相对薄弱甚至缺乏。

2. 中国综合医院及普通医生对精神疾病的防治能力差　中国综合医院几乎无精神科设置，有的三甲医院虽然设有心理门诊，但未开展实际业务或无固定心理医生。即使开展精神卫生服务的综合医院，其非精神科医师及基层保健的全科医师对精神障碍的识别率不高，能给予正确处理的比例更低。一项针对综合医院医务人员精神卫生知识的知晓率调查显示，综合医院医务人员精神卫生知识平均正确率只有58.33%。

3. 中央支持重性精神疾病管理治疗项目获得极大成效，但远不能满足现有需求 中央支持重性精神疾病管理治疗项目于2005年实施，通过两年的实践，初步形成了综合预防和控制重性精神疾病患者肇事肇祸行为的有效机制。来自全国42个示范区公安机关的数据显示，2006年7~12月与2005年同期相比，重性精神病人轻度滋事率下降73.6%，肇事肇祸率下降66.7%。该项目在一定程度上为贫困病人解决了实际困难，特别是农村示范区，很多从未得到过治疗的患者受益于本项目，并初步恢复了劳动能力。但2007年7月，中央支持重性精神疾病管理治疗项目国家项目办公室给卫生部规财司的报告还显示：25个示范区的调查结果证明，该项目提供免费药物治疗的病人只是示范区实际需要治疗病人的25.6%。项目提供免费住院的患者只是示范区实际需要住院患者的13.6%。

### （二）中国的社区精神卫生服务已逐渐开展，但发展不平衡

中国的社区精神卫生服务已经尝试多年，目前中国780多万精神分裂症患者中有90%生活在社区，这些人是社区康复服务的主要对象。一些大城市的街道为精神病患者建立了工疗站、家庭病床，开展随访等；烟台市在全市开展的以家庭病床为中心的县、乡、村三级防治康复网络，较好地解决了占80%以上农村人口的精神病防治，被世界卫生组织评价为农村精神病社区防治与康复的“烟台模式”。在上海心申康复中心，临床康复的精神疾病患者可以学习技能，在中心锻炼满3个月的学员就可以在基地上岗，还能获得津贴。但是社区服务发展不平衡，社区精神卫生发展缓慢，一些试点经验难于推广。各地区医疗服务水平参差不齐，某些地区精神疾病的基本服务仍是空白。

### （三）中国对自杀未遂者干预及自杀手段的控制等方面非常欠缺

在中国自杀死亡者中，63%有精神疾病，其中：40%为抑郁症、7%为精神分裂症、7%为酒依赖。中国每年至少200万人因自杀未遂就诊于综合医院，但几乎没有人接受过心理评估或治疗。对精神健康问题的预防、鉴别和适当治疗，是预防自杀的一项重要因素。中国已有改善精神疾病的治疗策略：《中国精神卫生工作规划（2002~2010年）》中提出了对精神分裂症、抑郁症的干预及灾后心理救援工作的指标，若这些相关障碍能得到控制，自杀便会得到相应的控制。但《中国精神卫生工作规划（2002~2010年）》和《全国精神卫生工作体系发展指导纲要（2008~2015年）》中，均未提到降低自杀率的指标。

中国58%自杀死亡者服用农药自杀。在限制农药方面，1997年5月和1999年4月，国家先后出台《农药管理条例》和《农药管理条例实施办法》，这些条例/办法的出台是否能够减少服农药自杀，尚未评估。

保护犯人的自伤也是减少自杀的手段之一。联合国于1955年在瑞士日内瓦召开的第一届预防犯罪和罪犯待遇大会中通过了《在监人最低待遇标准规则》，成为国际社会有关监狱制度的第一个基本立法，至今仍对各国监狱立法和狱制改革起着指导作用。但中国现行的监狱法律制度一是不完善，与1994年颁布的监狱法配套的法规仍未出台，没有体现人性化精神和对犯人的人权保护。

### （四）中国精神卫生的宣传力度及覆盖范围不够，缺乏监测及效果评估

目前，中国对大众的精神健康宣传活动主要由精神卫生机构承担，部分精神卫生机构利用每年3月21日“世界睡眠日”、9月10日“世界防治自杀日”、10月10日“世界精神卫

生日”发放宣传资料及组织义诊活动。然而，其内容以诊疗为主，对象多为精神疾病患者，这种宣传力度及覆盖范围还远远不够。中国尚没有对决策者、方案规划者和实施者的精神卫生知识宣传，对这类人群的宣传缺乏，会直接影响到工作方向和力度。

国家颁发的《中国精神卫生工作规划（2002~2010年）》及《全国精神卫生工作体系发展指导纲要（2008~2015年）》中已提出了“加强宣传和健康教育，提高群众精神卫生知识水平”的目标，并制定了“到2005年知晓率达30%”的明确指标。2008年发表的调查显示：北京市丰台区流动居住人口中，对精神卫生知识了解者仅占12.3%，远没有达到30%的指标。上海市闵行区2006年10月对普通市民的调查显示，标化知晓率为37.73%，然而该数据仅反映了中国最发达城市——上海某区的情况，其他地区除对个别学校的调查外，人群精神卫生知识知晓率未作评估。上述情况反映出目前中国精神卫生健康教育指标的制定未考虑到人群差异，对绝大多数地区缺乏评估，对精神卫生知识宣传的执行情况、效果无从知晓。

精神卫生知识宣传没有充分利用媒体，而有关精神病患者的“恐怖故事”却不时见诸于各种媒体，对精神病人的讽刺性镜头频频出现在影视节目中，加重了人们对精神疾病患者的偏见。

### （五）中国精神卫生法立法

精神卫生立法具有有利于维护精神病患者和精神卫生机构合法权益、有利于维护社会稳定、有利于完善精神卫生防治体系等重要意义。中国的精神卫生法于1985年起草，到2007年已修改20余稿；仅有5个地区性的精神卫生条例出台，包括上海、北京、杭州、宁波、无锡，但缺乏统一的国家代码。目前中国是西太平洋地区唯一没有精神卫生法的大国。

从中国现有精神卫生政策和相关政策的内容来看（表5-3），与《世界卫生组织精神卫生、人权与立法资源手册》推荐的内容相比，在“精神障碍者家人和照料者的权利”、“权利能力、行为能力和监护”、“自愿与非自愿精神卫生保健”及“作出精神障碍诊断的人员需要具备的条件”等方面仍然缺乏。

中国现有的政策取得了一定成效：《2002~2010年中国精神卫生规划》实施5年多来，指导、推动了全国精神卫生工作的开展。国家层面上，基本建立了精神卫生工作体制。2006年国家制定了发展社区卫生服务的系列政策，将开展精神疾病社区管理和居民心理健康指导工作列入社区卫生服务中心、社区卫生服务站的公共卫生工作内容，工作补助经费由政府提供。但其实施质量及效果仍缺乏监测评估，其实施力度和覆盖范围仍不能满足需求。《中国精神卫生工作规划（2002~2010年）》提出了“开展多层次、多方面精神卫生专业人员培训，到2005年完成50%精神卫生专业人员培训；到2010年完成80%”的明确指标。但是缺乏培训标准和考核指标，也没有效果评估。即便是在数量上，是否完成了2005年50%专业人员的培训都不清楚。对综合医院和基层医院的精神卫生培训更为缺乏，《全国精神卫生工作体系发展指导纲要（2008~2015年）》提出“中小学建立心理健康辅导室、设置专职教师并配备合格人员的学校比例，到2010年城市达到40%、农村达到10%”的目标，部分中小学建立了心理健康辅导室、设置了心理教师，但专业水平整体不高，大多数心理老师都是在原有的大队辅导员、品德老师、校医等职务上兼职，没有经过培训及考核。绝大多数的心理教育课以大课形式进行，缺乏小组讨论，且没有效果评估。

表 5-3 中国现有精神卫生政策和相关政策要点

| 现有政策 | 相关要点 |
| --- | --- |
| 《全国精神卫生工作体系发展指导纲要（2008~2015 年）》 | 完善精神卫生工作体系的指导思想、基本原则和工作目标；推进精神卫生工作体系建设；完善发展精神卫生工作的政策措施；加强对精神卫生工作的领导 |
| 《中国精神卫生工作规划（2002~2010 年）》，2002 年 4 月 10 日颁布 | 基本建立政府领导、多部门合作和社会团体参与的协调机制；加快制定精神卫生相关法律；加强精神卫生知识宣传和健康教育；强化重点人群心理行为问题干预力度；建立健全精神卫生服务体系和网络 |
| 无法定抚养人和赡养人、无劳动能力、无经济来源（以下简称“三无人员”）的精神病人的基本医疗经费补助 | 民政部门要及时收容和治疗“三无人员”精神病人，并对患有重性精神疾病且支付基本医疗费用有困难的患者实行救助；接受经医疗卫生部门治疗、且病情已经稳定、需要遣送的流浪乞讨肇事精神病人；对符合最低生活保障条件的精神病人，将其纳入低保户管理对象 |
| 重性精神疾病监管治疗项目管理办法（试行） | 建立综合预防和控制重性精神疾病患者肇事肇祸行为的有效机制；提高治疗率，降低肇事肇祸率；普及精神疾病防治知识，提高对重性精神疾病系统治疗的认识 |
| 肇事肇祸精神疾病病人的基本医疗经费补助 | 对肇事肇祸精神疾病病人进行了免费应急处置，对贫困且肇事肇祸患者进行住院补助治疗，对经公安部门送治后出院的贫困肇事肇祸精神病人免费发放维持治疗期间的基本治疗药品，所需经费由财政负担 |
| 中央财政支持地方重性精神疾病管护治疗示范区项目 | 为了对精神病人进行有效监管，特别是为了监管肇事肇祸重性精神病人，从 2005 年开始，卫生部推出了重性精神疾病监管治疗项目 3 年计划，通过国家拨款的方式，对肇事肇祸重性精神病人进行及时救治和有效监管 |
| 精神疾病社区管理和居民心理健康指导工作纳入社区公共卫生服务，政府承担补助经费（2006 年，财政部、国家发改委、卫生部） | 将精神疾病社区管理、心理健康指导工作纳入社区卫生服务机构、农村医疗卫生机构的公共卫生服务内容，加强精神疾病和心理行为问题的社区预防、医疗康复和管理工作。实施精神病社区管理，为社区居民提供心理健康指导，由政府承担辅助经费 |
| 《关于进一步做好城市流浪乞讨人员中危重病人、精神病人救治工作的指导意见》（民发〔2006〕6 号） | 建立和完善城市生活无依靠的精神病人救助管理制度，切实解决好病人医疗救治问题。规范救治对象，加强救治管理。强化地方政府责任，多渠道解决精神病人救治费用问题。进一步明确工作职责，加强协调配合 |

## 三、影响策略执行的因素分析

### （一）各部门对精神卫生防治工作职能不清

中国目前社会精神卫生防治康复工作主要由卫生、民政、公安、财政、劳动与社会保障、教育、残联等相关部门分工协作、齐抓共管，但各部门间的条块化分割严重，导致目前社区精神卫生资源往往不能很好地整合利用，处于职能不清的局面。

### （二）缺乏相应的法律保障，医保政策不完善

医保政策对精神疾病患者这一特殊人群的医疗费用负担能力缺乏考虑。

### （三）缺乏专职公共精神卫生机构及人员，防治体制不健全

对精神障碍的预防和治疗全由医院承担非常不合理：医院是以医疗工作维持生计的，其收入与门诊量、入院率直接相关，而预防工作的初衷是减少发病，这对许多基层医院，特别是本身效益就低的精神专科医院是不现实的。

社区精神防治康复机构增加住院床位的做法，对于维持社区精神卫生机构的生存以及解决精神疾病患者住院难的局面起到一定的积极作用，但另一方面却逐渐偏离了社区精神防治康复机构的主要职能，导致社区精神卫生防治机构职能错位，名为“以医养防”，实际是“重治轻防”。

中国缺乏包括精神科医生、护士、心理学家、职业康复师和社会工作者的专业化社区精神卫生防治队伍。

### （四）缺乏统一的精神卫生信息动态管理系统

该系统的缺失，不利于国家对精神疾病患者进行动态的信息管理和跟踪，也不利于中国社区精神卫生防治康复工作的开展和评估。

## 参考文献

1. 孟协诚. 对大学生中 A 型行为者及其血压的调查结果. 四川精神卫生，2004，(4)：193-195.
2. 吕峰，朱孔香. 城乡大学生焦虑及社交焦虑的调查分析. 山东精神医学，2005，(1)：30-31.
3. 张琴. 孕妇心理健康状况及其影响因素分析. 中国妇幼保健，2008，23：1064-1066.
4. 罗章章，李俊，曹熙芳. 100 名老年人心理健康调查结果分析. 数理医药学杂志，2001，(6)：534.
5. 黄希庭，杨治良，林崇德. 心理学大辞典. 上海：上海教育出版社，2003.
6. 尧国靖. 地方高校大学生自我价值感的调查研究. 中国健康心理学杂志，2008，16 (9)：978-981.
7. 管志炜，邓云龙，肖长根. 湖南城乡高中生自我价值感现状调查与研究. 实用预防医学，2006，13 (5)：1212-1214.
8. 彭纯子，燕良轼，马晓虹. 大学生社交焦虑的现状调查与分析. 中国行为医学科学，2003，12 (2)：225-226.
9. 杨军，徐晓莉. 朝阳区 2188 名居民心理压力及不良行为认知的调查. 中国公共卫生管理，2008，24 (4)：439-442.
10. 王孝红. 大学新生的心理适应性特征. 中国临床康复，2006，(42)：31-33.
11. 蔡衡. 高校教师工作满意度影响因素探析. 管理科学文摘，2008，(4).
12. 方建东，王元元，李康岚. 合肥市社区卫生技术人员现状及其满意度分析. 中国全科医学，2008，(3).
13. 杨碧秀，程灶火，袁国桢. 中小学生心理健康问题流行学的研究进展. 国外医学精神病学分册，2004，31 (3)：184-186.
14. 郭传琴，刘贤臣，翟静，等. 山东城市学龄前儿童行为问题及危险因素研究. 中国心理卫生杂志，1995，9 (1)：33-34，41.
15. 承希廉，王培花，徐建中 . 722 例小学生行为问题调查. 中华儿童保健杂志，1997，5 (3)：155.
16. 周晓彬，张东峰，段建华，等 . 6~11 岁农村学龄儿童行为问题及其影响因素的研究. 中国行为医学科学，1999，8 (3)；215-217.
17. 张东峰，纪新强，张健，等. 青岛农村青少年行为问题及其影响因素的研究. 中国学校卫生，1999，20 (6)：419-420.
18. 徐静，李新胜，何卫东，等. 十堰市 1780 名小学生行为问题及其影响因素. 郧阳医学院学报，1999，18 (3)：137-139.
19. 郭兰婷，梁永亮，何定邦，等. 香港和成都市儿童行为量表（CBCL）跨地区比较研究. 中国心理卫生杂志，

2000，14（3）：145-148.
20. 杨鲁静，徐勇，杨国强，等. 苏州地区农村和城市学龄儿童行为问题的调查. 中国校医，2002，16（2）：127-128.
21. 王维扬 .6~11 岁城乡结合部学龄儿童行为问题及其影响因素分析. 中国民政医学杂志，2002，14（1）：9-10.
22. 张红忠，梅文华. 珠海市 4~5 岁儿童行为问题流行病学研究. 实用预防医学，2005，12（2）：256-257.
23. 杨碧秀，程灶火，袁国桢. 中小学生心理健康问题流行学的研究进展. 国外医学精神病学分册，2004，31（3）：184-186.
24. 徐韦，陈灵，朱云霞. 杭州市学龄前儿童行为问题发生率及特点的调查分析. 健康心理学杂志，2001，9（6）：440.
25. 龚建华. 深圳市城区学前儿童行为问题及家庭因素调查. 中国公共卫生，2006，（22）：95.
26. 刘肾臣，郊传琴，翟静，等 .4~5 岁儿童行为问题及其相关因素的研究. 中国妇幼保健，1994，9（1）：39-41.
27. 孙凌，苏林雁，刘永忠. 长沙市中小学生对立违抗性障碍的现况及对照研究. 中华精神科杂志，2001，（34）：208-211.
28. 李彩燕，邵玉范. 儿童青少年心理行为问题调查. 中国儿童保健杂志，2004，（12）：181-182.
29. 兰燕灵，张海燕，李萍，等. 南宁市 4~16 岁儿童青少年心理卫生问题调查. 中国心理卫生杂志，2003，（17）：447-449.
30. 刘兰，温静，杜勇，等. 宁夏部分地区小学生注意缺陷多动障碍的现况调查. 宁夏医学院学报，2006，28（5）：415-417.
31. 卢林，施琪嘉，陶芳芳. 武汉市 4~16 岁儿童注意缺陷多动障碍分型的调查分析. 中国心理卫生杂志，2006，20（4）：221-225.
32. 唐述文，邵红. 乌鲁木齐学龄前儿童注意缺陷多动障碍的现况调查. 中国误诊学杂志，2008，8（14）：3517-3518.
33. 王玉凤，沈渔邨，顾伯美，等. 北京市城区 2432 名学龄儿童行为问题调查报告：学校行为问题与家庭环境的关系. 中国心理卫生杂志，1988，03.
34. 王玉凤，任桂英. 不同时期北京市城区儿童行为问题比较研究. 中国心理卫生杂志，2000，1.
35. 陈德凤，莫新少，黎乐群. 焦虑抑郁对癌症手术病人免疫功能的影响及干预. 中华现代护理杂志. 2008，14（9）：1122-1125.
36. 吴印生. 情绪变化引起心血管危险的严重性. 心血管康复医学杂志，2006，增刊（15）：59-63.
37. 孙宏伟，郭继志，黄淑文，等. 支气管哮喘危险因素的系统分析. 医学与哲学，1999，（1）：41-44.
38. 精神元损害与消化性溃疡.［俄］/ЦиммерманЯС…//КΛп Мед，2002，82（8）：7-11.
39. 柳松. 癔症集体发作之谜. 1994-2008 China Academic Journal Electronic Publishing House.
40. 李向东，马彩虹. 儿童癔症集体发作 104 例临床分析. 宁夏医学杂志，2004，26（6）：34
41. 黄秀琴，张倩，杨小柳，等. 儿童集体性癔症患者的心理健康状况. 中国行为医学科学，2005，14（9）：8062
42. 潘继英，全传生. 打工者癔症集体发作 2 起. 临床精神医学杂志，2007（1）.
43. 胡玲玲，段晓菁，周峰，等. 一起癔症集体发作. 临床精神医学杂志，1996，（6）：1.
44. 法制晚报. 2005 年 7 月 17 日.
45. Shen YC，ZhangMY，Huang YQ，et al. Twelve month p revalence，severity，and unmet need for treatment of mental disorders in metropolitan China. PsycholMed，2006，36（2）：257-268.
46. 石其昌，章健民，徐方忠，等. 浙江省 15 岁及以上人群精神疾病流行病学调查. 中华预防医学杂志，2005，39：229-236.
47. 谭友果，何映月，李金龙. 美国精神卫生体系的概况及中国精神卫生工作的启示. 四川医学，2008，29（4）：473-475.
48. 张维熙，等. 12 地区精神疾病流行学调查协作组. 国内 12 地区精神疾病流行学调查的方法学及资料分析. 中华神经精神科杂志，1986，19：65-69.
49. 张维熙，沈渔邨，李淑然，等. 中国七个地区精神疾病流行病学调查. 中华精神科杂志，1998，31（2）：69-71.
50. 胡斌，卢小勇，魏波. 江西省抑郁症患病率的流行病学调查. 中华精神科杂志，2003，36：242-245.
51. 卢小勇，陈贺龙，胡斌. 江西省精神分裂症患病率流行病学调查，上海精神医学，2004，16：234-236.
52. 石其昌，章健民，徐方忠. 江省 15 岁及以上人群精神疾病流行病学调查，中华预防医学杂志，2005，39：229-236.

53. Shen YC, ZhangMY, Huang YQ, et al. Twelve month p revalence, severity, and unmet need for treatment of mental disorders in metropolitan China. PsycholMed, 2006, 36 (2): 257-268.
54. 贺敬义. 社区精神分裂症残疾及劳动就业形势调查. 中国康复, 1996, 11 (1): 39.
55. 崔承英, 谷广臣, 胡佰, 等. 精神分裂症患者社会危害及致残率研究. 临床精神医学杂志, 2000, 10 (4): 214-215.
56. 向应强, 翁永振, 侯也之, 等. 药物自我处置和症状自我监控技能训练对预防精神分裂症复发的作用初探. 中华精神科杂志, 2001, 34: 138-141.
57. 中国抑郁障碍防治指南编写组. 中国抑郁障碍防治指南. 2003, 10.
58. Shen YC, ZhangMY, Huang YQ, et al. Twelve month p revalence, severity, and unmet need for treatment of mental disorders in metropolitan China. PsycholMed, 2006, 36 (2): 257-268.
59. 费立鹏. 中国的精神卫生问题——21 世纪的挑战和选择. 中国神经精神疾病杂志, 2004, 30 (1): 1-10.
60. 朱幼棣. 2006 年 8 月 14 日国务院研究室研究报告总 245 号"中国精神疾病流行现状和存在的问题". 国务院社会发展司.
61. 郑灵巧. 中国精神卫生服务现状调查. 医院管理论坛, 2008, 25 (1): 28-30.
62. 汪润炎, 陈丽华. 精神卫生事业纳入公卫体系是发展精神卫生事业的重要保证. 医学与社会, 2005, 18 (4): 25.
63. 张振馨, 陈霞, 刘协和, 等. 北京、西安、上海、成都四地区痴呆患者卫生保健现状调查. 中国医学科学院学报, 2004, 26 (20): 116-121.
64. REGIONAL STRATEGY FOR MENTAL HEALTH. World Health Organization Western Pacific Region. 2002.
65. 世界卫生组织精神卫生、人权与立法资源手册. WHO, 2006.
66. 郑灵巧. 中国精神卫生服务现状调查. 医院管理论坛, 2008, 25 (1): 28-30.
67. 中华人民共和国卫生部. 中国卫生统计年鉴, 2007 年; 中华人民共和国卫生部. 中国卫生统计年鉴, 2004 年.
68. WHO《全球精神卫生》2001 年.
69. 张国芳, 赵军, 饶顺曾, 等. 2345 名综合医院医务人员精神卫生知识知晓率的调查. 上海精神医学, 2005, 17 (增刊): 17-18.
70. Phillips MR, Li XY, Zhang YP. Suicide rates in China 1995-1999. Lancet, 2002, 359 (9309): 835.
71. 刘世红, 刘杰, 徐连东, 等. 北京市丰台区流动人口精神卫生健康状况调查. 临床心身疾病杂志, 2008, 14 (04).
72. 蒋怡华, 卜时明, 沈剑. 上海市闵行区普通市民精神卫生知识知晓率调查. 上海预防医学杂志, 2007, 19 (6): 281-282.

# 第六章 伤 害

伤害是由突然间或短暂遭受到不可耐受的能量（机械能、电能、化学能、热能等）作用而导致的人体损伤。既可以是机体由于急性暴露于超过机体生理耐受总程度的能量而导致的损伤，也可以是由于缺乏一种或多种生命所必需的物质（如溺水时缺氧、低温损伤时缺乏热量），从而所造成的身体急性损伤。一般来说，能量暴露和伤害发生的间隔非常短暂。伤害作为与传染性疾病、慢性非传染性疾病并列的三大重要公共卫生问题之一，对居民健康和生命的威胁正日益受到广泛的关注。按照国际疾病分类（ICD-10），伤害分为非故意伤害和故意伤害，非故意伤害包括道路交通伤害、跌倒/坠落、溺水、中毒、烧烫伤、动物咬伤等，故意伤害包括自杀、他杀以及处置或战争导致的死亡。在伤害调查中，国内均使用的操作定义是：①经医院诊断为某一种损伤；②由自己或他人做紧急处置和看护；③因伤休息（休工或休学）半日以上。

对不同年龄段人群伤害死亡描述中，由于不同来源报告的年龄分段不统一，为了比较，本章采用与全球伤害报告一致的年龄分类，儿童和青少年指20岁以下人群，劳动力人口指20~59岁人群，细分为青年人（20~39岁）和壮年人（40~59岁），老年人指60岁以上人群。有些文献的年龄段不一致，包括18岁以下儿童，或65岁以上老年人，在具体描述中专门说明。

## 第一节 伤害流行特点

### 一、全球伤害流行情况

2004年世界卫生组织（WHO）报告指出，全世界每年有580万人死于伤害，占全球死亡人数的10%。发生伤害的原因分别为交通伤害、自杀、他杀等（图6-1），并预计未来交通伤害、自杀和他杀会呈上升趋势。

伤害死亡顺位在全人群中排名第五位，但在儿童、青少年和劳动力人口中为第一位死因。儿童和青年人（1~39岁人群）中，伤害均为第一位死因。

无论哪个国家，儿童都是最易受到伤害的群体，从全世界来看，每年至少有875 000名儿童和20岁以下青少年死于非故意伤害（意外伤害）或故意伤害（如暴力或自我伤害），相当于每10万个孩子中有40个死亡。导致20岁以下儿童和青少年发生致死性伤害的主要原因为道路交通伤害、溺水、烧伤、跌落及中毒，上述5种伤害占儿童伤害死亡的60%。低收入和中等收入国家的儿童伤害死亡率是高收入国家的2倍以上（表6-1）。联合国儿童基金组织

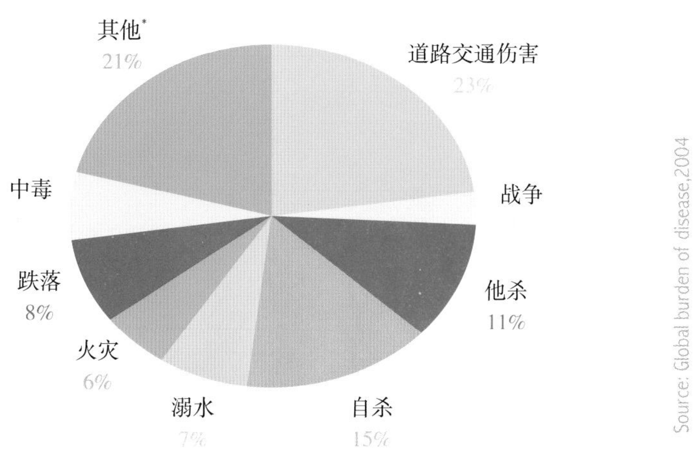


图 6-1 全球伤害死亡原因，2004

* 其他伤害包括缺氧、窒息、动物和蛇蝎咬伤、机械损伤和自然灾害等

数据来源：WHO 世界卫生统计 2004

（UNICEF）实施的社区调查显示，这个数据可能低估。

表 6-1 全球不同收入水平国家儿童[a]非故意伤害死亡率，2004（/10 万）

| | 道路交通伤害 | 溺水 | 火灾烧烫伤 | 跌落 | 中毒 | 其他[b] | 合计 |
|---|---|---|---|---|---|---|---|
| 高收入国家 | 7.0 | 1.2 | 0.4 | 0.4 | 0.5 | 2.6 | 12.2 |
| 低中收入国家 | 11.1 | 7.8 | 4.3 | 2.1 | 2.0 | 14.4 | 41.7 |
| 全球 | 10.7 | 7.2 | 3.9 | 1.9 | 1.8 | 13.3 | 38.8 |

[a] 20 岁以下儿童；[b]包括缺氧、窒息、动物和蛇蝎咬伤、机械损伤和自然灾害等

数据来源：WHO 世界预防儿童伤害报告

不同国家儿童伤害死亡率差别很大，从图 6-2 可见，儿童伤害死亡率最高的地区为非洲和东地中海一带，中国属于儿童伤害死亡次高的国家。

伤害死亡只占伤害结局的很小一部分。每一例死亡，就意味着有数十人因伤害入院，上百次急诊和上千次求诊。许多伤害和暴力的幸存者继而遭受一时性或终身伤残及其他后果，这种现象常常用“伤害金字塔”形象描述。

非故意伤害是导致儿童住院、致残和死亡的主要原因，但伤害的模式和导致伤害的原因及后果，不同国家和不同人群中有明显差异。UNICEF 和儿童安全联盟在东南亚 5 个国家的研究发现，每一例儿童伤害死亡，就有 12 名儿童需要住院处置并形成永久性残疾，有 34 名儿童需要医学处置或不能上学或工作，而且儿童伤害往往伴随着父母和看护者的严重伤害。

## 二、中国伤害流行情况

中国伤害预防报告指出，中国内地每年发生各类伤害约 2 亿人次，因伤害死亡人数约 70 万~75 万，占死亡总人数的 9%，是继恶性肿瘤、脑血管病、呼吸系统疾病和心脏病之后的第五位死亡原因。目前最为常见的伤害主要有交通运输伤害、自杀、溺水、中毒、跌落等，

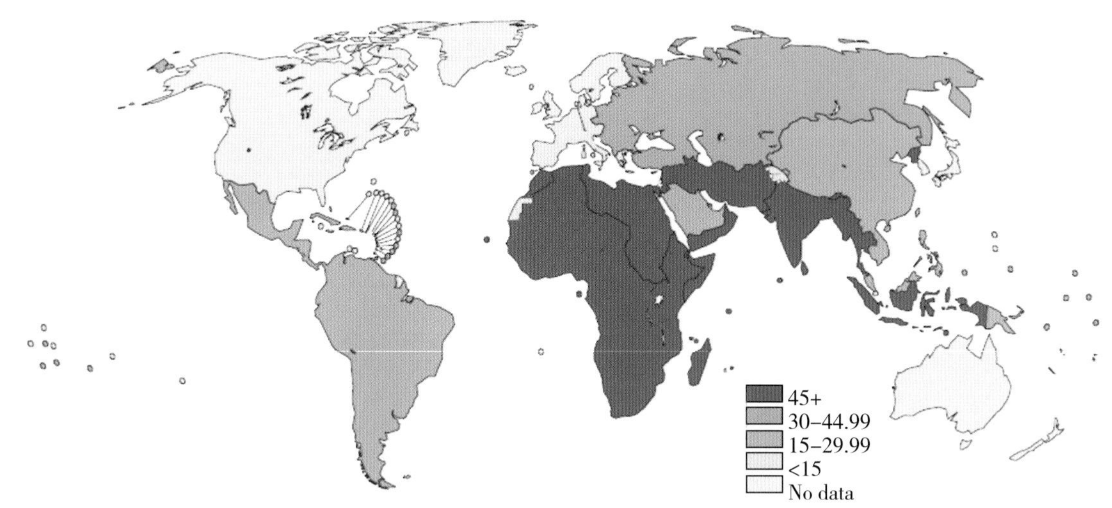


图 6-2　全球分地区儿童非故意伤害死亡率，2004（/10 万）
数据来源：WHO（2008）全球疾病负担，2004 年更新

导致死亡案例占全部伤害死亡的 7 成左右。估算每年发生各类需要就医的伤害约 5400 万人次，占全年居民患病需要就诊总人次数的 4%。每年因伤害引起的直接医疗费达 650 亿元人民币，因伤害休工而产生的经济损失达 60 多亿元人民币。

对 2004~2005 年第三次死因回顾调查资料深入分析后发现，伤害总死亡率为 61. 51/10 万，占所有死亡的 10. 10%，以 2000 年人口普查数据调整后的伤害死亡率为 58. 45/10 万。调整后的男性和女性伤害死亡率分别为 79. 96/10 万和 36. 25/10 万，男性死亡率约为女性的 2 倍，城市和农村调整伤害死亡率分别为 44. 08/10 万和 66. 25/10 万，农村伤害死亡率约为城市的 1. 4 倍。工作寿命损失年（WYPLL）为 1721. 41 人年/10 万，占总死亡 WYPLL 的 32. 34%。除 0 岁组和 85 岁以上人群伤害死亡率为女性高于男性外，其余年龄段人群的伤害死亡率均为男性高于女性。从 15 岁开始，伤害死亡率逐步上升，尤其是男性，在 35 岁形成 1 个小高峰，45~65 岁以前维持在相对稳定的水平。65 岁后，无论男性还是女性伤害死亡率快速上升。农村地区伤害死亡率明显高于城市地区；东、中、西部地区伤害死亡率依次递增。

近年来，城市人群的伤害死亡率呈上升趋势。作者比较了不同年代、不同年龄段的伤害死亡率，从图 6-3 中可见，除 0 岁组外，任何年龄段人群的伤害死亡率均呈上升趋势。

对中国农村人群伤害发生死亡的研究中发现，每 100 例伤害中，有 77. 3%到乡及乡以上医院就诊，其中有 6 例发生功能障碍和留下残疾，1 例死亡。1998~2005 年间，中国在河北、宁夏、广东、浙江、青海、安徽、四川和北京、天津等地开展了 20 多万社区人群伤害现场流行病学调查。结果表明，社区人群伤害发生率为 16. 1%~21. 9%，伤害人群中2. 3%~4. 5%暂时性失能，0. 13%~1. 1%致残。伤害发生、致残和死亡之间的比例为 100 ∶ 6 ∶ 1。根据这个比例推算，估计一年中有 7000 万人发生伤害，有 5400 万人到乡及乡以上医院就诊，其中 420 万人因伤害留下永久功能障碍和残疾。从现有医院统计资料来看，急诊的伤害病例占急诊总数的 17. 5%。非致死性伤害耗费大量医疗卫生资源，导致巨大的社会和经济负担。非致死性伤害是伤害整体疾病负担的重要组成部分。

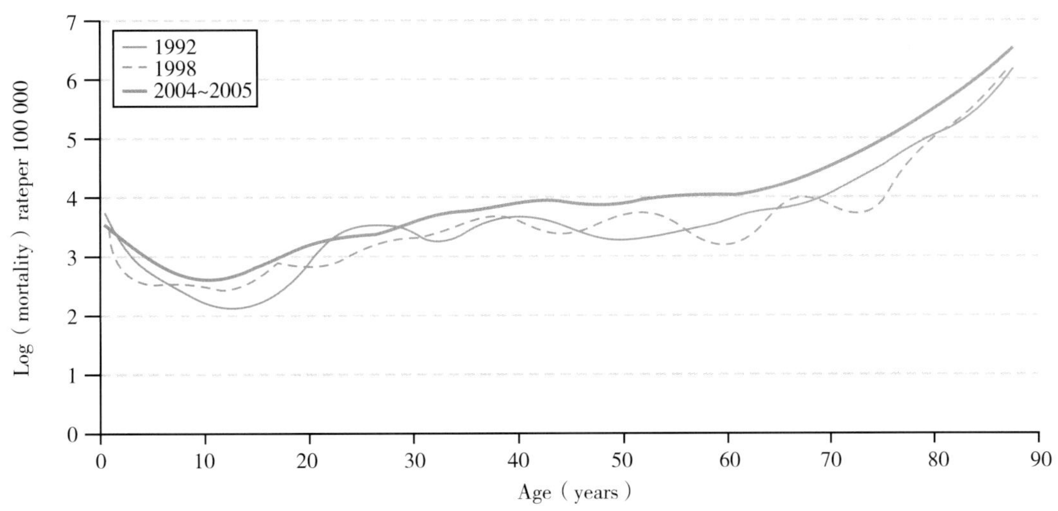


Sources:1992,1998:Chinese Disease Surveillance Points systern;2004-2005,Third National Retrospective Survey on Causes of Death.

图 6-3 中国城市地区伤害年龄别死亡率对数，1992，1998，2004~2005

## 三、伤害死亡原因构成

20 世纪最后 10 年，中国伤害的死因构成开始发生变化，交通伤害取代自杀成为伤害中的第一位死因。2005 年总人群伤害死亡构成是以交通事故、自杀、溺水、意外中毒、意外跌落为主，这五种伤害的死亡案例占全部伤害死亡的 70%左右。从变化趋势来看，自 90 年代以来，交通事故死亡率上升明显，1991 年自杀是全人群伤害的第一位死因，交通事故位居第二，至 2000 年交通事故已上升为伤害死因的第一位，而自杀下降为第二位伤害死因。2000 年后，道路交通伤害死亡继续上升，伤害死亡谱的排列虽然顺位没有改变，但是交通事故死亡在伤害中所占比例更大。对 2004~2005 年调查地区伤害原因的分析发现，前 5 位伤害死因依次为交通事故、自杀、跌倒、溺水和中毒，其死亡率分别是 20. 80/10 万、13. 09/10 万、7. 64/10 万、5. 43/10 万和 3. 40/10 万。交通事故死亡的构成比从 1991 年的 15. 00%上升到 2005 年的 33. 79%，自杀死亡的构成比从 1991 年的 26. 66%下降到 2005 年的 20. 46%，跌倒死亡的构成比从 1991 年的 5. 15%上升到 2005 年的 12. 87%。与 20 世纪 90 年代相比，中国人群伤害死因谱已经发生了明显转变，但是男性和女性、城市和农村人群的伤害死因谱构成还是有明显的不同。图 6-4 和图 6-5 分别显示了 2005 年男性和女性、城市和农村人群的伤害死亡谱的差异。

最近的研究发现，2005 年城市人群交通伤害、溺水、跌落和自杀死亡率均呈上升（图 6-6）。但 2004~2005 年是调查数据，与监测报告数据相比漏报的可能性会小一些，是否呈上升，仅凭一年的数据还难以说明问题，还需要进一步观察。

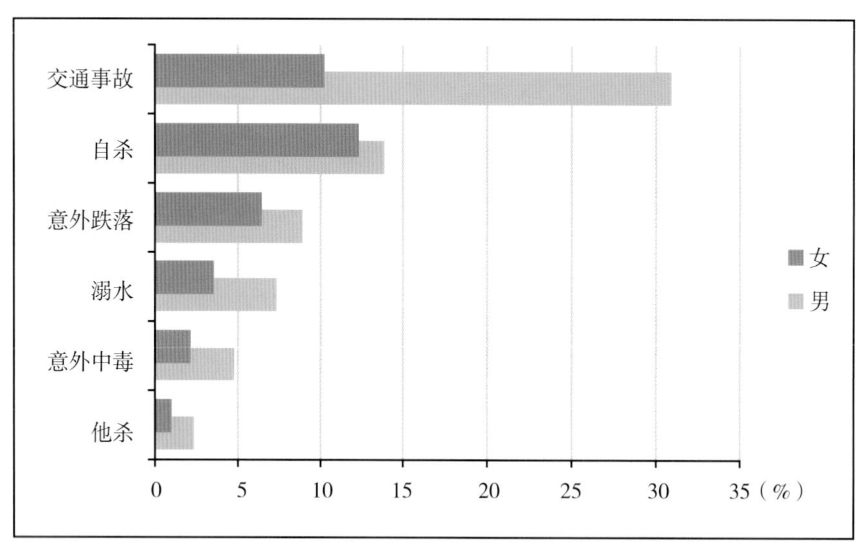


图 6-4　中国不同性别人群伤害死亡原因，2005

数据来源：全国第 3 次死因流行病学调查

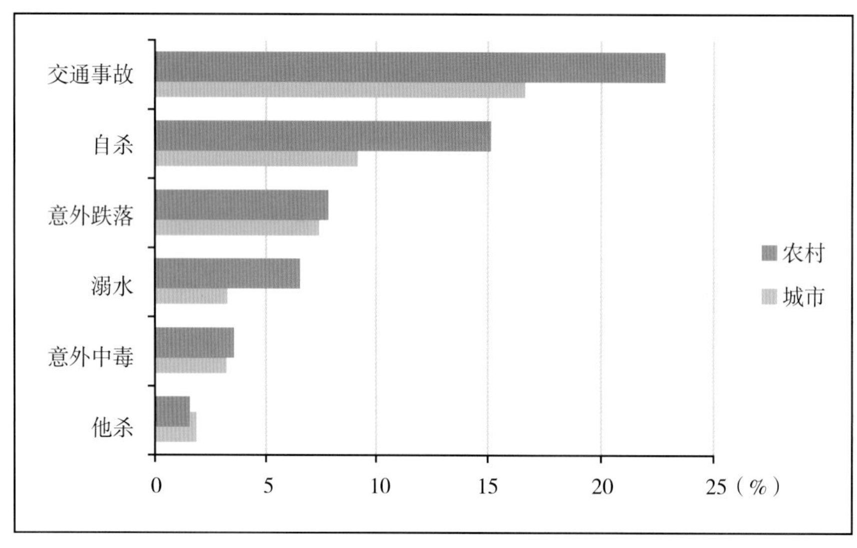


图 6-5　中国城乡人群伤害死亡原因，2005

数据来源：全国第三次死因流行病学调查

## 四、中国不同年龄段人群的伤害特点

### （一）儿童伤害的特点

在中国，伤害是 20 岁以下儿童和青少年，以及 20～39 岁青壮年的首位死因。从图 6-7 可见，1～4 岁儿童伤害死亡占总死亡的 42%，5～19 岁儿童和青少年因伤害死亡占总死亡 60%，20～39 岁人群伤害死亡占总死亡的 48%。

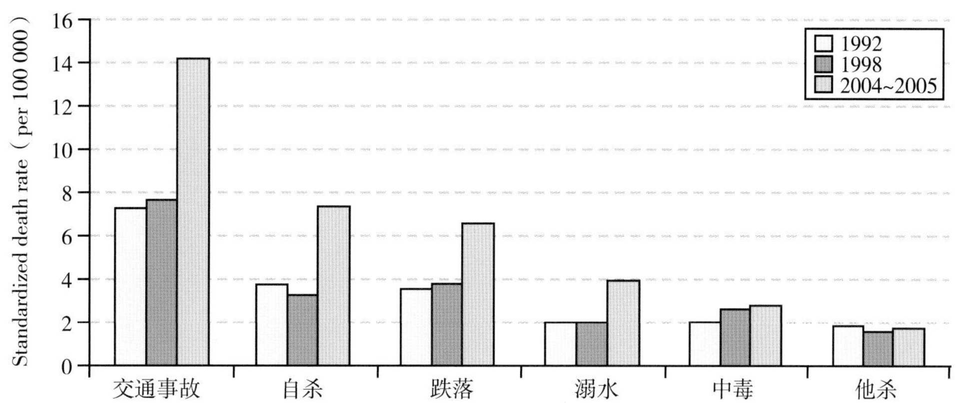


图 6-6 中国城市地区伤害标化死亡率，1992，1998，2004~2005

数据来源：全国第三次死因流行病学调查

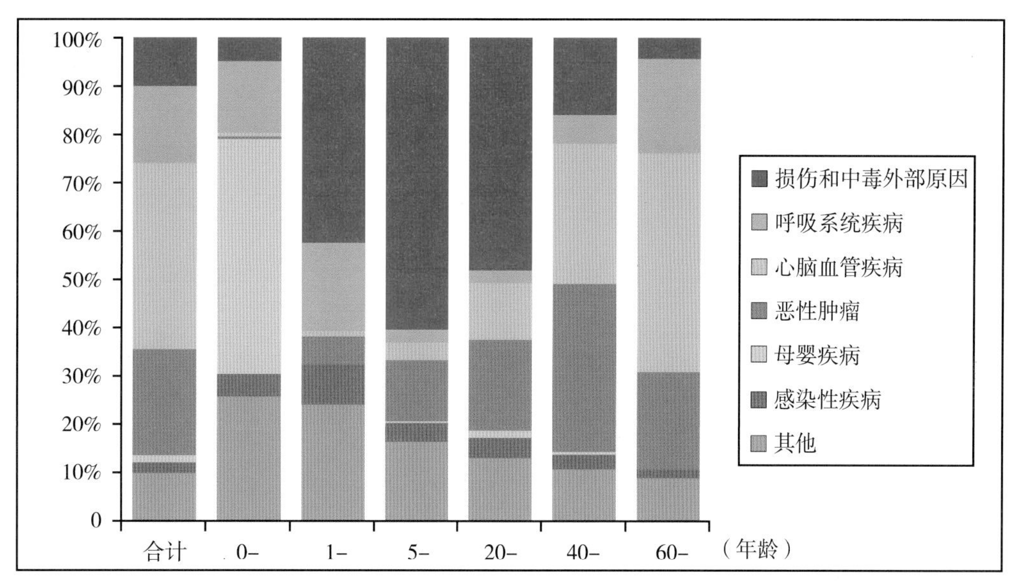


图 6-7 2004~2005 年各年龄组伤害占总死亡构成

数据来源：全国第 3 次死因流行病学调查

联合国儿童基金会（UNICEF）、儿童安全联盟（TASC）和北京与江西省卫生部门联合组织了对中国江西省儿童伤害调查。江西省的调查覆盖了 10 万个家庭，包含 98 335 名 18 岁以下的儿童。调查结果显示，0~17 岁儿童总的伤害发生率为 5.7%，伤害死亡率为 60.0/10 万，基本上每一名儿童伤害死亡意味有 100 名伤害发生。非致死性伤害的影响远远超过致死性伤害。非致死性伤害顺位前三位是：动物伤害、跌伤和交通伤害。1~14 岁儿童，溺水是导致儿童伤害死亡的最主要原因，其次为交通伤害（在溺水和交通伤害中还会详细描述）。

北京、上海、湖北、江苏、辽宁、广东（广州市、深圳市）等地区对当地儿童的伤害情况都开展了相应的调查，伤害发生率的差别较大，湖北省 0~14 岁儿童伤害发生率为 10.88%，辽宁 0~18 岁儿童伤害发生率达到 17.07%，北京报告的 0~5 岁儿童伤害发生率也介于 8.26%~15.24%，11.69%~21.40%之间。但是使用第四次卫生服务调查数据分析表明，中国 5 岁以下儿童最近 12 个月非致死性伤害发生率为 16.0‰；动物咬伤、跌倒、烧伤/烫伤是非致死性伤害的前三位原因。这个结果与其他报告相比差别很大，如果以 1 例儿童伤害死亡意味着 100 例伤害发生来估算，则中国儿童伤害死亡率仅为 16/10 万，这个结果的可信度值得商榷。

各地区报告的伤害发生情况调查显示：儿童伤害男性高于女性，0 岁组则为女性高于男性。男孩较女孩的伤害发生率高，这与男孩的行为特点有关，男孩生性好动，活动频率高，范围广，易发生伤害，并随着年龄的增长而增高。农村高于城市，与儿童监管情况差、医疗卫生服务不足关系密切。

### （二）青壮年人群伤害特点

对于 20~39 岁青年人群，伤害依然是第一位死亡原因，伤害死亡占总死亡的 50%以上，而且从年龄别死亡率来看，在 35 岁左右形成死亡率的小高峰。交通事故和自杀是伤害死亡最主要的两个死因（图 6-8）。40~59 岁人群，交通伤害是伤害的第一位死因。

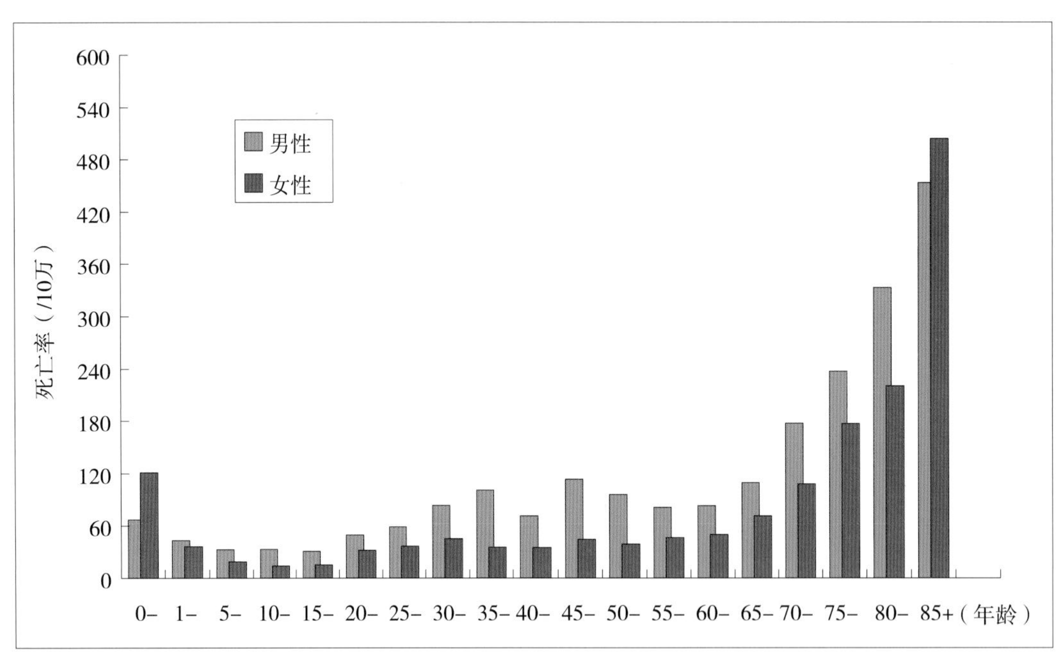


图 6-8 中国人群男性和女性伤害年龄别死亡率，2005

数据来源：全国第三次死因流行病学调查

### （三）老年人群伤害特点

从死因构成看，老年人的伤害死亡所占比例不高，但是究其老年人的伤害死亡率，尤其是 60 以后，无论男性还是女性伤害死亡率快速上升，伤害死亡率高出其他年龄段人群的数倍。自杀、跌落和交通事故是该年龄段伤害中最主要的三个死因，分别占该年龄人群伤害死亡的 29%、24%和 21%（详见伤害的专题论述）。

# 第二节 道路交通伤害

道路交通伤害是道路上至少一辆行驶中车辆发生碰撞所造成的致命或非致命伤害。道路交通伤害，指道路交通碰撞造成的致死性或非致死性的损伤。儿童、行人、骑自行车者和老年人属于道路使用者中最易受伤害群体。按照国际疾病分类（ICD-10）的定义，道路交通伤害发生后30天内死亡，其死亡的根本原因分类为道路交通伤害。

## 一、道路交通伤害死亡现状

2011年5月世界卫生组织在《道路安全全球现状报告》中指出：每年约有130万人在世界各地的道路上死亡，并有2000万～5000万人遭受非致命的伤害。道路交通伤害是15～29岁青壮年人的主要死因。超过90%以上的交通事故死亡发生在低收入和中等收入国家，但这些国家仅拥有全世界注册车辆的48%。行人、骑自行车和两轮摩托车的人及乘坐者统称为"脆弱的道路使用者"，占全球道路交通死亡人数的46%左右，与高收入国家相比，低收入国家中的这一比率更高。据估计，道路交通伤害的经济损失在低收入国家约占国民生产总值（GDP）的1%，在中等收入国家为1.5%。每年全球道路交通伤害的损失估计为5180亿美元，其中中等收入国家和低收入国家每年损失650亿美元。道路交通伤害已成为一个重要的公共卫生问题，并严重影响社会经济发展。如果会员国不采取有力措施，这个危机还会加重。据预计，到2030年道路交通伤害将成为第五大死亡原因，每年将造成240万人死亡。

中国的交通伤害死亡率和其他国家相比处于中等水平。2006年，根据交通部门报告的数据，中国死于道路交通伤害的人数（即发生后7天内死亡）为89455人，其中76%为男性，24%为女性，非致死性伤害为431139人，其中行人占26%，骑自行车和摩托车者分别占9%和28%，"脆弱的道路使用者"死亡占总道路交通死亡人数的63%，高于世界平均水平，甚至高于中等收入国家平均水平，接近低收入国家的平均水平。从公安部交通管理局的数据显示，自2000年后，交通伤害死亡率呈下降趋势（图6-9）。

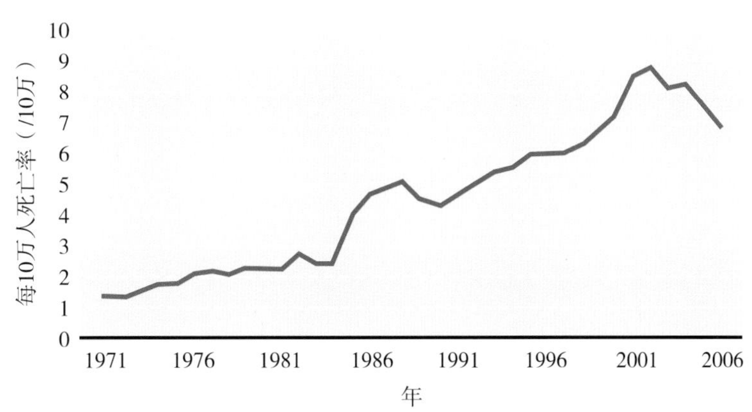


图6-9 中国人群道路交通伤害死亡变化趋势（/10万）

数据来源：公安部交通管理局

然而，全国死因监测人群观察的结果表明，1991 年以来，交通伤害的死亡率一直呈现非常明显的上升趋势。1991 年人群交通伤害死亡率为 9. 82/10 万，至 2000 已上升为 15. 49/10 万，成为第一位伤害死因，占伤害死因的 33. 72%。报告结果与公安部报告显示了相同趋势。然而，2000 年后由于各种原因全国疾病监测系统报告一度中断，2005 年第三次全国死因流行病学调查显示交通伤害死亡率（按照国际疾病分类 ICD-10）为 20. 75/10 万，明显高于 2000 年的道路交通伤害死亡。此后，2006~2010 年交通伤害死亡率依然呈持续上升趋势，成为中国人群伤害死亡的第一位原因。

中国的交通伤害死亡是上升还是下降？成为一个判断中国交通伤害控制现状的关键问题。对中国公安部报告数据和死亡登记数据得出的道路交通死亡率比较分析发现，2002~2007 年间，根据死亡登记数据得出的死亡率几乎高达警方报告数据的 2 倍。表明在中国广泛引用的“近期中国道路交通伤害死亡率下降的说法不能正确反映真实情况”，也就是说中国人群交通伤害死亡依然呈上升趋势。世界卫生组织公布各国交通伤害死亡率时没有采用该数据，2002 年中国的交通伤害介于 16. 3/10 万和 19. 0/10 万之间，仅低于非洲，与俄罗斯在同一水平（图 6-10）。

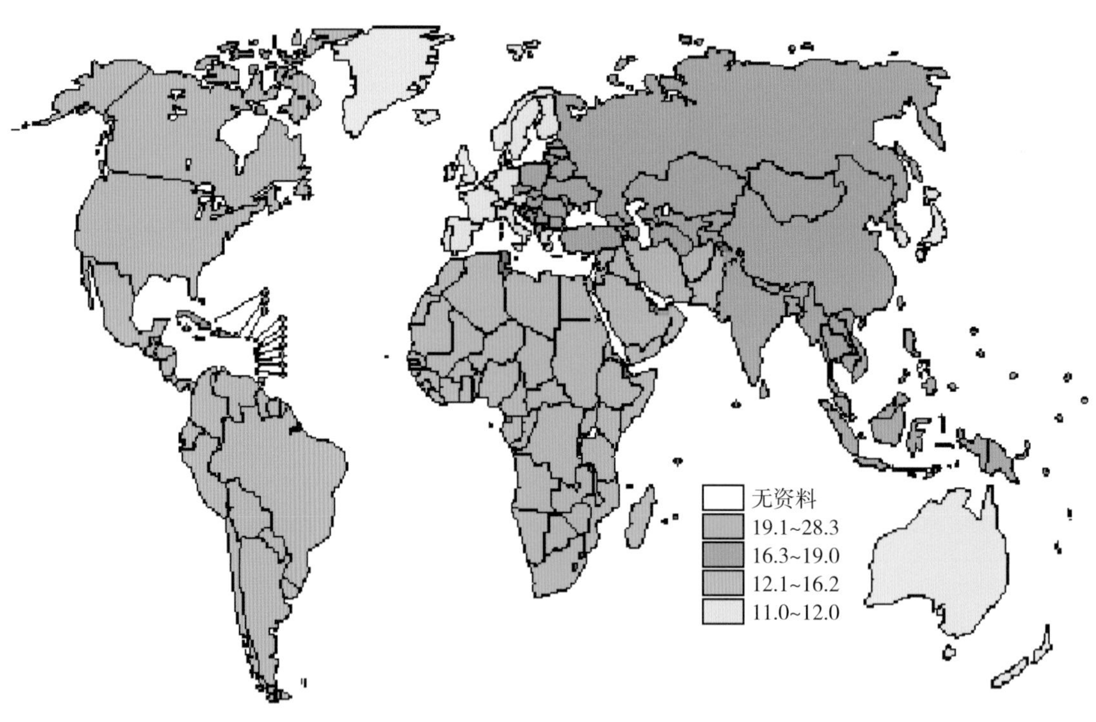


图 6-10　WHO 不同地区人群道路交通伤害死亡率（/10 万人）（2002 年）
数据来源：《WHO 全球疾病负担项目》，2002 年，第一版

## 二、中国交通伤害的人群特点

交通伤害死亡，男性高于女性、农村高于城市，农村男性是伤害死亡中最高的一组人群。东、中、西部农村的交通伤害死亡差异不明显。以 2005 年第三次全国死因流行病学调查结果为例，男性和女性交通事故死亡率为 21. 88/10 万和 8. 96/10 万，男性交通事故死亡率是女性的 2. 4 倍。农村人群的交通事故死亡率高于城市人群，城市和农村人群交通事故死亡

率分别为 11. 89/10 万和 16. 42/10 万，农村人群交通事故死亡是城市人群的 1. 41 倍。

除 0 岁和 1~4 岁外，男性交通伤害死亡率高于女性，男性 15~54 岁是交通伤害死亡的高发年龄段，55 岁后交通伤害死亡率较低，以后逐步升高；女婴和 1~4 岁女孩交通事故伤害死亡率高于男性，15~55 岁之间交通伤害死亡率变化不大，55 岁后逐步升高。相对于其他疾病，各年龄段交通伤害死亡率差别不大。

城市和农村人群的年龄别伤害死亡率显示，发生道路交通伤害的高峰年龄基本一致，但农村人群中各年龄段人群交通伤害死亡率均高于城市人群（图 6-11）。

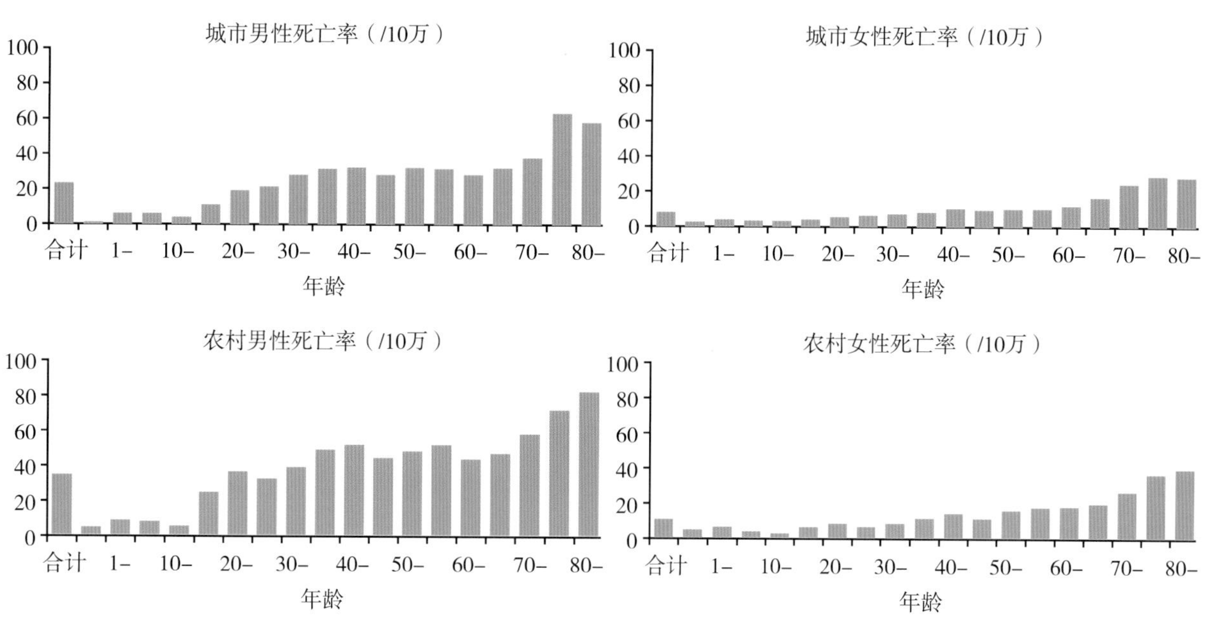


图 6-11　中国不同地区不同性别人群道路交通伤害死亡年龄专率，2005（/10 万）

数据来源：全国第三次死因流行病学调查

## 三、影响交通伤害发生发展的因素

多年之前人们谈到道路交通伤害时，“意外事故（accident）”这个词广泛使用，这个词无意间给人们留下了无法避免和无法预测的印象。在 20 世纪 60 年代和 70 年代早期，很多专家的研究意识到改变观念，采取科学的预防方法可有效降低伤害死亡和其他严重后果，即降低暴露的概率（不同道路使用者或某一人群在道路系统中移动或旅行的机会），降低在特定暴露条件下发生碰撞的潜在概率，降低发生碰撞后造成损伤的概率，以及降低发生伤害后导致死亡和致残的概率。由于交通繁忙，机动车辆增加，尤其是发展中国家机动车辆和非机动车辆混杂，行人和车辆混杂，都会极大增加交通伤害出现的危险性。除了改善路况、车况外，预防道路交通伤害策略包括限制车速、禁止酒后驾车、规定头盔使用、安全带使用、儿童约束装置使用和有效的院前急救。控制车速是减少道路交通伤害的重要方法，尤其是对行人、骑自行车和摩托车者的伤害。第二，酒后驾车会加大撞车的风险，可造成死亡或严重受伤。世界卫生组织建议，成人血液酒精浓度限制为每分升 0. 05 克（g/dl）。全世界不足半数的国家有按此限度规定的酒后驾车法。第三，戴上质量良好的安全头盔可使致死性和重度头部创伤减少 20%~45%；系上安全带可使所有伤害的危险减少 40%~50%，重度损伤人数减少 43%~65%，死亡人数减少 40%~60%；使用儿童约束装置（婴儿座、儿童座和增高垫），发生小轿车碰撞时儿童固定座椅能使婴儿死亡率降低 71%，幼儿死亡率降低 54%。第四，及时、优质的院前急救可拯救在道路交通事故中许多受伤人的生命和避免残疾。

若干国家（主要是高收入国家）在过去数十年间取得了显著的进展，降低了道路交通死亡率。目前在接近 1/3 的国家对车速采取了限定措施，例如低速区，以便在城区降低车速。但是，要使死亡率进一步下降，还有很多工作可以做。仅 40%的国家有涵盖驾驶者和乘坐者双方并规定头盔质量标准的摩托车头盔法。约 76%的国家有院前急救系统，范围从包括高资历人员的系统到依靠过路人的系统。世界各地约有 90 个不同的院前急救电话号。仅 57%的国家要求汽车前、后排乘坐者都使用安全带。不足半数的国家有法律要求在车辆中使用儿童约束装置。

中国机动车辆增加很快，机动车拥有量在 1990~2002 年间翻了 2 番，超过 5 500 万辆。到 2006 年，已超过 14500 万辆。有关道路交通安全立法可追溯到 1960 年，中华人民共和国国务院 1960 年 2 月 11 日批准了交通部发布的《机动车管理办法》，1988 年 3 月 9 日国务院发布《中华人民共和国道路交通管理条例》，1991 年 9 月 22 日国务院发布的《道路交通事故处理办法》，2003 年 10 月 28 日第十届全国人民代表大会常务委员会第五次会议通过了《中华人民共和国道路交通安全法》，并于 2007 年和 2011 年进行了两次修订。2004 年的《道路交通安全法实施细则》第 78 条中已经对车速有明确规定；2011 年修订的《道路交通安全法》第 51 条规定：机动车行驶时，驾驶人、乘坐人员应当按规定使用安全带，摩托车驾驶人及乘坐人员应当按规定戴安全头盔；也在第 91 条，对饮酒和醉酒驾驶的处罚进行了明文规定。

2011 年前，关于安全带的佩戴仅是在一些局部的宣传教育项目中进行，并没有作为交通法规的条例强制执行，驾驶员和乘客佩戴安全带的比例均很低。2002 年行为危险因素监测显示，无论是驾驶员还是乘车者，经常佩带交通安全带的比例只有 7. 7%，完全没有佩带交通安全带的人达到 77. 6%，饮酒后驾驶的比例在 15%；2007 年的行为危险因素监测显示，完全没有佩戴安全带的比例和酒驾与 2002 年结果相比有增无减。部分地区有所不同，2004~2005 年期间在广东省广州市和广西南宁市研究显示，驾驶员佩戴安全带的比例为 63. 8%，乘客为 37. 3%；摩托车驾驶员正确使用标准头盔的比例为 16. 4%。2011 年《道路安全法》修订后，这些要求已经写入法规，但目前缺乏交通法规执行后相关危险行为的有代表性的全国数据，还很难判定这些措施的执行效果。按照 2007 年疾病监测系统报告的水平，安全带和头盔佩戴，已经酒驾的比例与全球中等收入国家的平均水平相比，还有很大差距。

根据目前发展的道路交通伤害预防策略，在工业化国家有效实施，已经取得明显的效果，道路交通伤害的伤亡大量减少。概括来说，在市政建设中综合考虑土地使用、道路交通和公共交通设置，可使人均小客车使用率减少 20%~49%。为弱势道路使用者提供更简捷的安全出行路线，提倡使用较安全的旅行方式，尽量避免暴露于高危的道路交通环境限制进入道路网络中的某些区域等系列措施，才能有效防止道路交通伤害。这些措施的实现，依赖于多部门的协作才能实现。

# 第三节 自 杀

自杀行为包括自杀未遂（attempted suicide，或准自杀 parasuicide）和自杀死亡（completed suicide 或自杀 suicide）。自杀未遂是指主动结束自己的生命但未导致死亡的结局，包括决心自杀但未死亡和自杀意图不强而蓄意自伤两种情况；自杀死亡是指以死亡为结局的蓄意自我伤害行为。自杀的高危因素包括精神障碍，例如抑郁症、人格障碍、酒精依赖或精神分裂症，以及某些身体疾病，例如神经性障碍、癌症和艾滋病毒感染。WHO 已提出有效的战略和干预措施以预防自杀。

## 一、全球流行现状与趋势

从 1950 年开始，越来越多的 WHO 成员国向 WHO 报告本国的全死因登记数据，1950 年有 11 个国家报告，2000 年已有 47 个国家报告。多数国家自杀病例的确定是根据医生或警察当局签署的死亡医学证明书，虽然这些数据可能存在一定漏报和错报，但基本可靠，各国的数据都可从 WHO 的国家数据库获得（WHO introduction）。WHO 报告，2000 年大约有 100 万以上的人死于自杀，还有 1000 万~2000 万人有自杀企图。中国、印度、日本自杀者占全球自杀死亡数的一半，斯里兰卡的自杀率居全世界最高位，达到 118/10 万。

自杀是早亡的主要原因。对任何国家来说，自杀不仅是 15~34 岁人群的重要死亡原因，对老年人也是一个严重问题。1950~2000 年，男性自杀死亡率上升趋势明显，女性自杀死亡率也略有上升（图 6-12）。

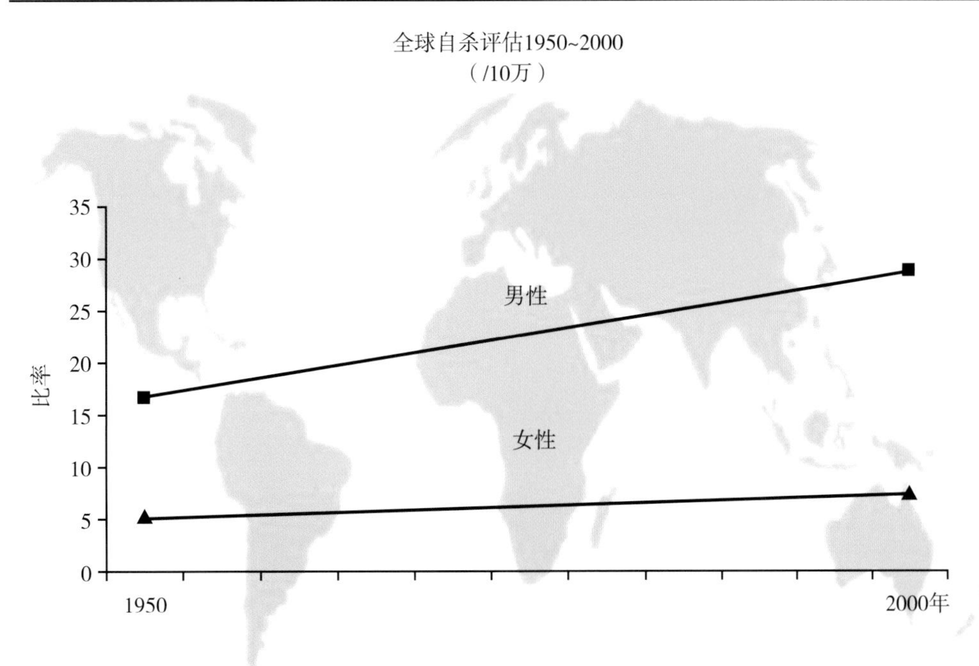


图 6-12 1950~2000 年全球分性别的自杀死亡率

数据来源：WHO，http://www.who.int/mental_health/prevention/suicide/evolution/en/index.html

## 二、中国人群自杀流行现状和特点

20世纪90年代，中国综合疾病监测系统报告中国人群的自杀特点为“农村高于城市、女性高于男性”。Phillips等按估计的漏报率对中国卫生部1995~1999年的死因报告资料进行了调整，判断中国的自杀死亡率为23/10万，女性自杀率比男性高25%，农村自杀率是城市的3倍，有别于大多数国家，特别是西方国家。中国研究认定自杀者有精神疾病的比例为62%，而国际数据则显示一般情况下90%自杀身亡的人有精神疾病。经多个研究重复验证，认同中国的自杀模式有以下特点：女性自杀水平明显高于男性，农村人群自杀率高于城市人群，年轻人自杀和老年人自杀形成了两个高峰；高于全球平均自杀水平2~3倍；自杀者中有精神疾患，特别是抑郁的比例偏低。

对中国自杀研究发现，中国很多自杀者面临人与人之间，特别是家庭内部的矛盾，甚至是琐碎的家庭小事，冲动性地选择自杀解决问题。在一些地区，甚至相互影响，把这种形式作为解决问题的手段，并不是蓄意伤害自己或结束自己的生命。这部分比例在农村，特别在女性占了相当大的比例，为35%，在贫困、闭塞的农村，在文化程度低的女性中更为常见。

对1991~2000年中国综合疾病监测系统使用10年监测资料分析，勾画出中国自杀高发的地区。从图6-13中可见自杀高死亡地区（红色和赭色标记）集中在农村，地域相对集中，

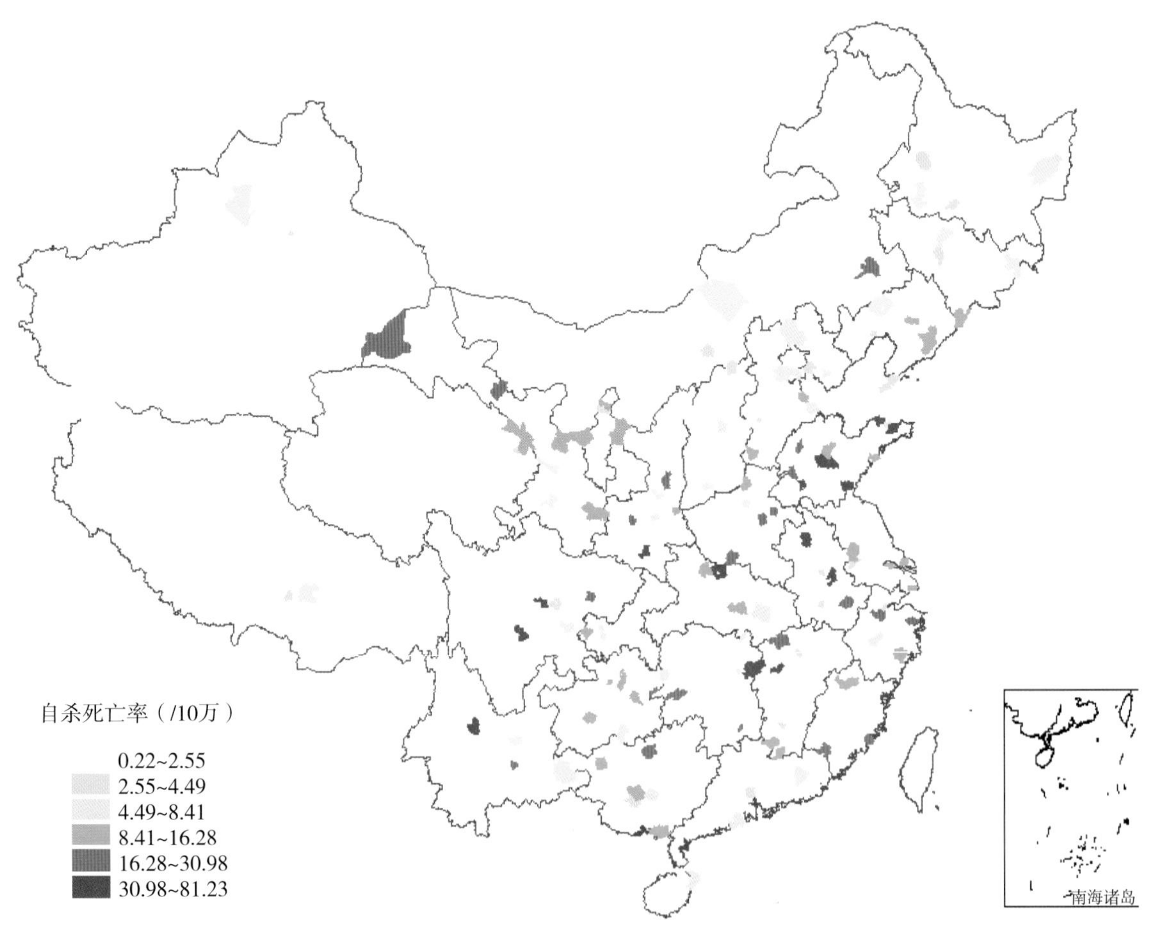


图6-13　全国疾病监测点自杀死亡率地理分布，1991~2000

数据来源：杨功焕著中国人群死亡及其危险因素：流行水平、趋势和分布，2004

高自杀地区主要分布在中原农村地区和东部农村地区，包括浙江、安徽、福建、江西、山东、河南、湖北、湖南、四川、云南的农村地区；自杀死亡率高于32.87/10万的监测点（赭色标记），集中在安徽、江西、山东、湖北、四川和陕西南部，主要集中在中原农业区。这些地区的农药和杀虫剂使用率十分高。研究显示，农药是农村人群自杀的主要工具，与自杀率高发的地区分布有一定联系。

随着中国社会经济迅速发展、人们教育水平的提高，尤其是农村高于城市、女性高于男性的自杀死亡模式正在发生变化。图6-14显示了1991年以来，中国城市农村男性和女性人群自杀死亡模式的变化情况。1991年城市男女自杀标化死亡率相近，到1995年均有下降，之后城市男女标化死亡率均有不同上升，2005年城市男女标化死亡率已经超过1991年的水平，男性自杀标化死亡率增幅超过女性；农村男女自杀标化死亡率均呈下降趋势，女性自杀标化死亡率降幅超过男性，但农村人群自杀死亡率依然高于城市。对卫生部死因登记数据的分析也显示类似的结果。总之，近20年来农村人群尤其是年轻女性中的自杀下降趋势比较明显，女性自杀死亡高于男性的现象在2005年的死因流调中已经消失，但农村人群自杀死亡率依然高于城市。城市人群自杀死亡率，尤其是男性自杀死亡率是否上升，还需要继续观察。如果城市人群尤其是男性自杀死亡率持续上升，意味着城市人群自杀死亡率必然会高于农村。随着社会经济水平的持续变化，中国独特的自杀模式会逐步向城市高于农村、男性高于女性的自杀死亡模式转化。

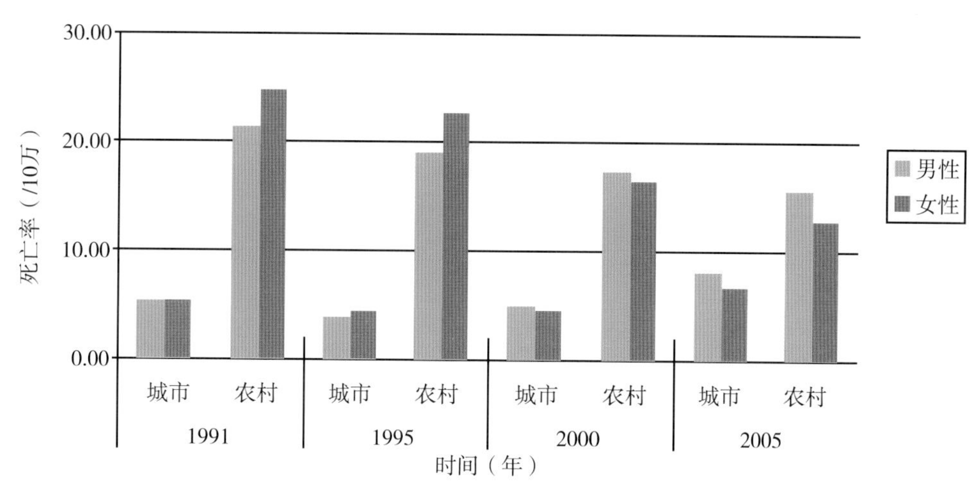


图6-14　不同年代中国人群城乡自杀死亡水平

数据来源：1991，1995和2000年数据来源于中国综合疾病监测点系统的数据，2005年数据来源于中国第三次死因流行病学调查，作者根据以上数据作图

## 三、中国不同年龄段人群的自杀特点

15~34岁是自杀发生的高发人群，农村年轻女性自杀是构成中国独特自杀模式的主要因素，故首先分析15~39岁年龄段城市和农村男女自杀的变化。

在大多数地区特别是农村地区女性自杀高于男性，有些地区女性和男性自杀死亡率比还很大。从1990年以来，农村15~34岁女性自杀死亡率呈现明显下降趋势。2005年城市和农村15~34岁女性人群自杀死亡率为5.30/10万和8.63/10万，该年龄段农村女性自杀死亡率已经明显低于2000年的水平。

对中国上海市、台湾台北市和越南河内市15~24岁年轻人的自杀意念研究表明，中国城市年轻人的自杀意念高于河内、低于台北，城市年轻人中有自杀意念的比例处于中等水平，这也间接证明了中国城市年轻人群中的自杀水平处于中等水平。但是在城市中学校、工厂等年轻人集体生活的地方，自杀行为很容易被传染，如富士康的13人连续跳楼自杀现象。在中国，随着城市化进程加快，城市中年轻人自杀问题应引起更多的关注。

农村人群尤其是年轻女性，由于闭锁的社会环境、文化水平低等因素，没有解决急性社会心理危机或释放慢性社会心理压力的渠道，不善于处理人际间关系，加上农村中农药特别是杀虫剂缺乏管理，随手可得，农村卫生服务机构救治能力缺乏等因素，基本解释了中国女性自杀死亡率高于男性、农村自杀死亡率高于城市的特点。年轻女性自杀死亡率高于男性的现象在印度也有报道，在亚洲各国平均自杀率高，男性和女性自杀死亡率差别很小，老年人自杀率高于全人群平均水平，加上不发达国家的自杀登记报告水平很差，有些女性自杀并没有报告。是否可以大胆假设，女性自杀死亡率高于男性的现象不是中国社会的独特现象，而是亚洲社会发展过程中的人群自杀特点。自杀死亡率从女性高于男性到男性与女性接近，逐渐成为男性高于女性，并自杀率逐渐增高，这个变化折射了社会发展中女性社会地位低下，从传统社会向现代化社会中出现的若干社会问题的演变过程。

中国另一个高自杀群体是65岁以上老年人。根据2005年第三次死因回顾性调查资料显示，65岁以上人群自杀死亡率达到（44.3~200）/10万，是总自杀死亡率的4~5倍。60岁以上农村老年人群自杀死亡率是城市老年人的2倍。过去20年，城市和农村老年人的自杀死亡呈现上升趋势，根据其他国家研究，老年人自杀比例较高与抑郁等精神症状有关。对中国老年人的自杀研究发现，老年人与年轻人的抚养比和自杀死亡率呈正性相关，提示老年人自杀与老年人缺乏照顾有密切关系。

## 第四节　溺　　水

溺水是指因液体物质进入人体呼吸道引起呼吸困难导致死亡或非致死性损伤。

### 一、全球溺水伤害流行现状

在WHO关于溺水的实况报道中指出，对全球溺水死亡数的估计有很多不确定性，全球估计数可能大大低估了与溺水相关的实际公共卫生问题。根据对东南亚5个国家的研究，溺水死亡高达30/10万。同时由于数据的分类方式，全球数字不包括因洪水（洪灾）、划船和水上运输事故造成的溺水。在许多国家，非致命性溺水统计资料不易掌握，也不可靠。根据现有数据，估计2004年全球有38.8万人死于溺水，其中20岁以下溺水死亡者为17.5万，溺水成为全球一个主要公共卫生问题。溺水是非故意伤害死亡的第三大原因，占所有与伤害有关死亡的7%。儿童、男性以及接触水机会增多的人，溺水危险最大。溺水造成的全球性负担和死亡遍及所有经济体和地区，但是中、低收入国家占非故意溺水死亡的96%；世界上60%以上的溺水事件发生在世卫组织西太平洋区域和世卫组织东南亚区域；中国和印度的溺水死亡率特别高，两国加起来占世界溺水死亡的43%；其次，世卫组织非洲区域人群的溺水死亡率最高，比澳大利亚或美国高出8倍以上。图6-15显示了全球儿童溺水死亡情况。

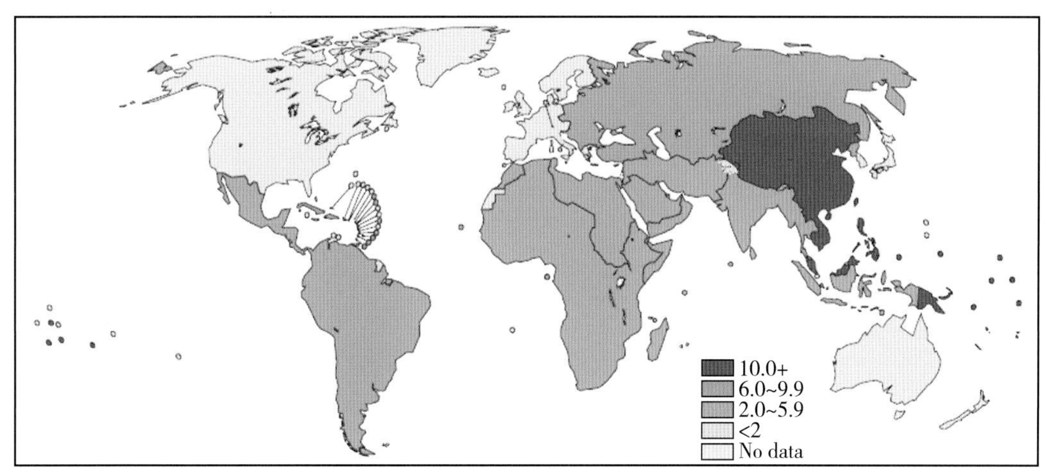


图 6-15 全球儿童[a]溺水死亡，2004（/10 万）

[a]：儿童指 20 岁以下的人

资料来源：WHO 世界预防儿童伤害报告

尽管数据有限，但一些研究揭示溺水造成的代价十分大。美国沿海地区每年发生溺水事件造成的直接和间接损失就达 2.73 亿美元。在澳大利亚和加拿大，溺水伤害每年造成的总损失分别为 8550 万美元和 1.73 亿美元。

## 二、中国人群溺水伤害流行现状

全球伤害现状报告中已经指出，中国属于溺水死亡高的国家。从 2005 年第三次死因流行病学调查结果看，中国人群溺水总死亡率为 5.43/10 万，居伤害死因第四位，占伤害死因构成 8.83%。男性和女性溺水死亡率分别为 7.26/10 万和 3.52/10 万，男性溺水死亡是女性死亡率的 2 倍（图 6-16）。溺水死亡的高峰年龄在 1～14 岁，该年龄组儿童溺水死亡率为

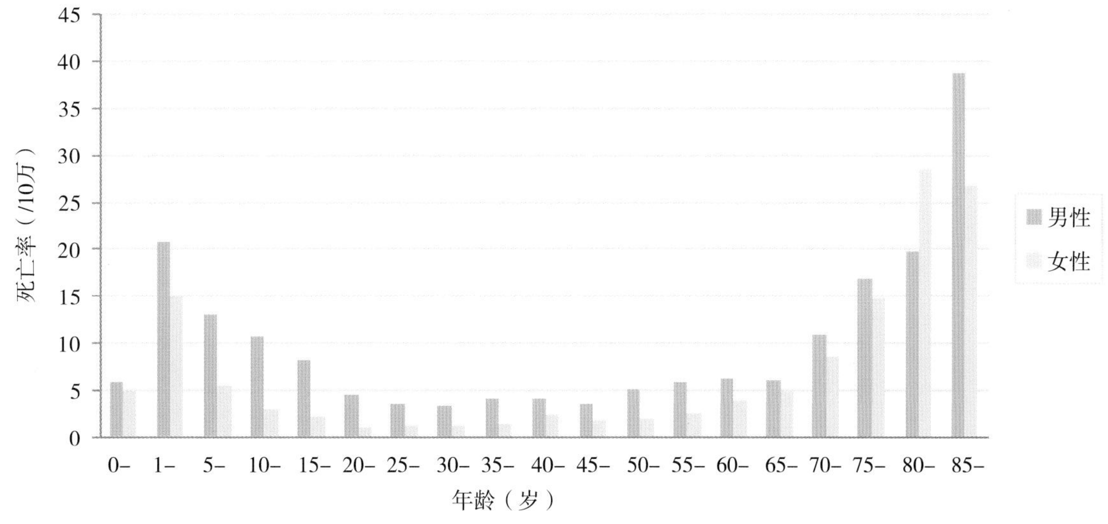


图 6-16 2005 全国疾病监测系统人群分性别、年龄别溺水死亡率图

数据来源：2005 年第三次死因流行病学调查

10. 29/10 万；城市和农村溺水死亡率分别为 3. 24/10 万和 6. 59/10 万，农村地区溺水死亡率明显高于城市地区（图 6-17）。溺水高死亡地区主要集中在南方各省，四川、重庆、贵州、广西和江西等省的部分农村地区人群溺水死亡率达 17/10 万以上。

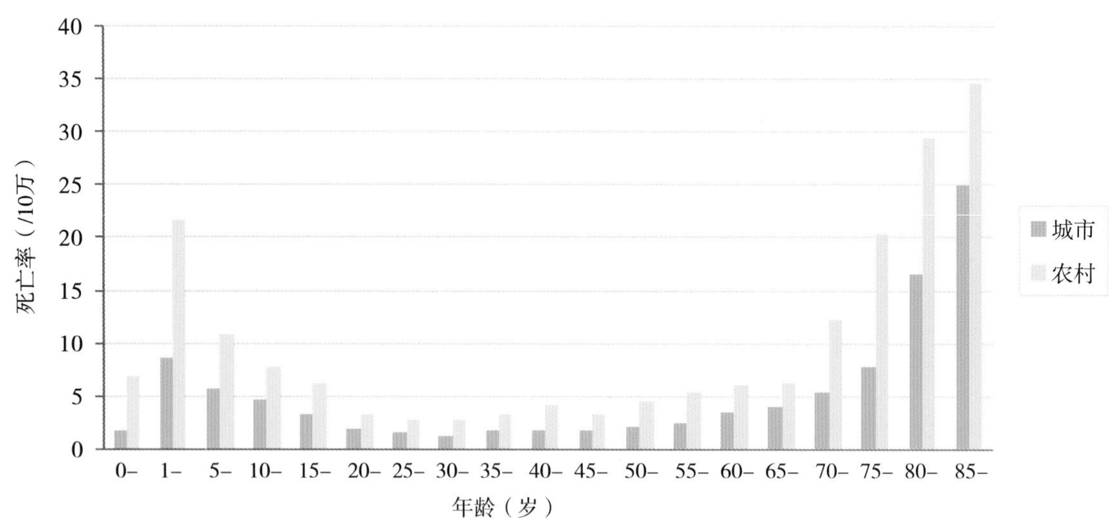


图 6-17　2005 全国疾病监测系统人群分城乡、年龄别溺水死亡率图

数据来源：2005 年第三次死因流行病学调查

（一）儿童溺水死亡情况

20 岁以下儿童和青少年因溺水死亡率为 8. 88/10 万，溺水死亡的高峰年龄在 1～14 岁，该年龄组儿童溺水死亡率为 10. 51/10 万，男性和女性分别为 14. 36/10 万和 5. 90/10 万；中国不同地区儿童溺水死亡变化很大，城市和农村 1～14 岁儿童溺水死亡率分别为 6. 59/10 万和 11. 90/10 万。高发地区主要集中在南方水域丰富的地区。5 岁以下儿童的溺水多发生在家中，与水网丰富的关系不是很强。北京显示 2. 6/10 万，而广西报告 5 岁以下儿童溺水死亡率则为 30/10 万。UNICEF 对 5 个亚洲国家（中国北京、江西，孟加拉、菲律宾、泰国和越南）的研究也显示，5 个国家 5 岁以下儿童溺水死亡率为 30/10 万。

（二）儿童溺水发生情况

与其他伤害不同，溺水是致死率极高的伤害。从全球来看，十分难以得到准确的溺水发生率，一般都是发生了溺水死亡或严重残疾医疗部门才能掌握。有研究估计，1 例溺水死亡，大约有 1~4 名严重溺水伤害到医院就诊。江西地区调查 1～4 岁儿童溺水发生率为 81. 4/10 万，基本符合 1 例溺水儿童死亡有 2~3 名溺水伤害发生的比例。

## 三、儿童溺水及死亡的危险因素

溺水夺去生命，常常出其不意，发生隐匿且快速，通常仅在几分钟之内。一般来说，在低收入国家，有开放水域、人口稠密地区生活的人们是溺水事故的风险人群。本文重点分析儿童溺水死亡和重度伤害的危险因素。

在世界范围内，98%以上的儿童溺水事故发生在低收入和中等收入国家，其中大多数发生在西太平洋地区，发生率几乎为世界平均水平的2倍。最易发生溺水事故的人群是5岁以下儿童，其次是15~19岁青春期少年。全球各地的溺水事故都符合这一特点，这与儿童的生长和发展进程有关。因为1岁以内婴儿通常不能完全凭借自己接触到水，而在此年龄段发生的意外溺水多是由于婴儿处在无人看管状态，或由不合格看护者，如年幼的哥哥或姐姐看管，而其又在水中或水体附近造成的。那些更加好动和好奇心强、但又太小而不具备洞悉和躲避风险能力的儿童，常常可能脱离成人的监护而坠入附近的水体发生危险。青春期少年尝试、冒险以及不断增强的独立性等特点，均增加了溺水事故发生的风险。

大多数儿童溺水事故发生在居所之内或居所附近。在高收入国家，多数溺水事故发生在有游泳池的家中或休闲场所。相对于生活在城区的儿童，生活在郊区的儿童发生溺水事故的风险较高。而在低收入或中等收入国家，溺水则经常发生在开放的自然水域中，以及人们嬉戏、洗涤等日常活动的水域，甚至发生在汲水或涉水上学的过程中。

溺水作为一个高致死率的伤害，尤其针对儿童，对影响因素的分析有利于制定合理的预防和控制措施。虽然每一例溺水死亡都有其独特的场景和原因，但还是能够从众多溺水死亡事件中总结出规律。从溺水发生前、事件中和发生后的因素，从当事人、水域和环境与社会经济因素的三维框架进行分析。

根据中国儿童伤害报告，溺水发生前，从儿童自身的因素来看，1~4岁儿童溺水死亡率特别高，男性尤为甚之，与儿童的生长发育有关，中国这个年龄段儿童的溺水多发生在家里的容器，如水桶、水缸等，以及家中附近的水塘。青少年溺水多发生在自然水体中的游泳，以及没有游泳能力在水塘边戏水的情况下。从环境因素来看，大多数农村儿童溺水发生在居所和学校附近的水井、水渠、池塘等。江西省1~4岁儿童溺水发生在池塘的占57.1%、沟渠占14.3%、水井占11.4%。对广东农村地区溺水影响因素研究显示，溺水死亡71%发生在自然水体中，甚至一些小鱼塘、水坑，孩子们缺乏监管，自行游泳、戏水等。从网络上报告的众多溺水身亡案例中也可发现，缺乏监管是主要因素。粪池、沟渠、窨井、建筑工地蓄水池和石灰池等无阻止儿童接近的屏障；水库、鱼塘等无警示标志或围栏，增加了儿童溺水的危险。

学校、家长的安全意识不够，缺乏必需的技能，对儿童和青少年学生的监护不到位。家长缺乏监护意识，不知道儿童溺水的正确急救方法等，包括社区内缺乏救护人员等。

溺水发生后救护不到位。WHO全球儿童预防伤害报告指出，大多数溺水幸存者都是在溺水后立即获救，并现场接受心肺复苏。中国农村儿童溺水约一半以上未被及时发现或抢救，而死于溺水发生地。即使儿童接受急救，受过正规急救培训的人员也不足50%，他们不能在现场进行有效的心肺复苏。因此，要降低儿童溺水死亡，需要系统设计，在每个环节中有所改善。

总之，事前进行安全教育、家长和学校的有效监管，对各种水体加上标记、警示以及围栏，在游泳池有合格的救援人员，每个人掌握基本的救援技能，很好的急救网络，对于减少频发的溺水事故是十分有益的。

## 第五节　跌　　落

在伤害外部原因分类中，跌落作为伤害外部原因中的一类，指人不慎跌到地面、地板或其他较低平面上的事故，不包括由他人袭击和故意自伤造成的跌落伤害。按照国际疾病分类第9版（ICD-9），编号为E880-E888，第10版（ICD-10）为W00-W19。与跌倒有关的伤害，大多数为非致命伤害，少数为致命伤害。WHO全球疾病负担数据库中与跌倒有关的死亡和非致命伤害数据，不包括因袭击和自残导致的跌伤，从动物身上、燃烧的建筑物、运输车辆上的坠落，以及跌入大火、水中和机械中的事故。

在对跌落研究中很重要的是明确操作定义，操作定义不同，容易导致结果的不可比。例如有些文章把被自行车撞到归为跌落就与本定义不合。

## 一、全球跌落伤害流行特点

WHO指出，跌伤是世界各地仅次于道路交通伤害的第二大非故意伤害死亡的原因。据估计全世界每年有42.4万人因跌伤而死亡，其中80%以上发生在低收入和中等收入国家。在致命跌伤中，65岁以上成年人所占比例最大。每年发生需要接受治疗的严重跌伤为3730万人次。

对于大多数人尤其是孩子，在成长和发育过程中会发生多次跌落，但不会发生伤害，但对于老年人，跌落发生伤害的概率则很大。对跌落伤害的研究，针对不同人群的关注点有所不同。

### （一）儿童跌落伤害

儿童跌落伤害的流行现状有以下特点：

对于5~14岁儿童来说，跌落伤是最主要的伤害和疾病负担。大多数国家医院急诊的情况显示，摔伤是最常见的儿童伤害类型，占急诊就诊量的25%~52%。

从工业化国家的数据来看，跌落伤占儿童伤害的50%。

发展中国家缺乏常规数据报告，只能通过系统文献回顾研究发展中国家的伤害发生情况。联合国儿童基金会（UNICEF）和TASC联合调查发现，儿童跌落是导致儿童死亡和残疾的主要原因。研究显示，不同地区儿童伤害的发生率差别很大，而且跌落标准和研究方法也不统一，只有12个研究符合跌落伤的国际标准。根据现有文献回顾发现，非洲22岁以下人群跌落伤发生率为41/10万；中南美洲儿童跌落伤害十分高，从1378/10万到2700/10万不等；亚洲18岁以下人群跌落发生率处于中等水平，为170/10万，占所有伤害的43%，亚洲国家跌落伤害最高的是阿拉伯联合酋长国，儿童跌落伤害发生率达到1923/10万。

WHO报告指出，2004年共有4.7万名20岁以下儿童和青少年死于跌落伤害。不同国家的儿童伤害变化很大（图6-18）。美洲、欧洲和西太平洋地区的工业化国家儿童伤害平均死亡率为0.2/10万~1.0/10万，中低收入国家的儿童伤害死亡率很高，东南亚国家达到2.7/10万~2.9/10万。还有可能漏报。

### （二）老年人跌落伤流行特点

随着年龄增加，发生跌落伤害的频率越大。《WHO预防全球老年人跌落伤报告》系统回顾了老年人跌落伤的现状：

- 65岁以上者，约28%~35%、70岁以上者，约32%~42%，每年会发生一次跌落伤。伤害的发生率在不同国家变化很大，对东南亚地区的文献回顾发现，中国报告的老年人发

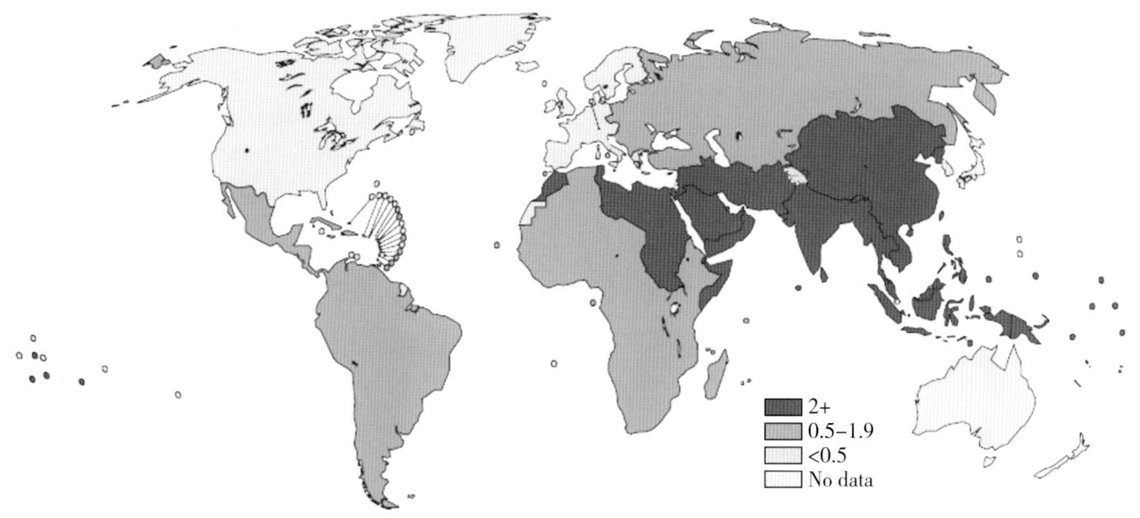


图 6-18 WHO 不同地区儿童*跌落伤的死亡水平，2004

*：此处儿童是指 20 岁以下的人群

资料来源：WHO（2008），Global Burden of Disease：2004 update

生跌落伤频率为 6%~31%左右，而在日本为 20%；拉丁美洲的巴巴多斯为 21.6%，智利为 34%。

- 各国 60 岁以上老年人跌伤住院比例变化也很大，澳大利亚、加拿大和英国老人因跌伤住院率为 1.6/10 万~3.0/10 万，在西澳和英国急诊救治率为 5.5/10 万~8.9/10 万。
- 老年人跌落住院比例很高，65 岁人群中占总住院比例 50%以上，瑞士、瑞典、美国、加拿大等国家报告平均住院天数>15 天，髋骨骨折者均>20 天。
- 跌伤并造成残疾者，尤其是年长者，需要长期护理和进收容机构的风险极大。与跌倒有关的伤害所造成的财政开支数额巨大。在芬兰和澳大利亚，对于每一例 65 岁以上的老年跌伤者，卫生系统平均支出的费用分别为 3611 美元和 1049 美元。
- 一般来说，老年人伤害死亡人数占总伤害死亡人数的 40%，美国报告 65 岁以上跌落死亡率为 36.8/10 万，加拿大仅为 9/10 万，而中国为 52.85/10 万，高出这些国家数倍。

老年人跌落伤是导致老年人生活质量低下、耗费大量医疗费用、导致死亡的主要原因，预防老年人跌落，促进老年人的健康生活，在现阶段的老龄化社会中更加迫切。

## 二、中国人群跌落伤流行特点

2005 年全国死因监测数据显示，中国人群意外跌落总死亡率为 7.64/10 万，居伤害死因第三位，占伤害死因构成 12.42%。男性意外跌落死亡率（9.11/10 万）高于女性（6.59/10 万），农村地区意外跌落死亡率（8.10/10 万）略高于城市地区（7.44/10 万）。

### （一）中国儿童跌落伤流行现状

0~19 岁儿童跌落伤害死亡率为 1.40/10 万，UNICEF 和江西省疾病预防控制中心调查发现，同等年龄段人群跌落死亡率为 3.1/10 万，该调查数据提示常规登记数据有可能低于实际儿童跌落伤害死亡水平。即使按照这个率，中国 20 岁以下儿童跌落死亡率高于全球高收入国家数倍，低于中低收入国家儿童跌落死亡率的平均水平（表 6-2）。

儿童跌落伤害死亡的特点与全球一致，男孩高于女孩，农村高于城市。根据 2004~2005 全国第三次死因流行病学调查资料，20 岁以下男孩和女孩跌落伤死亡率分别为 1.88/10 万和 0.88/10 万；城市和农村 20 岁以下人群的跌落伤分别为 1.22/10 万和 1.46/10 万。

伤害总论中已经提到，各地儿童伤害发生率差别很大，儿童跌落伤的发生率相应差别也很大。根据江西的调查，0~14 岁儿童跌落排在非致死性伤害的第二位，发生率为 1.6%，占所有非致死性伤害的 28.4%，发生率全省范围大约发生 188 000 例，平均每天发生 500 例。在 1 例跌落伤死亡，有 4 例导致终身残疾，13 名儿童住院治疗 10 天以上，24 名儿童住院1~9 天，另有 690 名儿童寻求医疗处理、休假停课或停工。

表 6-2 中国不同年龄段儿童跌落伤害死亡与全球水平比较

| | 全球 | 高收入国家 | 中低收入国家 | 中国 |
|---|---|---|---|---|
| 20 岁以下 | 1.9 | 0.4 | 2.1 | 1.4 |
| 0~ | 5.3 | 1.5 | 5.7 | 3.3 |
| 1~4 | 2.0 | 0.4 | 2.2 | 2.5 |
| 5~9 | 2.0 | 0.2 | 1.0 | 1.0 |
| 10~14 | 1.0 | 0.2 | 1.0 | 0.8 |
| 15~19 | 2.1 | 0.6 | 2.2 | 1.5 |

数据来源：全球儿童跌落伤害数据来源于 WHO World report on child injury prevention，中国数据来源于 2004~2005 年全国第三次死因流行病学调查

湖北部分地区的研究显示，0~14 岁儿童跌落伤发生率为 3.37%，其他地区调查虽然多数没有给出跌落伤的发生率，均指出跌落伤为非致死伤害的第一位原因。跌落带给儿童伤害的负担和对医疗及社会资源的损耗十分大。

儿童在生长发育过程中，活动范围、活动强度必然会增大，活动过程中发生摔倒也是难于避免的问题，男孩活动量和活动范围大于女孩，跌落伤的发生率往往男孩高于女孩；但是周围环境因素对儿童伤害的发生高低影响很大，而缺乏监管是儿童伤害中容易发生的因素；社区中急救措施到位，对于避免严重伤害和死亡十分必要。这些措施对于避免致残和导致死亡的跌落伤是十分有价值的措施。

### （二）中国老年人跌落伤流行现状

意外跌落是中国老年人最常见的伤害，严重影响老年人的生活质量。前面已经提到，中国 60 岁以上老人跌落伤害死亡率为 40.53/10 万。中国不同性别人群分城市和农村 60 岁以上老人跌落伤死亡率见图 6-19。从图中可见，男性和女性、城市和农村 60 岁以上老人跌落伤死亡率差别不大，均属于死亡率较高的伤害。

跌落死亡只是跌落伤害的冰山一角，采用统一的文献搜索标准，对中国大陆、香港、澳门、新加坡和台湾有关老年人跌落伤害的 21 篇文献综合分析发现，平均每年有 14.7%~34%

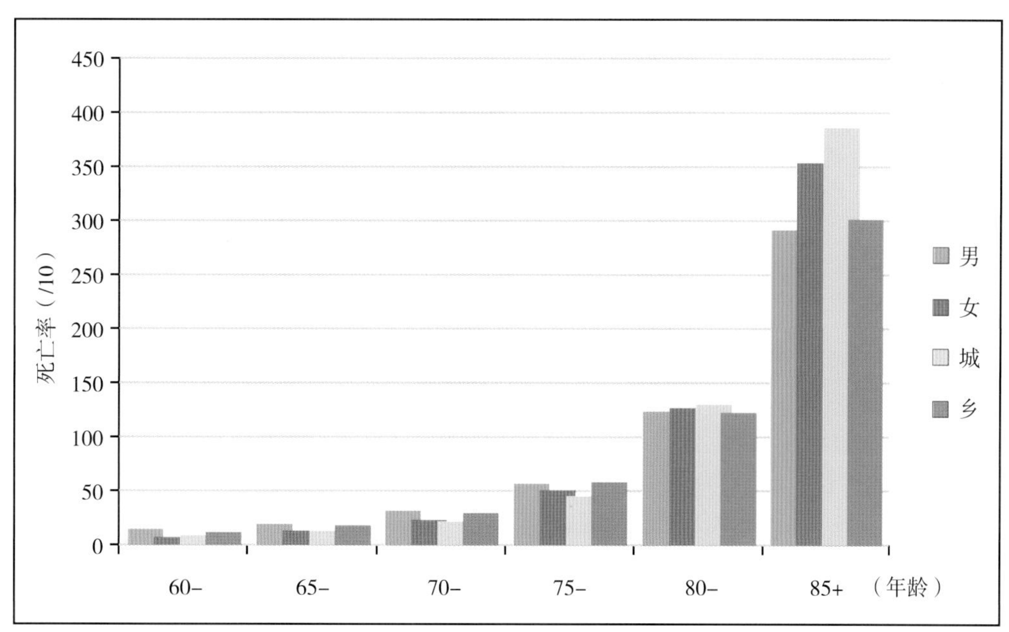


图 6-19 中国城市农村 60 岁以上不同性别人群跌落死亡率（/10 万）2005
数据来源：作者根据第三次死因流行病学调查数据作图

（中位数为 18%）因跌倒受伤。在四项前瞻性研究中，60%~70%的伤害因跌落所致。这些研究结果与中国其他关于老年人伤害发生情况的报告一致。对北京城市社区老人的调查显示，老年人跌落伤害为 18%；莱州市 60 岁以上农民调查，年平均跌落伤害发生率为 22.6%。有些地区对老年人伤害调查时，虽然没有直接指出跌落的发生率，但均报告非致死性跌落伤是老年人伤害的第一位原因。上述研究中提到 20%~40%左右发生严重的伤害，上肢、下肢和髋部骨折，脑震荡甚至昏迷。

随着年龄增大，视觉（包括视力、视野）、听觉、触觉、前庭及本体感觉等功能逐渐减退，下肢本体感觉障碍的老年人行走时稳定能力更差，因此容易跌倒。另外，步态不稳是跌倒的另一重要危险因素，老年人患各种慢性病，包括骨骼肌肉及关节功能、神经功能状态、前庭功能等均影响步态，如下肢髋、膝、踝部退行性关节炎，导致步态和肌力失常，关节稳定性降低，诱发跌倒。其他慢性病，以糖尿病、心脑血管疾病对跌倒影响最大，糖尿病可导致大脑暂时性供血不足，引起短暂的头晕、视物模糊等而跌倒。服用某些药物、饮酒也能增加跌倒的风险。

老年人生活环境的设计尤为重要。大多数老年人的跌倒发生在家中，家里地板过于光滑、太多障碍物都会导致老人跌倒；社区环境地面不平、照明光线不足都是导致跌倒发生的原因。

2010 年人口普查结果报告，中国总人口数为 1 339 724 852 人，0~14 岁人口占 16.60%，比 2000 年人口普查下降 6.29 个百分点；60 岁及以上人口占 13.26%，比 2000 年人口普查上升 2.93 个百分点，其中 65 岁及以上人口占 8.87%，比 2000 年人口普查上升 1.91 个百分点。中国 60 岁以上人口达到 1.78 亿，65 岁以上人口有 1.11 亿。如果每年有上千万老人发生跌倒，其中 1/3 发生严重伤害，需要住院及护理，这给家庭、社会带来沉重的负担。因此，老年人的现状进行评估，对有跌倒高风险的老人加强防护措施，促进老年人健康生活，是公共卫生和预防医学要关注的重点。

# 第六节　伤害防控策略

## 一、伤害防控推荐策略

伤害与暴力对世界各国都造成主要的健康威胁，每年夺走五百多万生命，占全球死亡人数的9%，是一个严重的公共卫生问题。但在大多数情况 下伤害是可以预防的；当伤害发生时，预防控制由此造成的严重创伤、避免残疾、减少伤害带来的疾病负担也是可行的。这也是我们不把“伤害”（Injury）称为“意外伤害”（Accident）的原因。图6-20显示了伤害发生、发展的各个环节，也显示了在不同环节的防控目标。

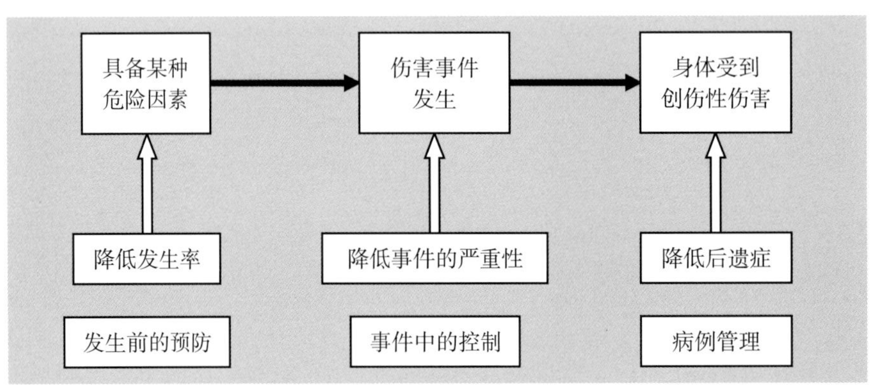


图6-20　伤害发生、发展的环节

伤害的防治策略中所有疾病的防治策略有类似之处，针对危险因素降低发生率的策略，针对事件过程降低严重性的策略和事件后的防治减少后遗症的策略。整个过程中的法规制定和执行、健康教育和监测评估都是必需的策略。针对危险因素降低发生率的策略，强调控制人的危险行为，改善各类导致伤害发生的危险物品和环境；由于伤害的突发性和严重性，强调法规执行。针对事件过程降低严重性，特别关注伤害发生后的急救处理。

伤害发生前为预防伤害发生，包括前后两种，5个方面：教育预防策略（Education）、环境改善策略（Environmental modification）、工程策略（Engineering）、强化执法策略（Enforcement）和评估策略（Evaluation），即5E伤害预防综合策略。该策略的有效性在很多国家的应用实践中都得到验证，在减少与控制伤害发生与死亡方面发挥了重要作用。在不同类别的伤害预防中的内含有所不同。要准确了解不同类别的伤害，在法规执行、环境改造、使用的器械和设施，以及群众的意识和行为方面存在哪些危险，评估是最关键的环节。对于卫生部门来说，针对一个地区的一个特定的伤害问题，了解危险因素的发生水平，并针对上述4个环节进行评估，确定可以干预的危险因素，并制订确定干预的策略，同时进行连续观察，判断干预的效果，不断地修订策略，使之有效控制。

例如，对于交通伤害，在政策中是否有效地执行制定并贯彻主要的道路安全法规，是否改造危险的路段、交通灯等环境，以及对车辆的质量进行控制。同时了解群众对交通法规的认识和遵守情况，确定干预策略。

伤害的防治涉及多个部门，尤其是法规的制定和执行、环境的改造和设施的提供，都需要专门的部门来完成。但是伤害究竟导致多大的健康损害，哪些策略有效，以及对公众的安全教育是卫生部门应该承担的义务。在建立流行病学、实验室综合监测系统和信息平台支持，以及健康教育与健康促进及时伤害的康复，应包括在依托初级卫生服务中。也就是说，十大综合策略中有三大策略与伤害防治紧密相关。

## 二、防控策略执行现状

### （一）伤害的法规和政策发展有待进一步完善

过去50年，中国政府的相关职能部门出台一系列与预防和控制伤害相关的政策、法律、法规，主要包括生产安全、道路交通安全、学生安全，以及预防自杀等方面的策略（表6-3）。形成了伤害预防与控制的相关法规，但显然没有覆盖伤害的各方面，如工作环境中如何预防建筑工地、矿场、涉电工作环境的伤害发生；在家庭、社区和儿童活动场所：如何预防溺水、烧伤、跌落等导致的伤害；对公共设施与产品、城市设施、食品餐饮、日常用品导致的伤害还需要进一步考虑，而且已有条款规定，内容也还不完备。

表6-3 中国有关伤害预防和控制的政策、法律和法规

| 法规 | 针对内容 | 颁布时间（年·月） |
|---|---|---|
| 中华人民共和国劳动保险条例 | 职业伤害救治赔偿 | 1950 |
| 中华人民共和国矿山安全法 | 防止矿山事故，保护矿山职工人身安全 | 1992·11 |
| 中华人民共和国职业病防治法 | 预防、控制和消除职业病危害，防治职业病，保护劳动者健康及其相关权益 | 2002·5 |
| 中华人民共和国道路交通安全法 | 预防和减少交通事故，保护人身安全 | 2003·10 |
| 学生伤害事故处理办法 | 妥善处理在校学生伤害事故，保护学生 | 2002 |
| 中小学幼儿园安全管理办法 | 为加强中小学、幼儿园安全管理，保障学校及其学生和教职工的人身、财产安全 | 2006 |
| 中小学公共安全教育指导纲要 | 加强中小学公共安全教育，培养中小学生的公共安全意识，提高中小学生面临突发安全事件自救自护的应变能力 | 2007 |

资料来源：作者整理

### （二）伤害预防主要是多部门的工作，初步形成政府间的协作

从推荐的策略可以看到，伤害的预防、控制治疗涉及交通部门、公安部门、铁道部门、民用航空部门、农业部门、各类设施的生产、质量控制和安全监督部门，以及负责安全教育、急救、医疗救治和后期康复的卫生部门。在2002年国务院成立了安全生产委员会，成员单位包括国家安全监督管理局、公安部、卫生部等20多个部委；2003年国务院成立了15个部委（现增为17个部委）组成的道路交通伤害防治部际联席会议制度。但是伤害预防救

治涉及问题层次和方面多，具体工作涉及多个部门，这些部门间工作各有侧重，也有不少重叠交叉，部门的协作还需要进一步加强，特别需要在信息、组织、研究等多方面进行广泛的合作，整合社会力量和资源来预防控制伤害。

### （三）伤害预防与控制在环境改善及提高意识方面还需要进一步努力

各部门开展了一系列工作，侧重在对严重伤害，尤其是致死性伤害的预防与控制，整合各方面的力量和资源改善安全环境、提高安全意识的种种努力（见表6-4）。但是伤害的预防控制覆盖面依然比较局限，停留在“整治”的层面，这种措施容易在短期内有效，但缺乏可持续发展。对环境改造，尤其在新的道路建设、社区建设、城市规划的环境中，缺乏安全方面的考虑和设计，且地区发展不平衡。同时许多干预项目依然停留在项目层面，尚未转化成常规行动。

**表6-4 伤害预防与控制各部门资源**

| 部门 | 活　动 |
|---|---|
| 交通部门 | 2003年起公安部门根据道路交通安全法，对道路交通安全开展了专项整治活动，道路交通事故起数自2003年起由上升趋势转为下降趋势，7天内交通伤害死亡呈下降趋势 |
| 消防部门 | 从2002年起重点检查公共娱乐场所的消防安全，造成人员伤亡的火灾起数和人员伤亡数呈现下降趋势 |
| 安全生产监督管理部门 | 关闭了上万家小煤矿，对事故多发环节进行了重点监控，乡镇煤矿事故死亡人数明显下降 |
| 农业部门 | 针对高毒、剧毒性农药的生产、流通、存放和使用加强了登记管理，降低了高毒农药作为自杀工具的易获取性，有效遏止一些地区自杀的高发态势 |
| 卫生部会同劳动与保障部、国家安全监管局等9部门 | 2002年和2003年连续两年，组织开展了“有毒有害化学品生产、销售和使用专项整治工作”和“乡镇企业、农村个体工商户职业病危害专项整治工作” |
| 教育部门 | 加强了对学校师生员工有关交通伤害、溺水、中毒、事故灾害预防等安全知识、防范技能的宣传教育工作 |
| 卫生部门 | 在社区等地组织开展了针对道路交通伤害、溺水等重点伤害预防措施开展的宣传教育；把伤害预防控制工作纳入到已经建立或正在建立的疾病预防体系、医疗救治体系和卫生监督体系的管理之中 |
| 安全生产和建设等部门 | 倡导的中国“安全社区”建设基本要求于2006年5月1日开始实施，其内容包括了交通安全、体育运动安全、居家安全、老年人安全、工作场所安全、公共场所安全、学校安全、涉水安全、儿童安全9大方面 |
| 国务院妇女儿童工作委员会 | 在北京等地开展了以“安全家庭、安全学校（幼儿园）、安全社区”为主题的儿童伤害的预防和控制工作 |

资料来源：作者整理

### （四）交通伤害违规违章行为上升，是交通伤害死亡和发生率上升的重要原因

根据2002年、2007年行为危险因素监测报告，从2002~2007年，酒后驾驶、疲劳驾驶和无证驾驶的比例不仅没有减少，反而有所增加（图6-21）。

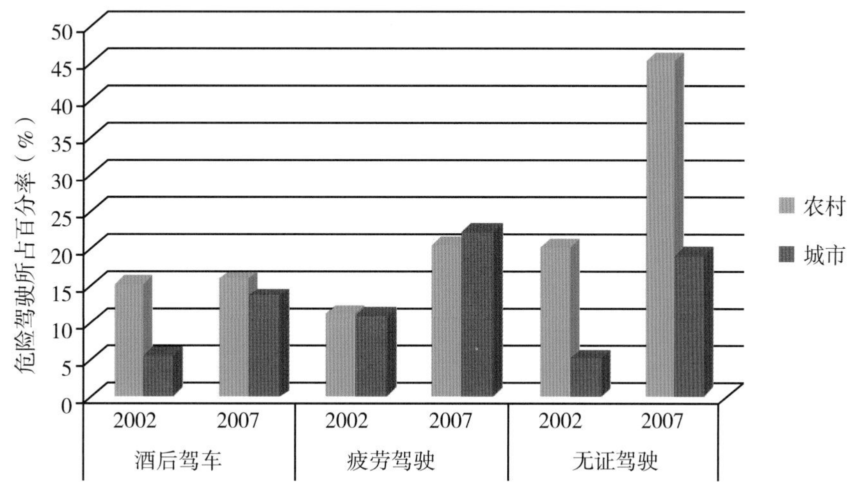


图 6-21　2002、2007 年中国慢性病及其危险因素监测人群城乡交通行为对比

数据来源：2002，2007 年行为危险因素监测，中国疾病预防控制中心

（五）医疗急救体系需进一步完善

缺乏区域内一个按照整体规划和设计的多系统、多信息、全方位的医疗急救网络信息平台和指挥调度系统。目前中国一些地区城市边缘及农村的伤害医疗急救时间长、难度大，严重影响救治的质量。同时，由于有些地区不同程度存在急救网络划分不够合理、急救到达时间长，以及院前急救和院内急救的衔接环节断链等问题。

（六）缺乏可靠的监测数据，难以客观评估伤害的疾病负担和控制的效果

依托死因登记是了解伤害死亡的重要途径，依托行为危险因素监测是了解伤害相关行为变化的主要手段，鉴于死因登记和行为危险因素监测的执行问题（在相关部分有详细描述），使近年来伤害死亡的变化情况、所导致的疾病负担，相关危险行为的变化情况不清晰，更无从判断伤害预防控制情况。

20 世纪 90 年代，关于中国人群自杀及影响因素的研究，揭示了形成中国独特自杀模式的影响因素，并提出了解决措施。但是，由于常规监测系统的中断，是否自杀模式随着社会大环境的变化发生了改变，以及自杀是否上升还是下降，争论不休。这都是由于缺乏可靠的监测数据所致，更难以客观评估伤害的疾病负担和控制效果。

各部门都有自己的信息采集系统，但部门间的信息交流更少，影响了伤害控制的研究及针对性对策措施的制定和实施。

总结：对伤害的预防控制，涉及多个部门，各部门也做了许多工作，但是在政府层面缺乏协作工作机制。把伤害作为一个重要的公共卫生来对待，在卫生部门还未达成共识。公共卫生系统对如何参与到伤害控制中，即职责和功能定位还不清楚。监测体系运转机制、数据采集质量、数据共享、数据利用都需要加强。

# 参 考 文 献


1. Baker SP，O'Neill B，Karpf RS. The injury fact book，Lexington，MA，Lexington Books，1984.
2. International statistical classification of diseases and related health problems，tenth version. Volume 1：Tabular list. Volume 2：Instruction manual. Volume 3：Index. Geneva，World Health Organization，1992-1994.
3. 王声涌. 伤害流行病学研究的内容与方法，预防医学文献信息，1998，4（3）：299-300.
4. WHO Injuries and Violance，The Facts，http://whqlibdoc.who.int/publications/2010/9789241599375_eng.pdf.
5. WHO，World report on Child injury prevention：summary，Geneva，2008，http://whqlibdoc.who.int/hq/2008/WHO_NMH_VIP08.01_chi.pdf.
6. Rahman A et al. Bangladesh health and injury survey：report on children. Dhaka，Bangladesh Ministry of Health，Institute of Child and Mother Health，United Nations Children's Fund，TheAlliance for Safe Children，2005.
7. The prevention of accidents in childhood. Report of a seminar，Spa，Belgium 16-25 July 1958. Copenhagen，World Health Organization Regional Office for Europe，1960.
8. Linnan M et al. Child mortality and injury in Asia：survey results and evidence. Florence，UNICEF Innocent Research Centre，2007（http://www.unicef-irc.org/publications/pdf/iwp_2007_06.pdf，accessed 21 January WORLD REPORT ON CHILD INJURY PREVENTION 23 2008）.（Innocenti Working Paper 2007-06，Special series on child injury No. 3）.
9. 卫生部疾病预防控制局、卫生部统计信息中心、中国疾病预防控制中心，中国伤害预防报告，人民卫生出版社，2007 北京.
10. 王黎君，胡楠，万霞，等. 1991~2005 年中国人群伤害死亡状况与变化趋势，中国预防医学杂志，2010. 4.
11. Jiaying Zhao，Edward Jow-Ching Tu，Christine McMurray，et al Rising mortality from injury in urban China：demographic burden underlying causes and policy implications，Bull World Health Organ，2012；90：461-467.
12. 杨功焕，马杰民，王黎君. 四个农村地区人群伤害调查. 中华流行病学杂志. 2004；25（3）：204-208.
13. 卫生部疾病控制局，中国疾病预防控制中心. 卫生部统计信息中心. 中国伤害预防报告. 北京：人民卫生出版社，2009.
14. 杨功焕，周脉耕，黄正京，等. 1991~2000 年中国人群伤害死亡的流行趋势和疾病负担. 中华流行病学杂志，2004，25（3）：3-8.
15. Jiaying Zhao，Edward Jow-Ching Tu，Christine McMurray，et al Rising mortality from injury in urban China：demographic burden underlying causes and policy implications，Bull WorldHealthOrgan，2012，90：461-467.
16. Linnan，Michael，et al.，'Child Mortality and Injury in Asia：Survey results and evidence'，Innocenti Working Paper 2007-06，Special Series on Child Injury No. 3. UNICEF Innocenti Research Centre，Florence，2007.
17. 曾光，耿立田，荆瑞巍，等. 北京市儿童青少年伤害流行病学调查. 中华流行病学调查，2006 年 12 月 27 卷 12 期.
18. 郭亚文，周祖华，周月芳，等. 上海市静安区学生伤害流行病学分析. 中国学校卫生，2006 年 10 月 27 卷 10 期.
19. 熊忠贵，刘筱娴，湖北部分地区 2000~2001 年 0~14 岁儿童伤害特征研究. 中国儿童保健杂志，2003 年 2 月 11 卷 2 期.
20. 张佩斌，陈荣华，邓静云. 江苏省城市和农村儿童伤害状况比较. 疾病控制杂志，2004 年 12 月 8 卷 6 期.
21. 李宁，王平，刘美娟，等. 辽宁省儿童青少年伤害现况调查. 中华疾病预防控制杂志，2007 年 6 月 11 卷 3 期.
22. 曾芳玲，林穗方，刘慧燕，等. 广州市 7 岁以下儿童意外伤害流行病学分布特征. 中国儿童保健杂志，2010 年 3 期.
23. 王虹，刘筱娴，刘一心. 深圳市 0~6 岁儿童伤害流行状况及影响因素研究. 中华疾病控制杂志，2006 年 8 月 10 卷 4 期.
24. 时颖，焦淑芳，谢瑾. 北京市城市和农村地区儿童意外伤害现况及影响因素比较. 中国疾病预防控制杂志，2004 年 12 月 8 卷 6 期.
25. 胡国清，朱松林，王琦琦，等. 中国 5 岁以下儿童非致死性伤害发生率及影响因素研究. 中华流行病学杂志，2011 年第 32 卷 8 期.
26. 世界卫生组织，世界预防道路交通伤害报告. 刘光远译 吴仪祥 校，北京：人民卫生出版社，2004，10.

27. Global status report on road safety：time for action. Geneva，World Health Organization，2009 www. who. int/violence_injury_prevention/road_safety_status/2009.

28. Global status report on road safety：time for action. Geneva，World Health Organization，2009 www. who. int/violence_injury_prevention/road_safety_status/2009.

29. Jacobs G，Aeron-Thomas A，Astrop A. Estimating global road fatalities，Growthorne，Transport Research Laboratory，2000（TRL Report，No. 445）.

30. Murray CJL，Lopez AD，eds，The global burden of disease：a comprehensive assessment of mortality and disability from diseases，injuries，and risk factors in 1990 and projected to 2020. Boston，MA，Harvard School of Public Health 1990.

31. H Naci，D Chisholm and T D Baker，Distribution of road traffic deaths by road user group：a global comparison，inj. Prev. 2009：15；55-59.

32. 中国疾病预防控制中心. 中国疾病监测系统死因监测报告. 北京：人民卫生出版社.

33. Guoqing Hu Timothy Baker；Susan P Baker，Comparing road traffic mortality rates from police-reported data and death registration data in China，Bull World Health Organ vol. 89 no. 1 Geneva Jan. 2011，http://dx. doi. org/10. 2471/BLT. 10. 080317.

34. Haddon Jr W. The changing approach to the epidemiology，prevention，and amelioration of trauma：the transition to approaches etiologically rather than descriptively based. American Journal of Public Health，1968，58：1431-1438.

35. Rumar K. Transport safety visions，targets and strategies：beyond 2000.［1st European Transport Safety lecture］. Brussels，European Transport Safety Council，1999（http://www.etsc.be/eve.htm，accessed 30 October 2003）.

36. MacKay GM. Some features of road trauma in developing countries. In：Proceedings of the International Association for Accident and Traffic Medicine Conference，Mexico，DF，September 1983. Stockholm，IAATM，1983：21-25.

37. Mohan D，Tiwari G. Traffic safety in low income countries：issues and concerns regarding technology transfer from high-income countries. In：Reflections of the transfer of traffic safety knowledge to motorising nations. Melbourne，Global Traffic Safety Trust，1998：27-56.

38. Mohan D，Tiwari G. Road safety in less motorised countries：relevance of international vehicle and highway safety standards. In：Proceedings of the International Conference on Vehicle Safety. London，Institution of Mechanical Engineers，2000：155-166.

39. World Health Organization，Global status report on road safety：time for action. Geneva，2009（http://www. who. int/violence_injury_prevention/road_safety_status/2009.

40. Lonero L et al. Road safety as a social construct. Ottawa，Northport Associates，2002（Transport Canada Report No. 8080-00-1112）.

41. Ashton SJ，Mackay GM. Car design for pedestrian injury minimisation. In：Proceedings of the Seventh Experimental Safety of Vehicles Conference，Paris，5－8 June 1979. Washington，DC，National Highway Traffic Safety Administration，1979：630-640.

42. Heiman L. Vehicle occupant protection in Australia. Canberra，Federal Office of Road Safety，1988.

43. Peek-Asa C，McArthur DL，Kraus JF. The prevalence of non-standard helmet use and head injuries among motorcycle riders. Accident Analysis and Prevention，1999，31：229-233.

44. Allsop R. Road safety：Britain in Europe. London，Parliamentary Advisory Council for Transport Safety，2001（http://www.pacts.org.uk/richardslecture.htm，accessed 30 October 2003）.

45. Traffic safety facts 2002：children. Washington，DC，Department of Transportation，National Highway Traffic Safety Administration，2002（DOT HS-809-607）.

46. Roberts I，Mohan D，Abbasi K. War on the roads［Editorial］. British Medical Journal，2002，324：1107-1108.

47. World Health Organization，GLobal Status Report on Road Safety，time for action. Geneva，2009http://whqlibdoc.who.int/publications/2009/9789241563840_eng.pdf.

48. Country Profile，China，http://www.who.int/violence_injury_prevention/road_safety_status/country_profiles/china.pdf.

49. 中华人民共和国主席令第 47 号，中华人民共和国道路交通安全法（2011 修正），http://www.chinalaw.gov.cn/article/fgkd/xfg/fl/201104/20110400338911.shtml.

50. 中华人民共和国国务院令第 405 号，中华人民共和国道路交通安全法实施条例，http://www.chinasafety.gov.cn/jiaotongyunshu/2004-06/21/content_11312.htmrevention/road_safety_status/cou ntry_profiles/china.pdf.
51. 杨功焕，中国人群死亡及其危险因素流行水平、趋势和分布. 中国协和医科大学出版社，2005 北京.
52. 中国疾病预防控制中心慢病中心，中国慢性病及其危险因素监测报告，人民卫生出版社，2007，北京.
53. 李功理，李丽萍，Mark Stevenson 等. 广州、南宁汽车安全带佩戴状况调查，中华流行病学杂志，2006 年 8 月，27（8）.
54. 张俊华，卓家同，陈娜紫. 广西摩托车驾乘人员佩戴头盔的研究，Chin J Dis. Control Prev. 2004 Dec；8（6）.
55. World Health Organization，Global status report on road safety：time for action. Geneva，2009，http://www.who.int/violence_injury_prevention/road_safety_status/2009.
56. Litman T. If health matters：integrating public health objectives in transportation planning. Victoria，BC，Victoria Transport Policy Institute，2003.
57. 北京协和医院世界卫生组织疾病分类合作中心，疾病和有关健康问题的国际统计分类（ICD-10）第一卷，世界卫生组织，人民卫生出版社，1996.
58. World Health Organization. Figures and facts about suicide. WHO，Geneva，1999.
59. World Health Organization，Evolution 1950～2000 of global suicide rates（per 100'000）http://www.who.int/mental_health/prevention/suicide/evolution/en/index.html.
60. 中国预防医学科学院，卫生部疾病控制司. 中国疾病监测系列报告（7）. 北京：人民卫生出版社，1996.
61. Phillips MR，Li XY，Zhang YP，Suicide rates in China：1995-1999，Lancet，2002，359：835-840.
62. Phillips MR，Yang GH，Risk factors for suicide in China：a national case-control psychological autopsy study. Lancet. 2002 Nov 30；360（9347）：1728-36.
63. Conwell Y，Duberstein P，Cox C，Herrmann J，Forbes N，Caine E. Relationships of age and axis I diagnoses in victims of completed suicide：A psychological autopsy study. Am J Psychiatry. 1996；153：1001-1008.
64. Law S，Liu P，Suicide in China：unique demographic patterns and relationship to depressive disorder. Curr Psychiatry Rep. 2008 Feb；10（1）：80-6.
65. Zhang J Li Z，Suicide Means Used by Chinese Rural Youths，Nerv Ment Dis. 2011 Jun；199（6）：410-5.
66. Yip PS，Liu KY，Hu J，et al Suicide rates in China during a decade of rapid social changes. Soc Psychiatry Psychiatr Epidemiol. 2005 Oct；40（10）：792-8. Epub 2005 Oct 7.
67. Blum R，Sudhinaraset M，Emerson MR Youth at risk：suicidal thoughts and attempts in Vietnam，China，and Taiwan. J Adolesc Health. 2012 Mar；50（3 Suppl）：S37-44.
68. Shah AJA replication of the relationship between elderly suicides rates and elderly dependency ratios：a cross-national study. Inj Violence Res. 2010 Jan；2（1）：19-24. doi：10.5249/jivr. v2i1.44.
69. Yang GH，Micheal R. Philips，MG Zhou，et al，Understanding the unique Characteristics of Suicide in China：National Psychlogical Autopsy Study，Biomedical and Environmental Sciences 18，379-389（2005）.
70. Patel V，Ramasundarahettige C，Vijayakumar L，et al，Suicide mortality in India：a nationally representative survey Lancet. 2012 Jun 23；379（9834）：2343-51.
71. Chen YY，Wu KC，Yousuf S，et al Suicide in Asia：opportunities and challenges. Epidemiol Rev. 2012 Jan；34（1）：129-44. Epub 2011 Dec 7.
72. Idris AH et al. Recommended guideline for uniform reporting of data from drowning：the "Utstein style". Resuscitation，2003，59：45-57.
73. WHO，实况报道 第 347 号，2010 年 11 月，http://www.who.int/mediacentre/factsheets/fs347/zh/.
74. Linnan M et al. Child mortality and injury in Asia：survey results and evidence. Florence，UNICEF Innocenti Research Centre 2007（http：//www. unicef-ire. org/publications/pdf/iwp _ 2007 _ 06.pdf. accessed 21 January 2008）.（Lnnocenti Working Paper2007_06，Special Series onchild Injury No. 3）..
75. WHO，UNICEF，World report on child injury prevention，edited by Margie Peden，Kayode Oyegbite et al，Geneva，2005，ISBN 978 92 4 156357 4.
76. Corso P et al. Incidence and lifetime costs of injuries in the United States. Injury Prevention，2006，12：212-218.

77. Ellis AA, Trent RB. Hospitalizations for near drowning in California: incidence and costs. American Journal of Public Health, 1995, 85 : 1115-1118.

78. Mitchell RJ et al Farm-related fatalities involving children in Australia, 1989-1992. Australia and New Zeland Journal of Public Health, 2001, 25 : 307-314.

79. Drownings and other water-related injuries in Canada 1991-2000. Ottawa, Canadian Red Cross, 2003http://www.redcress.ca/cmslib/general/10drwn_english.pdf.

80. WHO, World report on child Injury prevention, edited by Margie Peden et al. ISBN 978 92 4 156357 4.

81. Meyer RJ, Th eodorou AA, Berg RA. Childhood drowning. Pediatrics in Review, 2006, 27 : 163-169.

82. 中国卫生部，中国疾病预防控制中心. 中国儿童伤害报告. 孔灵芝 梁晓峰 主编.

83. Ma WJ, Nie SP, Xu HF et al An analysis of risk factors of non-fatal drowning among children in rural areas of Guangdong Province, China: a case-control study. BMC Public Health. 2010 Mar 25; 10 : 156.

84. 李秀婷. 谁“谋杀”了戏水孩童. http://news.hexun.com/2012-08-15/144765567.html?from=rss.

85. Falls. Geneva, World Health Organization, Violence and Injury Prevention and Disability Department, http://www.who.int/violence_injury_prevention/other_injury/falls/en/index.html, accessed 20 March 2008.

86. WHO，实况报道，344 号，2010 年 8 月，http://www.who.int/mediacentre/factsheets/fs344/zh/index.html.

87. Khambalia A et al. Risk factors for unintentional injuries due to falls in children aged 0-6 years: a systematic review. Injury Prevention, 2006, 12 : 378-385.

88. Bartlett SN. Th e problem of children's injuries in lowincome countries: a review. Health Policy and Planning, 2002, 17 : 1-13.

89. Morrison A, Stone DH. Unintentional childhood injury mortality in Europe 1984-93: a report from the EURORISC Working Group. Injury Prevention, 1999, 5 : 171-176.

90. A league table of child deaths by injury in rich countries (Innocenti Report Card No. 2). Florence, UNICEF Innocenti Research Centre, 2001 (http://www.unicef-icdc.org/publications/pdf/repcard2e.pdf, accessed 22 January2008).

91. Linnan M et al. Child mortality and injury in Asia: survey results and evidence. Florence, UNICEF Innocenti Research Centre, 2007 (http://www.unicef-irc.org/publications/pdf/iwp_2007_06.pdf, accessed 21 January2008).

92. Hyder AA et al. Falls among children in the developing world: a gap in child health burden estimations? Acta Paediatrica, 2007, 96 : 1394-1398.

93. Del Ciampo LA et al. Incidence of childhood accidents determined in a study of home surveys. Annals of Tropical Paediatrics, 2001, 21 : 239-243.

94. Savitsky B et al. Variability in pediatric injury patterns by age and ethnic groups in Israel. Ethnicity and Health, 2007, 12 : 129-139.

95. WHO World report on child injury prevention/edited by Margie Peden et al. ISBN 978 92 4 156357 4.

96. WHO, WHO global report on falls prevention in older age, ISBN 978 92 4 156353 6.

97. Blake A et al. (1988). Falls by elderly people at home: prevalence and associated factors. Age Ageing, 17 : 365-372.

98. Downton JH, Andrews K (1991). Prevalence, characteristics and factors associated with falls among the elderly living at home. Aging (Milano), 3 (3) : 219-28.

99. The University of York (2000). The economic cost of hip fracture in the U. K., Health Promotion, England.

100. Nurmi I., Luthje P (2002). Incidence and costs of falls and fall injuries among elderly in institutional care. Scandinavian Journal of Primary Health Care, 20 (2) : 118-122. ren's injuries in lowincome countries: a review. Health Policy and Planning, 2002, 17 : 1-13.

101. Hendrie D et al. (2003). Injury in Western Australia: The health system costs of falls in older adults in Western Australia. Perth, Western Australia, Western Australian Government.

102. Rubenstein LZ (2006). Falls in older people: epidemiology, risk factors and strategies for prevention. Age Ageing, 35-S2: ii37-ii41.

103. Stevens JA et al. (2007). Fatalities and Injuries From Falls Among Older Adults, United States, 1993-2003 and 2001-2005. Journal of the American Medical Association, 297 (1) : 32-33.

104. Division of Aging and Seniors, PHAC. Canada (2005). Report on senior's fall in Canada. Ontario, Division of Aging and Seniors. Public Health Agency of Canada.

105. 陈竺主编. 中华人民共和国卫生部，全国第三次死因流行病学调查，北京：人民卫生出版社，2009.

106. Jiangxi injury survey: child injury report. Jiangxi, Jiangxi Center for Disease Control, Th e Alliance for Safe Children, UNICEF-China, Jiangxi Provincial Health Bureau, Chinese Field Epidemiology Training Program, 2006.

107. 熊忠贵，刘筱娴. 湖北部分地区 2000~2001 年 0~14 岁儿童伤害特征研究. 中国儿童保健杂志，2003 年 2 月，11 卷 2 期.

108. Kwan MM, Close JC, Wong AK et al Falls incidence, risk factors, and consequences in Chinese older people: a systematic review, J Am Geriatr Soc. 2011 Mar; 59 (3): 536-43.

109. Yu PL, Qin ZH, Shi J, et al Prevalence and related factors of falls among the elderly in an urban community of Beijing. Biomed Environ Sci. 2009 Jun; 22 (3): 179-87.

110. 国家统计局. 第六次全国人口普查主要数据发布. http://www. stats. gov. cn/zgrkpc/dlc/yw/t20110428_402722384.htm.

# 第七章　与健康相关的行为

吸烟、身体活动不足、膳食不合理、过量饮酒、不安全性行为都属于会给健康带来危害的行为，前4项与慢性病的发生有着密切关系，这些因素的长期积累，导致发生血压升高、血脂异常、超重肥胖等生理生化改变，最终导致冠心病、脑卒中、癌症、慢性呼吸系统疾病和糖尿病等主要慢性病（估计各类高危危险因素人数见表7-1）。根据2010年《全球成人烟草流行病学调查-中国报告》，中国吸烟人数超过3亿，15岁以上人群吸烟率为28.1%，其中成年男性吸烟率高达52.9%，被动吸烟人数高达7.4亿。不安全性行为导致非意愿妊娠、艾滋病和性病的发生。

表7-1　高血压、超重、肥胖和吸烟年龄别标化率（2002）

| | 年龄别标化率 | 与最近一次调查相比，平均增长速度 | 外推人数# |
|---|---|---|---|
| 高血压* | 17.7 | 2.67%△ | 177 000 000 |
| 超重 | 17.6 | 3.23%☆ | 218 000 000 |
| 肥胖 | 5.6 | 5.43%☆ | 68 000 000 |
| 现在吸烟者* | 28.2 | -2.91%※ | 303 000 000 |
| 男性现在吸烟者* | 53.2 | -3.01%※ | 290 000 000 |
| 女性现在吸烟者* | 2.2 | -8.26%※ | 13 000 000 |
| 被动吸烟者* | 52.2 | -0.49%※ | 530 000 000 |

数据来源：高血压、超重和肥胖参考文献；烟草使用参考文献

*15岁以上人群

#根据调查所得的暴露率，估计全人群中暴露于相应危险因素的人数

△与1991年全国高血压调查比较的结果

☆与1992年全国营养与健康调查比较的结果

※与1996年全国吸烟行为流行病学调查比较的结果

## 第一节　吸烟与暴露于二手烟

烟草使用包括吸食卷烟以及许多无烟烟草制品。烟草是一种具有悠久历史的植物。据考古发现，在原始社会时期美洲居民就开始咀嚼烟草。始建于公元432年，位于墨西哥南部奇阿帕斯州（Chiapas）一座神殿的浮雕被公认为世界上最古老的吸烟图，浮雕上描述了玛雅神职人员身着礼服吸着管状烟斗的情景。

1492年10月12日，哥伦布率探险队在圣萨尔瓦多岛登陆，发现了美洲大陆，而且发现了烟草，并将烟草带回了欧洲；哥伦布之后的新大陆探险者不断将烟草传到欧洲，引起了西方社会的广泛注意，而且人们很快就发现了烟草的商业价值。随着通往美洲航道的开通，欧美大陆之间的往来日益频繁，烟草和烟草种子被带进了欧洲，并且不断被传播到世界上的其他地方。

1881年，弗吉尼亚詹姆斯·邦萨克（James Bonsack）发明世界第一台制造卷烟的机器。每天可生产12万支卷烟，是手工卷制效率的40倍。卷烟机器的出现彻底改变了卷烟工业的生产方式，使得卷烟工业大批量大规模的生产方式最终形成，也促使卷烟成为其他任何烟草制品所无法比拟的最重要的烟草制品。1913年美国R·J·雷诺士公司独创了一种混合型卷烟，即骆驼牌卷烟。20世纪60年代，滤嘴型卷烟的问世是卷烟发展史的重要里程碑。

现在人们使用的烟草制品包括很多种形式，其中卷烟是世界上最流行的烟草制品。目前有过滤嘴的卷烟比没有过滤嘴的更加普遍。其次是手卷烟、雪茄在世界范围内也十分普遍。中国的农村地区，特别在年龄较大的人群中使用烟丝较为普遍，这些烟丝都是利用水烟袋、烟斗或手卷的方式吸入。这里指的烟草使用包括上述所有烟草制品的使用。1996年的调查显示，90%以上人们吸卷烟，80%人们吸带过滤嘴的卷烟。在东部和南方地区农村，还有少数人特别是年龄大的人使用烟斗，20%的中老年妇女也吸烟斗。在北方人们使用烟丝自制卷烟（手卷烟）。目前世界上，有12亿吸烟者和几亿无烟烟草使用者。最流行的无烟烟草制品是鼻烟。中国人群中吸食无烟烟草制品的比例十分低，本节仅描述中国人群吸烟，以及相应产生的二手烟暴露情况。

吸烟必然会产生烟草烟雾。烟草烟雾是由复杂的有机物、烟草、加上各种添加剂和纸，在高温作用下产生的。这种烟雾由很多种气体和微粒组成，包括很多能引起组织炎症、致癌以及其他危及身体健康的毒性成分。吸烟者通过烟头直接吸入的烟雾称为主流烟，而非吸烟者在吸烟环境中会吸入烟草烟雾，一种由烟草不完全燃烧形成的侧流烟和吸烟者呼出的烟雾组成的混合气体，这种情况被称为暴露于环境烟草烟雾，又称为被动吸烟，近年来习惯称为吸二手烟。环境中暴露的烟草烟雾的浓度远远低于吸烟者吸入的主流烟，而且性质介入主流烟和环境中的烟雾之间。大量的科学文献描述了烟雾中的毒性成分，包括氢氰化物、一氧化碳、氮氧化物。通过动物实验、生物标记等大量的实验证明，烟雾中的毒性成分会引起组织变性、损害酶的活性和细胞发育。

无论吸烟者还是二手烟烟雾暴露者，吸入的烟雾均通过肺的小气道和肺泡，有些成分如一氧化碳，进入循环系统，遍布全身。另外，摄入的苯并芘直接进入上呼吸道和肺泡的细胞。某些致癌物通过代谢转化具有活性。泌尿生殖系统在排泄这些毒性成分时受到影响，胃肠道由于其中毒性成分的直接沉淀作用而受其害。因此说烟草导致了人体多器官和多系统的损害。经检查证明，一个20岁的年轻吸烟者肺部的小气道已经出现了永久性的损害。利用分子生物学和细胞生物学的工具，已经发现一种烟雾中的致癌物与p53基因的某些位点结合。p53基因突变是导致肺癌的主要病理基础。

在过去50年中，已有上万个科学研究从不同角度证明烟草使用和二手烟暴露是肺癌、慢性呼吸系统疾病、冠心病、脑卒中等多种疾病发生和死亡的重要危险因素。开始吸烟年龄和吸烟量与死亡率呈现明显的剂量反应关系，开始吸烟的年龄越早、吸烟量越大，死亡率越高。20岁以前吸烟，4个吸烟者中就会有1个死于烟草有关疾病。

与其他很多立竿见影的影响健康的危险物质不同，因吸烟引发的疾病通常数年甚至数十年后方才显现出来。烟草的危害在吸烟历史较长的发达国家表明，烟草流行高峰后 30 年，吸烟归因死亡才会达到高峰（WHO. MPOWER 扭转烟草流行系列政策. 2008：14）。中国等发展中国家目前还处于烟草流行的早期阶段，因此关注中国人群吸烟和二手烟暴露的变化趋势十分重要。

## 一、吸烟流行水平的变化

了解人群中的吸烟流行水平往往是通过问卷调查来完成。随着时间的推移，吸烟者的定义也发生了一些变化。中国进行的 4 次与吸烟行为相关的全国性调查所用的定义有少许差别。1984 年和 1996 年全国吸烟行为的流行病学调查定义吸烟者为：一生中连续或累计吸烟 6 个月或以上者；定义现在吸烟者为符合吸烟者条件，在调查时过去 30 天内吸烟的人。1996 年的调查同时测试了美国行为危险因素监测中确立吸烟者的定义，即“过去一生中吸烟达到 100 支的人”为吸烟者。这两个定义的测试结果显示，人群吸烟率相差不超过 1%，故 2002 年全国行为危险因素调查使用了和全世界有关吸烟调查相同的定义，即“过去吸烟达到 100 支的人”为吸烟者；现在吸烟者的定义依然为调查时过去 30 天内正在吸烟的人。2010 年全球成人烟草调查（GATS-中国）的定义与 2002 年使用的定义相比更加严格，即过去一生中吸过烟的人，称为吸烟者；调查期间正在吸烟的人则为现在吸烟者。这些定义虽然有所不同，但由于吸烟是一种成瘾性行为，只要开始吸烟，很少吸几支烟就停住的，所以这些定义测量的吸烟者的率差别很小。

### （一）中国人群烟草消费水平和变化趋势

20 世纪初，随着烟叶种植和卷烟的生产，很多著名电影明星为烟草公司做广告，吸烟逐渐被中国社会接受并成为一种时髦行为。

1949 年后，英美烟草公司等外国烟草公司离开中国，中国的卷烟生产量在很低的水平，只有 800 亿支，1951 年为 1000 亿支（200 万箱）。自 50 年代以后，烟草生产量逐年递增，1968 年以前，卷烟产量在 2500 亿支（500 万箱）；1968～1979 年，烟草生产量缓慢上升，1979 年的烟草生产量达到 6500 亿支（1300 万箱）；1980～1990 年为快速增长期，1990 年烟草生产量达到 16300 亿支（3260 万箱）；1991 到现在为平稳期，尤其 1996 年以后产量基本保持不变，2001 年的烟草生产量与 1996 年基本相同，为 17000 亿支（3400 万箱）。中国的烟草销售量大约为生产量的 98%～99%，而且基本在国内市场销售。2000 年后，中国的卷烟产业有很大的发展，2010 年卷烟的销售量增长到 23752.7 亿支，与 2000 年相比增长了近 40%（图 7-1），并开始出口国外，成为世界上最大的烟草生产国和消费国。

根据以上数据进行估计，日人均烟草消费量：50 年代为 1 支、70 年代为 2 支、80 年代为 4.3 支、90 年代为 5 支。这个估计与 1996 年吸烟流行病学调查结果估计吸烟者（占总人群的 1/3）平均吸烟量 15 支相吻合。2007 年后上升到 5.5 支以上，由此表明目前中国吸烟水平呈上升趋势。

### （二）中国人群烟草流行水平和变化趋势

过去 20 年，男性吸烟率一直处于比较高的水平，4 次全国性调查（1984 年、1996 年、2002 年和 2010 年）分别为 61%、63%、57%和 53%。根据 2010 年 GATS 调查结果估计，中

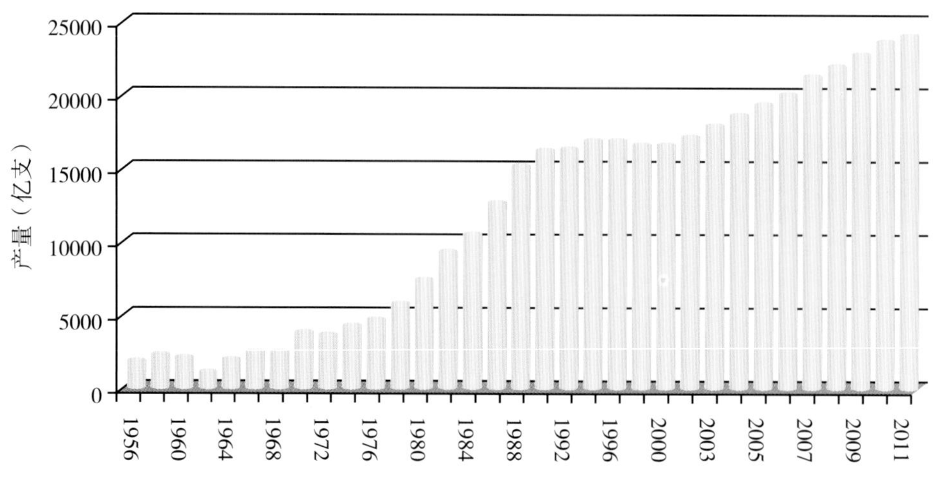


图 7-1 中国烟草业不同年份卷烟生产量

数据来源：中国产业报告网 www. chinairr. org/data/d08/201007/01-46830. html 烟草在线等

国男性吸烟者总数达 3.4 亿，现在吸烟者 2.9 亿；女性总吸烟率为 3.1%，现在吸烟率为 2.4%，女性吸烟者总数为 1639 万，现在吸烟者 1046 万。总吸烟人数为 3.56 亿，较 2002 年调查结果有所上升，现在吸烟者人数仍然为 3.0 亿，与 2002 年相比没有变化。

2010 年的数据与 1996 年及 2002 年数据相比，男性吸烟率经年龄标化后表明没有变化（表 7-2）。男性吸烟率一直处于高平台期；女性吸烟率仍处于相对较低的水平。

**表 7-2 不同年份 15~69 岁人群现在吸烟率（GATS-中国，2010）**

| 现在吸烟率（%） | 1996 | 2002 | 2010 | 1996~2002 年下降比例（%） | 2002~2010 年下降比例（%） |
|---|---|---|---|---|---|
| 男性（未标化） | 63.0 | 57.4 | 54.0 | 0.93 | 0.43 |
| 女性（未标化） | 3.8 | 2.6 | 2.1 | 0.20 | 0.06 |
| 城市（未标化） | 31.8 | 25.0 | 27.1 | 1.13 | -0.26 |
| 农村（未标化） | 36.9 | 33.0 | 30.0 | 0.65 | 0.38 |
| 合计（未标化） | 35.3 | 31.1 | 28.7 | 0.70 | 0.30 |
| 合计（标化） | 33.7 | 28.5 | 27.9 | 0.87 | 0.08 |

数据来源：中国预防医学科学院、中华人民共和国卫生部疾病控制司、中国吸烟与健康协会，全国爱国卫生运动委员会办公室，1996 年全国吸烟行为的流行病学调查，中国科学技术出版社，1997，8 月

杨功焕著，中国人群死亡及其危险因素流行水平、趋势和分布，中国协和医科大学出版社，2005，8 月

中国疾病预防控制中心，2010 全球成人烟草调查——中国报告，中国三峡出版社，2011，11 月，北京

在第一批开展 GATS 调查的部分国家中，中国男性现在吸烟率最高。根据 WHO 公布的各国人群男性吸烟率，在 130 多个国家中中国位居第 8 名（图 7-2，图 7-3），从 1984 年以来，中国男性吸烟率一直属于世界上最高的几个国家之一。而一些发达国家，从 20 世纪五六十年代以来吸烟率一直呈持续下降。

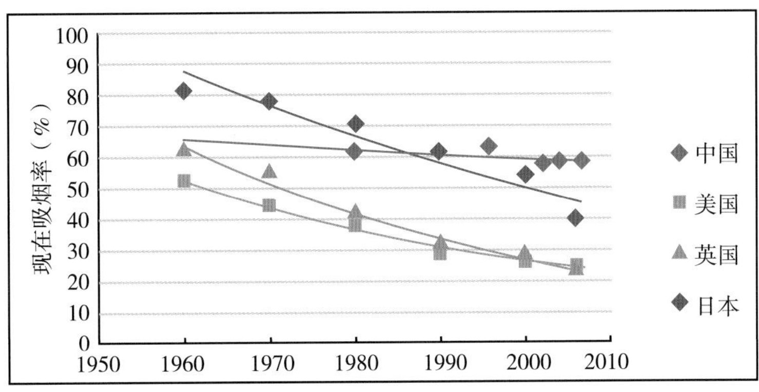


图 7-2　世界各国男性吸烟率变化趋势（1960~2007）

数据来源：作者根据各国数据作图

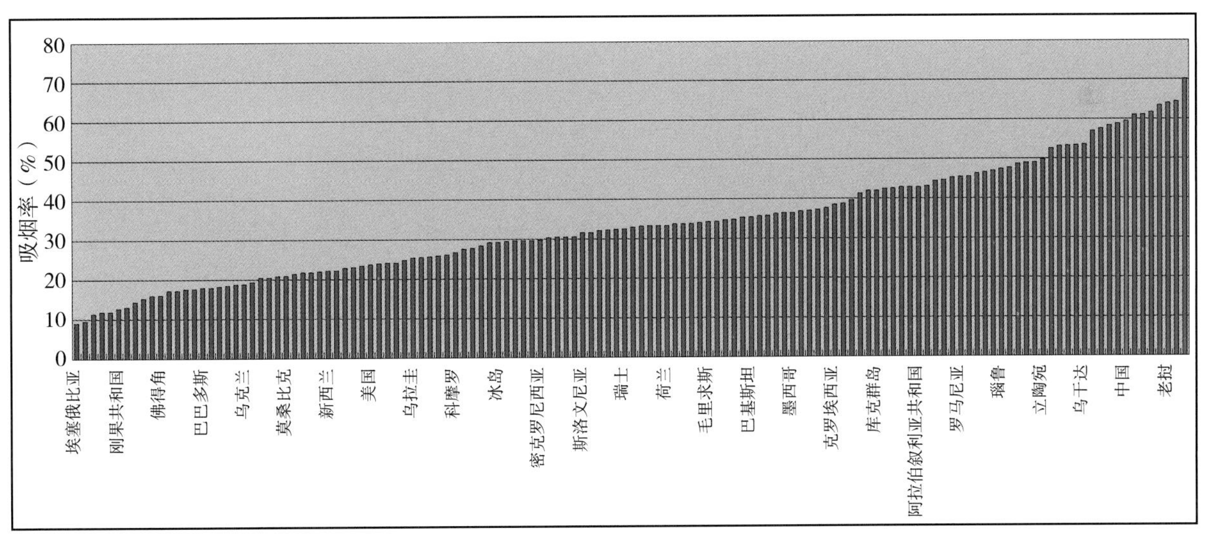


图 7-3　2006 年 136 个国家男性人群现在吸烟率

数据来源：WHO　World Health Statistics，2010

1. 不同年龄人群烟草流行水平　1996 年、2002 年和 2010 年三次全国调查相比，1996~2002 年，除低年龄组人群外，多数年龄组人群吸烟率均出现不同程度的下降；而 2002~2010 年，40~59 岁年龄组人群现在吸烟率出现上升趋势；虽然女性总体吸烟水平仍相对较低，但年轻女性吸烟水平出现上升趋势（图 7-4-1，图 7-4-2）。

2. 不同教育水平人群烟草流行情况　无论男性或女性，教育程度越高吸烟水平越低。2010 年，大专及以上教育程度的男性人群现在吸烟率为 40.3%，而文盲半文盲及小学教育水平的男性现在吸烟率分别为 55.7%及 57.3%。与既往数据相比（图 7-5），1996~2002 年，不同教育水平男性人群的现在吸烟率均有所降低，但高教育水平男性人群吸烟率的下降并不比低教育水平人群更明显；2002~2010 年，各教育水平人群的现在吸烟率继续呈现下降趋势。

不同教育水平人群，2002~2010 年吸烟率下降幅度都低于 1996~2002 年的下降幅度，尤以低教育水平人群变化幅度更小。城市人群吸烟率也呈上升趋势。

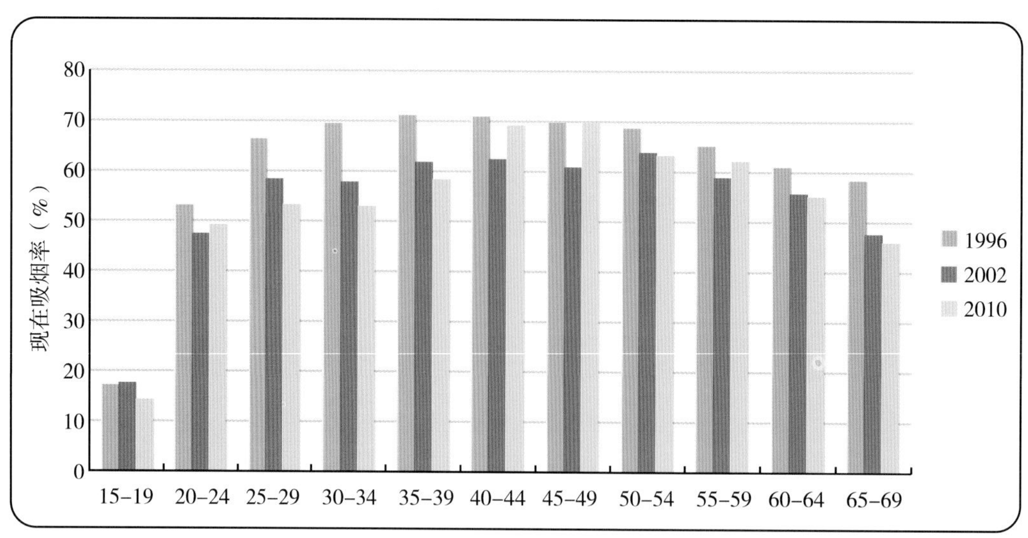


图 7-4-1 不同年份男性人群现在吸烟年龄专率（%）

数据来源：1996、2002、2010 年全国吸烟流调 2010 年为全球调查——中国报告

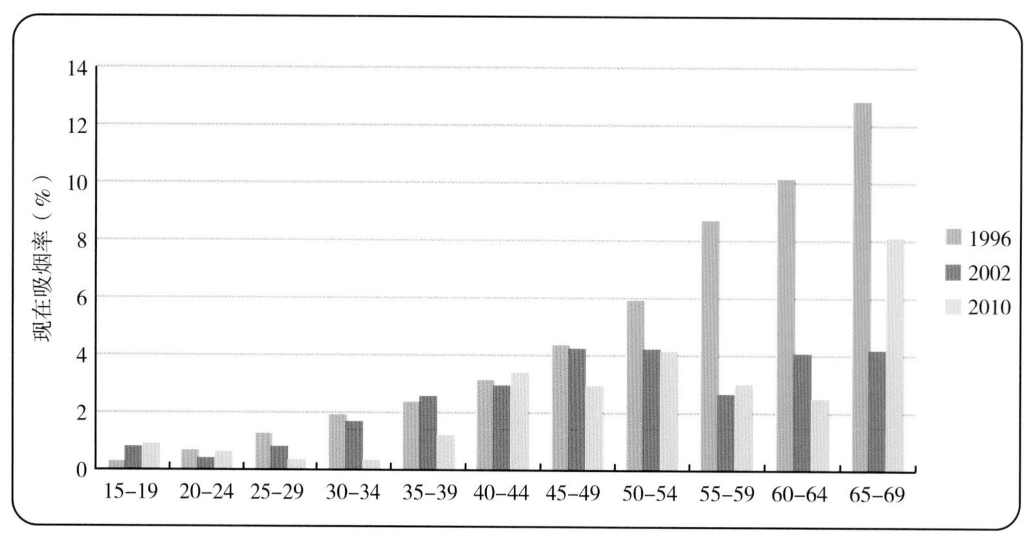


图 7-4-2 不同年份女性人群年龄别现在吸烟率（%）

数据来源：1996、2002、2010 年全国吸烟流调；2010 年调查来自全球成人吸烟流调——中国报告

3. 不同职业人群吸烟状况　在 2002～2010 年除了男性医生和教师的吸烟率下降幅度较为明显外，男性农民和干部的吸烟率下降微弱，男性工人吸烟率甚至呈上升趋势（图 7-6）。

4. 中国青少年人群烟草流行水平　2005 年在全国 18 个省进行了中国青少年健康相关/危险行为调查，按照国际公认的青少年尝试吸烟率和现在吸烟率的定义，即青少年尝试吸烟率：曾经尝试过吸烟（即使只吸过一两口）的发生率；青少年现在吸烟率：在过去 30 天吸过完整一支烟的发生率。中国 13～18 岁青少年中，尝试吸烟率和现在吸烟率分别为 32.4%和 11.5%。据此估计，13～18 岁青少年尝试吸烟者约 4000 万，现在吸烟者约 1500 万。

中国青少年开始吸烟呈低龄化趋势。2005 年调查显示，在曾经吸过烟的男女生中，13

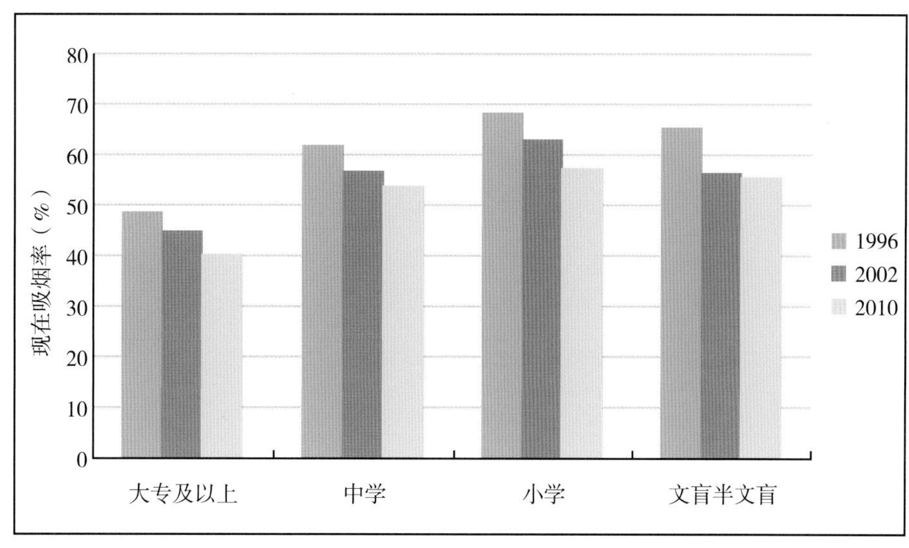


图 7-5　中国不同教育水平男性现在吸烟率（%）

数据来源：1996、2002、2010 年全国吸烟流调；2010 年调查来自全球成人吸烟调查——中国报告

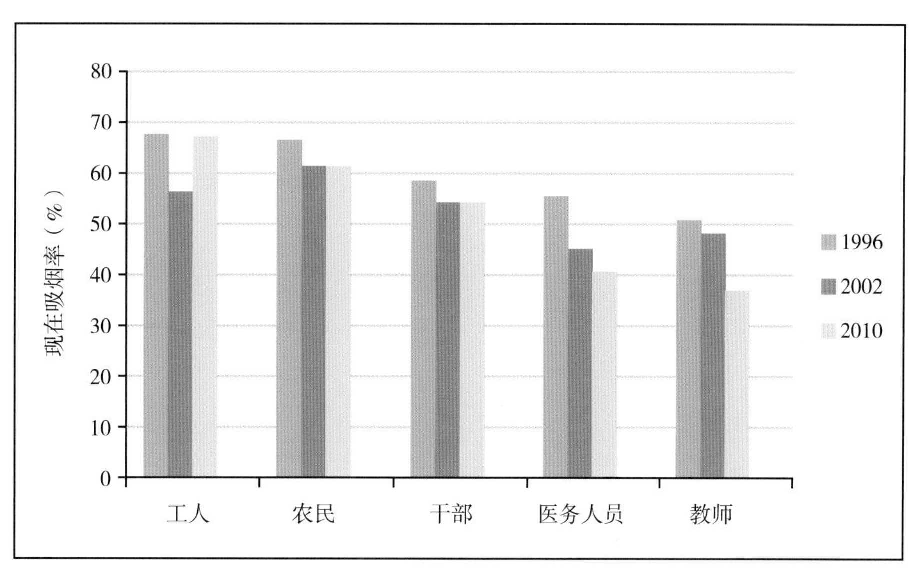


图 7-6　中国 5 种职业男性现在吸烟率（%）

数据来源：1996、2002、2010 年全国吸烟流调；2010 年调查来自全球成人吸烟调查——中国报告

岁前吸完一整支烟的比例分别为 66. 8%和 68. 2%，与 1998 年调查结果相比，13 岁前吸完一整支烟的比例增加了 15%，说明开始吸烟年龄越来越早。

## 二、烟草成瘾和戒烟

戒烟能够改善烟草带来的健康危害，即使在老年。但是戒烟并不容易，很多吸烟者尝试过多次戒烟，但都失败了。戒烟是一个复杂的、受多因素影响的过程。尼古丁依赖是戒烟失败的最主要原因，尼古丁是所有烟草中的基本成分，也是人们吸食烟草的基本原因。吸入尼古丁使人们产生欣快感，长期吸食尼古丁能够导致耐药性和生理依赖，使吸烟者对同样剂量的尼古丁产生的欣快感降低，因而吸烟量会逐渐增大。当减少尼古丁的吸入量，或者停止吸入尼古丁，会产生生理上的不适，这种不适被称为“戒断症状”。戒烟导致的戒断症状，包括对卷烟的渴求，注意力很难集中，思维中断，烦躁，脑功能受到损害。这些症状也可在其他物质滥用的患者中见到。尼古丁的戒断症状常常在戒烟1~2周内达到高峰，往往持续3~4周。周围环境，特别是医务人员的协助与劝导，对吸烟者的戒烟意愿和戒烟行为以及戒烟成功的比例都有重要影响，而戒烟时使用的方法对戒烟成功与否也有重要影响。戒烟药物、咨询可提高戒烟成功率。如果戒烟时不使用上述方法，仅凭吸烟者的意志力，戒烟成功率则相对较低。利用各年代的调查数据，使用打算戒烟率、戒烟率和复吸率描述中国人的戒烟行为。

### （一）戒烟动力学

戒烟是一个动态过程，很多人实际上在吸烟和不吸烟中摇摆。一个吸烟者能够成功戒烟，是由吸烟到不吸烟的逐步变化的结果。戒烟包含几个阶段，阶段变化模型很好地解释了人们的戒烟行为。按照阶段变化模型，所有吸烟者可以归纳为以下几类：“无打算戒烟”，即无任何戒烟想法，或者虽然认为应该戒烟，但是并没有把戒烟提到议事日程上来，简单地说，并没有打算在未来6个月内准备戒烟；“打算戒烟”，即准备在未来半年内戒烟；“戒烟准备阶段”，即认真准备在未来30天内戒烟；“行动阶段”，吸烟者已经放弃吸烟，但是还不到6个月；“维持阶段”，指当戒烟已经超过6个月；“戒烟成功”，指戒烟已经超过两年。有的戒烟者在“行动阶段”或在“维持阶段”失败，又开始吸烟，称为“复吸”。

1996年中国吸烟行为调查，按照吸烟动力学详细描述了中国人群的戒烟模式。根据对45 995例吸烟者的回答，72.0%的吸烟者没有任何戒烟打算，仅有15.7%打算戒烟，目前正在戒烟的人占全部吸烟者的9.5%，而另外的10.6%曾经戒过烟但是失败了，在调查时已经又吸烟了，只有3.5%的吸烟者戒烟成功。这种模式在不同年龄段有所不同，打算戒烟、戒烟和戒烟成功的比例随着年龄增大而增加。这种比例在不同的职业和教育水平人群中有所不同。一般来说，教育水平越高，或专业技术人员，打算戒烟、戒烟和戒烟成功的比例都比较高，而在低教育程度，以及农民、工人、流动人口这种比例很低。但有必要提到的是，在1996年国家干部虽然教育程度较高但是戒烟愿望和戒烟率比例也较低。戒烟的主要原因是已经患病，66%的戒烟者报告已经生病，少数人由于吸烟者家庭的反对或经济原因戒烟。

2002年调查结果表明，戒烟比例有所上升，11.5%的吸烟者已经放弃吸烟，这些戒烟者中有66.7%已经戒烟2年以上，另外12.6%开始戒烟，未达到6个月，其余的20.7%戒烟时间在6个月到2年之间。与1996年调查结果相比，戒烟率有提高，从9.42%上升到11.5%，特别是戒烟超过2年以上的比例在增加，从38%上升到66.7%。但与此同时，复吸的比例也增加（其原因在后面还会讨论）。

2010年全球成人吸烟流行病学调查，通过询问每日吸烟者每天吸第一支烟的时间测量吸烟者尼古丁成瘾的情况。一般来说，每天醒后吸第一支烟的时间越短，成瘾性越严重。调查结果表明，50.3%的每日吸烟者每天醒后30分钟以内吸第一支烟。45~64岁吸烟者每天醒后5分钟内吸第一支烟的比例最高，达31.0%，在30分钟以内的比例达58.2%。2010年中国所有吸烟者中，戒烟率为16.9%，戒烟人数为5746万，戒烟率比2002年有所增加，与此同时复吸率也在上升。还有44.9%的吸烟者不打算戒烟（图7-7）。

城市和农村吸烟者戒烟的比例分别为14.15%和10.85%，城市高于农村。戒烟成功的比例城市也高于农村。

综上所述，1996~2010 年，戒烟的比例明显增多，较 2002 年增加了 1500 万，但是复吸的比例也在增加；2002~2010 年，复吸比例依然很高，没有下降，不打算戒烟者的比例仍占吸烟者的一半左右。

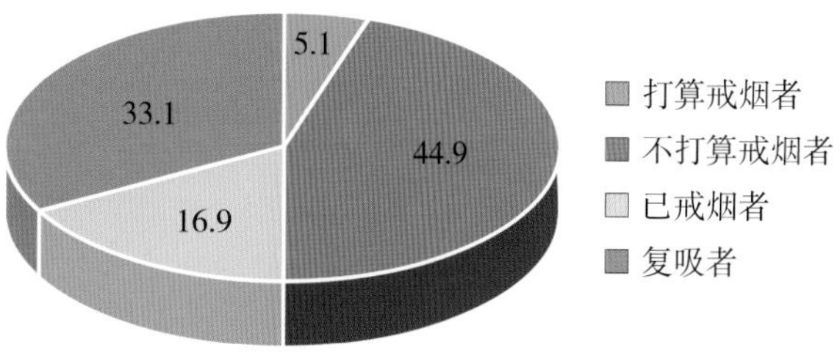

图 7-7　吸烟人群中的不同吸烟状态分布（%）——GATS 中国，2010

（吸烟人群包括现在吸烟者和曾吸烟者）

数据来源：2010 年全球吸烟流调——中国报告

（二）复吸原因分析

戒烟动力学分析显示，过去 8 年虽然戒烟率有所上升，但是复吸比例很高，吸烟率并没有下降。其他国家的经验证明，成功戒烟是需要环境支持的。2010 年的调查结果显示，过去 12 个月内，在尝试戒烟的吸烟者中 90%以上没有得到任何医疗协助。由此表明，中国的戒烟服务中还有很大的改进空间。

（三）半数吸烟者没有戒烟打算

戒烟动力学分析中还提到一个重要现象，2010 年有 44.9%的吸烟者表示没有任何戒烟打算，其中 15~24 岁的年轻人及工人中超过 50%没有戒烟打算。在戒烟服务中，除了对有戒烟意愿者提供戒烟帮助外，对没有戒烟意愿的吸烟者，激励他们的戒烟意愿，可使戒烟人群的比例有很大增加。然而全球成人吸烟调查-中国部分显示，中国的吸烟者就诊时，只有 40%左右被医生问及吸烟情况。换言之，医生对 60%的吸烟者都未问及吸烟情况，更谈不上激励他们的戒烟愿望。

## 三、二手烟暴露

二手烟是指非吸烟者非自愿，或被动吸入吸烟者呼出的烟雾和卷烟在空气中燃烧形成的环境烟草烟雾。因此二手烟暴露又称为环境烟草烟雾暴露或“非自愿吸烟”，或被动吸烟。二手烟烟雾中有一氧化碳、一氧化二氮、甲醛、乙醇、甲烷、甲苯、氢化氰、铅、铝、锌、镁等有毒物质，以及苯并芘、氯乙烯 VC、亚硝胺、多环芳烃、亚硝基甲苯、镉、镍、钋等致癌物质。很多研究也证明，吸入二手烟烟雾会导致患肺癌等疾病的风险增加。

（一）测量二手烟暴露的方法

测量二手烟暴露常用的方法有：询问法、观察法、PM2. 5 浓度测量、空气中尼古丁浓度测量等。询问法在人群问卷调查中较为常用，但是问题略有变化，结果就会有很大的不同。如 1996 年全国吸烟流行病学调查中使用“你是否经常吸入吸烟者呼出的烟雾超过 15 分钟/天?”，随着对二手烟危害认识的加深，对二手烟暴露测量更加严格，例如 2010 年全球成人吸烟流行病学调查，使用“通常情况下，你接触二手烟烟雾的天数是多少天”，只要接触过二手烟，而不考虑时间长短，都认为受到二手烟烟雾的暴露。

测量法中，PM2. 5 浓度测量是较常用的方法。在理解 PM2. 5 之前，需要了解什么是悬浮颗粒（particulate），悬浮颗粒泛指悬浮在气体中的微细固体或液体。对于环境科学来说，悬浮粒子特指空气中那些微细污染物，它们是空气污染的一个主要来源。当中直径<10μm 的

悬浮粒子被定义为可吸入悬浮粒子，它们能够聚积在肺部，危害人类健康。PM2.5 是指大气中直径≤2.5μm 的颗粒物，也称为可入肺颗粒物。其直径还不到人的头发丝粗细的 1/20。直径<2.5μm 的颗粒对人体危害最大，因为它可以直接进入肺泡。科学家用 PM2.5 表示每立方米空气中这种颗粒的含量，该值越高，代表空气污染越严重。

PM2.5 产生的最主要来源在室外为日常发电、工业生产（煤炭、石油及其他矿物燃烧产生的工业废气）、汽车尾气排放等过程中经过燃烧而排放的残留物，大多含有重金属等有毒物质，包括散播到空气中的灰尘、硫酸、硝酸、有机碳氢化合物等粒子，经过一系列光化学反应形成二次污染物。在室内空气中，二手烟烟雾是这种“可入肺颗粒物”的主要来源。

PM2.5 的标准是美国在 1997 年提出的，即 24 小时 PM2.5 暴露的平均浓度为 15μg/m$^3$（5~25μg/m$^3$）。美国环保总署 1997 年的标准规定，室内 24 小时内 PM2.5 暴露水平不能大于 6.5 μg/m$^3$，室外 PM2.5 的危险水平为 250 μg/m$^3$。其目的是为了更有效地监测随着工业化日益发达而出现的、在旧标准中被忽略的对人体有害的细小颗粒物。PM2.5 指数已经成为一个重要的测控空气污染程度的指数。到 2010 年底为止，除美国和欧盟一些国家外，世界上大部分国家都还未开展对 PM2.5 的监测，大多通行对 PM10 进行监测。研究发现，烟草烟雾中多数颗粒直径约在 1μm 左右。因此，二手烟会使室内 PM2.5 浓度显著上升。

国外有报道表明，吸烟状况下室内 90%~93%的颗粒物是由烟草烟雾组成。在一个 35m$^2$ 房间内让吸烟者吸烟，测量空气中 PM2.5 浓度。结果发现，连续吸 3 支烟，在距吸烟者 1.5m 地方空气中 PM2.5 浓度超过 1700μg/m$^3$；在距 3~6m 位置，吸 1 支烟可致空气中 PM2.5 浓度达到 300μg/m$^3$ 左右。而按标准，24 小时 PM2.5 暴露的平均浓度上限为 25μg/m$^3$。因此，公共场所或工作场所室内仅 1 人吸烟，即使离你较远，仍会带来高浓度二手烟暴露。

测量空气中尼古丁是一种相对特定和敏感的测量二手烟暴露方法。在空气中，烟草是尼古丁的主要来源，测量尼古丁在空气中的浓度可作为测量烟草烟雾的指代指标。这种方法主要通过放置采样器，吸收尼古丁，再用气相色谱进行分析。

也可同时测量人体血液、唾液、尿液中尼古丁的代谢产物——可替宁，以及毛发中的尼古丁及可替宁，佐证空气中的二手烟暴露。在血、唾液、尿中测量尼古丁的代谢产物可替宁是最特定的二手烟暴露的生物标志物。对明显暴露于二手烟的非吸烟者，体内可替宁水平明确来源于二手烟烟雾，是测量二手烟暴露的敏感指标。中国也在探索测定吸烟环境中尼古丁和 3-乙烯基吡啶的方法，Gu SY 等报道了对环境和人体毛发等测定尼古丁和其代谢产物可替宁的方法。

### （二）人群中二手烟暴露比例无下降趋势

对中国人群二手烟暴露水平的测量，从全国历次流行病学调查显示，总的暴露水平没有明显下降。1984 年调查使用问题是：“你是否每天都会吸入吸烟者呼出的烟雾？（指平均每天被动吸烟 15 分钟以上）”。1984 年的调查结果显示，39.8%的非吸烟者报告每天遭受二手烟暴露。由于是每天，所以“每天在公共场所”和“每天既在公共场所又在家里的暴露”比例均很低，分别只有 5.7%和 7.3%。1996 年和 2002 年全国吸烟流行病学调查的问题是：“你是否经常吸入吸烟者呼出的烟雾超过 15 分钟/天?”。结果显示，1996 年有 53.6%（52.7%~53.3%），2002 年有 52.9%（51.9%~53.9%）的非吸烟者每周至少有 1 天遭受到被动吸烟的危害。而每天暴露者占总暴露人群的 68.4%，与 1984 年报告的每天暴露率类似。

2002年结果显示，城市和农村人群报告被动吸烟暴露率分别为49.7%和54.0%，农村略高于城市。有20个省50%以上的人报告被动吸烟暴露，其中青海、甘肃、陕西、山西、吉林、内蒙古等北方地区遭受被动吸烟暴露的比例高于60%（图7-8）。

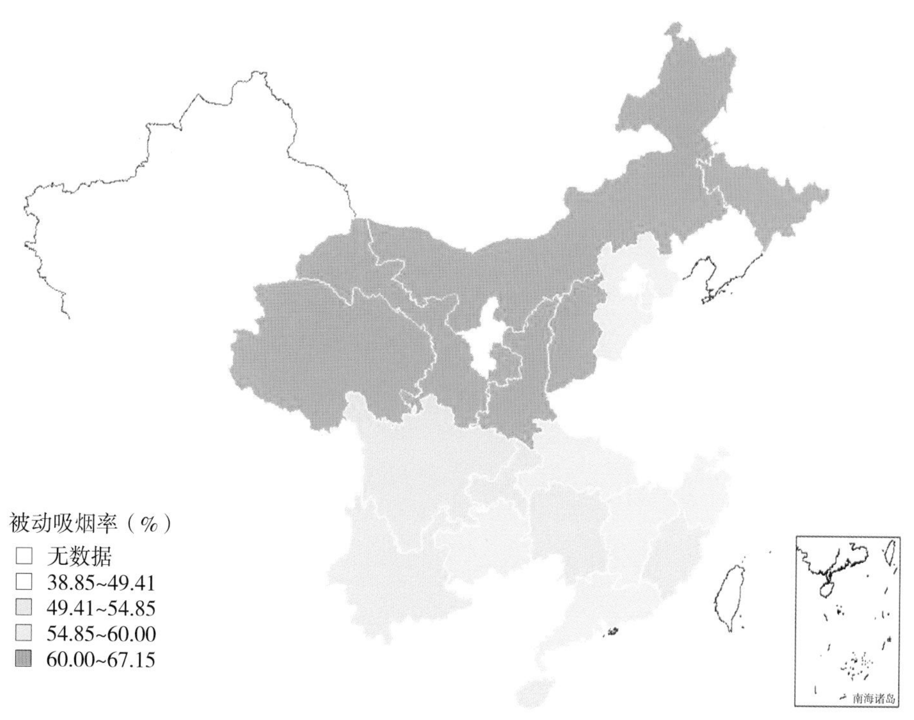


图7-8 不同地区被动吸烟率分布，1996

数据来源：杨功焕. 中国人群死亡及其危险因素、流行水平、趋势和分布

2002年的调查结果显示，有的非吸烟者遭受到被动吸烟的危害。表明被动吸烟的暴露没有任何改善。男性和女性、城市和农村都没有改变；在不同年龄段人群遭受被动吸烟暴露情况也基本没有改变。

2010年调查沿用了以往类似的问题，但没有15分钟的限制，直接询问被调查者在通常情况下一周中接触二手烟的情况。结果显示，此次调查的所有非吸烟者中，暴露于二手烟的比例为72.4%，其中每天暴露于二手烟的比例达38.0%。与1984、1996和2002年的每日二手烟暴露比率类似。虽然此次调查的问题没有限定暴露时间（15分钟以上），但使用每日暴露率这个指标，目前二手烟暴露情况没有改善。

但是细分人群，从1996年到2002年，二手烟暴露以女性高于男性的模式转化为男性高于女性，且育龄期妇女的二手烟暴露率有所降低。2010年调查结果显示，二手烟暴露率男性（74.1%）依旧高于女性（71.6%），不仅25~39岁育龄期妇女的二手烟暴露水平低于男性人群，其他年龄段女性人群二手烟暴露也较男性人群低。因此可以说，2010年二手烟暴露已经从女性高于男性转变为男性高于女性。

2010年二手烟暴露率在城市为70.5%、农村为74.2%，与2002年调查结果相比，二手烟暴露已经从城市高于农村模式转化为农村高于城市的模式。这也意味着，在城市地区二手烟暴露的现象有所好转。

对上述结论进一步佐证的是，2010年调查显示，对室内工作人员的报告，工作地点没有室内禁止吸烟规定的为37.7%，有全面禁止吸烟规定的为31.0%。分析显示，过去30天在没有禁止吸烟规定的场所中，有89.2%的人看见有人在场所内吸烟；有室内全面禁烟规定的场所情况虽然要好一些，但也有25.5%的人看见有人吸烟。这些场所内，共计有63.3%的场所内有人吸烟，自然受到保护的非吸烟者的比例很低，二手烟暴露十分严重。在自然情况下，城市中封闭场所更多，故在1984年和1996年，城市地区二手烟暴露比例要高一些；但2002年后，在城市地区有禁止吸烟规定的比例略微高于农村地区，这能解释为什么城市中二手烟暴露的比例已经低于农村地区。

儿童时期遭受环境烟草烟雾暴露与儿童时期呼吸系统疾病密切相关。有关中国儿童被动吸烟情况的研究相对较少。对7岁以下患哮喘儿童的研究表明，54.7%都受到被动吸烟的危害。在1996~1997年，对1449名到广州市立医院就诊的妊娠妇女的调查，60%妇女的丈夫都吸烟，这些妇女在妊娠期间，71%都受到被动吸烟的危害。这些研究结果与成人调查结果相似。不容置疑，中国男性吸烟比例如此之高，其妇女和儿童遭受被动吸烟危害的比例自然也十分高。

### （三）二手烟暴露在公共场所、工作场所和家中都很明显

家庭、公共场所和工作场所都是遭受被动吸烟暴露的地方。在被动吸烟暴露人群中，人群的特点不同，在各类场所暴露的比例不同。

女性特别是农村女性，遭受二手烟暴露最主要的来源是在家庭中（占90%）。不同年龄段人群的差异并不明显；男性则在家庭和公共场所暴露机会均等，20~59岁男性在公共场所遭受暴露的比例更大，而且在工作场所受到暴露的比例也高。

2010年调查，通过询问被调查者在过去30天是否在室内公共场所或工作场所看到有人吸烟，判断这些场所内二手烟暴露的问题。分析结果显示，公共场所的有烟状况非常严峻，其中餐厅最高达88.5%，其次是政府办公楼58.4%，医疗卫生机构、学校、公共交通工具分别为37.9%、36.9%、34.1%。城市和农村在餐厅和学校两类场所中的有烟环境基本相同，在政府办公楼、医疗卫生机构和公共交通工具三类场所农村普遍高于城市，且在公共交通工具的有烟环境差距最大（图7-9）。农村的医院、公共交通工具和政府办公楼的二手烟暴露高于城市地区。

### （四）二手烟暴露的检测结果

1. PM2.5监测结果　在前面方法学部分已经介绍，通过检测PM2.5测试二手烟暴露的工作开展得很少。目前只有少数报道。在中国关于二手烟暴露的PM2.5检测结果的文献更少。

2007年，中国疾病预防控制中心研究人员使用PM2.5作为指标，对北京、西安、武汉、昆明和贵阳5个城市的404家餐馆和酒吧二手烟暴露水平进行测量发现，除了23家完全禁止吸烟，9家部分禁止吸烟，其余313家允许吸烟。在观察到有人吸烟的餐馆，发现有人吸烟的场所PM2.5浓度达到208 microg/$m^3$，没有观察到吸烟的场所，PM2.5的浓度达到99 microg/$m^3$。

在首都医科大学组织进行的北京市6类场所空气中微粒物水平监测研究报告中，研究者使用抽样方式选取6类（包括无烟、部分禁烟及无禁烟规定餐馆，无烟和无禁烟规定办公

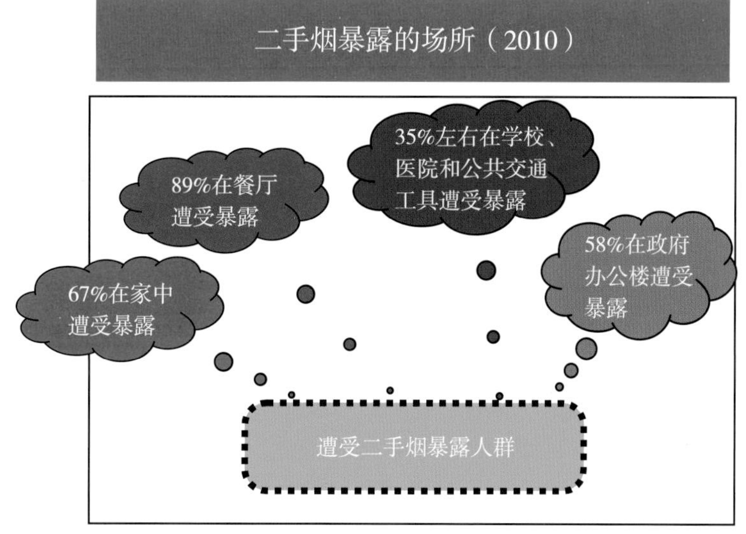


图 7-9　不同场所二手烟暴露情况

数据来源：2010 年全球成人吸烟流调——中国报告（GATS 中国）

室，以及无禁烟规定酒吧）共 36 家公共场所及工作场所，使用 TSI SidePak AMS10 个人型气溶胶监测仪进行 PM2.5 水平监测，比较无烟公共场所与不禁烟公共场所之间 PM2.5 水平的差异。结果显示，不禁烟办公室 PM2.5 水平（252.1 $\mu g/m^3$）是无烟办公室（37.3 $\mu g/m^3$）的约 7 倍。不禁烟餐厅 PM2.5 水平（198.7 $\mu g/m^3$）是无烟餐厅（62.2 $\mu g/m^3$）的 3 倍以上，部分禁烟餐厅无烟区的 PM2.5 水平（130.8 $\mu g/m^3$）是无烟餐厅的 2 倍以上。不禁烟酒吧的 PM2.5 水平最高，平均高达 329.4 $\mu g/m^3$。

在无烟环境促进项目（由 BLOOMBERG 基金支持，中国疾病预防控制中心在天津、重庆、沈阳、哈尔滨、南昌、兰州和深圳开展为期两年的无烟环境促进项目，创建无烟环境，降低二手烟暴露，出台符合框架公约 8 条的地方性室内公共场所和工作场所禁止吸烟的法规，并推广成功案例）的 7 个城市中开展了 PM2.5 监测，发现监测期间有人吸烟的场所室内 PM2.5 浓度为 123.9$\mu g/m^3$，超出标准 11 倍，是无人吸烟场所（60.4$\mu g/m^3$）的 2 倍多。无人吸烟场所也仅是检测时未发现有人吸烟，不等于之前没有人吸烟，这些场所的检查结果也超过标准 4 倍（图 7-10）；当然不禁烟场所 PM2.5 浓度要高于部分禁烟、全面禁烟场所。

2. *尼古丁监测结果*　在中国很少有关于尼古丁监测结果的报道，文献检索 Stillman Fran 等报道中国部分地区二手烟暴露中尼古丁监测情况。Stillman 等报告，在中国首都北京、四川、河南和江西的一些县区医院、学校、餐厅及政府办公楼等 273 个场所连续观察了 7 天，91%的场所检测到高浓度尼古丁，如北京尼古丁浓度的中位数达到 3.01$\mu g/m^3$，在餐厅和娱乐场所尼古丁浓度的中位数分别达到 2.17$\mu g/m^3$ 和 7.48$\mu g/m^3$。这是中国首次进行规模较大的二手烟环境暴露中尼古丁浓度测定。

另外，如何利用尼古丁的监测结果。在香港报道用尼古丁浓度监测判断立法前后的效益；甘泉等也报道 10 个省的 14 栋办公大楼中尼古丁浓度检测情况，以及有无烟政策的地方尼古丁浓度显著降低。

环境中尼古丁浓度和 PM2.5 浓度测量是一种更客观的证据，以显示二手烟暴露情况。中国二手烟暴露如此严重，在场所内的检测结果必然会很高。但是由于检测成本及方法的要求，可能在设计上会有误差。如何进行设计，利用这些证据客观描述人群中二手烟暴露情况

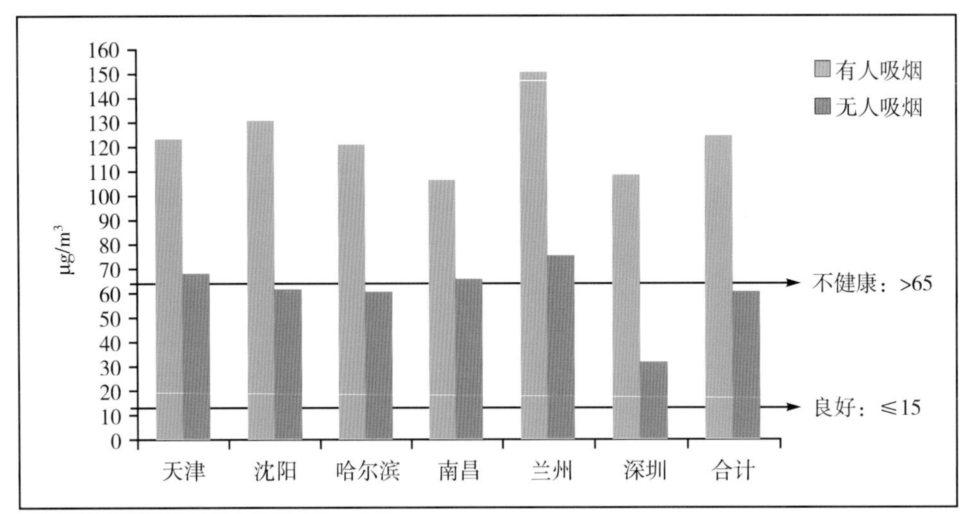


图 7-10 7 城市监测期间有/无人吸烟的公共场所/工作场所室内 PM2.5 浓度平均值（μg/m³）

（＊包括场所：医院/疾控、学校、政府机构、公共交通场所及餐厅。＊＊根据美国环保署的标准，PM2.5 日平均浓度低于 15μg/m³，表明空气质量良好，对健康没有危害；高于 65μg/m³，表明空气质量不健康，对健康有危害）

数据来源：中国 CDC 七城市控烟项目监测报告

为决策服务，需要进一步探索。

## 四、人们对烟草危害的认识

对烟草危害健康的知识、态度和行为，是影响人们远离烟草、促进戒烟、避免二手烟危害的重要影响因素。与中国男性人群中高吸烟率及全人群中二手烟高暴露水平相关联的是，中国人群对烟草危害健康的知识、态度和行为一直处于较低的水平。

### （一）测试人们对烟草危害认识问卷表的演变

1984 年全国吸烟抽样调查中就设置了有关对吸烟问题认识的测试，1996 年发展成对吸烟有害健康的认识和态度问卷，2002 年的调查沿用了 1996 年的问卷。随着对烟草健康危害认识的深化，对烟草健康危害知识的测试问卷也在不断发展。2010 年全球成人烟草调查—中国部分采用国际共同使用的问卷，在问题测试上略有差异。

### （二）人们对吸烟有害健康的认识

调查显示，认为吸烟有严重危害的人群比例在 1996 年只有 31.4%，2002 年上升至 45%，2010 年已达到 60%。“吸烟有害健康”已经被大多数人接受，但民众对吸烟或二手烟暴露带来的具体健康危害的知晓率仍亟待提高。2010 年的调查结果显示：“吸烟会引起肺癌”的知晓率为 77.5%，“吸烟会引起中风和心脏病发作”的知晓率分别为 27.2% 和 38.7%，知晓“吸烟会引起中风、心脏病和肺癌三种疾病”的比例为 23.2%。农村居民对于吸烟引起具体疾病的知晓率显著低于城市居民（图 7-11）。

吸烟危害的知晓情况与文化程度也有着密切关系，文化程度越高知晓率越高。但即便是大专及以上文化程度的人知晓吸烟会引起三种疾病的比例也仅有 41.6%，小学及以下文化程度知晓吸烟会引起三种疾病的比例仅为 15.7%。

此外，作为医务人员虽然掌握烟草危害健康的知识高于一般民众，但仅有 60.1%的医务

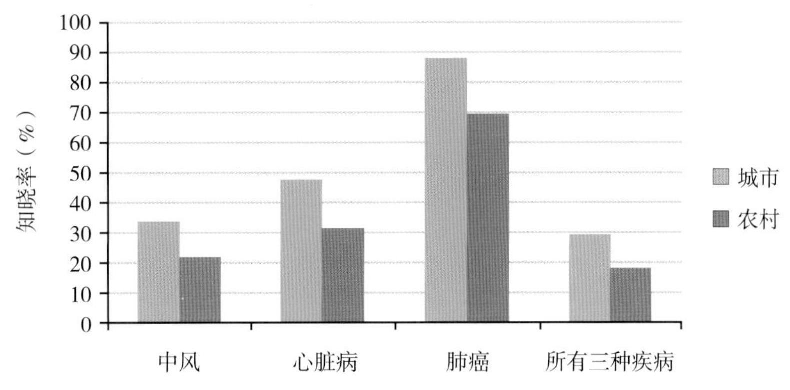


图 7-11　不同地区人群对吸烟导致疾病的知晓情况

数据来源：全球成人烟草流行病学调查——中国报告，2010

人员知晓吸烟会引起脑卒中，75.9%的医务人员知晓吸烟会引起心脏病发作，知晓吸烟可以引起三种疾病的比例仅为 55.8%。

1. 对二手烟危害的知晓情况　知晓二手烟会引起成人心脏病、儿童肺部疾病和成人肺癌的比例，分别为 27.5%、51.0%和 52.6%。同时知晓二手烟会引起三种疾病的比例更低，仅为 24.6%。农村居民对二手烟危害的知晓率低于城市居民（图 7-12）。

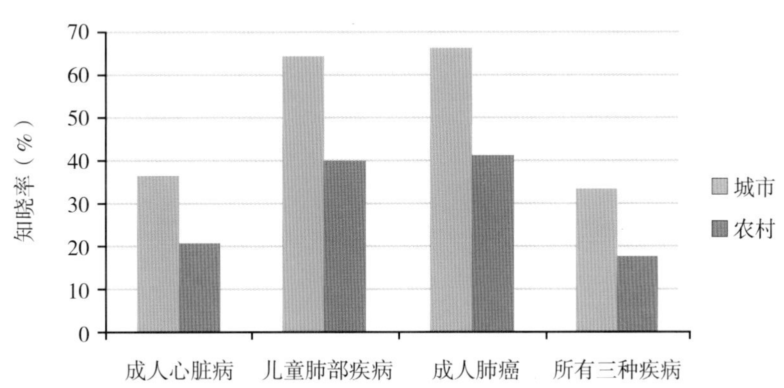


图 7-12　不同地区人群对二手烟导致疾病的知晓情况

数据来源：全球成人烟草流行病学调查——中国报告，2010

文化程度越低，二手烟危害的知晓率越低，小学及以下文化程度的人知晓率更低，仅为 12.5%；即使大专及以上文化程度的人，知晓二手烟会引起成人心脏病、儿童肺部疾病和成人肺癌的比例也仅有 43.5%。教师和医务人员知晓二手烟会引起上述三种疾病的比例分别为 46.7%和 62.3%。

2. 对“低焦油等于低危害”错误观点的认识　大量科学研究证明低焦油卷烟的健康风险并没有降低，然而中国的烟草公司仍将“科技创新，降焦减害”作为营销手段，误导公众。因此 2010 年的调查专门增加了对该问题的调查。调查结果表明：

- 只有 14.0%的人对“低焦油卷烟的危害并不低于普通焦油含量的卷烟”，“低焦油不等于低危害”的认识是正确的，35.8%认识错误，50.2%不知道。
- 在教育程度高的人群中，有错误认识的比例更高，大学及以上者达到 45.9%，而只有小学程度的人，不知道的比例比较高，为73.1%（图7-13）。

- 同样的现象发生在不同职业人群中，医务人员的错误认识更高，达到54.7%，而农民则不知道的比例达到66.9%（图7-14）。
- 这种反常的现象表明，由于烟草业广泛传播这种错误观点，误导社会，社会主流文化传播这种错误观念所致。
- 吸烟者的错误认识，与同类人群相比更高一些。

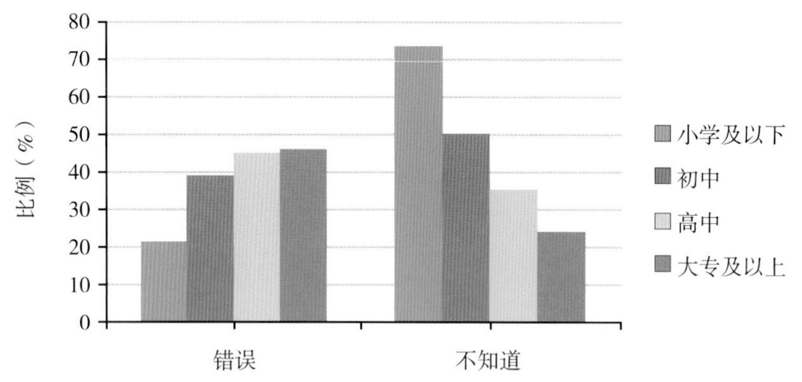


图7-13 不同教育水平人群对“低焦油不等于低危害”的认识（GATS中国，2010）

数据来源：全球成人烟草流行病学调查——中国报告，2010

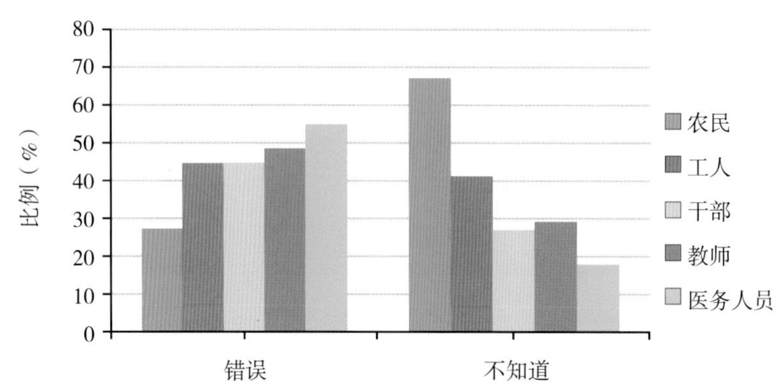


图7-14 不同职业人群对“低焦油不等于低危害”的认识（GATS，中国2010）

数据来源：全球成人烟草流行病学调查——中国报告，2010

# 第二节 膳食不合理与身体活动不足

## 一、不合理膳食

随着中国经济迅速发展、城市化和对外开放，人们偏离“平衡膳食”的消费行为也日益突出。

### （一）食用油和动物性食物摄入大幅增加，谷类消费呈下降趋势，蔬菜水果摄入不足，是导致近年来中国居民慢性病增加的危险因素

食用油摄入量持续增加，部分人群远远超过了建议的消费量，增加了中国居民超重、肥胖及其他慢性疾病的危险。

膳食总能量摄入、脂肪供能比和食盐摄入量与高血压、糖尿病和血脂异常的患病风险呈正相关，碳水化合物和谷类食物呈负相关。脂肪供能比越高，空腹血糖、血浆总胆固醇、血浆三酰甘油水平均显著升高，相应的人群超重及肥胖、糖尿病、高胆固醇的患病危险也越高。碳水化合物供能比越高，人群 BMI、空腹血糖、血浆总胆固醇水平越低。

与碳水化合物供能比小于55%者相比，碳水化合物供能比在55%~65%之间的人群超重/肥胖者减少 8%，糖尿病减少 12%，高胆固醇减少 18%；碳水化合物供能比大于 65%人群的超重/肥胖减少 31%，糖尿病减少 22%，高胆固醇减少 31%。随着粮谷类食物摄入量增高，各种相关慢性病患病风险均呈下降趋势。与每日粮谷类食物摄入量小于 200 克相比，大于 600 克者高血压患病风险减少 19%，高胆固醇减少 66%，高甘油三酯减少 17%。

全国城乡居民平均每标准人日食盐摄入量为 12 克，有 81.6%的居民超过了标准 6 克。研究发现，食盐量越高，人群收缩压和舒张压值越高，与每天食盐摄入量少于 6 克者相比，每天食盐摄入量超过 12 克者患高血压的风险增高 14%，每天食盐摄入量超过 18 克者患高血压的风险增高 27%。中国的研究证实，脂肪供能比突破 30%以后的持续增加，已经导致中国城乡居民超重及肥胖、血脂异常、高血压和糖尿病的风险显著加大。居高不下的食盐摄入量进一步加剧了中国居民的高血压问题。

### （二）奶类、豆类及其制品摄入增加不多，是引起中国居民钙摄入不足的主要原因，影响着中国居民骨骼的健康

2002 年中国居民干豆类平均摄入量为 4 克，豆制品摄入量 12 克。过去 20 年间城乡居民干豆类食物摄入量没有明显变化，与《中国居民膳食指南》推荐的数量仍然差距很大。虽然城乡居民奶类及其制品的摄入量由 10 克增加到 66 克，但与《中国居民膳食指南》推荐的摄入量平均每日 300 克相比仍相差很多，而农村则只增加了 4 克，增加幅度很小，这也是中国居民钙摄入量普遍低的根本原因之一。

## 二、身体活动不足

在快速工业化和城市化的过程中，新型生活和生产方式导致体力活动减少，但是自主锻炼身体的替代性活动并未随之增加，导致中国居民的身体活动不足问题日益突出。

### （一）劳动性体力活动强度减轻

农村的家庭手工经营迅速被专业化的机械作业所取代，城市的自行车等传统交通工具日益被汽车、摩托车和电动车所取代，越来越多的家务劳动被机器和雇工所取代。2002 年居民营养与健康状况调查结果显示，2002 年行为危险因素监测，中国有 11.7%、20.5%的监测对象从事非常轻和轻等强度体力劳动的工作。

（二）体育锻炼参与率低

2002年居民营养与健康状况调查结果显示，中国城市居民经常锻炼的比例只有15.1%，偶尔锻炼比例为6.5%，不锻炼的比例为78.4%。不锻炼的比例在青年人（18~44岁）和中年人（45~59岁）最为突出，分别高达85.9%和71.8%。60岁以上老年人有一半以上（53.5%）不参加锻炼。经常锻炼的比例在18~44岁人群中最低，只占7.8%。居民每周参加健身锻炼累计达到1小时的比例仅为8%左右。同时，有3.74%的居民、7.4%和2.6%的城市居民及农村居民采取静坐生活方式，国家机关干部静坐生活方式的比率最高，达到13.07%。根据2000年国民体质监测结果，中国大部分成年人缺乏体育运动或运动不足，每周参加体育锻炼一次以上、每次锻炼时间30~60分钟者的比例为31%~53%。

（三）18岁以上居民闲暇静态生活水平较高

2002年中国居民营养与健康状况调查显示，中国18岁以上居民闲暇时参加静态生活方式的比例为93.9%，平均每天看电视时间为2.1小时，平均每天静态活动时间2小时及以上的比例为70.4%。闲暇时间花在静态活动的时间平均为2.5小时/日及以上，男性（2.7小时/日）高于女性（2.2小时/日），城市（3.2小时/日）高于农村（2.2小时/日）；大城市18~44岁男性居民静坐时间最长，达到3.7小时/日。

2002年数据显示，随着业余静态活动（看电视、阅读、使用电脑和玩电子游戏）时间的延长，体重指数、血压、血糖和血脂越高。与每日静态活动时间不足1小时的人相比，静态生活时间超过4小时者超重/肥胖患病率增加1倍，高胆固醇增加80%，高甘油三酯增加近70%，糖尿病增加50%，高血压增加18%。其中看电视时间与上述疾病关系最为密切，每天看电视时间4小时以上者，与每天看电视时间不足1小时者相比，上述疾病的患病风险一次增加89%、66%、69%、46%、19%和19%。

（四）青少年学生的身体活动水平不足、体质下降

国家学生体质监测结果显示，1979~2000年反映中国城乡男女学生身体运动功能的肺活量、速度素质、力量素质、耐力素质和柔韧性都呈下降趋势；另一方面，与身体活动水平密切相关的超重和肥胖却有明显上升趋势。中国青少年学生体质下降反映了日常身体活动和体育锻炼的不足。

2002年世界卫生报告也指出，10%~16%乳腺癌、结肠癌和糖尿病死亡22%冠心病死亡与缺乏运动有关。提高中国居民身体活动水平，将成为控制中国主要慢性病的重要策略。

## 三、饮酒

随着生活条件的改善和社会交往的增加，中国居民的饮酒量和饮酒率增加。农村饮酒问题比城市更严重，女性饮酒率增长迅速。2002年中国居民营养和健康状况调查发现，中国居民现在饮酒率为21%，其中男性为39.6%、女性为4.5%，城市为20.9%、农村为21.1%。与1991年全国高血压流行病学调查比较，居民饮酒率总体增长了17.3%，男、女分别增长了12.8%和73.1%，女性饮酒率增长迅速。该调查还显示，2002年中国居民酒类消费者平均每天酒精消费量为26.5克，其中男性30.1克，女性10.9克，农村28.2克、城市23.7克。

根据 WHO《国际酒精消费及危害监测指南》，男性平均每日摄入酒精 61 克及以上、女性 41 克及以上为高危险饮酒水平，中国男性、女性酒精消费者分别有 14.6%和 5.8%处于高危险饮酒水平。另外，2.0%青少年（15~17 岁）饮酒，应引起重视。

### （一）男性居民饮酒率高

2002 年中国居民营养与健康状况调查发现，中国居民现在饮酒率为 21%，其中男性为 39.6%、女性为 4.5%，男性明显高于女性；与 1991 年全国高血压流行病学调查比较，居民饮酒率总体增长了 17.3%，男、女饮酒率分别增长 12.8%和 73.1%，女性饮酒率增长迅速。现在饮酒者中，18 岁前开始饮酒的比例为 8.8%，18 岁前开始饮酒的比例有增加的趋势。

2007 版《中国居民膳食指南》提出“如饮酒应限量”，并建议如饮酒成年男性一天饮用酒的酒精量不超过 25 克，成年女性一天饮用酒的酒精量不超过 15 克。2002 中国居民营养与健康状况调查表明，中国男性居民酒类消费者平均每天酒精消费量为 30.1 克，男性居民平均饮酒量已超过推荐量，且 18 岁及以上饮酒男性一天饮用酒的酒精量超过 25 克的比例为 32.0%。

### （二）中国饮酒问题农村比城市更加严重

2002 年营养调查显示，居民饮酒率城市为 20.9%、农村为 21.1%，城市农村饮酒率相似，但平均饮酒量农村 28.2 克，城市 23.7 克。同时，18 岁及以上饮酒男性一天饮用酒的酒精量超过 25 克的比例农村为 41.3%，显著高于城市（20.3%）。农村饮酒问题应引起关注。

# 第三节　不安全性行为

## 一、不安全性行为是影响健康的重要危险因素

不安全性行为已成为发展中国家第 2 大疾病和死亡原因，在发达国家位居第 9 位。据估计，全球每年有 8000 万名妇女意外受孕，其中 4500 万最终流产。不安全性行为还可导致 HIV/AIDS、性病、乙肝、丙肝等经性传播疾病流行。

2007 年中国估计经性传播的 HIV 感染所占比例已超过 50%，性传播已成为中国 HIV/AIDS 的主要传播途径；在历年的艾滋病报告病例中，同性和异性性传播的比例呈逐年上升趋势，男男性传播从 2005 年的 0.4%上升到 2007 年的 4.0%；异性性传播从 2005 年的 10.7%上升到 2007 年的 36.1%（图 7-15）。

绝大多数性病的感染是通过异性或同性间的直接性接触发生，北京市朝阳区对 1993~2003 年 35 742 例 8 种性病（HIV/AIDS、梅毒、淋病、非淋菌性尿道炎、尖锐湿疣、生殖器疱疹、软下疳和性病性淋巴肉芽肿）报告分析，经性接触传播占 77%，其中非婚传播占 61%、配偶传播占 16%。

## 二、不安全性行为的重点人群

### （一）暗娼人群

中国哨点监测显示（中国疾病预防控制中心性病艾滋病预防控制中心. 2007 年全国艾滋病

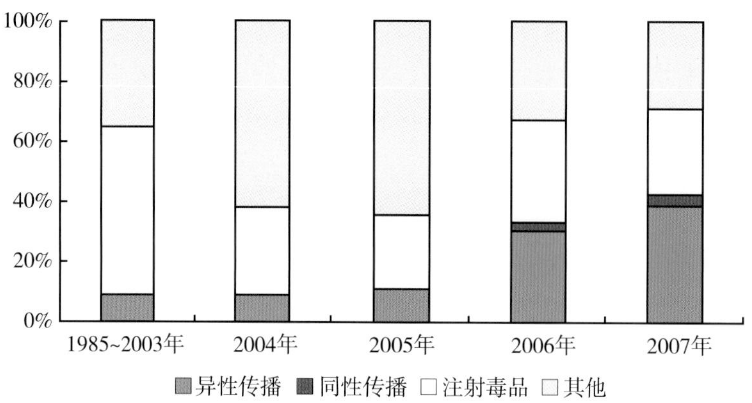


图 7-15 艾滋病报告病例的传播途径
数据来源：国家艾滋病网络直报数据资料

哨点监测报告)，暗娼人群中坚持使用安全套的比例在逐年升高，但是仍然处于较低的水平，最近一个月每次都用安全套的比例从 2001 年的 14.7%上升到 2007 年的 46.0%（图 7-16）。

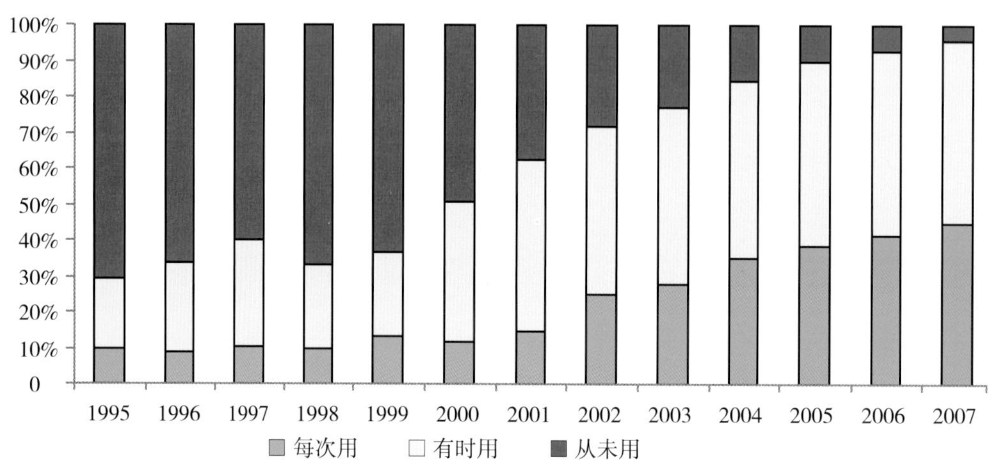


图 7-16 1995~2007 年国家级暗娼监测哨点中安全套使用情况
数据来源：中国疾病预防控制中心信息系统疾病监测信息报告管理系统

（二）吸毒人群

北京市吸毒人群安全性行为调查表明，吸毒人群从未使用安全套的比例高达 51%，其中与固定性伴、临时性伴和商业性伴从未使用安全套的比例分别为 64%、26%和 22%（表 7-3）。

表 7-3 北京市吸毒人群安全性行为调查

| 安全套使用 | 固定性伴 | | 临时性伴 | | 商业性伴 | | 合计 | |
|---|---|---|---|---|---|---|---|---|
| | 人数 | % | 人数 | % | 人数 | % | 人数 | % |
| 从未使用 | 166 | 63.8 | 15 | 25.9 | 13 | 22.0 | 194 | 51.46 |
| 每次都用 | 6 | 2.3 | 17 | 29.3 | 13 | 22.0 | 36 | 9.55 |
| 有时用 | 88 | 33.8 | 26 | 44.8 | 33 | 55.9 | 147 | 38.99 |
| 合计 | 260 | 100 | 58 | 100 | 59 | 100 | 377 | 100 |

数据来源：李玉堂等，北京市吸毒人群安全性行为知信行调查，2008

（三）男男性行为人群

牡丹江市2006年男男性行为人群艾滋病高危行为调查表明，男男性行为人群中在婚者占17%、不在婚者占83%；经常采用口交行为者占77%采用肛交行为者79%；相互手淫者68%；6个月内性伴数量在2人以上占44%；6个月内与商业性伴每次都使用安全套的比例为72%，与非商业性伴为28%。

（四）长途卡车司机

昆明市部分长途卡车司机调查表明，长途卡车司机在发生商业性性行为时，未使用安全套的比例很高，其中最近一次与性工作者发生性关系使用安全套的比例仅占21.2%，最近一年与性工作者发生性关系时使用安全套的比例只有24.8%，与固定性伴发生性行为使用安全套的比例也非常低，仅为27.6%。

（五）大学生人群

浙江省两所综合性大学的问卷调查表明，22940名大学生近一年有性行为者占7.8%，其中一年内曾有两个及以上性伴的占8%，近一年性行为中始终使用安全套比例为15%（表7-4）。

表7-4　大学生安全套使用情况

| 分类 | | 调查人数 | 持续使用人数 | 使用比例（%） |
|---|---|---|---|---|
| 性别 | 男 | 1272 | 186 | 14.62 |
| | 女 | 510 | 87 | 17.06 |
| 年级 | 1~3年级 | 1470 | 213 | 14.49 |
| | 4年级 | 312 | 60 | 19.23 |
| 原居住 | 农村 | 1066 | 148 | 13.88 |
| | 城市 | 716 | 125 | 17.46 |
| 现居住 | 学校内 | 1665 | 251 | 15.08 |
| | 学校外 | 117 | 22 | 18.80 |
| 一年性伴数（人） | 1~2 | 1578 | 260 | 16.48 |
| | ≥3 | 97 | 8 | 8.25 |
| 合计 | | 1 782 | 273 | 15.32 |

资料来源：潘晓红等，大学生性行为调查，浙江预防医学，2006

## 参考文献

1. 杨功焕. 2010全球成人烟草调查-中国报告. 北京：中国三峡出版社，2011.
2. 王陇德. 中国居民营养与健康状况调查报告之一：2002综合报告. 北京：人民卫生出版社，2005.
3. 中国预防医学科学院，中华人民共和国卫生部疾病控制司，中国吸烟与健康协会，全国爱国卫生运动委员会办公室. 1996年全国吸烟行为的流行病学调查. 北京：中国科学技术出版社，1997.
4. 杨功焕，马杰民，刘娜，周灵妮. 中国人群2002年吸烟与被动吸烟的现状调查. 中华流行病学杂志，2005，26

(2):77-83.

5. Zojer N, Fritsche, Fiegl M, et al. 吸烟和肿瘤的分子生物学. Review, German, 1996, 108 (18):574-581.
6. 中国预防医学科学院，卫生部疾病控制局，吸烟与健康协会，全国爱卫会办公室. 1996 年全国吸烟行为的流行病学调查. 北京：中国科学技术出版社，1998.
7. Weng Xinzhi, Hong Zhaoguang, Cheng Danyang. 中国人群的吸烟率. Chinese Medical Journal, 1987, 100 (11): 886-892.
8. 中国预防医学科学院、中华人民共和国卫生部疾病控制司、中国吸烟与健康协会，全国爱国卫生运动委员会办公室，1996 年全国吸烟行为的流行病学调查. 北京：中国科学技术出版社，1997.
9. 杨功焕著，中国人群死亡及其危险因素流行水平、趋势和分布. 北京：中国协和医科大学出版社，2005.
10. 中国疾病预防控制中心，2010 全球成人烟草调查——中国报告，中国三峡出版社，2011，11 月，北京.
11. WHO. World Health Statistics 2010. World Health Organization. http://www. who. int/whosis/whostat/2010/en/.
12. 卫生部履行《烟草控制框架公约》领导小组办公室. 2008 年中国控制吸烟报告，2008.
13. 季成叶. 中国青少年健康相关/危险行为调查综合报告 2005. 北京：北京大学医学出版社，2007.
14. Health Behavior and Health education edited by Karen Glanz, Frances Marcus Lewis, Barbara K. Rimer. 2nd. Jossey-Bass Publishers, San Francisco, 1996.
15. 杨功焕，马杰民. Samet MJ. 中国人群的戒烟：1996 年调查的发现. Tobacco Control, 2001, 10:170-174.
16. Fiore MC, Jaen CR, Baker TB, et al. Treating Tobacco Use and Dependence: 2008 Update. Rockville, MD: U. S. Department of Health and Human Services. Public Health Service. Clinical Practice Guideline; 2008.
17. US Department of Health and Human Services. The health consequences of involuntary smoking. A Report of the Surgeon General. Washington, DC: US Government Printing Office, 1986.
18. US Department of Health and Human Services. The Health Consequences of Involuntary Exposure to Tobacco Smoke. A Report of the Surgeon General: Washington DC: US Government Printing Office, 2006.
19. US Environmental Protection Agency. Respiratory health effects of passive smoking: lung cancer and other disorders. Washington, DC: US Government Printing Office, 1992.
20. US Department of Health and Human Services. The Health Consequences of Involuntary Exposure to Tobacco Smoke. A Report of the Surgeon General: 2006. Washington DC: US Government Printing Office, 2010.
21. National Research Council and Committee on Passive Smoking. Environmental Tobacco Smoke: Measuring Exposures and Assessing Health Effects. Washington DC: National Academy Press, 1986.
22. 谢觉新，邹世春，等. 同时测定室内吸烟环境中尼古丁和 3-乙烯基吡啶的方法. 分析化学，2003，31 (8): 915-919.
23. Gu SY, Yang GH, et al Detecting nicotine and its metabolite cotinine in human hair with capillary gas chromatography. 四川大学学报：医学报，2008，39 (1):133-136.
24. Tang T, Ding, Y, Zhen. 中国广东人群支气管哮喘的流行病历调查和分析. 中华结核和呼吸杂志，2000，23 (12): 730-733.
25. Loke, AY, Lam TH, Pan SC, et al. 中国广东妇女的被动吸烟. Acta Obstet Gynecol.
26. Liu R, Yang Y Jiang Y, et al, A cross sectional study on levels of secondhand smoke in restaurants and bars in five cities in China. Tob Control, 2009, 11.
27. 崔小波，李强，牛丕业，等. 北京市部分公共场所吸烟与二手烟暴露情况研究. 心肺血管病杂志，2009，1.
28. Stillman Fran, Yang GH, Samet, Jon et al, Second-hand tobacco smoke in public places in urban and rural China. Tob Control, 2007, 16 (4): 229-234.
29. Ho SY, Lam TH, et al. Comprehensive smoke-free legislation and displacement of smoking into the homes of young children in Hong Kong. Tob Control, 2010, 19 (2):129-133.
30. Gan Q, Hu TW, et al. Effectiveness of a smoke-free policy in lowering secondhand smoke concentrations in offices in China. J Occup Environ Med, 2008, 50 (5):570-575.
31. 中央爱国卫生运动委员会，中华人民共和国卫生部. 1984 年全国吸烟抽样调查资料汇编. 北京：人民卫生出版社，1988.

32. 中国营养学会. 中国居民膳食指南. 拉萨：西藏人民出版社，2008.
33. 卫生部心血管病防治研究中心. 中国心血管病报告 2005. 北京：中国大百科全书出版社.
34. 陈春明，赵文华，等. 中国慢性病控制中膳食关键因素的研究. 中华流行病学杂志，2006，27：739-743.
35. 杨功焕，马杰民，等. 中国人群 2002 年饮食、体力活动和体重指数的现状调查. 中华流行病学杂志，2005，4：246-251.
36. 刘爱玲，胡肖琪，等. 国民体质调查报告 2000. 北京：北京体育大学出版社，2002.
37. 刘爱玲，胡肖琪，等. 中国成年居民闲暇静态活动现状及影响因素分析. 营养学报，2008，30：345-349.
38. Health and Development Through Physical Activity and Sport. WORLDHEALTH ORGANIZATION NONCOMMUNICABLE DISEASES AND MENTAL HEALTH NONCOMMUNICABLE DISEASE PREVENTION AND HEALTH PROMOTION.
39. 马冠生，孔灵芝. 中国居民营养与健康状况调查报告之九——行为和生活方式. 北京：人民卫生出版社，2006.
40. 李玉堂，闫丽，刘云慧. 北京市吸毒人群安全性行为知信行调查. 中国药物滥用防治杂志，2008，14（1）：27-29.
41. 刘励颖. 牡丹江市 2006 年男男性行为人群艾滋病高危行为调查. 医学动物防制，2008，24（7）.
42. 陆义春，郭嘉，孙路昆，等. 昆明市部分长途卡车司机艾滋病知识和行为现状调查. 卫生软科学，2006，20（3）：325-328.
43. 潘晓红，丛黎明，马瞧勤，等. 大学生性行为调查分析. 浙江预防医学，2006，18（11）：10-12.

# 第八章　环境因素与健康

## 第一节　概　　述

一般将影响生物机体和生命发展与生存的所有外部条件的总体称之为环境，它是指环绕人群的空间及能够直接或间接影响人类生存和发展的各种因素的总和，包括环境介质和环境因素，前者指人类赖以生存的物质环境条件，如大气、水、土壤以及包括人体在内的所有生物体；后者指通过环境介质的载体作用，或者参与环境介质的组成而直接或间接对人体起作用的物理、化学和生物因素。环境与健康是人类生活和生存发展的重要议题。良好的环境不仅是健康生活的基本需求，也是保障健康的重要前提。

环境与健康的主体是人，其核心是不同环境介质中生物、化学和物理等因素对人群健康的影响。广义的环境不仅指自然环境，如食品与营养、职业环境等（还包括社会环境）。人类在长期的生存和发展过程中，人与环境形成一种互相联系、相互作用和相互制约的关系。因此，环境与健康反映了机体与环境间长期的信息交流与物质交换，以及环境变化对个体和群体健康的影响和作用效应。本章论述的环境主要包括人类生存所必需的自然环境和生活环境，如空气、土壤、水、食品、辐射，以及工作环境中各类影响健康的因素，这些因素能够通过环境健康行动而予以改善。本章所涉及的环境不包括政治、经济和文化等社会环境因素。

### 一、环境污染对人群健康的影响

在人类文明进程中，过去一个多世纪技术的发展相当于人类以往几个世纪发展的总和，由此产生的环境污染和健康代价也亘古未有。各种污染物进入自然环境形成环境污染，其趋势反映了污染物长期的累积效应。环境污染的程度与生产方式、生产类型、生产工艺、持续时间、污染物排放、环境容纳量等密切相关。因此环境污染状况分析和评估是环境与健康工作的重要基础。

环境与人群之间相互联系、相互制约并相互作用，是环境对健康影响的重要表现和基本特征。现代科技的发展与大规模的工、农业生产，使人类在开发和利用自然环境资源、创建改善生存环境、创造物质财富的同时，也污染了大气、水、土壤等自然环境，导致正常的生态系统破坏和环境质量下降，进而影响人体健康。与环境污染相关的公害病不仅给人类造成前所未有的影响，也唤醒了人类保护环境的意识。此外，人类在大规模改善食物供给和营养的同时，也引发了营养过剩所产生新的健康问题；生活方式、环境污染，在肿瘤、心脑血管疾病和糖尿病等代谢系统疾病模式和疾病谱改变过程中发挥了重要作用。有数据显示，肿瘤发病率递增的趋势与环境污染密切相关。世界卫生组织（WHO）在综合了全球资料后认为，环境与疾病关系密切，94%的腹泻、60%的急性呼吸道疾病、25%的癌症可归因于环境因素，环境因素占全球疾病总负担的23%，显现了环境因素在疾病发生、发展中的重要性。

改革开放30年，中国的发展和成就举世瞩目，GDP年均增长8%~9%，社会发展指数从1979年的全球108位上升至2005年的第72位。高速增长的经济水平促进了中国居民的健康，人均预期寿命显著增加，卫生条件明显改善，传染病发病率和死亡率大幅度下降。与此同时，资源环境的不合理及过度开发、急迫式发展，重效益的思路导向，粗放的经济增长方式，以及缺乏系统的规划和有效的环境保护措施，不仅增加了污染负荷，也对人群健康构成了极大威胁。中国资源密集型工业大力发展的同时，发电、化工、石油冶炼、采矿、造纸和制革等大量高能耗、高排放、高污染的产业也急速剧增，从而加剧了环境污染带来的人群健康风险。

环境因素与多种健康结局和疾病密切相关，WHO在《通过环境预防的疾病》中列出了多种环境因素相关的疾病（表8-1）。

**表8-1　与环境因素相关的疾病**

| 环境因素 | | 相关疾病 |
|---|---|---|
| 室外空气污染 | | 呼吸道感染、某些类别心脏病、肺癌 |
| 燃煤导致的室内空气污染 | | 慢性阻塞性肺疾患、下呼吸道感染、肺癌 |
| 铅 | | 轻度精神发育迟缓、心脏病 |
| 水、粪便、厕所和环境卫生 | | 腹泻、沙眼、血吸虫病、蛔虫病、钩虫病、地方病、饮水型高氟症 |
| 饮用水中长期微量化学污染和生物因素污染 | | 消化道肿瘤 |
| 食物中微生物污染 | | 消化道感染性疾病，痢疾、肝炎、伤寒等腹泻疾病 |
| 食物中微量化学品污染 | | 肿瘤 |
| 气候变化 | | 腹泻、疟疾、某些无意识的伤害、蛋白-能量营养不良 |
| 职业因素 | 伤害 | 职业伤害 |
| | 噪声 | 耳聋和听力损伤 |
| | 接触致癌物质 | 职业性肿瘤、出生缺陷 |
| | 粉尘 | 慢性阻塞性肺疾患、哮喘、尘肺 |
| | 强迫性体位 | 腰背痛 |

资料来源：WHO，Preventing disease throught healthy environments. Towards an estimate of the environmental burden of disease，2006

环境污染对人群健康的影响十分复杂，主要表现为：①环境污染物在迁移和转化过程中，可通过水、空气、食物等多种暴露途径进入人体；②污染物在机体内代谢转化分解有限，污染物混合暴露可表现为相加、协同、拮抗和独立作用等多种联合方式；③环境污染可引起人体急性中毒，也可导致慢性危害，可表现为致突变、致癌、致畸、生殖发育毒性等多种效应，危及当代及后代健康和生存与发展；④受污染影响，人群反应个体差异大，涵盖老人、孕妇、胎儿、儿童及具有遗传易感性等多类敏感人群。

## 二、环境污染的疾病负担

在 WHO2002 年报告中，对 6 个环境和职业危险因素、14 个地区、8 个年龄段不同性别人群的健康影响进行评估，确定了归因于这些危险因素的疾病负担。在 WHO《通过环境预防疾病》的研究报告中，依据疾病环境负担的评估结果，认为全球疾病负担的 24%和全部死亡的 23%可归因于环境因素；在 0~14 岁儿童中，可归因于环境因素的死亡比例高达 36%。图 8-1 列出了每类疾病导致的疾病负担。根据 WHO 评估报告，估计每年大约有 1500 万人死于环境因素所致疾病，其中不安全的饮用水、粪便和环境卫生所致的腹泻为主要因素。

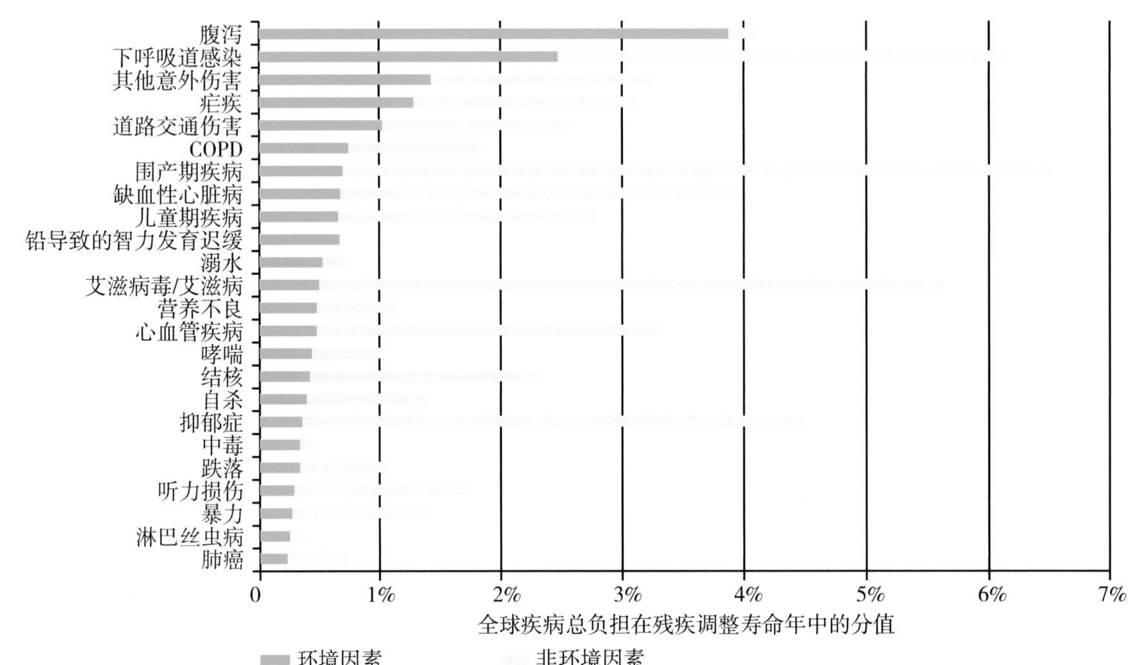


残疾调整寿命年为死亡和残疾的加权平均数；绿色部分加灰色部分为疾病总负担；COPD为慢性阻塞性肺病；铅导致智力发育迟缓，见世界组织2002年疾病清单定义,可检索：www.who.int/evidencd.

图 8-1 环境因素导致各类疾病的疾病负担

数据来源：WHO 通过健康环境预防疾病，http：//whqlibdoc. who. int/publications/2006/9241594209_ chi. pdf

图 8-2 为 WHO 估计可避免的环境因素导致的死亡。在中国，可避免的环境因素导致的死亡约占总死亡的 1/4~1/3，环境因素带来的健康危害占总疾病负担的 31%。由于多种原因，目前中国缺乏环境污染产生健康危害的数据。因此，中国环境污染导致的一些严重健康问题还没有列入 WHO 的估计框架。

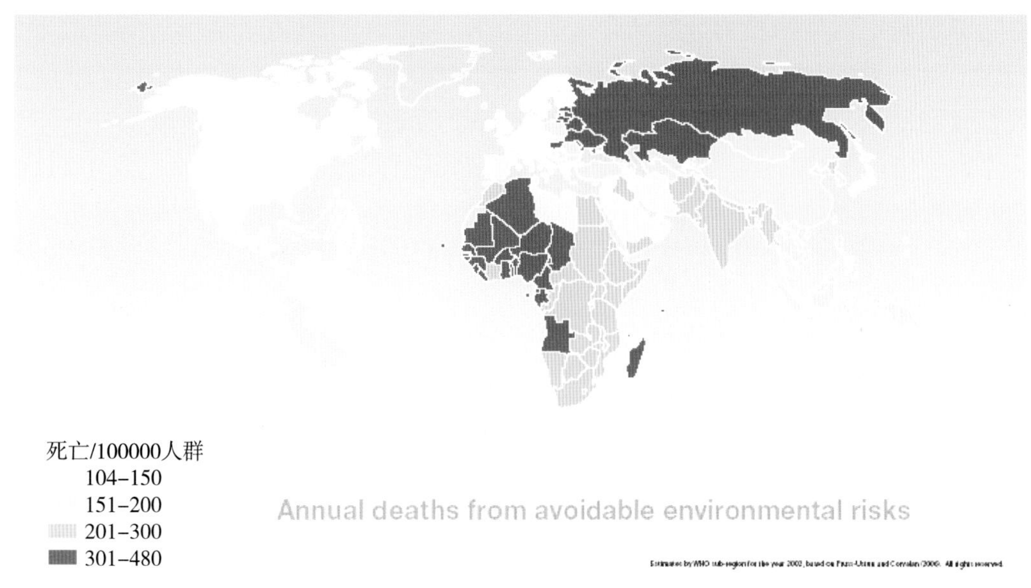


图 8-2　可避免的环境因素导致的死亡

数据来源：WHO，Preveuting Disease Through Healthy Enuironments，p61

# 第二节　大气污染与健康效应

## 一、基本术语

过去 30 年，中国的经济快速增长，快速城市化。必然对环境带来很大的挑战。虽然过去几十年，技术的进步直接改善了能源利用的效率，以及工业结构的调整，以及清洁能源的使用，对改善空气质量有很大的作用。大气中颗粒物质浓度以及二氧化硫浓度日超严重的，全国城市环境空气质量不容乐观，酸雨分布区域无明显变化。为了更好地了解空气质量，首先介绍几个关键指标：

空气质量指数（Air Quality Index，简称 AQI）定义为定量描述空气质量状况的无量纲指数，针对单项污染物的还规定了空气质量分指数（Individual Air Quality Index，简称 IAQI）。利用空气质量指数可以直观地评价大气环境质量状况并指导空气污染的控制和管理。2012 年上半年环保部出台规定，将用空气质量指数（AQI）替代原有的空气污染指数（API）。AQI 共分六级，从一级优，二级良，三级轻度污染，直至五级重度污染，六级严重污染。当 PM2. 5 日均值浓度达到 150 微克/立方米时，AQI 即达到 200；当 PM2. 5 日均浓度达到 250 微克/立方米时，AQI 即达 300；PM2. 5 日均浓度达到 500 微克/立方米时，对应的 AQI 指数达到 500。

空气污染指数：空气污染指数（Air pollution Index，简称 API）就是将常规监测的几种空气污染物浓度简化成为单一的概念性指数值形式，并分级表征空气污染程度和空气质量状况，适合于表示城市的短期空气质量状况和变化趋势。空气污染的污染物有：烟尘、总悬浮颗粒物、可吸入悬浮颗粒物（浮尘）、二氧化氮、二氧化硫、一氧化碳、臭氧、挥发性有机化合物等等。空气污染指数是根据空气环境质量标准和各项污染物的生态环境效应及其对人体健康的影响来确定污染指数的分级数值及相应的污染物浓度限值。空气污染指数划分为0-50、51-100、101-150、151-200、201-300和大于300六档，对应于空气质量的六个级别，指数越大，级别越高，说明污染越严重，对人体健康的影响也越明显。

总悬浮颗粒物（TSP）：空气中可自然沉降的颗粒物称降尘，而悬浮在空气中的粒径小于100微米的颗粒物通称总悬浮颗粒物（TSP），其中粒径小于10微米的称可吸入颗粒物（PM10）。可吸入颗粒物因粒小体轻，能在大气中长期飘浮，飘浮范围从几公里到几十公里，可在大气中造成不断蓄积，使污染程度逐渐加重。可吸入颗粒物成分很复杂，并具有较强的吸附能力。例如可吸附各种金属粉尘和强致癌物苯并（a）芘、吸附病源微生物等。

可吸入颗粒物：可吸入颗粒物随人们呼吸空气而进入肺部，以碰撞、扩散、沉积等方式滞留在呼吸道不同的部位，粒径小于5微米的多滞留在上呼吸道。滞留在鼻咽部和气管的颗粒物，与进入人体的二氧化硫（$SO_2$）等有害气体产生刺激和腐蚀黏膜的联合作用，损伤粘膜、纤毛，引起炎症和增加气道阻力。持续不断的作用会导致慢性鼻咽炎、慢性气管炎。滞留在细支气管与肺泡的颗粒物也会与二氧化氮等产生联合作用，损伤肺泡和黏膜，引起支气管和肺部产生炎症。长期持续作用，还会诱发慢性阻塞性肺部疾患并出现继发感染，最终导致肺心病死亡率增高。

细颗粒物又称细粒、细颗粒。大气中粒径小于或等于2μm（有时用小于2.5μm，即PM2.5）的颗粒物。虽然细颗粒物只是地球大气成分中含量很少的组分，但它对空气质量和能见度等有重要的影响。细颗粒物粒径小，含有大量的有毒、有害物质且在大气中的停留时间长、输送距离远，因而对人体健康和大气环境质量的影响更大。2012年2月，国务院发布新修订的《环境空气质量标准》增加了细颗粒物监测指标。2013年2月28日，全国科学技术名词审定委员会称PM2.5拟正式命名为“细颗粒物”。

## 二、中国大气污染现状

根据中国环境状况公报2001~2006年统计数据，工业粉尘和烟尘排放量没有变化，二氧化硫排放量明显上升（表8-2）。但是特大、超大型城市空气污染明显重于中小城市。特大、超大城市空气中主要污染物二氧化硫（$SO_2$）和颗粒物浓度超标的比例明显高于中小城市，空气质量达标城市的比例也低于中小城市。2002~2004年数据显示，空气质量达标城市的人口比例仅占所统计城市人口总数的26.3%~33.1%，暴露于未达标空气质量的城市人口占统计城市人口的近3/4。由表8-2可见，2001~2006年中国二氧化硫和烟尘排放总量在持续增高，工业粉尘排放量略有下降。

2006年监测资料显示，62.8%的城市颗粒物浓度达到或优于二级标准，与2005年相比增加3.3个百分点；5.3%的城市超过三级标准，减少0.2个百分点。全国二氧化硫年均浓度达到或优于二级标准的城市占86.8%，超过三级标准的城市占3.6%。与2005年相比，二氧化硫年均浓度达到或优于国家二级标准的城市比例提高4.3个百分点；超过国家三级标准的城市比例减少2.1个百分点，二氧化硫污染水平有所降低。

2006年有559个城市监测了空气质量，其中37.6%的城市空气质量未达到二级空气质量标准，有37.6%的城市大气质量未达到国家标准，悬浮颗粒物、二氧化硫、氮氧化物是主要污染物。207个城市的大气$PM_{10}$年平均浓度达到或超过0.15mg/m$^3$的标准，与欧洲城市大气颗粒物浓度（0.02~0.07mg/m$^3$）相比至少高出2.1~7.5倍；$SO_2$处于三级及以下的城市占

18.3%，与欧洲城市 $SO_2$ 浓度（0.008~0.036mg/$m^3$）相比高出 2.8~12.5 倍。据世界银行估计，中国有 6 亿人生活在二氧化硫超过 WHO 标准的环境中，而生活在总悬浮颗粒物超过 WHO 标准的环境中人数达到 10 亿。

目前，中国的大气污染仍十分严重，治理任务仍很艰巨。

**表 8-2 全国近年废气中主要污染物排放量（单位：万吨）**

| 年度 | 二氧化硫排放量 | | | 烟尘排放量 | | | 工业粉尘排放量 |
|---|---|---|---|---|---|---|---|
| | 合计 | 工业 | 生活 | 合计 | 工业 | 生活 | |
| 2001 | 1 947.8 | 1 566.6 | 381.2 | 1 069.8 | 851.9 | 217.9 | 990.6 |
| 2002 | 1 926.6 | 1 562.0 | 364.6 | 1 012.7 | 804.2 | 208.5 | 941.0 |
| 2003 | 2 158.7 | 1 791.4 | 367.3 | 1 048.7 | 846.2 | 202.5 | 1 021.0 |
| 2004 | 2 254.9 | 1 891.4 | 363.5 | 1 095.0 | 886.5 | 208.5 | 904.8 |
| 2005 | 2 549.3 | 2 168.4 | 380.9 | 1 182.5 | 948.9 | 233.6 | 911.2 |
| 2006 | 2 588.8 | - | - | 1 078.4 | 854.8 | 223.6 | 807.5 |

资料来源：中国环保网 2008-5-19，http://www.chinaenvironment.com

## 三、大气污染对健康的影响

大气是人类生存最重要的环境因素之一，但是某些不定组分的非洁净空气对人类健康产生重要的影响。目前，社会上已普遍接受“接触室外污染空气可以引起多种急性和慢性疾病”的观点，并认为这种污染暴露轻则对人体产生轻微的生理困扰，重则导致因呼吸道和心血管疾病引起的死亡。

大气污染的主要成分以二氧化硫、颗粒物、一氧化碳、二氧化氮、臭氧、铅等重金属为主，可导致许多健康影响。（例如机体免疫功能降低，直接或间接作用诱发机体变态反应，导致呼吸系统损伤、慢性支气管炎、哮喘、肺气肿、肺癌等疾病的发生。）

空气污染对人群健康的影响具有以下特点：①接触人群广泛，包括老、幼、病、弱各种人群，对空气污染物的敏感性差异较大；②空气中往往有多种污染物同时存在，可通过物理、化学等作用而发生转化、降解或形成新的污染物；污染物之间的组成比例受温度、湿度等多种因素的影响不断变化；各种污染物可能同时呈现协同、相加、拮抗等不同类型的联合作用，与单一污染物相比，对人体的作用机制更为复杂；③人群常处于低浓度、长时间暴露下，可引起慢性毒害。世界卫生组织将大气污染判定为明确的人类致癌物。

20 世纪 80 年代至 90 年代，在北京、沈阳、上海等城市进行流行病学研究表明，城市空气污染已经造成了显著的健康危害和经济损失。流行病学研究也显示室外空气污染可造成呼吸道症状、肺功能降低、慢性支气管炎、心脑血管疾病发病率和死亡率的增加，空气污染与住院、就诊、缺勤等也有密切关系。例如，高污染城市的死亡率超过清洁城市的 15%~20%，其中慢性支气管炎和哮喘患病率随着空气污染的严重程度增加而大幅度升高，而 $PM_{10}$ 是几种有毒有害空气污染物重要的指示物，在许多流行病学研究中发现其与健康损害包括心血管疾病的住院影响率，关系更密切。大气污染引起人群疾病的超额死亡率增加。

2002年出版的《中国人类发展报告》指出，2000年中国因空气污染导致60万人过早死亡，550万人患慢性支气管炎，2000万人患呼吸系统疾病。世界银行、WHO、华盛顿大学健康测量评估研究所（IHME）等国际组织都对中国的大气污染健康损害进行了评估。其中，世界银行对中国1995年和2003年的大气污染健康损害进行了评估，得出1995年中国有17.8万人因总悬浮颗粒物（TSP）污染导致过早死亡，2003年中国有35.2万人因 $PM_{10}$ 导致过早死亡，城市地区因空气污染导致住院人数是39.8万人，新增27.4万人慢性支气管炎患者。WHO和联合国环境规划署2005年发布的《健康与环境报告》中指出中国和蒙古的城市空气污染所致死亡率为250/百万（图8-3）。WHO对2008年中国 $PM_{10}$ 污染导致的健康损害评估的结果显示，中国有47万的过早死亡人数与大气污染物 $PM_{10}$ 污染有关。

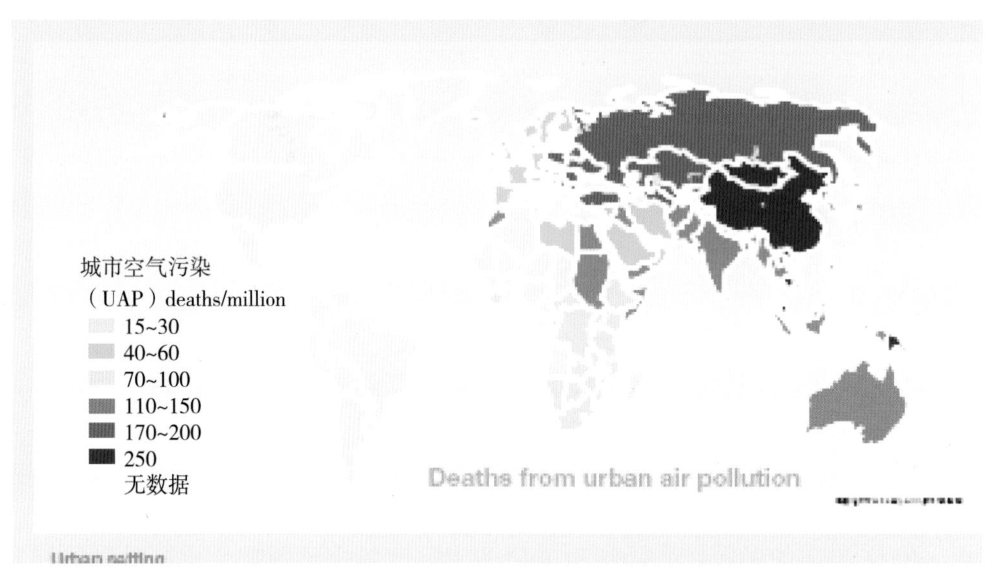


图8-3 归因于城市空气污染的每10万人中的死亡人数
数据来源：WHO/UNH Health of Environment，p16

空气污染对儿童健康的影响尤其严重。流行病学研究表明，长期接触二氧化氮可使哮喘儿童支气管炎症状的发生增高。近年来，开始关注大气中细颗粒物对健康的影响。北京研究显示PM 10和PM2.5对儿童肺功能存在短期负效应，并存在一定滞后性，且在反映大气道功能的指标FVC和FEV1.0上表现得更为明显；女生的气道功能对于颗粒物的不良影响更为敏感。据全国儿科哮喘防治协作组所进行的全国城市儿童支气管哮喘患病率调查显示，哮喘患病率由1990年的0.91%上升到2000年的1.50%，增加了64.84%。由铅、汞、镉、砷、铜、锌、铬等金属污染所导致的遗传物质损伤，神经系统和骨骼损害，以及癌症的发生率也逐年增高。

## 第三节 室内空气污染与健康

室内存在释放有害物质的污染源或室内环境通风不佳，使室内空气中有害物质在数量和种类上不断增加，可导致人体一系列不适症状。室内空气污染的有害物质包括物理、化学、生物和放射性污染，来源于室内和室外两部分。

## 一、室内空气污染及其暴露水平

WHO 在《世界卫生报告 2002》中估计，在全球范围内，固体燃料燃烧造成的室内空气污染是威胁人类健康的第八大危险因素。

室内环境主要指住宅居室内部环境，但广义上包括各种室内公共场所。公共场所分布广、人群密集且流动性大，公共场所的空气环境质量直接关系到人群的身体健康，公共场所也是传染病传播和突发公共卫生事件易发地。中国公共场所空调系统 50%以上严重污染，合格率不足 10%，每克灰尘中细菌总数可达 20~40 万个以上，空调冷却水中嗜肺军团菌检出率达到 20%~30%。在北京等 60 个城市的宾馆、车站等监督结果表明，存在污染比例均在半数以上，甚至高达 70%。

室内空气污染来源除室外大气污染进入室内外，主要有日用消费品和化学品的使用、建筑装饰材料及个人活动，如各种燃料燃烧、烹调油烟及吸烟产生的各种有害气体等。建筑、装饰材料、家具和家用化学品释放的甲醛、氨、苯、氡和挥发性有机化合物等，家用电器和某些用具导致的电磁辐射等物理和化学污染。在城市居室中，化学性污染较为严重。对市场装修材料甲醛含量的监测发现，人造板及其制品中甲醛释放量严重超标，样品超标率高达 56%。卫生、建设、环保、中国消费者协会等部门对家庭装修市场的联合调查发现，68%的家庭装饰装修材料含有易散发的化学成分，由室内装修产生的常见有害化学物质近 20 种。中国目前仍缺乏对于室内空气污染物在全国范围的监测资料，文献报道显示，20 世纪 90 年代以来，装修污染日益严重，甲醛、氨、总挥发性有机化合物的平均浓度分别为 0. 16±0. 16、0. 12±0. 15、2. 18±12. 94（$mg/m^3$）；苯、甲苯、二甲苯的平均浓度分别为 124. 04±272. 60、258. 90±672. 98、189. 68±561. 16（$\mu g/m^3$）。

在农村地区，由于受炊事、取暖等活动的影响，存在着较突出的空气污染问题，非清洁燃料和旧式炉灶是室内空气污染的主要来源。中国农村用于炊事和采暖的秸秆、薪柴、煤炭占生活能源的 90%以上。当煮饭或取暖时，炉灶散发出的烟气中含有大量有害物质，致使室内空气受到污染。很多农村住宅卧室与厨房相邻，大部分居住空间均被炉灶烟气所污染。农村室内空气主要污染物种类包括颗粒物、CO、$SO_2$等，其中可吸入颗粒物和 CO 问题最为突出。目前尚缺乏有关农村居室空气污染水平的全国范围的监测资料，只有对局部地区的居室监测报告。监测表明，部分农村室内空气中可吸入颗粒物 24 小时平均浓度达 0. 3$mg/m^3$以上，煮饭时更达到 30$mg/m^3$或更高。宣威地区农民家庭烟煤燃烧所排放的总悬浮颗粒物为 5. 64$mg/m^3$、$SO_2$为 0. 44 $mg/m^3$，B(a)P 为 6269$ng/m^3$，而无烟煤和柴燃烧所排放的总悬浮颗粒物为 1. 59$mg/m^3$、$SO_2$为 0. 03$mg/m^3$、B(a)P 为 457$ng/m^3$。

室内吸烟是室内空气污染的另一个重大来源。家庭、公共场所和工作场所都是易受被动吸烟暴露的地方。根据 2010 年全球成人吸烟流行病学调查-中国部分结果显示，二手烟暴露依然十分严重，72. 4%非吸烟者暴露于二手烟；在公共场所和工作场所吸烟的状况非常严重，餐馆为 88. 5%，政府办公楼为 58. 4%，医疗卫生机构、学校和公共交通工具均在 35%左右；67. 3%的家庭可以任意吸烟。农村女性在家中遭受被动吸烟暴露的比例最高。

## 二、室内化学污染的健康效应

2002 年世界卫生报告指出，全球近一半的人处于室内空气污染环境中，室内环境污染可引起35.7%的呼吸道疾病，22%的慢性肺病和15%的气管炎、支气管炎和肺癌，全球每年约有10万人因室内空气污染而死于哮喘病、白血病等。全球疾病负担的2.7%归因于室内空气污染。儿童比成年人更容易受到室内空气污染的危害。调查显示，室内空气污染程度高出室外5~10倍。由于室内环境的污染，中国肺癌发病率以每年26.9%的速度递增；80%的白血病发病率与室内空气污染有直接关系；因装修污染引起上呼吸道感染而导致重大疾病的儿童约有210万。目前中国每年由室内空气污染引起的超额死亡已达11.1万人，超额门诊数22万人，超额急诊数430万人，直接和间接经济损失高达107亿美元。

### 三、室内氡照射与肺癌

中国存在一些高氡地区和肺癌高发区，近年来城市新建住宅室内氡浓度明显上升。20世纪80年代全国调查表明，中国存在一些高氡地区，如西北黄土高原窑洞地区，江西、湖南和湖北等省用煤灰、煤矸石和煤渣原料砖建造的房屋，以及地质断裂带附近地区。另外，还存在一些氡水平极高（可达数万 $Bq/m^3$）且有居民定居的地区（如四川降扎等)。20世纪70年代全国肿瘤调查发现云南省宣威农村肺癌高发，之后开展了大量调查研究工作，但限于当时条件，无法对环境暴露与肺癌之间的关系进行深入研究。最近调查表明，当地存在严重的室内空气污染，氡气浓度与其他地区较为一致，但氡子体水平显著高于其他地区，既往对当地氡及其子体研究与测量明显不够。

新型建材氡析出率高，城市居室氡水平显著增加。与西方国家不同，中国居室氡年度增加的主要原因不是地基和土壤，而是建筑材料造成的。近年来中国的高层建筑大量使用加气混凝土，其主要原材料是粉煤灰、硅沙、水泥和生石灰等。粉煤灰作为电厂的副产品，煤炭本身含有一定量的镭和铀，经过燃烧形成的粉煤灰中这些放射性核素会被浓缩。粉煤灰的粒度很小，80%的颗粒小于45μm，这种情况下氡析出率可以达到最高值。对广州等地一些高层建筑室内墙体表面氡析出率测量表明，墙体表面氡析出率高达5.9~29.1 $Bq/(m^2\cdot h)$。中国现行建筑材料标准对放射性核素含量进行限制，规定了建材内照射指数镭含量（$M_{Ra}$）和外照射指数（$M_\gamma$），对建筑材料表面氡析出率没有限制。研究发现，大量建材中的镭含量没有超标（$M_{Ra}<200$ Bq/kg)，外照射指数也不超标，但氡析出率过高，作为建筑墙体材料大面积使用仍会导致室内氡浓度超标。

## 第四节　饮用水与健康

不安全饮用水可以对人群产生多种健康效应和疾病，其中危害最为严重并被广泛关注的包括介水传染病、地方病和消化道肿瘤。中国与饮水有关的疾病呈以下发展趋势：①饮用水中的微生物污染严重，传统肠道传染病传播的风险度仍然居高不下；②水污染严重地区胃癌、肝癌等消化道肿瘤的发病率呈上升趋势；③长江中下游地区血吸虫病依然对当地居民健康构成威胁；④华北、东北和西北地区的高氟、高砷水正在得到控制，饮用高氟、高砷水的人口逐年减少，氟中毒和砷中毒的病情逐步得到控制。

### 一、饮用水中的危险因素

全国195个城市监测结果表明，97个城市地下水受到不同程度污染，40个城市地下水污染趋势加重；北方17个省会城市中16个污染趋势加重，南方14个省会城市中3个污染趋势加重。统计资料显示，全国城市供水末梢水水质合格率平均为77%。此外，由于二次供水过程中余氯散失、细菌孳长，产生了新的不安全因素，使末梢水合格率下降20个百分点。全国35个大城市调查资料显示，约20%居民的饮用水中细菌超过卫生标准要求。

城市污水严重污染饮用水源、城内河流及周边地区。中国七大水系监测报告显示：除珠江、长江轻度污染外，辽河、淮河、黄河、松花江水质已中度污染，海河水系已呈重度污染。内陆湖泊污染也非常严重，中国133个湖泊中，有88.6%富营养化，其中61%国控重点湖（库）水质为V类和劣V类，进一步加剧了中国水资源短缺的矛盾。

工业废水污染尚未得到有效控制，生活污水、农药、化肥污染等造成的饮水污染不断加剧，使饮用水质量更加得不到保证。中国污染物排放量远远超过水环境容量，2000~2006年全国废水排放、工业废水及生活污水排放量均呈增加趋势。而工业固体废弃物因处置不当，不但造成土壤污染，也加剧了饮用水水源的污染。

根据对2005年水质调查的指标综合分析发现，农村饮用水水质的超标率为44.36%，饮用集中式供水的人口只占55.10%。饮用水消毒率低，有44.36%未能达到《农村实施〈生活饮用水卫生标准〉准则》的要求。调查发现，目前中国农村集中式供水水厂中有29.18%有消毒工艺，而分散式供水都是直接取用原水并未进行消毒，这是导致农村饮用水水质微生物学指标超标的主要原因。农村大量未经处理的生活垃圾、养殖业、畜牧业产生的禽畜粪便更加重了饮水水源污染。全国地表水大肠杆菌普遍超标，有约一半的村庄没有规划和环卫制度，生活垃圾随意堆放，在一些地区养殖业垃圾和秸秆杂草污染严重。

全国农村饮水不安全人口达31176万人，占农村人口的34%。到2005年底，在全国农村尚有饮用氟超标水人口4595万人，占饮水不安全人口的14.7%（图8-4），分布遍及全国各省（自治区、直辖市），主要分布在华北、西北、华东地区，80%的高氟水人口分别在长江以北地区；饮用砷超标水（As>0.05mg/L）人口为228万人，占饮水不安全人口的0.7%，分布在23个省（自治区、直辖市）。2006年中国农村饮用水与环境卫生现状调查研究，从1990年起中国农药产量已居世界第二，使用量居世界第一，造成农药对土壤和农产品、大气与水体，以及饮用水水源的污染。

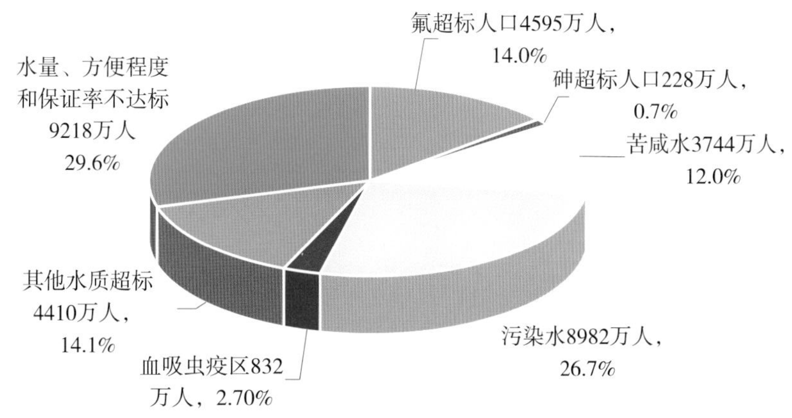


图8-4 2005年中国农村不安全饮用水情况

数据来源：水利部、国家发展改革委，卫生部、全国农村饮水安全现状调查评估报告，2005

## 二、生物性污染的介水传染病

由病原微生物引起的介水传染病，也称水性传染病，仍然是威胁人类健康的重要因素。据 WHO 统计显示，仅腹泻病一项造成 1800 万人死亡，所引起的损失占全球总 DALY 负担的 4. 1%。

在 37 种法定报告传染病中，介水传染病有 8 种，这是造成中国传染病高发的主要环境因素。根据中国疾病预防控制中心统计，2006 年全国上报水性传染病发病人数 127. 8 万人，占上报法定传病发病总人数的 27. 7%，其中细菌性及阿米巴痢疾的发病人数最多，发病率达 32. 36/10 万人，高居甲乙类法定报告传染病发病率的第三位（中国传染病年报）。介水传染病在农村地区形势更为严峻，农村地区集中式供水覆盖率低，即使是集中式供水，消毒设备的覆盖率更低，分散式供水则消毒处理方式更为简陋，增加水性疾病传播风险。此外，近几年来，长江流域的农村地区血吸虫病呈增长趋势。因此，介水传染病依然是影响农村人群健康的重要问题。在受影响的人群中，水性肠道传染病发病率可达 270/10 万~6500/10 万。以甲肝为例，2007 年各地区甲肝发病水平与该地区农村集中式供水（完全处理）的比例相关（图 8-5）。

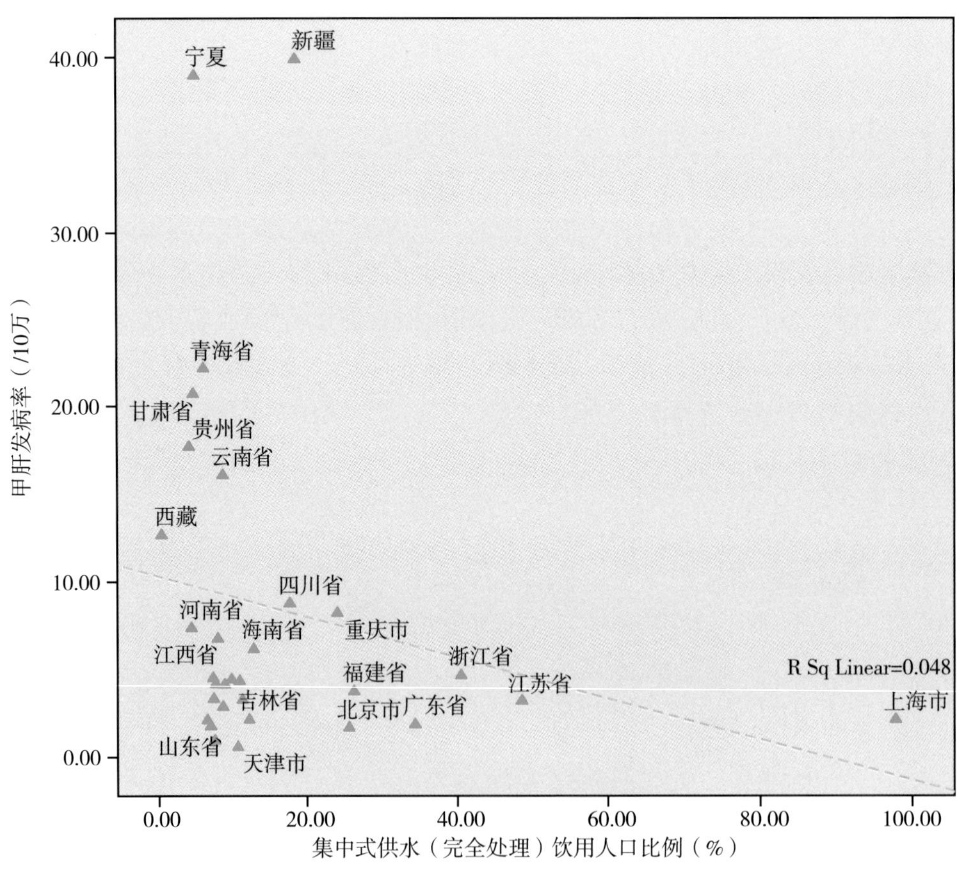


图 8-5 各地区甲肝发病率与该地区农村的集中式供水关系

数据来源：作者根据赵艳玲我国农村饮用水质量结果作图

## 三、地球生物化学性疾病

2003 年报道，全国地方性氟中毒病区影响人口 1.1 亿，有氟斑牙患者 3739 万，氟骨症患者 287 万。截至 2005 年全国砷中毒病区县有 43 个，人口高达 1400.7 万，估计约有 230 万人群通过饮用水途径暴露于高浓度砷（>0.05mg/L），而 2003 年这些地区有近 7500 人被诊断为砷中毒。

饮水型地方性氟中毒和砷中毒是中国重要的地方病。全国重点地方病防治规划资料显示，中国农村有 6300 多万人饮用高氟水，200 多万人饮用高砷水，3800 多万人饮用苦咸水。至 2003 年，全国对 48.41%的饮水型地方性氟中毒病区人口和 81.29%的饮水型地方性砷中毒病区人口进行了改水，仍有饮水型地方性氟中毒病区人口 4100 余万、115 万砷中毒病区人口待改水。山东省是全国饮水型地方性氟中毒重病区之一，有氟骨症患者 23 万，氟斑牙患者 300 多万。20 世纪 80 年代开始大规模改水降氟防治氟中毒工程，兴建各类改水工程 4777 处，受益人口 564 万，有效控制了地方性氟中毒流行。

成本效益调查结果显示，轻、中、重度氟中毒病村打井工程的人均效用（QALYS/人）分别为 7.03、10.30、13.57，成本效用比（CUR）分别为 93.84 元/人、72.74 元/人、51.82 元/人，表明中毒越严重的村庄，改水所获效用越大，而获得 1 个 QALYS 的成本重病村低于轻病村，说明有限资金优先投入重病区所得效用更大。以山东省目前的工程建设和运转管理水平计算，改水受益人口平均每人将增加 9.57QALYS，即相当于原病区人群质量调整的预期寿命提高 9.57 岁，若再加上改水后减少的农村介水传染病的效用，改水总效用将更大。

## 四、化学污染与肿瘤

中国恶性肿瘤呈持续增长趋势，2006 年第三次全国死因调查显示，中国癌症死亡率比 20 世纪 70 年代中期增加了 83.1%，比 90 年代初期增加了 22.5%，特别是与环境相关的肿瘤发病率呈现持续性增长势头，如肝癌、膀胱癌、直结肠癌等上升幅度较大。另一方面，中国水体污染程度持续加重，水体污染物种类，尤其是有机污染物种类也在增加，原水水质恶化势必影响饮用水水质。此外，随着大量生活污水及农业污水的排放，中国地表水富营养化污染加重，由此带来饮用水藻毒素污染。藻毒素是肝癌的促进剂，而常规饮用水消毒工艺不能去除藻毒素。世界银行报告指出，在与饮水污染相关的肿瘤中，中国的胃癌和肝癌不论在城市还是农村均高于世界平均水平，仅水污染引起的癌症在中国每年造成高达 520 亿元的经济损失。

中国淮河流域，河北涉县、河南沈丘县、天津北辰区、陕西华县、江苏阜宁县、广东翁源县等地区众多“癌症村”被媒体频频曝光。安徽奎河、广西扶绥、浙江海宁等地区的研究显示，饮水污染区导致居民恶性肿瘤（特别是肝癌、胃癌、大肠癌等）死亡率明显增高。

研究表明环境污染可以增加多种肿瘤发生的危险度，根据污染程度和暴露时间不同，归因危险度有所不同。中国的研究已显示饮用水源污染与肝癌和肿瘤发生有关。中国疾病预防控制中心在淮河污染地区通过覆盖 30 万人的生态学研究，发现污染区和非污染区消化道肿瘤患病和死亡的相对危险度分别为 3.5∶1 和 5.1∶1。水环境污染所引起的消化系统及泌尿系统肿瘤死亡率增加，胃癌、肝癌、膀胱癌死亡率农村高于城市，特别是胃癌和肝癌死亡率均高于世界平均水平（图 8-6）。

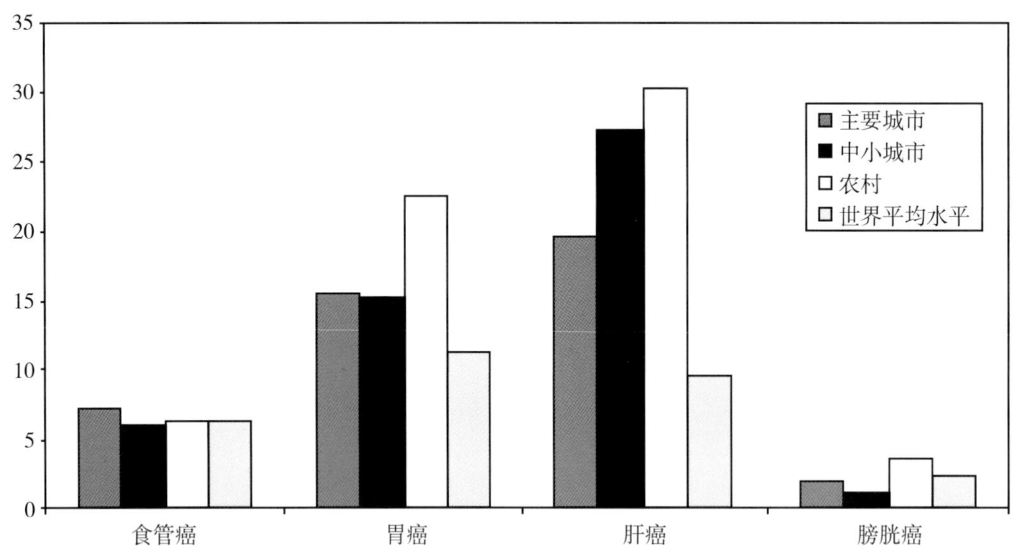


图 8-6 与水污染相关疾病的死亡率（2003 年中国和 2000 年世界平均水平数据）

（数据来源：卫生部，2004；WHO，2006；GLOBOCAN，2000）——The World Bank. Cost of pollution in China. Washington DC. 2007：46

## 五、农村地区垃圾、粪便管理与处理问题

数十年来中国实施以改水改厕为主线农村环境质量改善工作虽然取得了巨大成就，但并未就此解决农村居民安全饮水和基本卫生设施问题。中国农村环境卫生发展不平衡，东西部差距继续加大，贫困地区的农村改水改厕工作任务艰巨“十五”期间中国农村改水改厕工作已取得新进展-卫生部。

2006 年，农村卫生厕所累计覆盖率最低的省份为 28%，而最高的省份已达到 95%（图 8-7）。到 2007 年，全国尚有 2.1 亿农户需要改厕（2007 年全国水质调查报告—中国疾病预防控制中心）。同时，农村建造使用的无害化卫生厕所中，病原微生物和肠道寄生虫卵的杀灭效果不佳，有 37.2%无害化卫生厕所没有完全实现粪便无害化效果（全国血吸虫流行地区无害化卫生厕所粪便处理效果评价报告—中国疾病预防控制中心）。据卫生部 2007 年对全国 58 891 户农户的调查，2007 年全国无害化卫生厕所普及率为 22.7%；卫生厕所普及率为 23.83%；无厕所户数为 4.1%，其中海南、青海两省无厕户比例均大于 20%。除上海、天津等个别省市外，全国各地无害化卫生厕所普及率普遍偏低，尤其大部分西部和北方省份无害化卫生厕所普及率在 10%以下。与此同时，中国农村人畜粪便和垃圾的不当处用和管理，对农村人群健康和环境带来新的危害。目前中国农村因畜禽养殖和日常生活产生的大量人畜粪便及生活垃圾，因生产方式的改变，多数人畜粪便已经不再作为农田肥料使用，导致大量未经无害化处理的卫生厕所粪渣（沼渣）和非卫生厕所的粪便随意堆放或直接排入水体，使大量富集并未灭活的病原微生物、寄生虫卵重新进入土壤、水体，而且造成相关疾病的发生和流行。农村地区垃圾、粪便管理与处理已经成为一个重要的和亟待解决的公共卫生问题。

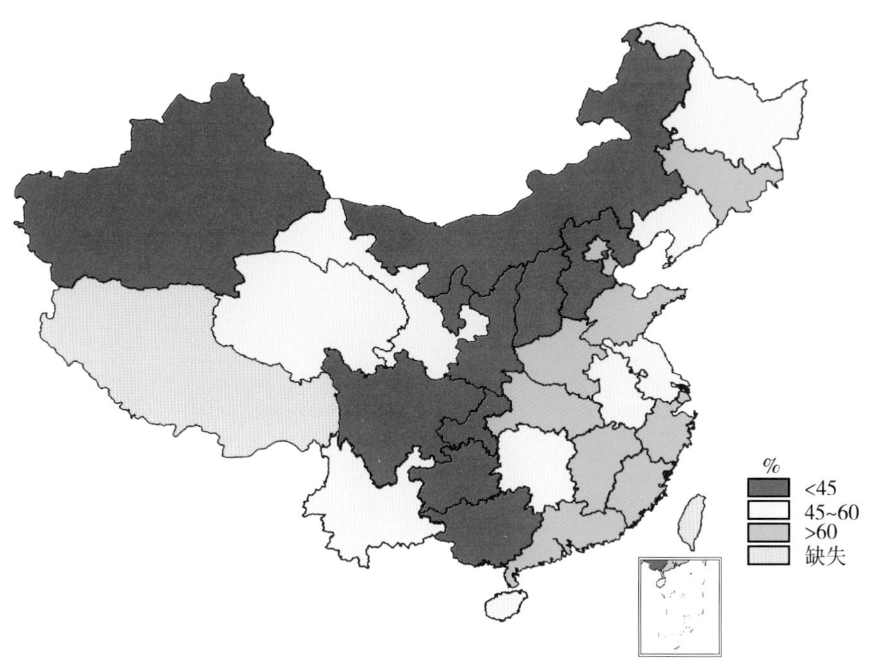


图 8-7 农村地区卫生厕所覆盖率

数据来源：卫生部，中国卫生统计年鉴 2007

注：地图为示意图，不代表法律意义上的疆界图

# 第五节 营养与健康

营养与健康状况是反映一个国家或地区的经济与社会发展、卫生保健水平和人口素质的重要内容。2002 年中国居民营养与健康状况调查表明，中国城乡居民的膳食、营养状况有了明显改善，居民能量及蛋白质摄入基本得到满足。肉、蛋、禽等动物性食物消费量明显增加，优质蛋白质比例上升；农村地区的改善更为明显，膳食结构趋向合理。儿童青少年生长发育水平稳步提高，平均身高和体重都明显提高；营养不良和营养缺乏患病率继续下降。但是贫困农村地区的营养缺乏依然存在，另外，城镇居民膳食失衡也引起一系列的健康问题。中国居民营养同时面临着营养缺乏与营养结构失衡的双重挑战。

## 一、中国居民食物消费和膳食摄入现状

### （一）动物性食品与谷物食品摄入比例

过去 30 年，中国居民动物性食物摄入大幅增加，谷类消费呈下降趋势。1982 ~ 2002 年间，中国城市、农村居民谷类食物摄入量与 1982 年全国营养调查结果相比分别下降 20% 和 22%，相反居民动物性食物摄入量却大幅度增加，从平均 52g 上升到 132g，增加了 80g。谷类食物供能比下降，脂肪供能比呈上升趋势，城市人群脂肪供能比已超过 WHO 推荐标准，上升速度更快。奶类、豆类及其制品摄入增加不多，2002 年中国居民平均干豆类摄入量为

4g，豆制品摄入量12g。过去20年间城乡居民干豆类食物摄入量没有明显变化，与《中国居民膳食指南》推荐的数量仍然差距很大。虽然城乡居民奶类及其制品的摄入量由平均10g增加到66g，但与《中国居民膳食指南》推荐的摄入量平均每日300g相比仍相差很多，而农村则仅增加了4g，增加幅度很小（图8-8）。

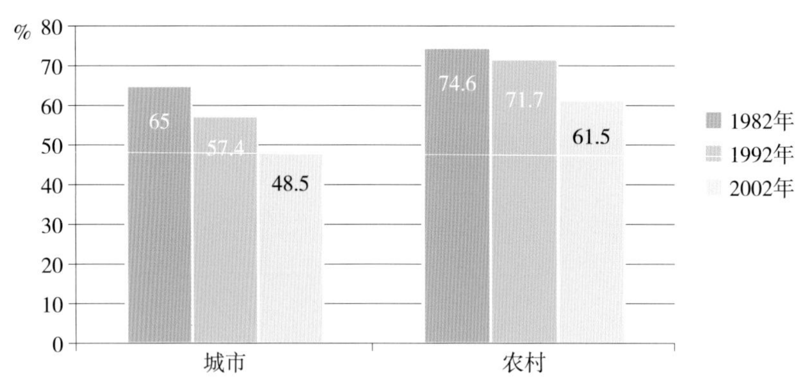


图8-8　中国居民粮谷类食物供能比变化趋势

数据来源：王陇德，中国居民营养与健康状况调查报告，2002

（二）蔬菜水果摄入

在农村特别在北方地区，居民蔬菜水果摄入不足。2002年中国居民蔬菜平均日摄入量为276g，其中深色蔬菜91g，浅色蔬菜185g。与1992年相比表现为下降趋势。农村深色蔬菜的摄入量下降较多，由107g降到92g；城市浅色蔬菜的摄入量下降较多，10年间下降了51g。2002年中国居民水果平均摄入量为45g，与1992年相比有所下降。无论蔬菜还是水果，其摄入量与《中国居民膳食指南》推荐摄入量相比都有较大差距。

（三）食用油摄入量

2002年中国居民每日食用油平均摄入量为42g，近20年来不断增加，其中植物油摄入量增加了10.5g，增幅46.9%；动物油摄入量增加了3g，增幅64.1%，其中城市居民动物油摄入量呈下降趋势，而农村居民摄入量则呈上升趋势。2002年中国居民食用油摄入量已经超过《中国居民膳食指南》推荐的25~30g，超出推荐量的人数比例已达到37%。动物性食物和油脂消费的过度增加，使膳食脂肪供能比急剧上升。城市居民脂肪功能比已经超过WHO建议的30%的上限。特别是大城市居民，脂肪供能比已经高达38%。全国约有45%居民膳食脂肪功能比已经超过30%，城市居民高达65.3%，农村也有37.2%（图8-9）。中国的研究证实，脂肪供能比突破30%以后的持续增加，已经导致中国城乡居民超重及肥胖、血脂异常、高血压和糖尿病的风险显著加大。

（四）盐摄入与慢性病

全国城乡居民平均每标准人日食盐摄入量为12g，有81.6%的居民超过了标准6g。研究发现，食盐量越高，人群收缩压和舒张压值越高，与每天食盐摄入量少于6g者相比，每天食盐摄入量超过12g者患高血压的风险增高14%，每天食盐摄入量超过18g者患高血压的风险增高27%。居高不下的食盐摄入量进一步加剧了中国居民的高血压风险。

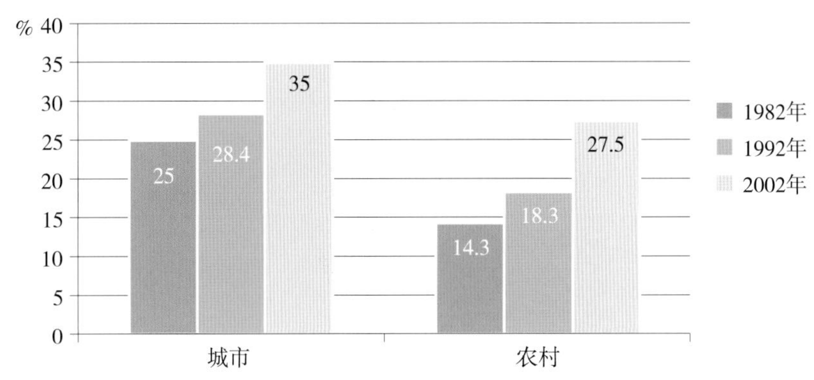


图 8-9　中国居民膳食脂肪供能比变化趋势

数据来源：王陇德. 中国居民营养与健康状况调查报告之一，2002，综合报告. 人民卫生出版社

（五）钙摄入与骨骼健康

2002 年中国居民干豆类平均摄入量为 4g，豆制品摄入量 12g。过去的 20 年间城乡居民干豆类食物摄入量没有明显变化，与《中国居民膳食指南》推荐的数量仍然差距很大。虽然城乡居民奶类及其制品的摄入量由 10g 增加到 66g，但与《中国居民膳食指南》推荐的摄入量平均每日 300g 相比仍相差很多，而农村则只增加了 4g，增加幅度很小，这也是中国居民钙摄入量普遍低的根本原因之一。

在过去的 20 年间，中国居民平均每标准人日钙摄入量总体呈下降趋势，尤其是从 1982 年的 694mg 下降为 1992 年的 405mg，减少了 289mg。城市和农村分别下降了 105mg 和 371mg，在农村 1992 年仅为 1982 年的 50. 4%。2002 年中国居民营养与健康状况调查显示，中国居民平均每标准人日钙摄入量仅为 388mg，远低于推荐的适宜摄入量 800mg，达到或超过推荐摄入量的比例仅为 2. 8%，全国有近 80% 的居民钙摄入量低于推荐适宜摄入量的 60%。城乡居民的膳食钙摄入量差异显著，城市居民为 438mg，农村居民平均每人每日 369mg，城市男女性居民钙的摄入量分别明显高于农村男女性居民。膳食中钙缺乏可引起儿童生长迟缓，骨结构异常，骨骼变形发生佝偻病。

## 二、儿童营养状况

5 岁以下儿童营养不良患病率仍处于较高水平，制约了儿童智育、体格的发展。铁、维生素 A、B 族维生素、叶酸等微量营养素缺乏，导致的贫血、维生素 A 缺乏等普遍存在，农村尤其是贫困农村儿童是高危人群。

（一）儿童营养不良

儿童营养不良在第一章已有描述。这里再进一步讨论。

中国 5 岁以下儿童营养状况明显改善，2005 年儿童低体重率和生长迟缓率分别为 6. 9% 和 10. 5%，城市改善尤为明显，分别为 1. 8% 和 2. 5%。儿童营养不良率呈现逐年下降趋势（表 8-3），低体重率从 1990 年的 19. 1% 下降至 2005 年的 6. 9%；生长发育迟缓率由 1990 年的 33. 4% 下降至 2005 年的 10. 5%。与 1990 年相比，2005 年中国 5 岁以下儿童低体重率下降了63.9%，城市和农村分别下降了79.1%和61.9%，2005年农村5岁以下儿童低体重发生水平（8.6%）处于1990年城市的水平（8.6%）。5岁以下儿童生长迟缓率下降了68.6%，城市下降了73.4%，农村下降了68.4%，但是2005年农村5岁以下儿童生长迟缓问题（13.1%）与1990年城市比较更为严重（9.4%）。

表8-3 1990~2005年中国5岁以下儿童营养不良率

| 年份 | 低体重率（%） | | | 生长迟缓率（%） | | |
|---|---|---|---|---|---|---|
| | 城市 | 农村 | 全国 | 城市 | 农村 | 全国 |
| 1990 | 8.6 | 22.6 | 19.1 | 9.4 | 41.4 | 33.4 |
| 1992 | 6.2 | 19.4 | 16.2 | 9.2 | 39.7 | 32.1 |
| 1995 | 4.6 | 17.8 | 14.5 | 8.9 | 39.1 | 31.6 |
| 1998 | 2.5 | 12.5 | 10.0 | 4.0 | 22.2 | 17.6 |
| 2000 | 3.0 | 13.9 | 11.2 | 2.9 | 20.5 | 16.1 |
| 2002 | 3.1 | 9.3 | 7.8 | 4.9 | 17.9 | 14.3 |
| 2005 | 1.8 | 8.6 | 6.9 | 2.5 | 13.1 | 10.5 |

数据来源：作者根据WHO/NCHS参考标准（1978）计算；1992、2002年数据来自全国营养与健康状况调查，其他数据均来自全国食物与营养监测系统

尽管如此，中国儿童营养不良患病率仍处于较高水平，城乡差异较大。在农村尤其是贫困农村儿童、西部农村儿童、农村留守儿童营养不良问题仍很严重，贫困农村儿童的营养不良率约为一般农村儿童的2倍；西部5岁以下儿童营养不良率约为东部儿童的2倍。2002年的营养与健康状况调查结果显示：中国5岁以下儿童生长迟缓率为14.3%，农村5岁以下儿童生长迟缓率为17.3%，是城市（4.9%）的3.5倍。大城市明显低于中小城市，贫困的四类农村地区达到29.3%。外出打工妇女的婴儿生长迟缓率（12.9%）是其他婴儿（5.4%）的2倍以上。

### （二）贫困地区儿童营养状况

1998~2000年间，贫困农村5岁以下儿童的营养不良患病率不仅没有改善，甚至还略有上升。2000~2005年期间，贫困农村儿童的营养状况有了很大改善（表8-4），但贫困农村儿童仍有12.3%低体重、17.6%生长迟缓，贫困农村儿童的营养不良率约为一般农村儿童低体重率（6.4%）和生长迟缓率（10.1%）的2倍。

表8-4 贫困农村5岁以下儿童营养不良率

| 年份 | 低体重率（%） | 生长迟缓率（%） |
|---|---|---|
| 1998 | 18.3 | 30.2 |
| 2000 | 21.0 | 30.7 |
| 2005 | 12.3 | 17.6 |

数据来源：陈春明等. 中国5岁以下儿童生长发育状况与趋势，中华流行病学杂志，2006

### （三）农村留守儿童营养状况

随着社会经济的发展，越来越多的农村妇女外出打工并把儿童留在家中由祖辈或者其他人来照顾，留守儿童这一新群体的营养状况成为关注的焦点。2005 年国家食物与营养监测系统调查数据表明，外出打工妇女的 1 岁以下儿童生长迟缓率（12.9%）是其他儿童（5.4%）的 2 倍以上，这些儿童母乳喂养率低且下降迅速，母亲外出打工的婴幼儿 0~6 个月母乳喂养率仅为 61%，到 6~11 个月龄时，母乳喂养率急剧下降到 9.9%，而其他儿童的母乳喂养率分别为 91% 和 74%。

### （四）儿童营养性贫血

儿童是贫血的高危人群，贫血可影响儿童的认知功能和生长发育，以及免疫力和活动力等多方面。2002 年中国居民营养与健康状况调查结果显示，中国 2 岁以内婴幼儿贫血患病率为 31.1%，5 岁以下儿童贫血患病率为 21.7%，农村显著高于城市。1992~2005 年中国城市和农村 5 岁以下儿童贫血患病率在 16%~20%之间波动。

儿童贫血的高发地区为西部地区，对西部五省 40 个县 3747 户 3 岁以下儿童家庭的调查结果显示，3 岁以下儿童贫血患病率高达 32.5%，其中 6~18 个月婴幼儿为贫血高发人群。

贫血可以使儿童学习能力下降、行为偏异及免疫功能降低，更重要的是即使轻度贫血也可能对婴幼儿的认知发育造成不可逆转的损害。儿童时期铁缺乏可使认知测验的分数降低 0.5 个标准差，智商降低 5~8 分导致低智商儿童人数增加。铁缺乏婴幼儿在成年后可致 5%~17%劳动生产力损失。对孕妇来说，贫血不仅危害自身健康如贫血增加了分娩时发生大出血的危险是导致产妇死亡的一个重要原因，同时大量证据表明，孕期贫血可导致胎儿肝脏贮存铁量不足，这除了能影响婴儿早期血红蛋白合成导致贫血外，如不及时纠正还有可能增加流产、早产、低体重儿甚至死胎的发生率，以及对智力发育产生不可逆性影响。

### （五）维生素 A 缺乏

中国居民整体上维生素 A 水平较低，母乳供给婴儿维生素 A 不足，儿童维生素 A 摄入量不足。中国居民食物以植物性食物为主，类胡萝卜素转化为维生素 A 效率低，不能满足人体需要。2~6 岁儿童每日摄入维生素 A 仅能达到营养素每日推荐摄入量的 48%。1998 年全国性儿童维生素 A 缺乏率 11.7%。2002 年全国营养调查数据表明，3~6 岁儿童维生素 A 缺乏率在 10%~12.8%之间。中国总体上属于中度亚临床儿童维生素 A 缺乏的国家。中国城乡 3~12 岁儿童维生素 A 缺乏率为 9.3%。城市 3~12 岁儿童维生素 A 缺乏率为 3.0%，其中男童为 3.1%、女童为 2.9%；农村平均缺乏率为 11.2%，其中男童为 11.5%、女童为 10.8%，农村远高于城市。

轻度维生素 A 缺乏虽然不会出现夜盲症、眼干燥症、角膜软化和角膜溃疡等临床症状，但是可以影响儿童的免疫功能，降低儿童的抗感染能力，使呼吸道和消化道感染性疾病的发病率和死亡率上升。

## 三、营养相关的慢性疾病

### （一）慢性退行性疾病

近 30 年来与营养相关的一些慢性退行性疾病（高血压、心血管疾病和糖尿病等）患病也迅速上升，造成了沉重的经济负担，并严重影响中国居民的健康。2006 年全国第三次死因回顾抽样调查结果显示，中国居民 80%以上死于慢性病，且与膳食营养相关的心血管疾病、高血压、糖尿病等慢性疾病的患病、死亡呈现持续、快速增长趋势（从 90 年代初的 76.5%上升到 82.5%）。

2002 年全国营养与健康状况调查发现，中国成人高血压患病率为 18.8%，估计全国现患人数为 1.6 亿，比 1991 年增加 7000 多万。农村高血压患病率上升迅速，城乡差距已不明显。目前中国的人群高血压知晓率、治疗率及控制率都处于较低水平（分别为 30.2%、24.7%和 25%）。与 1996 年相比，2002 年大城市糖尿病患病率由 4.6%上升到 6.4%，中小城市由 3.4%上升到 3.9%；2002 年中国 18 岁及以上居民血脂异常患病率 18.6%，估计全国血脂异常现患人数 1.6 亿，且中年人群已呈现与老年人群同样高的血脂异常患病率。而上述疾病都与营养和正确合理膳食有关。

（二）肥胖

肥胖本身不仅是一种慢性病，同时也是其他多种慢性病的重要危险因素。肥胖这一因素近年来在居民中呈快速上升趋势。2002 年中国有近 3 亿人超重和肥胖，其中 18 岁以上成年人超重率为 22.8%、肥胖率为 7.1%。1992~2002 年 10 年期间，中国居民超重和肥胖患病人数增加了 1 亿，其中 18 岁以上成年人超重和肥胖率分别上升 40.7%和 97.2%。2005 年的中国学生体质与健康调查结果显示，中国 7~18 岁中小学生平均流行率为城市男生 13.1%超重、7.1%肥胖；城市女生 7.4%超重、3.6%肥胖；农村男生 6.2%超重、2.8%肥胖；农村女生 4.7%超重、1.7%肥胖。北京、上海和沿海大城市肥胖和超重已进入多数发达国家行列，并预计富裕乡村在 5~10 年、中下水平乡村在 10~15 年后开始全面流行。

肥胖是一种与生活方式密切相关的疾病，膳食不合理、身体活动不足是造成肥胖和多种慢性病的两大行为危险因素。膳食中能量摄入量、脂肪供能比、食盐摄入量和饮酒量与慢性病的患病风险呈正相关，碳水化合物供能比和谷物蔬菜类食物摄入量则与之呈负相关。例如，脂肪供能比>20%的人群患糖尿病、肥胖和血脂异常的危险增加 30%~60%，供能比>35%时高血胆固醇的危险增加 64%。与膳食谷类供能比在合理范围（55%~65%）的人群比，谷类供能比过低的人群患高血压、肥胖和血脂异常的危险高 8%~18%。能量正平衡增加了肥胖的发生风险。研究发现，中国 18~40 岁人群在 1989~2000 年间每日平均能量积存为 7 kcal，11 年内从正常体重进入超重行列者，平均每天能量积存约为 20 kcal。90%进入超重者每日超额摄入能量在 60~80 kcal，比保持健康体重者高出 1 倍。

对膳食结构、身体活动水平与慢性病患病风险关系的联合分析表明，二者与慢性病之间存在各自独立又相互协同的作用。脂肪供能比最高且静态生活程度最高的人，罹患各种相关慢性病的风险最高。

## 第六节　食品安全与健康

不安全食品所导致的健康问题，主要分为急性效应和长期慢性效应。急性效应主要引起胃肠炎、甲型肝炎、伤寒等消化道感染性疾病，少数涉及脑膜炎，或由肉毒杆菌等涉及的神经麻痹等。如果涉及多数人发病，则导致食物中毒事件。慢性效应为长期小剂量暴露，引起肿瘤和其他健康问题。

## 一、食品中的不安全因素

微生物污染是食品中影响健康的重要不安全因素之一，由微生物危害导致的食源性疾病不断增加。由食品中病原微生物引起的腹泻病仍然是中国首要的食品安全问题。国家食源性疾病监测网1992~2006年数据显示，已查明病因的事件占87.3%，其中以微生物病原引起的占38.6%，其次为化学物占32.8%。13年间共报告食源性疾病8190起（平均每年约600起），患者217 299人（平均每年约1.6万人），死亡1199人（平均每年约90人），其中微生物性食物中毒居首位，患者达111 792人。食品中微生物污染引起的食品安全危险增加主要包括：①对食品中微生物敏感的人群日益增加；②农场生产模式的改变（如集中饲养技术）；③新致病微生物的出现，新型食品有不常见的致病微生物，大肠杆菌O157：H7、鼠伤寒沙门氏菌DT104；④饮食模式的改变，如对生鲜食品和未彻底加热食品的偏爱，从食品加工至消费间隔时间延长、不在家中进餐等生活习惯的流行等。

目前，食品中化学污染物对健康的影响尚未被充分认识，从农田到餐桌食物链污染情况严重。尽管有害化学物质造成的结果很难与某种特定的食品联系起来，但它们却是导致食源性疾病的重要原因。食品中有害化学物质，包括天然有毒物质（如真菌毒素、海洋类毒素）、环境污染物（如汞、铅、放射性核素、二噁英）和天然植物毒素（如马铃薯中的龙葵素等）。食品添加剂、营养素（如维生素和矿物质）、农药和兽药等的使用增加并改善了食品的供应，但首先必须保证这些使用是安全的。

食品污染监测网数据表明，蔬菜中农药、重金属和亚硝酸盐仍然存在。残留物质监控数据表明，多数食用动物及其产品的农药、兽药残留和重金属、环境污染物的污染状况较严重。环境中的污染物通过食物链进入人体而导致健康损害，如二噁英、铅中毒等。β-兴奋剂盐酸克伦特罗（瘦肉精）造成消费者食物中毒事件也在不止一个地方发生，如2001年广东河源市近800人食物中毒，2005年底在上海仍有中毒发生。长期食用含有促生长激素的动物产品带来的后果十分值得关注，兽药残留引起抗药性已成为全球共同关注的问题。

公众对食品中有害化学物质的警惕性逐渐提高，消费者对添加进入食品中的化学物对健康的影响不断表示关注，同时对环境中工业污染造成污染物进入食物链的注意也与日俱增。由于认识到某些杀虫剂残留物和其他一些化学物可能影响内分泌系统，持续性有机污染物（POPs）更是受到公众的广泛关注。

生物工程、食品辐照等新技术在农业和食品工业的新技术食品对健康可能带来新的问题，例如增加食品的过敏性或产生对健康影响的非期望物质成分等，因此新技术食品对健康的潜在影响近年来越来越受到全球的关注，已成为世界各国食品安全关注的重要问题。

目前对新技术、新工艺食品及新资源食品主要基于传统安全性评价方法和终点进行评价，其特殊敏感毒性评价体系和方法尚未建立、完善。新资源食品是无安全食用历史的食品，包括新的动植物、微生物和植物提取物，以及食品发酵工业中使用新的菌种，由于对其安全性认识不足，因此，其安全性受到关注，需要开展系统评估。中国传统的食品发酵工艺中使用了大量未经科学评价的菌种，再加上近年来国外进口和新涌现出来的新菌种的应用，造成了中国比其他国家更复杂的情况。而食品储藏使用的防霉保鲜剂和防虫剂、食品加工中使用的食品添加剂与加工助剂，以及食品包装材料中使用的各种化学材料中可迁移的有害物质（如具有内分泌干扰活性的双酚 A 等），其安全性问题也日渐突出。此外，中国转基因作物的研究发展迅速，但安全性评价工作却远远滞后，特别是对宏量新资源食品还缺乏有效的安全性评价方法。

## 二、食源性疾病

食源性疾病是指食品中致病因素进入人体引起的感染性、中毒性疾病，包括食物中毒。无论是发达国家，还是发展中国家，食品污染、食源性疾病和食物中毒一直是威胁人类健康与生命安全的最重要因素，由微生物引起的食源性疾病仍然是食品安全的首要问题。WHO 估计全球每年腹泻病例达到 15 亿，其中有 70% 是由食品污染引起的。低收入人群对食源性疾病的危害最为敏感，如食源性和水源性腹泻在不发达国家仍是发病和死亡的主要原因。WHO 估计全球（不包括中国）每年约有 220 万人死于食源性疾病和水源性腹泻，其中发展中国家（不包括中国）约有 180 万儿童死于微生物性腹泻。

由微生物污染造成的食源性疾病问题是首要食品安全问题，同时由于化学性食物中毒仍然时有发生，因此受到高度关注。微生物性食源性疾病居首位，约为化学物引起的食物中毒的 2 倍，但化学物引起食物中毒的死亡病例最多。1998 年以来，副溶血性弧菌中毒显著上升。中毒事件发生以集体聚餐暴发为主，原料污染、变质及储存和加工不当是中毒发生的主要原因。肉类、水产品为高危食品，主要以沙门氏菌、副溶血性弧菌污染为主。由于卫生条件的限制，中国食品安全明显存在城乡差别，农村食源性疾病更加明显。与发达国家已有完整的食源性疾病监测网络相比，中国无论是监测网还是技术水平仍在初级阶段，主动监测还有相当的距离。

2003 年以来，卫生部每年收到的食物中毒报告 600~800 起，发病 2 万~3 万人，死亡 200~300 人。按照 WHO 估计，发达国家漏报率为 90%、发展中国家为 95%，中国所报告的尚不到实际数字的 1/10（图 8-10）。卫生部食物中毒监测报告估计，中国每年至少有 3 亿~4 亿人发生食源性疾病。

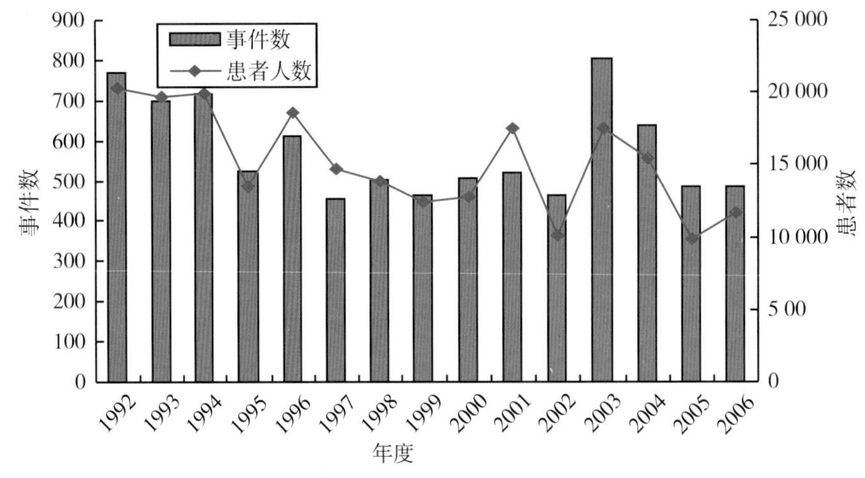


图 8-10 中国 1992~2006 年食物中毒流行趋势

数据来源：卫生部食物中毒报告

造成食源性疾病的原因包括生物性、化学性和物理性危害，其中尤以致病性微生物为首要危害，并以腹泻作为食源性疾病的常见症状，其他更加严重的后果有肝肾衰竭、脑和神经系统功能紊乱乃至死亡。食源性疾病不但危及人群的健康和生命，还会造成沉重的经济负担。

由微生物引起的食源性疾病越来越成为一个重要的公共卫生问题。美国 1995 年的研究表明，7 种致病原一年引起 330 万~1200 万人患食源性疾病，其经济损失达 65 亿~350 亿美元。仅 1996 年，在英格兰和威尔士发生的 5 次食源性疾病暴发事件，因人身伤亡和医疗费用的损失估计达 3 亿~7 亿英镑。在澳大利亚，每天约发生食物中毒 11500 例，由此造成的经济损失每年达 26 亿澳元。根据 WHO 与国家食品药物监督管理局和亚洲开发银行参考美国资料进行估计，以中国 GDP 和人口数进行调整，中国食源性疾病造成的医疗成本和生产率损失估计在 47 亿~140 亿美元（420 亿~1120 亿元人民币）。估算 2007 年河南省腹泻病总经济负担为 62.73 亿元，按全国人口推算全国经济负担在 650 亿元人民币，而腹泻病大多数与食物和饮水污染有关。

## 三、食品中化学污染物的健康隐患

化学污染物对食品污染造成的健康影响已经成为全球关注的问题。因为其分布广泛，并且伴随环境污染的加剧而日趋严重。食品中的主要化学污染物，包括天然有毒物质（如真菌毒素、海洋类毒素）、环境污染物（如汞、铅、放射性核素、二噁英），加工污染物（如丙烯酰胺、氯丙醇、亚硝胺和多环芳烃）和天然植物毒素（如发芽马铃薯中的龙葵素等）。食物链的每个环节都可能被化学污染物污染。例如，在种植/养殖环节存在农药/兽药残留和重金属污染问题；在生产加工和运输环节，加工设备、包装材料中的化学物质会进入食品；在消费环节，不当的制作过程（如火烤和油炸）会产生一些有害物质，如能够致癌的丙烯酰胺、多环芳烃等。化学污染物通过土壤、大气和水体进入食物链，它们对于人体健康的影响已经不容忽视。

农药和兽药等农业投入品的使用大大改善了食品供应的保障，但增加了食品安全监管难度。中国农产品中农药和兽药残留超标事件时有发生，其中蔬菜中有机磷农药，以及其他农药、兽药引起的污染占食物中毒事件中较大比例，从而对消费者的健康具有潜在危害。中国食品污染监测网数据表明，蔬菜中可以检出农药、重金属和亚硝酸盐等。残留物质监控计划表明，多数食用动物及其产品的农药/兽药残留和重金属、环境污染物的污染状况较严重。β-兴奋剂盐酸克伦特罗（瘦肉精）而造成食物中毒事件屡见不鲜。2001 年广东河源市近 800 人的食物中毒，2005 年底在上海仍有此类食物中毒发生。长期食用含有促生长激素的动物产品带来的后果十分值得关注，特别是兽药残留引起的抗药性是全球共同关注的问题。持久性有机污染物（POPs）因具有内分泌干扰作用，其对食品污染受到广泛关注。中国由于地域广阔，地区差别大，这方面污染问题尚不清楚。

化学污染物对健康的影响可以是单次暴露，但更多的是长期暴露，然而食品中化学物污染对健康的影响并未被充分认识。对农药、兽药和食品添加剂的危险性评价常有丰富的信息支持，而食品中化学污染物对人群的暴露量数据及其对不同消费者健康的潜在影响的资料却很少。因此，急需开展食品中主要化学污染物对免疫、内分泌及发育中神经系统的潜在影响（风险特征）的风险评估工作。目前国际社会正在建立相关评价方法，但适合于中国情况的风险评估方法有待进一步建立和验证，而这些方面的风险评估结果则是制定食品安全的科学基础。

## 四、新技术与新资源食品的安全问题

伴随食品工业的快速发展，新技术、新资源和新工艺在食品加工中的应用日益增加，同时也给食品安全带来新的挑战，甚至是增加了新的风险。例如生物工程、食品辐照等新技术在农业和食品工业的应用，可以提高农业产量，改善食品品质，降低农药使用，延长食品的保质期，或使食品更安全，还有利于保护生态环境。但同时这些新技术食品对健康可能带来新的问题，如增加食品的过敏性或产生对健康可能有负面影响的非期望物质成分等。因此新技术食品对健康的潜在影响近年来越来越受到全球的关注，已成为世界各国食品安全关注的热点问题。此外，中国幅员辽阔、资源丰富，在各地均有一些有传统食用习惯并具有地方特色的食品资源、植物提取物作为食品原料应用的需求日益增长，在促进健康方面目前也发挥了积极作用；但往往由于对其安全性缺乏系统评估分析，带来很多健康隐患。

一些新技术产品促进了经济的持续发展。然而，各国在接受这些技术之前，需要获得新技术潜在危害的严格、客观的评估资料。任何新技术、新资源、食品添加剂都要经过科学家严格的安全性评估，并按照有关管理规定经过批准后才能应用。例如，食品添加剂，经过安全性评估并经过批准后，按照规定使用就不会造成食品安全问题，也不会对于健康造成不良影响。安全性评估应易于理解和交流，以便公众在该技术发展的早期阶段参与评估。评估应依据国际公认的原则，包括安全性和健康风险之外的因素，如健康效益、社会经济因素、伦理问题和环境评价等。中国需要依据国情开展食品安全风险评估，但必须遵循国际认同的技术和方法，这就需要开展与 WHO、联合国粮农组织（FAO）和联合国环境规划署（UNEP）等的合作。

## 五、违法添加化学物的健康风险

在食品中非法添加违禁物质或者肆意造假的现象仍然存在。这些违法行为给食品安全带来了严重隐患，对于消费者的健康甚至生命造成直接威胁。这些行为性质恶劣，影响极大，而且屡禁不止，已经成为中国现阶段食品安全问题的焦点。

2005 年发生轰动世界的苏丹红违法添加事件，在中国也有发生。全国 18 个省 30 家企业生产的 88 种产品被检出含有工业染料苏丹红一号。2006 年，河北销往北京市场的鸭蛋被检出含有工业染料苏丹红四号，该“红心鸭蛋”事件涉及河北、浙江、湖北等 8 家蛋禽养殖场，先后共销毁蛋鸭 10400 只和鸭蛋 2025kg。

2008 年发生“三鹿牌婴幼儿配方奶粉事件”，是一次性质更加恶劣、波及范围更大的重大食品安全事件。导致这次事件的主要原因是不法分子为了虚假增加蛋白质含量，在牛乳中非法添加了非食用物质三聚氰胺，导致食用这类产品的婴幼儿发生肾结石。在整个事件中，全国共筛查出发生肾结石的婴幼儿 29.4 万人，而且在主要乳品企业和相当一批品牌的婴幼儿配方奶粉中检出三聚氰胺，反映出乳品全行业的问题。2009 年和 2010 年，三聚氰胺问题两次卷土重来。2008 年应该依法销毁的三聚氰胺掺假乳粉，由于少数不法食品生产经营者并未完全销毁，在 2009 年又非法流入食品加工环节，引发上海熊猫炼乳、陕西金桥乳粉、山东“绿赛尔”纯牛奶、辽宁“五洲大冰棍”雪糕、河北“香蕉果园棒冰”等多起乳品三聚氰胺超标案件。2010年，在发生婴幼儿肾结石较多病例和事件暴发地的甘肃、河北等地，再次发生少数不法食品生产经营者送检本应依法销毁的三聚氰胺掺假乳粉被查处事件。三聚氰胺的再次现身，说明少数不法食品生产经营者藐视法律顶风作案，置人民群众生命安全于不顾，凸现中国食品安全处于风险高发期，形势严峻和任重道远；也反映出无论现有的食品安全技术支撑体系，还是监管体系、运行机制及模式，均迫切需要在科学的基础上加以完善和改进。

## 第七节　职业有害因素与职业病

### 一、职业性有害因素的分布和特征

中国现有工业企业1600多万个，劳动力人口7.37亿人。各类企业中，中小企业占90%以上，吸纳了大量劳动力，特别是农村劳动力，其中第二、三产业3.69亿人，农民工占50%以上。接触职业病危害因素的人群居世界首位，潜在患病数量大。工作场所中大量的物理、化学、人类工效学、生物、心理-社会因素，是造成职业病的重要原因。导致中国职业病或职业相关疾病发生的重要因素，是工作场所中的粉尘、化学毒物和噪声。

中国是受生产性粉尘影响最为严重的国家之一。据估计，中国接触粉尘的工人数超过2000万，工作场所粉尘监测合格率在大中型企业仅为50%，而中小型企业（包括私营企业、乡镇企业、个体经营户及外资企业）低于15%。

有毒化学物质是导致急慢性职业中毒的重要因素，包括窒息性、刺激性气体、有机溶剂、重金属化学物等。中小型企业、乡镇企业、个体经营组织和外资企业职业环境污染严重，个别工作场所有毒化学物浓度超过国家标准几百倍，甚至上千倍，由此导致的恶性群体性死亡或中毒事故屡见不鲜。重大急性职业中毒事故中，以硫化氢危害最多，其次是一氧化碳、苯及其同系物、金属和类金属及二氧化碳。

噪声是职业环境中普遍存在的环境有害因素，根据20世纪80年代初全国9省、市的9个行业噪声危害调查结果，建工建材、钢铁、铁路交通和机械行业噪声污染严重（超标率50%）；电子、化工、食品、造纸和纺织行业次之（超标率35%）。有半数工人在超标噪声环境中工作。全国有1000万工人在高噪声环境下工作，约有100万人患有不同程度的听力损失疾病。有研究者统计全球职业病负担时发现，噪声负担占16%。

推测80%~90%的人类癌症与环境因素（包括职业、环境污染物、食物等）有关，其中化学致癌因素约占80%~85%。国际癌症研究中心（IARC）确认的人类致癌物有100多种，中国已将焦炉逸散物、氯甲醚、石棉、联苯胺、苯、砷、氯乙烯、铬等8种化学因素列入职业致癌物。

传统的职业危害尚未得到完全控制，新的职业危害不断产生，新旧职业病危害叠加，对劳动者健康构成新的威胁。从煤炭、冶金、化工、建筑等传统工业，到汽车制造、医药、计算机、生物工程等新兴产业，都存在各种新型职业病危害因素。职业危害已从传统的开采业、机械制造业、化工业，扩展到农业、林业、木业加工、皮革制造、宝石加工、箱包加工、制鞋业等行业。而新兴产业或产业更新又不断涌现新化学品、生物产品，诱发了职业人群遗传损害和致敏性改变，导致诸如职业肿瘤、职业性过敏性疾病的持续增加。另外。一些存在高风险职业病危害的生产企业或工艺技术，由境外向境内、从城市和工业区向农村转移，从经济发达地区向欠发达地区转移，从大中型企业向中小型企业转移的情况。据调查，82%的中小企业存在不同程度的职业危害，其中近30%的从业工人接触粉尘、毒物等。生产环境条件恶劣，职业危害防护难以保证，职业健康损害十分严重，矽尘、硫化氢、有机溶剂、一氧化碳等危害最为严重。

## 二、职业病报告概况

WHO和国际劳工组织（ILO）将职业病定义为：与职业有明确和显著关系，且可得到证实，一般只由一种因素引起的疾病。ILO职业病提议名单包括：①由于致病因素引起的疾病（化学的、物理的和生物的）；②靶器官系统的疾病（如呼吸系统、皮肤、肌肉骨骼系统）；③职业性肿瘤三大类。中国法定职业病名单对此进行了细化，包括10大类115种，前5大类为致病因素引起的疾病，6~8大类为靶器官系统的疾病，9大类为职业性肿瘤，第10大类为其他职业病。中国的法定职业病主要包括：尘肺病（13种）、职业性放射性疾病（11种）、职业中毒（56种）、物理因素所致职业病（5种）、生物因素所致职业病（3种）、职业性皮肤病（8种）、职业性眼病（3种）、职业性耳鼻喉口腔疾病（3种）、职业性肿瘤（8种）和其他职业病（5种）—关于印发《职业病目录》的通知（卫法监发〔2002〕108号）。

中国职业病数据来源于全国职业病报告系统，涵盖全国30个省、自治区、直辖市和新疆生产建设兵团（不包括西藏、港、澳、台地区）。回顾中国职业病报告情况可见，在2001~2010年的10年间，职业病报告总体病例数呈间断增加趋势。2003~2005年职业病报告病例数稳定在较低水平，至2006年开始快速增高。2010年，全国30个省市、自治区、直辖市和新疆生产建设兵团的报告，共诊断并报告职业病27240例，其中尘肺居首位（23812例），其次为急慢性职业中毒，分别为617例和1417例（表8-5）。

表8-5 中国近10年报告职业病情况

| 年份 | 尘肺病 | 急性中毒 | 慢性中毒 | 其他 | 合计 |
|---|---|---|---|---|---|
| 2000年以前 | 558626 | 18166 | 10043 | 16503 | 603338 |
| 2001 | 10505 | 759 | 1166 | 788 | 13218 |
| 2002 | 12248 | 590 | 1300 | 683 | 14821 |
| 2003 | 8364 | 504 | 882 | 704 | 10454 |
| 2004 | 8743 | 383 | 1077 | 797 | 11000 |
| 2005 | 9173 | 613 | 1379 | 1047 | 12212 |
| 2006 | 8783 | 467 | 1083 | 1186 | 11519 |
| 2007 | 10963 | 600 | 1638 | 1095 | 14296 |
| 2008 | 10829 | 760 | 1171 | 984 | 13744 |
| 2009 | 11495 | 552 | 1912 | 1169 | 15128 |
| 2010 | 23812 | 617 | 1417 | 1394 | 27240 |
| 合计 | 673541 | 24011 | 23068 | 26350 | 746970 |

数据来源：全国职业病报告

过去10年间，中国每年报告的职业病病例数增加了1倍，由2001年1.3万例增加到2010年的2.7万。截至2010年底，中国已报告职业病累积达75万例（尚不包括未检、漏报的病例，以及为数众多的无明确用工关系而无法认定的职业病例），职业病的实际发生例数远远大于报告病例数。

职业病的发病形势呈现地域、行业、病种集中且趋势明显：华东地区明显高于其他地区；煤炭、冶金、有色金属和建筑行业为密集发病领域，其中煤炭行业病例数居首；尘肺、急慢性职业中毒、职业性听力损伤、职业性肿瘤、职业过敏性疾病、职业性伤害等为当前时期影响中国职业人群健康的主要病种。此外，职业病发病率在不同规模的企业间也有一定差异。全国有80%的乡镇企业存在不同程度的职业危害，落后的生产工艺导致作业环境中积存大量的粉尘、毒物，加之缺乏有效防护设施，屡屡出现急性尘肺或急性职业中毒群发案例。据统计，中国中小型企业尘肺病、慢性职业中毒的报告病例数远远高于其他规模的企业（均占总病例数的57%以上）。大量中小企业的兴起已成为中国职业病发病的重要人群来源。根据90年代末卫生部组织的调查，中国约有37.2%的外商企业及港澳台商投资企业具有严重的职业病危害作业，83%的乡镇企业存在不同程度职业病危害，乡镇企业职工的职业病和可疑职业病患病率高达15.78%。

## 三、尘肺病

粉尘是在生产和职业活动中形成的并能较长时间飘浮在空气中的固体微粒。它是污染作业环境、损害劳动者健康的重要职业性危害因素。根据化学成分的不同，粉尘对人体有致纤维化、刺激、中毒和致敏等危害作用。粉尘中的游离二氧化硅是致纤维化的重要因素，含量越高，致纤维化的作用越强。含游离二氧化硅低的粉尘则可导致粉尘沉着症和炎症，一些有机粉尘常引起变态反应性哮喘、肺泡炎及慢性阻塞性肺病等。作业场所空气中粉尘的成分和浓度，直接决定其对人体危害的性质和严重程度。此外，粉尘的接触剂量、分散度、溶解度、硬度、表面活性、荷电性等也是影响粉尘所致健康损害的重要因素。

尘肺病是难以治愈却完全可以预防和控制的职业病。中国对尘肺病的防治工作一直很重视。特别是近年来，中国在防治粉尘危害、保护工人健康、预防尘肺发生方面做了大量工作并取得了一定成效。但是受历史和众多生产及社会因素的影响，中国依然是尘肺危害最为严重的国家之一，尘肺发病数居世界之首。1986年全国尘肺普查资料显示，当时中国县以上企业中发生尘肺病393787例，以矽肺发病率最高；按工业系统排序，以煤炭企业最多，其次是冶金和有色金属行业。截至2007年底，中国累计诊断尘肺病627405例，是世界其他国家全部尘肺病例总数的3倍。尘肺病现患480335例，累计死亡147070例，死亡率达23.4%。

发病工龄和死亡年龄是衡量尘肺病防治效果的两个重要指标。近10年的结果显示，尘肺病发病工龄有随年份缩短的趋势，2001年达到最高点后，又明显降低（平均年缩短0.576年），至2006年达最低点（18.6年）后略有回升。尘肺病发病工龄呈现上述变化趋势的主要原因，是由于自20世纪80年代以来的20年间中国的经济形势和产业结构巨变，中小企业、乡镇企业迅速发展，此类企业的生产工艺落后，劳动者防护意识淡薄，作业环境粉尘危害严重。此外，尘肺病发生的潜伏期一般为10~25年，由此导致20年后的2001年出现尘肺病发病工龄缩短且病例数增多现象。据职业病报告统计，中国三资企业、乡镇企业和其他企业近10年的尘肺发病工龄约为9~13年，尘肺病发病工龄缩短的趋势短期内还将持续。2005

年的尘肺病例报告分析显示，尘肺病最小发病年龄为20岁，最短接尘工龄不足3个月，接尘工龄在10年以下的病例占相当比例（21.49%）。

由于生产技术、粉尘暴露特点和防尘措施的差异，尘肺的发病和死亡规律带有一定的时代特色。例如中国20世纪60年代中期开始采取以湿式作业为主的综合防尘措施后，大中型企业作业场所的粉尘浓度逐渐得到有效控制，致使70年代尘肺新发病例数和累计患病率逐年下降，80年代后下降幅度增大，尘肺平均发病工龄逐渐延长。以武汉钢铁公司为例，尘肺患者在六七十年代的平均发病工龄为17~24年，到1980年延长至27~32年；2000年后高达34.20年。尘肺病死亡年龄平均每年延长约0.57岁，至2007年达73.2岁（图8-11）。

尘肺发病存在地域差异。华东地区尘肺发病占29.17%，明显高于其他地区：依次为中南（19.28%）、华北（15.69%）、东北（14.97%）、西南（11.42%）和西北地区（9.45%）。在尘肺病发病构成前5位的行业中，煤炭明显高于其他行业（50.11%），且有逐渐增加的趋势。前四位的其他行业依次为冶金（8.01%）、建材（7.98%）、有色金属（6.97%）和机械（3.73%）。尘肺病死亡年龄略有差异，华北地区最高，其次为中南地区。按照企业分类，死亡年龄以乡镇企业最低（48.3岁），其次为交通行业（63.8岁）。可见，乡镇企业尘肺病发病工龄短，死亡年龄低，是粉尘危害的高危行业。

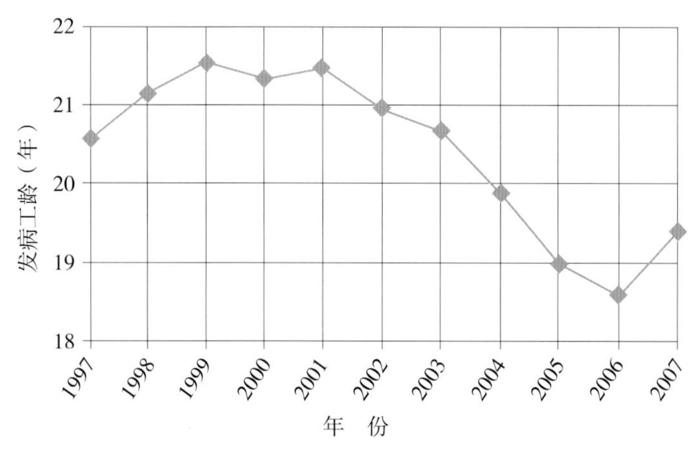


图8-11 1997~2007年尘肺病例年发病工龄

数据来源：全国职业病报告

## 四、急性职业中毒

1989~2001年的12年间，是急性职业中毒报告病例数的高峰期，2001~2004年间开始下降，此后趋于稳定。急性职业中毒报告病例中，以一氧化碳中毒最为严重，其次为硫化氢、砷化氢和苯中毒等，分别占急性职业中毒总人数的16%、13%、5%和3%，不同行业急性职业中毒的化学物质种类有所不同。

急性职业中毒具有危害严重、致命性高、突发性强、危害严重等特点，造成的社会影响很大。中国1989~2003年重大急性职业中毒事故分析结果显示，急性职业中毒事故伤害人数多，单起中毒事故受害人数最多高达362例（含死亡和中毒）；中毒率、死亡率高，分别达到54.8%和16.5%；劳动力损失严重，中毒平均死亡年龄仅为（33.7±10.3）岁。

急性职业中毒存在地区、行业差别。华东地区（33.26%）明显高于其他地区，其次为中南（22.59%）、东北（14.64%）、西南（13.17%）、华北（10.05%）和西北地区（6.30%）；在前6位行业中，化工行业（15.49%）发病率最高，其次为建设（13.25%）、乡镇企业（10.84%）、煤炭（10.67%）、轻工（9.12%）和有色金属（5.34%）。

急性职业中毒的发生存在一定的年龄、性别差异。急性职业中毒突发公共卫生事件罹患者以青壮年人居多，平均中毒年龄31.9岁，平均中毒死亡年龄33.7岁。1989~2003年间，全国506起4657例重大急性职业中毒事故中，男性患者明显多于女性（5.3∶1）。中毒事故发生岗位的分析结果显示：清洗岗位最高（20.2%），其他依次为检修（19.0%）、生产（15.0%）、喷漆（6.1%）、采矿（5.5%）和搬运（5.3%）。

中国重大急性职业中毒事故的危害形势依然严峻。事故的发生在高危行业、重点毒物和主要岗位有明显的集中趋势，不同行业的职业中毒各具特点；强化管理是防控急性职业中毒的关键。

## 五、慢性职业中毒

近10年的慢性职业中毒报告结果显示，2009年为慢性职业中毒的发病高峰（1912例），2003年为低谷（882例），其间有随年份呈现一定的波动。

慢性职业中毒的发生存在地区和行业差异。以华东地区（39.26%）为最高，其他依次为中南（23.00%）、西南（12.94%）、东北（10.02%）、华北（9.48%）和西北地区（5.31%）；前6位行业中以有色金属行业为最高（15.77%），其他依次为轻工（12.00%）、化工（11.11%）、机械（10.08%）、冶金（9.79%）和乡镇企业（7.76%）。

由于产业结构的调整，新化学物质导致的慢性危害不断涌现，加之慢性职业中毒本身的毒性反应慢，潜伏期长，往往未能引起劳动者和用工单位的足够重视，劳动者警惕性差，发病率较急性职业中毒更高，且具有一定的隐蔽性，加之诊断困难，目前的报告远不能真实反映慢性职业中毒的实际发病情况。据估计，中国慢性职业中毒的发病率在今后若干年内还将继续呈上升趋势。慢性职业中毒中，以铅及其化合物中毒最为严重，其次为苯、锰及其化合物和正己烷中毒等，分别占慢性职业中毒总人数的48.7%、17.8%、3.4%和2.8%。

慢性职业中毒的地区分布主要与当地的产业结构有关，如以制鞋业为主的地区多为苯中毒，以工艺品制作为主的地区多为铅中毒，以蓄电池业为主则多为铅、锰中毒，慢性砷及其化合物中毒主要发生在以锡冶炼为主的有色金属行业。就企业类型分析，慢性职业中毒多发生在乡镇企业、三资企业及中小企业，如1992~2002年间，浙江省1248例慢性职业中毒患者中乡镇企业有699例，占56.01%。同时，外资企业慢性中毒的发病也有所增加，2005年是2001年病例数的2.1倍。近年来，慢性职业中毒患者的年龄下降，接毒工龄明显缩短。福建省1997~2001年慢性职业中毒患病情况分析表明，81.1%的慢性职业中毒患者发病年龄在35岁以下，患病时接毒工龄近70%在3.0年以内，同时女性职工的患病年龄和接毒工龄明显低于男性，提示女性从业人员为慢性职业中毒的高危人群。

在各种职业病中，职业中毒始终占有相当大的比例，而其中慢性职业中毒的病例数约为急性职业中毒的2倍。慢性中毒的特点使其更容易被忽视而引起潜在的长期危害，严重影响劳动者的职业生命质量。

## 六、职业性噪声听力损伤与噪声聋

噪声性听力损伤是现代工业中最为普遍的职业危害，可造成听觉系统的永久性损害，高频听力下降是噪声性耳聋的早期特征。发生听力损害的病变机制是噪声引起内耳末梢血管痉挛收缩，耳蜗毛细胞缺血、缺氧和营养障碍，导致毛细胞的代谢性损伤。噪声引起听觉器官的损伤，一般经历由生理变化到病理改变的过程，即先出现暂时性的听阈位移，逐渐进展为永久性的听阈位移，直至噪声性耳聋。噪声对人体的影响是多方面的，除了特异的听觉系统外，对接触者的神经系统、心血管系统、消化系统、内分泌和免疫系统，甚至生殖功能和胚胎发育均会造成一定的不良影响。噪声性耳聋为职业性听力损伤中较为严重且多发的类型，早在1972年，职业性噪声聋就已被列入中国首次公布的职业病名单。ISO的研究显示，长期暴露于85dB（A）的生产环境，劳动者噪声聋的发生率为10%；而长期在90dB（A）环境中工作的劳动者，噪声聋的发生风险增至20%。WHO统计资料表明，全球12%以上的人口受到噪声聋的威胁。噪声聋病例在发达国家约占已确诊职业病例的50%，受到各国政府的关注。中国2007年共诊断噪声聋269例，但是由于暴露于90dB噪声环境的职业人群数目巨大，实际上职业性噪声聋的病例数远远大于目前报告病例数。

多年来，噪声性听力损伤一直是重要的卫生学问题。近年来的研究结果提示，噪声性听力损伤并非若干参数能模拟的简单现象，如何客观、准确评价工业脉冲噪声仍是亟待解决的难题。目前，工业噪声的评价尚缺乏国际统一标准，现有标准仍需不断完善。

## 六、职业性肿瘤

国内外广泛的调查资料表明，随着工农业生产的发展，新的化学物质或职业性致癌因素日益增加，可导致职业接触人群甚至周围居民的遗传损伤，甚至诱发健康危害和职业性肿瘤。迄今为止，国际癌症研究中心（IARC）确认与工农业生产有关的化学致癌物或工业过程有40多种。此外，在美国国家毒理学规划（National Toxicology Program，NTP）最新版（第11版）的致癌物报告（Report on Carcinogens，RoC）中列举了58种已知人类致癌物，参与的人类致癌物多达188种。化学致癌物危险性评价的技术框架目前仍遵从1983年美国国家科学院发布的化学物质危险性评估框架，包括危害识别、剂量-反应关系评定、暴露评定和危险度特征分析等。以此为依据确认的职业性致癌物40余种。其中，在云南个旧锡矿的职业性肿瘤发生情况调查中，提出了难溶砷的致癌证据。由于职业性肿瘤的诊断具有法定性和补偿性，中国卫生部参考国外公认的资料，历经数年国内流行病学调研，经过谨慎评估，将8种职业肿瘤列入中国现有职业病名单，即石棉所致肺癌和间皮瘤；联苯胺所致膀胱癌；苯所致白血病；氯甲醚所致肺癌；砷所致肺癌、皮肤癌；氯乙烯所致肝血管肉瘤；焦炉工人肺癌；铬酸盐制造业工人肺癌。其中，最常见的是肺癌，已确定的8种职业肿瘤中就有5个是肺癌。由此说明，在工人的劳动环境中空气环境最易被污染，而肺又与大气环境关系密切，是最易诱发肿瘤的部位。1982~1983年，卫生部等有关部委在23个省市组织实施了对460个厂矿企业中焦炉逸散物、氯甲醚、石棉、联苯胺、苯、砷、氯乙烯、铬8种化学致癌物接触的15.6万余名职工的流行病学调查，摸清了这8种职业致癌物的危害情况。

目前，职业性肿瘤在全部肿瘤中所占的比重随着社会经济的发展日趋加大。据英国职业医学杂志1990年的统计，职业性肿瘤约占全部肿瘤发病例数的2%~4%。按照中国目前的经济发展速度、工业生产条件和防护措施的水平进行相类似的估算，则职业肿瘤的发病人数更高。然而中国每年经网络直报的职业性肿瘤案例仅20~40例。其原因在于：①中国对职业性肿瘤判定标准非常严格许多病例难以诊断；②许多致癌物职业暴露所引起的遗传毒性损伤或肿瘤发生情况未纳入中国职业性肿瘤范畴；③绝大多数职业性肿瘤没有被认识到，或者未被诊断上报。

### 七、职业过敏性疾病

由职业因素所致的过敏性疾患，通常包括过敏性鼻炎、支气管哮喘、外源性变；职业性过敏性疾病包括职业性哮喘、变应性肺泡炎、肺部肉芽肿性疾患以及皮肤过敏等，其中以哮喘和过敏性皮炎最为常见。随着经济的发展和生活水平的提高，世界各国该类疾病的发病人数有逐年增高的趋势，在某些国家十分突出，由职业因素引起的过敏性疾患已超过传统的职业病如尘肺、中毒等而居于职业病之首。如芬兰，在全部职业病例中，有15%属过敏性疾病。又如英国统计了1989~1990年职业性哮喘的平均发病率约为一般人口的3倍，占全部职业病的30%。中国目前尚未对职业过敏性疾病进行系统化研究，但据部分统计数据分析，近10年来中国过敏性疾病的发病率已由过去的2%~3%上升至5%~6%。

随着人工合成、使用化学品种类和数量的增加，由职业接触引起过敏性疾患的发病率呈逐年上升趋势。有研究表明，北京化工类职业人群中哮喘的发病率为1.13%，接触不同化学物质的人群中，接触粉尘、刺激性气体、苯及苯的化合物、酰胺类、氯乙烯的工人，哮喘患病率明显高于非暴露人群。对玻璃纤维作业工人的调查发现，接触性皮炎患病率高达51.3%，而对照组仅为7.5%，两者相差悬殊；汞、重铬酸钾行业的接触性过敏性皮炎也有病例报道。其他行业，如外科医生和护士，在职业过程中因为佩戴乳胶手套而导致接触性皮炎的发病率为3%~22%。

近年来，随着农业规模化、集约化、机械化发展，农业生产范围不断扩大，接触有机有害物的机会逐年递增，致使农业过敏性疾病的发病人数有超过其他职业人群发病率的趋势。当前中国农业生产环境中的致敏源主要有如下几类：①混合性植物颗粒或片断；②微生物、真菌及其毒性产物；③蕈类培养基及孢子；④植物花粉；⑤昆虫及其片断；⑥饲料成分及添加剂，如动植物粉、抗生素等；⑦畜禽类排泄物及其分解气体；⑧动物皮毛、鸟类及啮齿动物血尿蛋白成分；⑨毒性化学物及其残毒等。它们大多可引起呼吸道变态反应性疾患、刺激性炎症、气道阻塞性疾患及发热性疾患等。这些都对职业卫生工作提出了新的挑战。今后，对中国职业过敏性疾病的发生发展情况需要开展深入系统性的分析，分类识别过敏源或危害因素，消除过敏性职业疾患的物质根源，改善作业环境，降低发病率，进一步提高劳动者的职业生命质量。

## 第八节 电离辐射与健康

### 一、公众的电离辐射暴露

电离辐射是地球原生环境之一，包括天然辐射和人工辐射。人工辐射为每年0.5 mSv，主要来源于医疗照射，人群集体暴露剂量大（占20%），增长趋势明显。天然辐射世界人均年剂量为2.4 mSv，主要来源于居室和工作场所氡及其短寿命自体照射（BEIR Ⅶ 报告）。

在中国核电事业的发展非常迅速，辐射防护安全问题已成为社会关注的热点，辐射应用更加广泛，辐射源特别是高活度放射源的大量应用增加了职业人群和公众意外照射的危险性。到2020年，东部沿海地区有近1亿人居住在距离核电站30km范围内。核电站存在发生重大事故造成环境释放的可能性，缺乏事故后果卫生学评价必需的公众健康基线监测数据。西部地区老旧核设施周围及湖南、广东等地部分矿山尾矿坝周围和下游地区居民癌症发病率增加，并引起国内外关注。

医用辐射日益普及，医疗照射已成为公众所受最大的人为电离辐射来源。中国每年开展放射诊断检查2.5亿人次，约有20%的检查无临床意义，CT检查滥用尤为严重；2006年中国共有放射治疗单位952家，钴疗机472台，加速器918台，40万人接受放射治疗，11.9%的放疗设备剂量偏差>10%。介入放射学从业人员剂量大，辐射检查危害告知不到位，不能为育龄妇女和儿童等关键人群组提供诊断检查时的个人防护用品。多数小型医院和乡镇卫生院仍在使用照射剂量大、诊断效果差的荧光屏透视机。放射诊疗设备不能按期实施质控，难以保证诊疗质量。医疗照射滥用问题突出、放疗剂量误差偏大、关键人群组防护措施难以落实、放射诊疗设备质量控制难以到位。

工作场所氡暴露职业危害严重，部分非铀矿山矿工肺癌高发，新建住宅氡浓度持续升高。有10%~30%的非铀矿山井下氡浓度超过1000Bq/m$^3$，甚至高达10000 Bq/m$^3$，1000万矿工长期接受职业高氡照射。因大量使用轻型掺渣建材，墙体材料氡析出率高，城市住宅居室氡浓度较80年代增加约1倍。

放射事故时有发生，放射健康监护和健康教育任务依然繁重。当前，一方面由于广大群众对放射性的危害缺乏正确认识，存在核恐惧心理，另一方面放射损伤危害时间长、强度大，隐匿性强，防护治疗困难，不但严重损害受照者身心健康、危害生命，还极大影响自然环境和社会正常工作秩序，因此对社会的影响远大于其他行业事故。

电离辐射是肺癌、白血病、甲状腺癌等癌症的重要病因因素之一。

## 二、矿山高氡职业暴露对健康的影响

近年来联合国原子辐射效应科学委员会（UNSCEAR）在提交联合国大会的报告中，高度关注天然放射性物质（NORM）因工业活动增加的天然放射性物质（TNORM）导致的职业照射，尤其是矿工接受的职业氡暴露。这类职业照射，涉及的受照射人群巨大，集体剂量大，部分人员年剂量超过个人年剂量限值。发达国家和发展中国家对NORM和TENORM的关注重点有所不同，前者已经采取有效措施较好地解决了铀及非铀矿山的职业照射问题，目前更为关注油气、煤炭工业、水厂和化肥等生产过程中的NORM和TENORM带来的放射性核素转移及可能造成对环境和一般公众的影响，后者正在致力于解决矿工的职业照射问题。

中国目前国有矿山有8000多座、非国有矿山10万多座，以及数量庞大的小煤窑、小矿井，年采掘矿石量约50亿吨，矿业职工1400多万人。如加上从事矿业劳动的农民工，共有矿业职工2100多万人。假定上述人群中半数从事井下工作，则中国井下矿工数量约1000万人，包括600万煤矿工人及400万其他矿山矿工。铀矿工约1万~2万人。因此，中国现阶段天然放射性物质和因工业活动增加的天然放射物质表现最为突出的是矿山井下工作场所的氡暴露。

中国铀矿山井下氡浓度已经得到较好控制，个人剂量典型值为剂量限值的一半。煤矿特别是大中型煤矿因为安全生产强制通风措施执行得力，井下氡浓度较低，氡暴露致煤矿工剂量为 2.4 mSv/a。在其他非铀矿山，井下作业场所通风量不足、通风时间偏短，导致从岩隙和地下水等处析出的氡气累积，作业场所氡浓度往往较高或很高。

调查研究发现，非铀矿山矿工中 75%为农民工，少数民族矿工的比例为 16%。临时工开始职业氡暴露的年龄为（29.6±8.0）岁。到调查时，在矿山工作的工龄为（6.7±6.8）年，工龄中位数为 4.1 年，工龄 5 年工人占 46.7%。3.4%的在职职工在 18 岁以前开始矿山工作。中国约有 15%的非铀矿山井下作业场所氡气浓度超过国家标准规定（1000Bq$m^{-3}$）应采取干预措施，约有 7%测点超过现行铀矿山氡浓度管理限值（3700Bq$m^{-3}$），个别矿山井下氡浓度可达 10 000Bq$m^{-3}$。据估计，约有 10%的井下矿工氡照射年剂量可能超过放射工作人员个人剂量限值。井下通风对氡浓度和气溶胶粒径分布有重大影响，适量、足时通风可以显著降低井下氡浓度。矿石、粉尘样品 γ 谱分析和 ICP-MS 分析发现，天然放射性核素含量无明显异常。矿样中天然放射性核素含量与中国土壤水平一致，矿山井下工作场所个人年剂量<1 mSv，γ 外照射不构成主要职业危害因素。非铀矿山作业工人对氡职业危害的认知水平很低，仅有 2%左右，反映职业病防治法规定的业主职业危害告知义务流于形式，告知内容与方式需进一步规范。井下高氡暴露矿工外周血染色体非稳定畸变率显著高于其他正常人群。男性矿工现吸烟率为 58%，不同地区不同矿山矿工吸烟率明显不同。在井下还暴露于柴油发动机尾气和粉尘中其他有毒有害因素（如砷等），这些因素可能对氡致肺癌效应起着效应修正作用。

中国有千万矿工，其中相当部分在工作场所长期受到超过国家标准的氡持续照射，并已观察到矿工染色体畸变有增加趋势。中国非铀矿山放射性职业危害致矿工健康效应需要高度关注，要及时采取个人氡监测和加强通风等措施，降低工作场所氡持续暴露水平，有效控制矿产开发中的放射性职业危害，保护千万矿工健康。

## 三、医院介入工作人员的健康效应

介入放射学诊疗程序迅速扩展应用，除放射科外，其他多种科室，如心血管、神经、泌尿、呼吸、胃肠、儿科、妇科、外科等科室均有应用。目前中国有上千家医院 5 万多名医务人员从事介入放射学工作，其受照剂量远大于从事其他放射诊疗的工作人员，职业健康体检异常率高于其他放射工作人员，其防护状况参差不齐，存在重大安全健康隐患。

每次介入放射操作曝光时间长，有时可达数小时，一般也要 20~30 分钟。加上对设备性能参数控制不严，操作疏忽，医务人员又往往缺乏基本的放射防护知识，没有掌握降低患者和受检者剂量方法和实施质量控制技术，其后果是患者和受检者受到高剂量照射，已有不少关于导致患者和受检者皮肤烧伤、溃疡、进行植皮的放射事故病例报道。

介入诊疗现场辐射剂量高于常规放射诊断。介入放射工作人员的受照剂量可比常规 X 射线诊断时高数倍至数十倍。受照剂量高于中国 X 线放射工作人员平均年受照剂量 1mSv。例如在对腹部病人介入放射治疗时，可比胃肠透视的卧位防护平面的上限值高 2~60 倍。有报告称，介入治疗操作者的胸部剂量可达到国家规定的卧位透视照射剂量限值的 2~6 倍。对介入放射学工作人员体检结果表明，各项生物学指标的异常值明显高于一般放射组和对照组，表现为神经衰弱症候群和皮肤变化、白细胞总数异常检出率、染色体畸变率和微核细胞率增高，说明介入放射学工作者身体健康已受到一定影响。

## 四、医疗照射的健康效应

医用辐射设备在医学诊断和治疗中发挥的作用越来越大。在法国、日本和美国等发达国家，医疗照射已经超过天然辐射成为人类接受的最大的辐射来源。医疗照射的健康效应受到WHO等国际组织的高度关注。既往对医疗照射关注较多的是作为治疗手段的医疗中大剂量照射导致的二次癌发生。近年来关注较多的，则是放射诊断滥用可能带来的儿童癌症危险增加。

2005年中国人口的20.3%为15岁以下儿童，儿童CT检查的阳性率随着儿童年龄增加而降低。在单次检查剂量贡献较大的放射诊断中，儿童CT扫描特别值得关注。一次CT扫描，剂量在10mSv左右。目前，关于小剂量间断性照射的健康效应还没有十分明确的结论，但一般认为，100mSv以上的慢性照射可以导致癌症发病危险增加。由于儿童对辐射的敏感度是成人的10倍，以一次CT扫描受照剂量为10mSv计算，多次CT扫描引起的危险不容忽视。另外，中国的一个普遍情况是，患者和受检者在接受检查时，医院往往不提供防护用品，邻近器官直接暴露于X射线照射之下。例如检查中对儿童甲状腺不能提供有效保护，而儿童甲状腺对电离辐射极其敏感。儿童CT检查滥用导致的白血病等癌症的增加值得高度关注。

放射治疗导致的辐射损伤较为常见。根据1954~1998年放射事故的不完全统计，医疗照射损伤事故受照射的人数为全部事故人数的43%，但造成的死亡损伤事故占全部事故的60%。放射治疗导致的放射损伤已经占到医疗应用中放射事故的85%以上。因为缺乏有效的报告制度，中国医疗照射造成的患者损伤事故是不完全的。年度放疗损伤比例高达10‰以上，主要是剂量偏大造成的放射性皮肤损伤和溃疡。

## 五、职业性放射性疾病与放射事故

职业性放射性疾病是指劳动者在职业活动中所患的放射性疾病。目前中国的职业性放射性疾病种类共11种，分别是：①外照射急性放射病；②外照射亚急性放射病；③外照射慢性放射病；④内照射放射病；⑤放射性皮肤疾病；⑥放射性肿瘤；⑦放射性骨损伤；⑧放射性甲状腺疾病；⑨放射性性腺疾病；⑩放射复合伤；⑪根据《职业性放射性疾病诊断标准（总则）》（GBZ112-2002）可以诊断的其他放射性损伤。此外，职业性眼病中包括外放射性白内障。

职业性放射性疾病的一个特点是，发病例数不一定多但其社会影响大。1991~1999年中国共诊断放射病人545例，其中外照射放射病、放射性白内障和慢性放射性皮肤损伤多见，占全部病例的91%；80%的患者是在医院从事X射线诊断的医护人员；75%是20世纪60年代前参加工作的人员。从年度分布看，1991年和1992年分别诊断137例和134例，此后每年诊断约10例。

据《中国卫生统计年鉴》，2003年诊断职业性放射性疾病10例，其中工作在放射性核素（密封源其他应用）岗位的有2例；工作在射线装置（X射线诊断）岗位的有8例。2004年诊断职业性放射性疾病197例，其中从事放射性核素工作的有78例（包括操作γ射线工业探伤2例、操作非密封源其他应用57例、放射性核素生产的19例）；操作射线装置的有63例（其中CT-X射线诊断18例、X射线诊断34例、X射线治疗1例、X射线工业探伤10例）；从事核设施工作的56例。2005年诊断职业性放射性疾病63例，其中核医学科2例、放射治疗 1 例、CT-X 射线诊断 4 例、X 射线诊断 36 例、X 射线工业探伤 1 例、核设施 19 例。2006 年报告的 24 例。2007 年检出疑似放射病病人 490 例，其中医用辐射单位 481 例、非医用辐射单位 9 例。可见，年度间诊断数据变化很大，主要是职业性放射性疾病的诊断报告存在许多不完善、不准确的地方。

据不完全统计，1954~2007 年的 54 年间，在放射性核素和射线装置的生产及应用中共发生放射事故 1879 起（不包括军队和核工业系统），平均每年 35 起。事故原因主要是责任事故，约占全部事故的 80%。随着技术和科技的进步，技术事故有降低的趋势，但责任事故在上升，近年来已近接近于 85%。发生责任事故的主要原因包括：法规制度不健全，管理不善；放射工作人员培训不够；公众缺乏相关知识；同类事故反复发生，如丢失放射源、误入辐照室，说明缺乏有效的事故登记与报告制度，同行缺乏交流等。职业照射辐射损伤事故，既往多是工业探伤、放疗事故造成工作人员损伤，局部照射多见，死亡事故较为少见。近年来，随着工业辐照设施的增加，突出表现为辐照设施造成的工作人员伤亡事故。

一些剂量较小甚至没有明显剂量的事故，因为涉及公众，演变成群体事件（公众恐慌、数百人要求体检），甚至严重影响社会经济秩序和社会稳定。放射损伤可能不严重，但心因性反应有越来越普遍的趋势，且应对难度很大。

## 参 考 文 献

1. World Health Organization, Preventing disease through healthy environments. Towards an estimate of the environmental burden of disease, ISBN 92 4 159382 2.

2. 世界资源研究所，1998-99 世界资源报告全球环境指南. 北京：中国环境科学出版社.

3. WHO. Comparative assessment risk, 2002.

4. World Health Organization, The World Health Report 2002, Reducing Risks, Promoting Healthy Life, http://www. who. int/whr/2002/en/index. html.

5. WHO, Preventive disease through healthy environments, Towaards an estimate of the environmental burden of disease. Geneva. 2006.

6. WHO and United Nations Environmental Programme, Health environment: managing linkages for sustainable development: a toolkit for decision-makers: synthesis report. 2008.

7. 中华人民共和国环境保护部，公告，2012 年第 8 号，环境空气质量指数（AQI）技术规定（试行）. http://wenku. baidu. com/view/a6f3d8fe770bf78a652954d9. html.

8. United Nations Development Programme. China human development report 2002-Making Green Development a Choice. Oxford University Press, 2002：31-32.

9. 阚海东，陈秉衡，汪宏. 上海市城区大气颗粒物污染对居民健康危害的经济学评价. 中国卫生经济，2004，23（2）：8-11.

10. 徐肇翊，井丽彬，宁广华，等. 沈阳市大气污染造成健康损失的经济分析. 环境与健康杂志，1996，13（4）：145-147.

11. 於方，过孝民，张衍燊，等. 2004 年中国大气污染造成的健康经济损失评估. 环境与健康杂志，2007，24（2）：99-1004.

12. 联合国开发计划署，中国人类发展报告 2009/10（中文版）.

13. 郑山，王敏珍，王式功，等. 大气污染物对兰州心脑血管疾病住院影响的病例交叉研究，中国环境科学，2012，32（7）：1182-1187.

14. United Nations Development Programme. China human development report 2002. Oxford University Press, 2002.

15. 王欣，邓芙蓉，吴少伟，等. 北京市某区大气可吸入颗粒物和细颗粒物对儿童肺功能的短期影响. 北京大学学报

（医学版）Vo. l 42 No. 3 Jun. 2010 340-4.
16. 陈育智，马煜，康小会，等. 2000 年与 1990 年儿童支气管哮喘患病率的调查比较. 中华结核和呼吸杂志，2004，27（2）：112-116.
17. WHO. The World Health Report 2002. World Health Organization；2002a. http://www.who.int/whr/2002/en/..
18. 王少利、郭新彪、张金良，北京市大气污染对学龄儿童呼吸系统疾病和症状的影响，环境与健康杂志，2004，1：41-44，http：//www. cqvip. com/Main/Detail. aspx? id=9008885.
19. 马晓军，杜慧兰，何磊. 成都市大型商场宾馆集中空调污染状况调查. 全国环境卫生学术研讨会论文集，2007：267-270.
20. 2004 年，全国 30 个省、自治区、直辖市的 60 个城市 937 家公共场所的集中空调系统卫生状况监督检查结果.
21. 于惠芳，李心意，张晓鸣，等. 装饰装修材料中甲醛的含量. 环境与健康杂志，2004，21（3）：155-156.
22. 陈俊平，申铁莲，吴翠霞，等. 居民室内装修造成的化学污染及其控制与防护. 北方环境，2004，29（5）：49-51.
23. 徐东群，尚兵，曹兆进. 中国部分城市住宅室内空气中重要污染物的调查研究. 卫生研究，2007，36（4）：473-476.
24. Zhang JJ，Smith KR. Household Air Pollution from Coal and Biomass Fuels in China：Measurements，Health Impacts，and Intervention. Environ Health Perspect，2007，115（6）：848-855.
25. WHO. The World Health Report Quantifying Selected Major Risks to Health. Chapter，2002. 4：49-97.
26. WHO，The World Health Report，. Reducing Risks，Promoting Health Life. 2002.
27. Rumchev K，Spickett J，Bulsara M，Phillips M，Stick S. Association of domestic exposure to volatile organic compounds with asthma in young children. Thorax，2004，59（9）：746-751.
28. Guo H，Wang T，Simpson IJ，et al. Source contributions to ambient VOCs and CO at a rural site in Eastern China. Atmos. Environ，2004，38（27）：4551-60.
29. 中国地下水监测信息网：http://www.cigem.gov.cn/dxs/HydEvi.htm.
30. 许川. 中国水环境微囊藻毒素污染及其健康危害研究. 癌变畸变突变，2007，19（3）：202-205.
31. 国家发展改革委，水利部，卫生部. 全国农村饮水安全工程“十一五”规划，2006 年 12 月.
32. World Health Organization，REVENTING DISEASE THROUGH HEALTHY ENVIRONMENTS Towards an estimate of the environmental burden of disease，ISBN 92 4 159382 2.
33. 卫生部，发展改革委，财政部全国地方病防治“十二五”规划，http：//health. people. com. cn/h/2012/0129/c226951-740379092. html.
34. The World Bank. The Goverment of The People's Republic of China，Cost of pollution in China. Washington DC. 2007：78.
35. Wang X，Yang G，et al，Epidemiologic application of verbal autopsy to investigate the high occurrence of cancer along Huai River Basin，China，Popul Health Metr. 2011 Aug 4；9：37.
36. World Bank. The Government of the People's Republic of China，Cost of Pollution in China：Economic Estimates of physical damages. 2007：59.
37. 苏德隆. 饮水与肝癌. 中华预防医学，1980，14（2）：65-73.
38. 徐厚铨，韩玉荣，胡平，等. 南四湖区域人群肝癌危险因素的病例-对照研究. 环境与健康杂志，1995，12（5）：210-212.
39. 王志强. 胃癌高发现场长乐县饮水类型，改水与胃癌死亡率的比较. 中国公共卫生学报，1997，16（1）：7-10.
40. 中国营养学会. 中国居民膳食指南. 拉萨：西藏人民出版社，2008.
41. 王陇德. 2002 年中国居民营养与健康状况调查之一：2002 综合报告. 北京：人民卫生出版社，2005.
42. 卫生部心血管病防治研究中心. 中国心血管病报告 2005. 中国大百科全书出版社.
43. 陈春明，赵文华，等. 中国慢性病控制中膳食关键因素的研究. 中华流行病学杂志，2006，27：739-743.
44. 翟凤英，杨晓光. 2002 年中国居民营养与健康状况调查之二：2002 膳食与营养素摄入状况. 北京：人民卫生出版社，2006.
45. 曾令霞，等. 中国西部五省 3 岁以下儿童贫血患病状况调查. 中华流行病学杂志，2004，25：225-228.

46. 杨开友，洪永健，王建平. 一家乡镇小水泥厂粉尘作业环境监测评价. 劳动医学，1999，16（2）：67 三资企业外来工职业危害现状调查. 职业与健康，2002，18（3）：9-10.

47. 黄林，史文晋，魏承斌，等. 乐山市煤炭系统职业危害现状. 职业与健康，2005，21（12）：1921-1922.

48. 朱宝铎. 中国卫生年鉴 1983. 北京：人民卫生出版社，1983：105-106.

49. 国家安全生产监督管理局，国家煤矿安全监察局. 国家安全生产科技发展规划（总则），2003.

50. Nelson DI，Nelson RY，Concha-Barrientos M，Fingerhut M. The global burden of occupational noise-induced hearing loss. Am J Ind Med，2005，48：446-458.

51. http://www.iarc. fr：IARC Monographs on the Evaluation of Carcinogenic Risks to Humans and their Supplements：A complete list.

52. 八成存在不同程度职业危害. http://finance.sina.com.cn/roll/20061107/03231024366.shtml.

53. 苏志. 中国职业卫生立法与实施. 中国就业论坛专题报道，http://www.labournet.com.cn.

54. UNSCEAR Draft report of the Scientific Committee to the 63rd General Assembly. 2008.

55. 雷苏文，孙全富，刘英，等. 核电站周围居民健康流行病学调查. 中华放射医学与防护杂志，2008，28（4）：392-394.

56. UNSCEAR. 2000 年报告中文版.

57. 殷蔚伯，等. 2006 年全国放射治疗人员及设备调查. 辐射与健康通讯，2008，（195）：2-3.

58. 罗素明，何志坚，李开宝，等. 放射治疗机输出量比对. 中华放射医学与防护杂志，2002，22（5）：357-359.

59. 李晓颖，孙全富，苏旭. 非铀矿山放射性职业危害调查. 中华放射医学与防护杂志，2008，28（6）：557.

60. 徐东群居住环境空气污染与健康. 2005：217-218.

61. 雷淑杰，孙全富，介入放射学工作人员的照射剂量和防护. 中国预防医学杂志，2006，7（6）：558-559.

62. DP Deng，et al. Chin J Radio Prot，1995，15（4）：272-273.

# 第九章　疾病预防控制十大关键策略

前面八章，对公共卫生各大领域的健康问题的流行特点和防控现状深入分析的基础上，提出了针对主要公共卫生问题的十大关键策略，详见表 9-1。以下各节将对这十大关键策略分别论述。

表 9-1　确定公共卫生策略和针对的健康问题

| 关键策略 | | 针对的健康问题 |
|---|---|---|
| 1. 免疫规划策略 | | 通过疫苗能控制的传染病 |
| 2. 安全饮水管理策略 | | 肠道传染病、某些地区消化道肿瘤、地方性氟中毒、砷中毒 |
| 3. 突发公共事件的卫生应急策略 | | 新发和再发传染病、突发食物中毒、职业中毒等突发事件，伤害 |
| 4. 建立以健康为导向的环境与健康监测系统，强化环境危险因素的风险评估 | 大气污染控制 | 慢性呼吸系统疾病、肺癌 |
| | 室内空气污染控制 | 慢性呼吸系统疾病、肺癌 |
| | 水污染控制 | 出生缺陷、肿瘤、地方病、寄生虫病、肠道传染病等 |
| | 食品安全 | 食源性疾病、食物中毒，如大头婴儿、三鹿奶粉等食品问题 |
| | 职业安全 | 100 多种职业性疾病 |
| | 辐射安全 | 肺癌、白血病、甲状腺癌等癌症 |
| 5. 烟草控制策略 | | 肺癌等 10 多种肿瘤、心脑血管疾病、糖尿病、慢性呼吸系统疾病、肺结核；低出生体重、肺功能发育障碍 |
| 6. 国民营养改善策略 | 营养缺乏 | 贫血、维生素 A 缺乏、早产和低出生体重、低体重和生长发育迟缓、儿童青少年发育等 |
| | 营养过剩 | 超重肥胖、血脂异常、冠心病等慢性病，维生素中毒等 |
| 7. 促进全民身体活动策略 | | 高血压、糖尿病、超重肥胖、直结肠癌等，心脑血管疾病等慢性病 |
| 8. 健康教育与健康促进 | | 所有健康问题 |
| 9. 依托初级卫生保健，预防疾病，促进健康 | | 所有健康问题 |
| 10. 建立流行病学和实验室综合监测系统和信息平台支持策略 | | 所有健康问题 |

# 第一节　实施扩大国家免疫规划

控制、消除乃至消灭疫苗相关传染病的防治策略依赖免疫规划的实施，即围绕提高疫苗接种率、加强监测和暴发控制等关键环节开展。免疫规划是历史上最成功最经济有效的卫生干预措施之一。通过疫苗接种，全球已经成功消灭了天花；迄今脊髓灰质炎（脊灰）的发病率下降了99%，其中美洲区、西太区、欧洲区已经实现无脊灰野病毒传播的目标；全球因白喉、百日咳、破伤风和麻疹导致的发病、致残与死亡显著下降；仅2003年就避免了200万因脊灰、白喉、百日咳、破伤风和麻疹导致的死亡和60万乙型肝炎（乙肝）病毒感染相关死亡（肝硬化和肝癌）。

## 一、国际免疫规划策略

### （一）免疫规划目标

WHO在《2006-2015年全球免疫展望与策略》（GIVS）中提出，到2010年或之前，疫苗接种率以国家为单位达到90%以上，以县为单位达到80%以上，全球麻疹死亡比2000年减少90%；到2015年或之前，使免疫接种率维持在2010年水平；全球儿童疫苗可预防疾病发病和死亡比2000年减少2/3。

### （二）免疫规划策略

为了实现上述目标，WHO提出的主要免疫规划策略为：

1. 保护更多的人群

多种方法相结合，免疫覆盖每一目标人群；增加社区预防接种需求；保证每个地区每年向未覆盖人群提供至少4次免疫服务；扩大免疫服务的目标人群；提高疫苗接种和注射安全性；改善和加强疫苗管理体系；评价和加强国家免疫规划。

2. 引入新疫苗和新技术

加强国家对新疫苗和新技术相关政策和重点领域的决策能力；保证引入新疫苗和新技术后的有效性和可持续性；促进满足公共卫生需要的重要疾病疫苗研发。

3. 使预防接种与其他干预、监测有机整合

在卫生体制建设中加强免疫规划；改善人力资源管理；评价和制定联合干预措施，最大限度提高其协同作用，保证可持续性；加强免疫接种率监测和以个案为基础的疾病监测；建立实验室网络，加强实验室能力；加强数据管理、分析、解释、利用和交换；在突发事件中提供可及的免疫服务。

## 二、中国免疫规划策略与执行现状

1978年中国响应WHO的号召，开始实施“四苗六病”（即通过接种卡介苗、脊灰疫苗、百白破疫苗、麻疹疫苗，分别预防结核、脊髓灰质炎、百日咳、白喉、破伤风、麻疹）的国家免疫规划活动，实现了1988年以省、1990年以县、2005年以乡为单位的儿童免疫覆盖率

达到85%的目标，2000年中国通过了由WHO证实的无脊髓灰质炎目标，其他相应疾病大幅度下降。2002年将乙肝疫苗纳入国家免疫规划，疫苗覆盖率不断提高，至2006年5岁以下儿童乙肝表面抗原携带率已降至1%以下。2007年底中国将麻腮风（麻-风、麻腮）、流脑、乙脑、甲肝等疫苗纳入国家免疫规划，使现有国家免疫规划从“五苗七病”扩大到“十四苗十五病”。

### （一）保护更多的人群

*1. 多种方法相结合，免疫覆盖每一名目标人群* WHO提出将常规免疫服务与强化免疫相结合，巩固和提高疫苗覆盖率，中国现有的免疫服务策略与之完全一致，但目前的接种率与《中国儿童发展纲要（2001～2010年）》提出的以乡为单位儿童免疫接种率达到90%的要求仍有较大差距。

常规免疫指对适龄儿童按国家规定的疫苗免疫程序进行疫苗接种，是达到提高接种人群免疫力控制相应传染病的有效手段。WHO提出，常规免疫服务应采取定点接种、流动接种和入户接种等服务形式，以满足不同人群的需要。中国与WHO的策略基本一致，在《预防接种工作规范》中要求，常规免疫服务应根据辖区具体情况，采取定点接种、入户接种和临时接种的免疫服务形式。其中，定点接种包括预防接种门诊（城镇接种门诊和乡卫生院接种门诊）、村级接种点和出生接种点；入户接种主要针对边远山区、海岛、牧区等交通不便的地区；临时接种主要针对在流动人口等特殊人群儿童的集聚地。

2004年全国计划免疫审评结果显示，中国门诊接种、村级接种、入户接种分别占接种点总数的16.3%、51.8%、31.9%，覆盖人口分别占62.6%、25.1%、12.3%。全国12月龄内儿童四苗基础免疫接种率为92%～98%，总体仍维持在较高水平；乙肝疫苗全程接种率和首针及时接种率分别为90%和76%。卡介苗、脊髓灰质炎、百白破、麻疹疫苗接种率低于85%的县分别有11、28、33和37个，分别占抽样县数的4.01%、10.26%、12.09%和13.55%，主要分布在中西部地区；而1991年计划免疫第二个85%目标审评时，284个调查县中只有1个县的脊髓灰质炎、百白破和麻疹疫苗的接种率未达到85%的要求。此外，72个县乙肝全程接种率低于85%，占抽样县的26.4%；131个县首针及时接种率低于75%，占抽样县的48.0%；东部、中部、西部地区乙肝首针及时接种率分别为81%、72%和48%。此外，流动儿童预防接种工作已成为城市或发达地区工作的难点，例如浙江省流动儿童“五苗”全程接种率为76.6%，四川省在50%～80%之间。总之，中国传统四苗的常规免疫覆盖率有所滑坡，乙肝疫苗免疫覆盖率不高，中西部地区薄弱。

在全球消灭脊髓灰质炎和消除麻疹的战略规划中，WHO将脊髓灰质炎疫苗和麻疹疫苗的强化免疫活动作为重要的免疫策略之一；中国也将这一策略纳入到《2003～2010全国保持无脊髓灰质炎状态行动计划》和《2006～2012年全国消除麻疹行动计划》中。但近几年脊髓灰质炎强化免疫质量有所下降，部分地区强化免疫接种率明显低于95%的目标要求。另外，中国2006年开始消除麻疹活动后，麻疹疫苗强化免疫的地区范围、年龄范围不断扩大，特别是实施扩大免疫规划后，麻疹疫苗的需求急剧增加，疫苗供应短缺，麻疹强化免疫活动的质量和效果受到限制。

*2. 增加社区预防接种需求* WHO提出，社区保持对预防接种的需求以及对预防接种利益和安全性的信心将使覆盖率提高，对公众采取公平的利益沟通手段和提供可靠的综合保健服务包将会刺激社区需求，推动免疫规划向前发展。中国目前的免疫服务模式与此基本一

致，免疫服务已逐步纳入社区需求，并以保健服务包的形式向公众提供服务。但中国尚缺乏针对社区沟通的评估，未制定社区（特别是弱势地区）的沟通和社会动员的中长期计划，不利于增加社区对预防接种的需求。

3. *保证每个地区向未覆盖人群每年提供至少 4 次免疫服务*　WHO 提出每名儿童 1 岁内至少有 4 次免疫服务才能完成全程免疫，特别是漏种风险不断上升的城市化地区、城市临时居住地的儿童。中国《预防接种工作规范》规定，每个接种单位须对辖区儿童提供至少 6 次免疫服务，其中城镇接种单位实行按日（周或旬）接种，乡级接种门诊实行按周（旬或月）接种，村级接种点实行按月（双月）接种。但中国现有的免疫规划疫苗已经达到 14 种，每名儿童至少接种 22 剂次之多，每年应至少提供 12 次免疫服务。

2004 年全国计划免疫审评结果显示，全国开展日接种、周（旬）接种、月接种、双月接种、其他形式的接种点分别占 2.0%、5.6%、42.8%、46.8%、2.8%，覆盖人口分别占 10.4%、22.6%、43.2%、22.1%、1.7%。东部地区以日/周（旬）接种为主，中部地区以月/双月接种为主，西部地区主要以双月接种为主，而西藏以季度接种和半年接种为主。

4. *扩大免疫服务的传统目标人群*　WHO 提出将免疫规划的目标人群从婴儿扩大到需要加强免疫的大龄儿童和需要控制流行的成人，既能潜在预防更多的发病和死亡，又能遏制大流行以增加全球安全，特别强调百白破的加强免疫、麻疹第二剂次免疫，以及其他疫苗（如流感）的免疫和干预措施等。中国百白破和麻疹的免疫规划人群范围与 WHO 要求基本一致，采用的免疫规划疫苗免疫程序已经包含儿童的脊灰、百白破等疫苗的加强免疫和麻疹第二剂次免疫，但执行情况比基础免疫要差。2004 年全国计划免疫审评结果显示，百白破加强免疫接种率仅为 74%。另外，中国已将应急接种或群体性预防接种（包括儿童和成人）纳入国家免疫规划，但现有的可用于成人的儿童免疫规划疫苗（如乙肝、麻腮风、甲肝、流脑、乙脑疫苗）尚未扩大到更大龄儿童或成人范围。这些疫苗用于成人接种时属于第二类疫苗（即公民自费自愿接种的疫苗）。

5. *提高疫苗接种和注射安全性*　WHO 提出，要采购符合国际质量认可标准的疫苗，实现国家符合国际标准的质量认可和监管，促进和加强现有的项目规划（特别是科学评价、能力建设、公共宣传、培训与沟通）；实施和监测安全注射，包括使用自毁型注射器和其他安全的疫苗使用方法，加强安全注射操作和保健废弃物的处理；开展预防接种不良事件（AEFI）的监测和处理。

首先，中国实现了对疫苗的自我质量认可和监管，先后出台了《药品管理法》、《药品管理法实施条例》、《药品生产监督管理办法》、《药品注册管理办法》、《生物制品批签发管理办法》等法律法规，但中国尚未通过 WHO 关于疫苗国家监管职能（NRA）的评估，绝大部分疫苗生产企业尚未通过 WHO 的 GMP 认证，国产疫苗的质量与国际标准还有一定差距。另外，中国缺乏对疫苗上市后的科学评价，系统的评价体系、工作程序或规范还没有建立。

其次，中国加强了安全注射的管理，在《预防接种工作规范》中对安全注射操作，以及《医疗废物管理条例》中对注射后废弃物处理均作了详细规定，但中国尚缺乏对注射安全性的监测。此外《预防接种工作规范》要求推广自毁型注射器的使用，但中国距 WHO 全部使用自毁型注射器的要求有很大差距，目前自毁型注射器主要在全球疫苗免疫联盟（GAVI）支持的乙肝免疫项目地区使用。

第三，中国《疫苗流通和预防接种管理条例》、《药品不良反应报告和监测管理办法》、《预防接种工作规范》等法律法规，明确要求开展疫苗接种后 AEFI/预防接种异常反应的报告和处理。但中国目前的AEFI监测系统/药品不良反应监测系统中AEFI报告的完整性和敏感性很低，例如2006年全国仍有一半的省、80%以上的县未向全国AEFI监测系统报告数据。此外，中国很多地区对AEFI尤其是死亡和严重残疾病例（例如脊灰疫苗相关病例）的处理不力，预防接种纠纷不断增多，使预防接种工作受到一定程度的影响。

6. *改善和加强疫苗管理体系* WHO提出国家和地区各级应准确实施需求预测，以保证质量认可疫苗、自毁型注射器与安全盒、新型可用设备的不间断供应；通过培训、督导和信息系统建设提高有效的疫苗管理能力，以保证疫苗到达接种点时的安全和效价；普及以疫苗安瓿监测为基础（不需冷链）的疫苗管理系统；建立协调的运输与沟通的筹资和管理。中国的《预防接种工作规范》与《疫苗运输和运输管理规范》对疫苗管理体系的要求与WHO基本一致，要求各级疾控机构和乡级防保组织每年须做免疫规划疫苗和注射器的需求计划，对冷链设备及时进行更新和补充，按照冷链要求运输和储存疫苗。但中国目前免疫规划的疫苗尤其是麻疹疫苗和新纳入免疫规划疫苗的供应明显短缺；同时部分地区免疫规划疫苗的浪费现象又很严重；各级尤其是县级疾控机构和乡级预防保健组织的疫苗储存和运输能力普遍不足；自毁型注射器和安全盒主要在项目地区使用；尚未引入以疫苗安瓿监测为基础的疫苗管理。

7. *评价和加强国家免疫规划* WHO提出应定期开展对各级免疫规划执行现状的评价，并向所有合作伙伴反馈免疫规划的执行状况、障碍与新机遇。中国《预防接种工作规范》的相关规定与WHO的要求一致，国家级对省级每3~5年综合考核1次，省级对市级每2年综合考核1次，市级对县级每年综合考核1次，县级对乡级每年综合考核2次。当前中国基本上每2年开展1次全国性免疫规划审评工作。此外，中国建立了免疫规划的国际协调委员会（ICC），每年不定期与相关国际组织进行沟通和交流。

### （二）引入新疫苗和新技术

1. *加强国家对新疫苗和新技术政策及重点领域的决策能力* WHO提出，国家应加强采用标准工具，评估疾病负担、新疫苗和新技术成本与成本效益的能力；选择最优的产品剂型和免疫计划，使引入效果最好、成本和操作难度最小；确保引入疫苗前国家政府与合作伙伴的长期投入得到充分理解和承诺。国务院《卫生事业发展“十一五”规划纲要》提出了扩大国家免疫规划疫苗的种类，但中国对引入新疫苗和新技术的决策能力与WHO的要求有很大差距，缺乏对新疫苗所预防疾病的疾病负担、新疫苗和新技术成本与成本效益的研究数据，对引入新疫苗新技术的可行性研究不足；缺乏对引入新疫苗需要长期投入的考虑。中国新疫苗纳入免疫规划比其他国家缓慢，特别是新型联合疫苗、新品种疫苗的引入远远落后于发达国家。然而，其中很多疫苗已作为第二类疫苗在中国实施自愿自费接种。

2. *保证新疫苗和新技术引入后的有效性和可持续性* WHO提出，新疫苗的引入应纳入国家有关部门的多年计划中，并对投入进行分析；保证对各级卫生人员和疫苗管理者的培训，做好后勤保障与报告系统的准备；发布编制正确的信息、宣传和沟通资料，保证家长、社区和卫生人员对新疫苗和新技术的理解和可接受性；确保新疫苗在5年内达到与其他疫苗相同水平的覆盖率；扩大新疫苗所预防疾病的监测，加强实验室用于评价新疫苗效果的监测能力。目前，中国引入新疫苗后的有效性和可持续性与WHO的要求有一定差距，例如2002年中国将乙肝疫苗纳入免疫规划后至今，疫苗覆盖率仍未达到“四苗”的覆盖率水平，乙肝的疾病监测能力远不如其他传统的疾病监测（如脊髓灰质炎、麻疹等）；2007年底中国同时将多种疫苗纳入免疫规划，这对中国免疫规划的执行能力是一个严峻的考验。

3. *促进公共卫生重要疾病的疫苗研发* WHO 提出，应提供地方证据以刺激和确定对新疫苗和新技术的投入；促进地方公共卫生机构和研究团体参加国家研究计划的制定；加强发展中国家新疫苗和新技术研发的能力，包括开展高质量的临床研究和上市后评价；获得具有地域代表性及流行病学严谨设计的疫苗临床效果观察数据，开展预防接种对儿童生存影响的上市后评价；促进全球研发团体（包括疫苗生产企业）参加公共卫生重点传染病疫苗的设计与生产；研究以证据为基础的免疫程序和免疫策略及其政策制定。中国在这些方面存在明显差距，特别是对疫苗的临床研究和上市后评价，疫苗上市后效果评价的能力和规模明显不足，在制定免疫程序和免疫策略，以及确定新疫苗投入时缺少证据支撑。

### （三）使预防接种与其他干预、监测有机整合

1. *在卫生体制建设中加强免疫规划* WHO 提出，应通过定期对地区数据分析，记录预防接种活动成功和失败的关键因素，并与卫生体制建设中的其他部门分享这些发现；主动参与部门策略和规划的修订，确保预防接种在部门策略和规划中的中心地位；以卫生体制建设的经验为机遇，保证所有人享有免疫服务的最大利益。中国的策略与此基本一致。

2. *提高人力资源管理* WHO 提出，应列出人力资源需求清单，决定如何使现有经过培训的免疫接种人员最大程度贡献其技能与经验，促进非政府组织和私立部门参与免疫服务；做好人力资源计划，提供充足的合格人力资源，根据实际规划需要合理分配人力和财力资源；通过完善安全的生活和工作条件、培训和激励，鼓励卫生人员赴边远及或不安全地区开展对适龄人群的免疫服务。中国的策略与此基本一致，但执行难度较大，目前中国各级免疫规划人员的数量和质量已经明显不适应免疫规划的发展。

3. *评价和制定联合干预措施* WHO 提出，应根据国家和地区重点领域制定和现场试验联合干预措施，以评估其可行性、安全性和对减少疾病的潜在影响，并记录这些发现；修订综合干预包，以适应地方需要和可行性；制定标准化的联合干预效率、效果与影响的监测和评估方法，并使之适用于地区和基层。WHO 同时提出，应最大限度提高联合干预的协同作用，并维持联合干预措施的效益。中国尚未制定相应的联合干预措施，免疫规划活动与其他干预措施（如补充维生素 A 和铁等）常常单独开展。

4. *加强免疫接种率监测和以个案为基础的疾病监测* WHO 提出，应扩大现有的疾病监测系统（例如脊灰和麻疹监测），开展有效的以个案为基础的疫苗可预防疾病（VPD）监测，包括现有的 VPD 和希望纳入的 VPD；通过加强人力资源能力，对数据、数据汇总工具、反馈和督导的质量监测，改善疫苗覆盖率监测和信息的利用；建立估算疾病负担的新方法，以获得更准确的疾病数据，监测免疫覆盖率与免疫规划目标的执行情况。中国的免疫接种率监测和免疫规划疾病监测策略与 WHO 基本一致，相继制定了《全国常规免疫接种率监测方案》、《全国急性弛缓性麻痹病例（AFP）监测方案》、《全国乙型病毒性肝炎监测方案（试行）》、《全国流行性乙型脑炎监测方案》和《全国流行性脑脊髓膜炎监测方案》等，其中以 AFP 监测和麻疹监测质量较好，免疫覆盖率监测和其他疾病监测质量相对较差。例如，中国从 1994 年开始建立全国常规免疫监测系统，进行传统四苗的接种率数据报告，2002 年实行计算机网络报告。但由于该报告系统是通过手工汇总逐级上报，数据的完整性、准确性和及时性较差。2005~2006 年中国建立了以个案为基础的儿童预防接种信息管理系统，以提高接种率监测质量，但目前系统覆盖率还很低。

5. *建立实验室网络，加强实验室能力* WHO提出，扩大现有的实验室网络（包括脊髓灰质炎和麻疹实验室网络、其他区域性或地方网络如儿童细菌性脑膜炎网络、GAVI肺炎和轮转病毒监测网络），以纳入其他重点疾病；保证培训、设备、试剂和质量控制程序，以维持对所有VPD和重点疾病高质量的诊断；开发新的诊断试验方法、工具和程序，以提高对诊断的现场和实验室证实能力。中国此方面的策略与WHO一致，但除了脊髓灰质炎和麻疹实验室网络运转良好外，其他VPD（例如乙脑、流脑、乙肝等）的实验室监测能力需要加强，突出问题是缺乏标准的试验试剂和方法。此外，中国尚未建立系统的儿童细菌性脑膜炎监测网络、肺炎和轮状病毒监测网络。

6. *加强各级数据管理、分析、解释、利用和交换* WHO提出，应设计综合管理信息系统，通过对基层定期培训、监测和反馈，改善数据管理；定期评估地区工作指标（包括高危VPD状况），利用监测数据评估接种的可及性和质量；开发更好的工具（如计算机软件），开展疫苗和相关干预的覆盖率监测、疫苗与后勤管理、疾病监测（支持数据录入、分析、反馈和利用）；与民政部门合作开展出生和死亡登记。中国的策略与WHO基本一致。2004年中国开发了传染病报告信息管理系统和突发公共卫生事件信息报告管理系统，制定了《突发公共卫生事件与传染病疫情监测信息报告管理办法》，在全国范围内开展法定传染病（包括所有VPD）的网络报告管理。另一方面，中国开发了预防接种监测、疫苗与注射器管理、AEFI监测、流脑、乙脑、麻疹专病监测的网络信息报告管理系统以及AFP监测报告系统，下发了《儿童预防接种信息报告管理工作规范》、《流行性乙型脑炎信息报告管理工作规范》等文件。但除了AFP监测系统运转良好外，其他监测系统的运转情况距目标要求有很大差距。此外，目前中国VPD监测信息系统还比较松散，尚缺乏综合的VPD监测信息管理系统。

7. *在突发事件中提供可及的免疫服务* WHO提出，应将预防接种相关问题纳入突发事件（如战争、自然灾害、冲突）的快速评估范围；将免疫服务纳入应急准备计划和活动中；在受影响的人群中重建免疫服务，并将免疫服务纳入卫生体制的恢复中；建立全球对复杂突发事件和自然灾害免疫策略的咨询能力；将VPD纳入应对复杂突发事件建立的综合监测系统中。中国对突发事件的免疫服务尚无特别的规定和要求，但在应对突发事件时，仍然按照《预防接种工作规范》的要求，在充分论证的基础上开展应急免疫活动，并逐步重建或恢复常规免疫服务系统。例如，中国在汶川大地震后开展的甲肝、乙脑疫苗等应急免疫活动，对实施的必要性和可行性进行了充分论证，实施取得了较大成功，并迅速转向灾区常规免疫服务的评估和重建。

## 三、中国免疫规划执行面临的问题与挑战

### （一）免疫规划长效保障机制尚未建立

1. *疫苗短缺* 扩大免疫规划前（2007年及以前），6种免疫规划疫苗（卡介苗、脊髓灰质炎、百白破、白破、麻疹、乙肝疫苗）经费由省级财政承担并负责疫苗的招标采购。调查显示，2005年各省级财政对购买国家免疫规划疫苗所需经费给予了保障；11个省级财政没有提供所需注射器经费，由市县级自筹或部分由市县级财政承担。扩大国家免疫规划后（2007年以后），免疫规划疫苗（原六苗和无细胞百白破、麻腮风、麻风、麻腮、流脑、乙脑和甲肝疫苗等）和注射器经费由国家承担，但目前仍由省级招标采购。部分省在疫苗招标

采购中存在厂家不应标（麻疹、麻风、麻腮、麻腮风、无细胞百白破疫苗）和部分已采购疫苗（麻疹、麻风、麻腮、麻腮风）不能及时供应等问题，影响了相关省份扩大国家免疫规划疫苗的全面及时实施。此外，部分疫苗（麻风疫苗、麻腮疫苗和乙脑减毒活疫苗）的招标采购价格高于中央财政转移支付的预算价格，也是造成疫苗短缺的原因。

2. 冷链设备缺乏 调查显示，2005 年有 27 个省级财政提供了疾病预防控制机构和接种单位冷链系统的建设与运转经费，每名适龄儿童平均投入冷链经费 3.08 元，比 2004 年综合审评时增加 1.07 元，中西部地区投入较少，3 个省份省级财政没有安排冷链建设运转经费。实施扩大国家免疫规划后，各地冷链设备的容积需增加 2.8 倍，冷链设备的需求较大，特别是部分西部省份冷链建设与运转经费的资金缺口继续加大。

3. 预防接种补助经费不到位 长期以来，中国免疫规划疫苗的接种一直在收取接种费，疫苗费由政府承担；2005 年《疫苗流通和预防接种管理条例》颁布后，国家免疫规划疫苗的预防接种全部免费（包括疫苗费和接种费），预防接种费用改由各级政府予以补助。2006 年调查显示，预防接种补助经费东部地区主要由县、省级财政提供支持，中西部地区主要由中央、省级和县级财政提供支持，很多地区的预防接种补助经费未完全按照当地标准落实，少数县仍在收费。此外，部分地区未按项目要求管理和使用中央转移支付经费，中央转移补助经费运转周期较长，经费使用缺乏有效监督，个别省份未按项目要求使用。扩大国家免疫规划后，各地预防接种补助经费将增加约 1.5 倍，亟待加以解决。

4. 异常反应补偿经费不足 2005 年和 2006 年分别有 10 个和 22 个省级财政安排了接种第一类疫苗异常反应的补偿经费，但是各省相差较大。扩大免疫规划后中国每年接种疫苗剂次数从约 1.5 亿剂次增加到 3.5 亿剂次，因此各地必须大幅增加对预防接种异常反应的补偿费用。

5. 免疫规划工作经费不足 长期以来，大部分地区免疫规划工作经费（包括监测、培训、督导等费用）得不到保证，一些地区未制定免疫规划经费保障的配套政策，仅依靠中央转移支付经费和省级补助经费开展工作。2006 年调查显示，免疫规划工作经费省级主要靠省级和中央财政支持，市级主要靠自筹和市级、省级财政支持，县级主要靠自筹和县级财政支持。扩大国家免疫规划后，各地免疫规划工作经费缺口更加严重。

### （二）免疫规划体系建设薄弱

1. 专业队伍建设缓慢，人员积极性下降 2005 年《疫苗流通和预防接种管理条例》颁布后，各地加大了对接种单位和接种医生资质考核认定的力度，大力推行以乡为单位预防接种规范化门诊建设，但各地发展极不平衡。2006 年调查显示，乡村级接种单位的资质认定率为 83%，从事预防接种的医生培训率为 93%，考核合格率为 91%。

扩大国家免疫规划后，原第二类疫苗变成了第一类疫苗，影响了基层的部分利益，加上工作经费和补助经费不足，使免疫规划人员对预防接种的积极性下降，因此免疫规划机构和专业队伍建设应亟待加强，免疫规划人员的数量和质量需大幅提升。

2. 免疫规划监测与评估体系不完善 中国目前的免疫规划监测还比较松散，造成人力、物力和财力资源的浪费，数据得不到充分的共享、分析和利用，缺乏一个整合的综合免疫规划监测系统。例如，单病监测需整合为综合的 VPD 监测，同时需与疫苗覆盖率、疫苗管理、AEFI、实验室等监测有机结合，才能系统评价免疫规划的执行现状和问题，从而指导中国免疫策略的制定。

3. *部分法律法规和技术规范或标准不完善* 由于中国的预防接种异常反应鉴定办法和各地异常反应补偿办法尚未开始实施，AEFI 监测方案也未制定下发，加之基层对 AEFI 监测的顾虑，目前中国 AEFI 的监测质量还不高，AEFI 的处理尚不规范。另外，扩大国家免疫规划后，亟须对现有的预防接种工作规范、相关疾病的监测方案和技术标准进行修订。目前，中国迫切需要尽快制定专门针对流动人口预防接种及其接种证查验等有关免疫规划工作技术规范或方案。

4. *疫苗生产供应与免疫规划发展脱节* 目前中国的疫苗生产供应不能完全满足免疫规划发展的需要，主要原因是疫苗的生产能力发展与免疫规划的发展不相适应，国家免疫规划需求与国家免疫规划疫苗生产的联动机制尚没有建立。此外，国家统一支付免疫规划疫苗费用后，免疫规划疫苗采取各地招标方式采购显然已经不符合免疫规划的发展要求，必须全国统一价格、统一采购和分发。因此，必须加强疫苗的生产、管理、监督、检测、使用等相关各部门的合作，保证高质量疫苗的充分供应，避免免疫规划疫苗的短缺或过剩。

5. *缺乏疫苗上市后的疫苗评价平台* 目前中国缺乏系统规范的全国疫苗评价研究平台，尚未将疫苗上市后的 AEFI 监测、流行病学效果监测、疫苗的临床试验、疫苗预防相关疾病的监测（包括疾病负担研究、流行特征及动态变化规律研究）、成本效益研究等进行整合，从而更客观地对疫苗进行评价，以完善国家免疫规划和对新疫苗纳入免疫规划进行决策。目前，中国在上述领域的平台建设和研究方面，尚缺乏完善的全国性技术标准或实施规范，未能完全与国际标准或规范接轨，很少参与疫苗评价的国际合作与交流。

### （三）部分地区重视和支持程度出现降低倾向

1. *一些地方政府缺乏承诺和有效的行动支持* 近年来地方政府对免疫规划工作的承诺和行动支持减少，免疫规划的执行力度和效果下降。中国在实现儿童计划免疫接种率三个 85% 和证实无脊灰的目标后，出现地方政府领导参加免疫规划活动减少，对免疫规划工作的重视程度下降的现象。近年来一些地方对免疫规划工作督导检查工作明显少，脊髓灰质炎、麻疹等强化免疫活动声势不如以前，强化免疫效果受到不同程度影响。

虽然中央和部分省份对部分地区的免疫规划工作经费和预防接种补助经费给予了一定的支持，但地方政府相应的配套文件少，且操作性不强，在基层难以落实。特别是农村实行一税制后，原来由乡财政发放工资的乡防保医生的报酬多无着落，乡村医生的报酬在多数地区未能解决，与乡村教师的待遇相差悬殊，给各项技术措施的落实带来很多负面效应。

2. *其他有关部门支持力度下降* 近年来，其他相关部门对免疫规划工作的支持力度有所下降。例如，儿童入托、入学实行预防接种证查验制度得不到教育部门的支持；流动人口儿童预防接种管理公安部门不配合；新闻媒体对免疫规划的宣传报道越来越少，或直接收取昂贵的宣传费，儿童家长了解预防接种信息主要依靠预防保健机构的通知。

## 四、进一步完善中国免疫规划策略的建议

### （一）提高免疫规划疫苗接种率，扩大免疫服务范围

1. *提高常规免疫服务质量* 调整免疫服务形式，增加服务次数到每年至少 12 次，确保适龄儿童及时得到预防接种服务；强化边远、贫困地区和流动儿童的预防接种工作，定期开

展查漏补种活动，努力提高接种率；开展预防接种规范化门诊建设，加快儿童预防接种信息管理系统建设，提升预防接种服务水平；制定教育部门参与实施查验、疾控部门落实补证补种的接种证查验联合行动方案，确保接种证查验的效果和质量。

2. 扩大免疫服务的年龄范围　扩大乙肝疫苗预防接种的年龄范围，开展医务人员等乙肝高危人群的疫苗接种工作；加强对餐饮业人员等甲肝高危人群的疫苗接种工作；适时开展对麻腮风、流脑、乙脑流行地区农民工、学生等人群的接种工作。

3. 实现免疫规划疫苗的更新换代，适时引入新疫苗　完成百白破疫苗向全细胞百白破疫苗的过渡；完成麻疹单价疫苗向麻腮风联合疫苗的过渡；开展脊髓灰质炎灭活疫苗的评价研究，适时以脊髓灰质炎灭活疫苗取代脊髓灰质炎减毒活疫苗；开展新型联合疫苗的评价，适时以新型联合疫苗取代传统疫苗，以减少接种剂次；开展水痘、轮状病毒、Hib 疾病负担及疫苗的评价，适时将这些疾病和相应疫苗纳入免疫规划。

### （二）推进综合免疫规划监测

建立以个案为基础的综合免疫规划监测系统，提高监测系统的质量；完善监测数据收集和管理方法，制定监测指标；建立并完善国家、省级和/市级的专病实验室网络系统（如脊灰、麻疹实验室监测网络），开展网络实验室的质量控制和考核认证；定期对监测系统运转情况进行评价。

### （三）广泛提高公众对国家免疫规划的认识

积极发挥社会各方面力量，充分利用广播、电视、报纸、网络等多种形式，大力宣传国家免疫规划政策和重要意义；开展经常性宣传与“4.25”预防接种日宣传活动，广泛普及预防接种知识，提高全社会参与国家免疫规划工作的积极性和主动性，营造全社会参与实施国家免疫规划的氛围。

### （四）全面保障疫苗供应和加强使用管理

各省每年制定和上报下一年度国家免疫规划疫苗及配套注射器年度需求计划；国家免疫规划疫苗由国家统一招标采购、统一价格，便于免疫规划的合理实施；加强疫苗和注射器登记、使用和管理。

### （五）更新完善冷链建设，保障国家免疫规划疫苗冷链运转

根据实施国家免疫规划的需要扩充冷链容量，完善冷链建设、补充和更新机制；严格执行《疫苗储存和运输管理规范》，做好国家免疫规划疫苗的储存、运输、使用各环节的冷链监测和管理工作。

### （六）强化筹资机制，保证免疫规划的实施经费

加强地方各级财政部门对免疫规划工作的投入，保障各地免疫规划实施所需的各项经费；加大中央转移支付对中西部地区免疫规划实施的支持力度，包括针对疾病监测、培训、异常反应处置、预防接种补助等经费；严格按照公共卫生专项资金管理规定使用国家免疫规划专项资金，保证专款专用；及时核拨乡村医生和其他预防保健人员的接种补助经费。

（七）加强队伍建设和培训，提高执行国家免疫规划的能力

根据实施国家免疫规划工作任务，合理规划和设置接种单位，调整和充实免疫规划专业人员和基层接种人员；制订培训计划，做好免疫规划专业人员、基层接种人员和医疗机构相关人员的培训工作，提高业务水平和服务能力；加强国家免疫规划工作的技术指导。

（八）加强领导和促进多部门合作，保证国家免疫规划的顺利实施

地方各级把实施国家免疫规划作为当前工作重点，切实加强领导；制订国家免疫规划实施计划，在当地政府领导下，会同财政、发展改革、教育、食品药品监管等有关部门组织落实国家免疫规划工作。

（九）完善国家免疫规划的督导评估制度和方案

各级定期组织对辖区国家免疫规划实施情况进行督导评估，制定科学的督导评估方案，及时发现问题并予以解决，督促指导各项措施落到实处；定期对国家免疫规划实施情况进行考核评价。

（十）逐步开展疫苗及疫苗相关传染病防治的应用性研究

开展对疫苗上市后疫苗安全性的研究评价；开展对疫苗免疫效果和免疫持久性的研究评价；开展对新型疫苗、联合疫苗的研发；开展对疫苗相关传染病儿童最佳免疫策略，或成人免疫策略，或特殊人群免疫策略的研究；开展对未纳入免疫规划疫苗针对疾病的疾病负担和流行规律研究；开展对疫苗相关传染病诊断试剂、诊断方法的应用研究；开展乙肝抗病毒治疗药物的开发；开展流脑抗生素耐药的研究。

## 第二节　安全饮水管理

### 一、推荐策略

WHO《饮水水质准则（第三版）》的“安全饮用水管理框架”和《波恩安全饮水宪章》（国际水协 2004.9）包括以下5点内容：①基于健康的目标；②系统评估供水过程中的各环节（从水源到用户），确保提供符合目标要求的饮用水质量；③监督监测供水各环节中确保饮水安全的控制措施；④完整的管理计划、文档和信息交流，以文档形式证明系统评价和监测的管理计划，以及日常管理和意外状况下采取的行动，并更新修订文档和交流；⑤独立的监测系统，核实确保上述操作。其中②、③、④构成饮水安全计划（Water Safety Plan，WSP），其核心思想是将预防的概念引入作为饮水安全管理的有效方法，目的是减少或消除饮用水从水源到用户过程中产生的任何对公众健康有影响的污染风险。

综合 WHO《饮水水质准则（第三版）》、《波恩安全饮水宪章》、执行联合国千年宣言的《区域环境与健康论坛宪章大纲（草案）》、《2006 人类发展报告》等，提出推荐的策略要点包括：①监测安全饮水管理相关的法律法规、政策、规范和标准的执行情况。②开展对

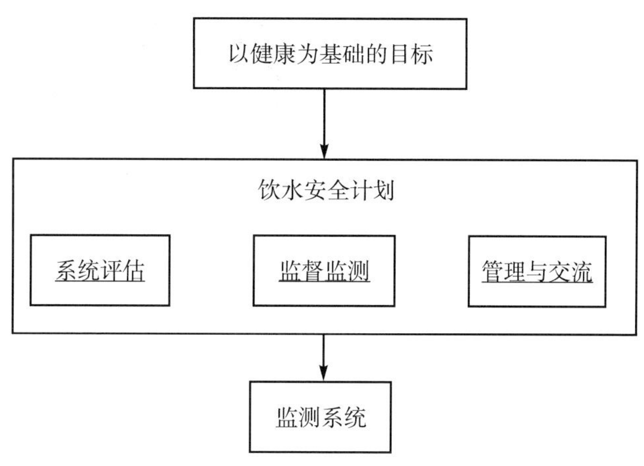


图 9-1　安全饮用水管理框架

饮用水从水源到用户的综合监测，包括水源水质、饮用水水质、水处理过程及控制措施执行等；开展粪便无害化处理监测。开展对法律法规、政策、规范和标准等执行情况的监测。③确保饮水水源安全，优先选择优质饮水水源。实施生活污水的统一处理，推进农村卫生厕所建设和粪便的无害化处理；采取各种污染控制措施，确保饮水水源不被污染。④实施安全的水处理和饮用水保存。选择合理的水质处理工艺和消毒措施，推行集中式供水，减少或消除水处理过程中可能造成的任何污染，系统评价水处理过程中各个环节及监督监测采取的控制措施情况。采用适宜措施（如煮沸、混凝沉淀过滤、消毒等）进行家庭饮用水处理和安全蓄水。⑤建立“基于健康目标”的饮水安全风险评估哨点。选择哨点，综合考虑影响健康的物理、化学、细菌学、生物学和放射学因素，以及特定地区工业化等过程中的潜在因素，开展饮水安全的风险评估。⑥开展健康教育与健康促进，确保政府和老百姓对安全饮水管理重要性的认识。采取各种形式开展健康教育与健康促进，增强政府对安全饮水管理工作以及饮水安全工作作为老百姓公共基本安全的认识，促进老百姓对健康需求认识上的提高。⑦开展科学研究。研究建立适合中国国情的饮用水安全计划，开发饮用水危害物识别、风险评估、控制措施的技术与方法，研究发展、推广监测系统的成熟技术。

## 二、中国安全饮用水管理策略的执行现状

### （一）监测安全饮水管理相关的法律法规、政策、规范和标准的执行情况

政府颁布印发了一系列与安全饮水管理有关的法律法规、政策、规范、标准等，但目前对其执行情况缺乏监测与评估。有关的调查结果显示，相关法律法规、政策、规范和标准的执行效果不佳，安全饮水管理覆盖率有待进一步扩大，尚有相当比例的饮用水源、饮用水水质不符合中国规定的标准。

饮水安全作为民众的一项基本卫生权利，全国所有的区县疾病预防控制机构需要将饮用水卫生监测作为一项常规工作任务，确保百姓喝上清洁、卫生的水。全国爱卫会 1991 年根据中国广大农村经济状况和技术条件，在 1985 年全国饮水水质与水性疾病调查的基础上，开始组织建设“全国农村饮水水质卫生监测网”，编制和完善了“全国农村饮水水质卫生监

测方案”，按计划在全国分期分批选择一定数量的县作为监测点建立监测网。1991 年起在部分省区的 30 个县进行了试点，于 1992 年正式在全国开始监测网工作。截至 2005 年，全国参与的省份为 26 个（含新疆生产建设兵团），监测县 471 个，监测点 4520 个，监测覆盖人口 13537.11 万人。目前该项工作作为疾病预防控制工作的重要内容之一，已经纳入国家健康危害因素监测系统，但工作现状极不理想，实施监测的省和县分布很不均匀，最低时仅有 107 个县参加监测工作。2007 年，通过在全国 31 个省、市、自治区及新疆生产建设兵团开展的中国农村饮用水与环境卫生现状的调查，初步形成了全国农村环境卫生监测网络。

从 21 世纪初，中国在部分省（市、自治区）陆续开展了农村厕所粪便无害化监测工作，目前已有近 1/3 的省（市、自治区）开展了农村厕所粪便无害化监测和相关监测网络的建设。目前开展监测的各省市，在监测时间、监测指标、监测方法等有所不同。基本的监测内容包括：卫生厕所建造质量、卫生厕所管理状态、粪便无害化卫生效果，以及使用人群肠道传染病流行情况、寄生虫感染情况、人群周边环境寄生虫卵污染情况、农村人群相关卫生知识与行为等。主要监测指标判断依据为《粪便无害化卫生标准 GB7959-1987》。中国疾病预防控制中心已经制定了全国的监测方案，并于 2007 年在血吸虫病流行地区进行了试运行，并在原有基础上作了进一步的完善。全国各省、市基本上都有实施监测的能力，监测经费是影响监测方案全面实施的主要原因。

### （二）确保清洁的饮水水源

卫生部 2007 年对全国 58891 个农户的调查结果显示，中国农村居民饮用地面水人口占 25.1%，其中江河、湖泊、水库、沟塘和水窖水分别占 10.7%、0.7%、6.7%、4.6%和 2.4%；饮用地下水的人口占 74.9%，其中深井、泉水和浅井分别占 32.5%、9.2%和 33.1%。

饮水水源仍存在诸多问题。截至 2005 年底，全国农村饮水不安全人口为 31176 万人，占农村人口的 34%。其中饮用氟超标水人口 4595 万人（占饮水不安全人口的 14.7%），遍及全国各省、自治区、直辖市，主要分布在华北、西北、华东地区，80%的饮用高氟水人口分布在长江以北地区。饮用砷超标水人口为 228 万人（0.7%），分布在 23 个省、自治区、直辖市。血吸虫疫区人口 832 万人（2.7%），分布在四川、湖南、湖北、云南、江西、安徽和江苏。饮用水质超标（铁、锰、放射性元素、碘等指标超标）人口 4410 万人（14.1%），山东、河北、河南、江苏等省区存在饮用水碘超标问题，重庆农村有 2.25 万人饮用汞含量超标的水，云南有 2.81 万人饮用带有放射性物质的水。饮用污染水 8150 万人（26.1%），遍布全国各省市，主要分布在华北、中南地区。饮用苦咸水人口 3744 万人（12.0%），主要分布在长江以北的华北、西北、华东等地区。此外，全国农村还有水量、方便程度和保证率不达标人口 9218 万人（29.6%），主要分布在山丘区和干旱区采用分散式供水的农村，尤其西部地区缺水人口比例较高。

农村厕所对饮用水源安全是重要威胁之一。2007 年全国卫生厕所普及率为 23.8%，无害化卫生厕所普及率为 22.7%，无厕所户数占 4.1%，其中海南、青海两省无厕户比例均大于 20%。除上海、天津等少数省市外，全国各地无害化卫生厕所普及率普遍偏低，尤其是大部分西部和北方省份无害化卫生厕所普及率在 10%以下。以 2007 年底全国 2.50 亿农户计，全国尚有 2.1 亿农户需要改厕。

全国农村已建造使用的无害化卫生厕所中，近 40%没有完全实现粪便的无害化。根据 2007 年中国疾病预防控制中心对血吸虫病流行农村地区卫生厕所的粪便无害化效果调查，按照全国爱卫办《血吸虫病流行地区农村改厕技术规范（试行）》评价标准，中国血吸虫病流行地区无害化卫生厕所粪大肠菌值、蛔虫卵死亡率和血吸虫卵的合格率分别为52.5%、67.4%、99.9%，3项指标完全符合规范标准的比例为62.8%，37.2%的无害化卫生厕所没有完全实现粪便无害化效果。

农村生活污水随意排放量占污水排放总量的44.29%，通过沟渠的排放量为55.69%，其中包括明沟排放27.33%、暗沟排放15.50%和管道排放12.88%。污水排放地点主要包括河流、坑塘、农田，分别占生活污水排放总量的33.66%、30.72%、14.56%，给农村居民饮水水源带来严重威胁。

### （三）实施安全的饮水处理和储存

根据卫生部2007年调查结果，中国农村居民饮用集中式供水的人口占55.1%，其中完全处理、部分处理和未处理分别占16.7%、11.7%和26.8%；饮用分散式供水的人口占44.9%，其中机械取水、手压泵和人力取水分别占14.5%、17.4%和13.0%。目前中国农村集中式供水水厂中仅有29.2%的水厂有消毒工艺，70.8%的水厂均无消毒工艺。

安全饮水工程覆盖6.0亿农村人口，仍有2.4亿人口饮用不安全水，水处理过程中存在诸多隐患。卫生部2007年对全国农村3524个集中式供水工程的供水水质调查结果，按照《农村实施〈生活饮用水卫生标准〉准则》（1991）规定的饮用水水质分级要求进行评价，一级水占28.1%，二级水占18.5%，三级水占12.5%，超三级水为40.8%；以2007年全国有自来水厂599878座，受益人口59850万人计，目前全国农村有24436.8万人在饮用集中供水工程提供的不安全水。在各项指标中，铁超标率为1.0%，锰超标率为1.8%，氯化物超标率为0.94，氟化物超标率4.6%，砷超标率为0.2%，细菌总数超标率为15.5%，总大肠菌群超标率为16.7%。

尽管实施了安全饮水工程，但缺乏科学、有效的管理和评价。表现在：①内部风险评估与管理。中国农村供水工程水质检测和监督薄弱，许多工程建成后未进行过水质化验，存在安全隐患。②外部风险评估与管理。2007年卫生部重点检查结果，23.4%的地级以上城市市区自建水厂、32.1%的城市学校和59.5%的农村学校自备供水未取得卫生许可而实行供水；48.5%的新建、改建、扩建饮用水供水工程项目未经卫生行政部门审查和验收，特别是农村学校自备供水工程验收率仅为27.5%，在农村乡镇级、村级集中供水工程中这个比例更高。③农村饮水安全的监督基本处于空白状态。2007年国家公共卫生重点监督检查工作计划，全国卫生行政部门共检查供水单位28380家，无1家农村乡镇级和村级集中供水单位。

分散式供水3.27亿农村人口，其中1.47亿人口饮用不安全水，缺乏饮水安全管理。卫生部2007年水质调查结果，在分散式供水中，一级水占28.41%，二级水占12.15%，三级水占11.71%，超三级水为47.73%。以2007年全国农村人口7.28亿计，全国农村使用分散式供水的人口占44.90%，目前全国有3.27亿农村人口使用分散式供水，有1.47亿农村人口饮用分散式供水方式提供的不安全水。

中国农村的分散式供水工程多数为户建、户管、户用，普遍缺乏水质检验和监测。

表 9-2 2007 年全国农村不同供水方式水质指标构成

| 指标 | 集中式供水 | | | | 分散式供水 | | | |
|---|---|---|---|---|---|---|---|---|
| | 一级 | 二级 | 三级 | 超三级 | 一级 | 二级 | 三级 | 超三级 |
| 色度 | 97.98 | 0.97 | 0.74 | 0.31 | 97.69 | 1.2 | 0.68 | 0.44 |
| 浑浊度 | 87.32 | 10.06 | 1.82 | 0.80 | 84.76 | 12.29 | 1.48 | 1.48 |
| pH | 93.32 | 5.57 | - | 1.11 | 89.68 | 7.93 | - | 2.39 |
| 总硬度 | 93.29 | 3.30 | 2.39 | 1.02 | 91.55 | 3.35 | 2.99 | 2.11 |
| 铁 | 93.94 | 4.01 | 1.03 | 1.03 | 88.19 | 6.06 | 2.43 | 3.31 |
| 锰 | 93.47 | 3.10 | 1.68 | 1.76 | 85.9 | 5.22 | 4.82 | 4.06 |
| 氯化物 | 96.21 | 1.05 | 1.80 | 0.94 | 95.09 | 1.44 | 1.72 | 1.76 |
| 硫酸盐 | 96.22 | 1.22 | 1.31 | 1.25 | 95.48 | 1.20 | 1.32 | 2.00 |
| COD | 92.12 | 7.03 | - | 0.85 | 91.74 | 6.45 | - | 1.81 |
| 氟化物 | 92.33 | 1.56 | 1.48 | 4.63 | 88.93 | 2.48 | 2.20 | 6.39 |
| 砷 | 99.80 | - | - | 0.20 | 99.28 | - | - | 0.72 |
| 硝酸盐氮 | 97.46 | - | - | 2.54 | 92.11 | - | - | 7.89 |
| 细菌总数 | 65.90 | 9.96 | 8.65 | 15.49 | 44.9 | 13.61 | 13.81 | 27.69 |
| 总大肠菌群 | 65.67 | 10.09 | 7.50 | 16.73 | 42.77 | 12.61 | 10.88 | 33.75 |
| 综合评价 | 28.13 | 18.50 | 12.54 | 40.83 | 28.41 | 12.15 | 11.71 | 47.73 |

数据来源：全国农村饮用水水质卫生监测

卫生部2007年调查的65839户集中式和分散式供水用户，多数家庭（85.2%）饮用烧开的水。在非集中式供水农户中，仅有5.1%家庭对家庭饮用水采取处理措施。

（四）开展健康教育与健康促进，提高对安全饮水管理重要性的认识

通过电视、广播、报纸和网络等媒体广泛宣传农村安全饮水管理的重要意义，宣传中国农村安全饮水管理工作面临的现状、形势和挑战，提高各级政府对农村安全饮水管理的重视程度，提高农村居民良好的饮用水与生活卫生习惯。

（五）开展科学研究

掌握中国农村饮用水与环境卫生及相关水性疾病现状，定期开展现状调查，建立农村饮用水与环境卫生状况和相关水性疾病的数据库，探索农村饮用水与环境卫生状况对农村居民健康的影响。开展农村供水技术研究，有效去除饮水中的有毒有害物质，提高农村饮用水安全水平，保障农民健康。研究适宜不同地区的卫生厕所类型并加以推广，开展粪便无害化效果研究。开展农村安全饮水管理的成本效益分析研究，为科学开展农村安全饮水管理提供依据。

# 第三节　突发公共事件的卫生应急

## 一、突发公共事件卫生应急的概念与范畴

国际上关于突发公共事件的概念可分为四个层次，即灾难、突发事件、复杂突发事件和危机。目前中国将突发公共事件分为四类，即自然灾害、事故灾难、公共卫生事件和社会安全事件。

突发公共卫生事件，是指突然发生的、造成或者可能造成社会公众健康严重损害的重大传染病疫情、群体性不明原因疾病、重大食物中毒、职业中毒及其他严重影响公众健康的事件。

突发公共事件卫生应急的范畴，主要包括突发公共卫生事件的全过程应对，以及其他公共事件的应急医学救援和卫生处置。其中突发公共卫生事件的全过程应对是指开展突发公共卫生事件全过程的卫生应急管理工作，其核心环节是预防和准备、监测和预警、调查和处置、评估和恢复重建，其他公共事件的卫生应急工作主要是指开展医学救援和卫生处置工作。

## 二、突发公共事件的危害

突发公共卫生事件常在短时间内造成人群大量发病或死亡，使公共卫生和医疗体系面临巨大压力，造成医疗力量的相对短缺、抢救物资相对不足等，甚至冲击医疗卫生体系本身、威胁医务人员自身健康、破坏医疗基础设施，更加大了应对和处置突发事件的难度。突发公共卫生事件对经济、贸易、金融及社会等产生严重的影响，甚至可以引起一定程度上的经济衰退。尤其在经济全球化、人口高度流动、交通及资信高度发达的当今世界，突发公共（卫生）事件的发生尽管可能仅仅发端于某个国家，但其波及范围、造成的社会影响却可能会迅速扩散到世界各地，严重影响经济发展、社会稳定，甚至国家安全。其中的经济损失更是巨大，据亚洲开发银行统计，2003 年 SARS 疫情使亚洲 GDP 损失 180 亿美元，占 GDP 总量的 0.6%，其中中国内地遭受的损失最大，GDP 损失 61 亿美元，占 GDP 总量的 0.5%。

## 三、国外突发公共事件的卫生应急策略

### （一）加强国际合作，共同应对突发公共卫生事件

为了适应目前形势下全球的突发公共卫生事件发生的特点及挑战，控制全球范围的传染病传播，减轻突发公共卫生事件的国际影响，世界各国共同修订了《国际卫生条例》（2005），强调了国际间的沟通、协调和合作，共同应对面临的卫生问题。如考虑到随着新发传染病的不断出现和国际人员流动、货物贸易的不断增加，仅仅检疫鼠疫、霍乱等“经典传染病”远远不能满足防控需要，而应当从具体、单一的传染病检疫扩大到全面、可能造成国际影响的突发事件防控上，并将原来的 6 种检疫传染病扩大到包含对人群健康可造成国际影响的任何突发事件。

### （二）建立和完善全球突发公共卫生事件的监测预警机制

为及早发现突发公共卫生事件，了解事件的发生发展规律与趋势动向，需要建立和完善监测体系与早期预警机制。WHO 于 1996 年启用了全球疫情预警和应对系统、脊髓灰质炎监测系统和化学品监测网络系统，这些系统在应对新发传染病中（例如 SARS）发挥了重要作用。

### （三）提高现场调查和应急处置能力

突发公共卫生事件现场调查处理包括流行病调查、检伤分类、应急救治、伤员转送等多个环节，需要医疗救治、疾病控制、卫生监督等各类专业人员在卫生应急管理人员的统一协调下，有力、有效、有序开展。为提高突发事件的现场调查和应急处理能力，WHO 在世界各国大力推动和实施现场流行病学培训项目，目前已经在全世界 43 个国家建立了该项目。

## 四、中国突发公共卫生事件应对现状分析

建国初期，中国借鉴前苏联模式建立起一个相当严密的公共卫生网络。在农村，有全方位的合作医疗制度；在城市，有比较成熟的劳保制度。此外，从国家到地方，都有完善的防疫体系。

建国近 60 年来，党中央、国务院高度重视人民群众的身体健康，在“预防为主”的卫生工作方针的指引下，公共卫生事业取得了巨大的成就，突发公共卫生事件应急管理建设方面取得了一定的发展，突发公共卫生事件应对能力和水平有一定的提高，坚持“预防为主”的卫生工作方针，并随着时代的变迁、社会的进步和适时科学调整；建立健全以疾病预防控制中心为主体的公共卫生专业机构，充分发挥医疗保健机构在卫生防病和突发公共卫生事件应对中的积极作用；卫生法制体系初步建立，公共卫生工作以卫生行政管理为主逐步过渡到以法制管理为主；有计划、科学合理地培养、使用各类公共卫生专业人才；加强预防医学科学的理论与应用研究，用先进的科学技术指导公共卫生实践，提高防治效果。

但是，随着国家的经济转型，被誉为“中国模式”及“农村三大支柱”的合作医疗制度在许多省市和地区逐渐解体，特别是农村的疾病预防体系几近崩溃。长期以来，中国公共卫生系统隐藏着应急、应对突发事件的能力十分脆弱，主要表现在卫生投入不足、信息渠道不畅等问题。当前，中国突发公共卫生事件的应急主要采取救火队的方式，一旦某一地区发生疫情，通过交由当地卫生主管部门负责处理，事件扩大后，则由当地政府领导挂帅联合相关部门组成疫情控制领导小组，或是直接交由上级主管部门负责。

SARS 危机暴露了中国突发公共卫生事件应对中存在的严重问题，但同时在认识上解决了一系列多年来一直阻碍公共卫生体系建设的重大问题，进而加速了中国公共卫生体系、突发公共卫生事件应急体制建设的过程，初步建立了统一领导、综合协调、分类管理、分级负责、属地管理为主的突发公共卫生事件应急组织管理体制。

2003 年 5 月颁布的《突发公共卫生事件应急条例》，则对突发公共卫生事件的组织领导、职能责任、策略措施等方面的内容作了详细的规定，为可能引起较大的社会、经济影响，引发突发公共卫生事件，甚至引起危机的传染病或非传染性疾病的预防控制提供了依据。

## 五、中国突发公共事件应对面临的挑战

### （一）突发公共卫生事件的快速发现能力不足

中国已经建立了医疗卫生机构为基础的突发公共卫生事件的网络直报系统，初步建立了快速报告机制。但由于中国传染病实验室诊断率低、传染病实验室监测网络短期内难以健全、医疗机构整体建设滞后、医务人员对突发事件的意识不足等原因，中国突发公共卫生事件的快速发现能力仍有差距，尤其是在突发公共卫生事件的早期，临床医生和医疗卫生机构难以有效发现和判断，从而导致突发公共卫生事件在早期即被公共卫生监测系统有效发现和识别。

### （二）突发公共卫生事件的快速现场反应及应对能力有待提高

中国突发公共卫生事件多发的基层及农村地区的人员能力、技术、仪器设备、物质储备等方面尽管已经得到了加强，但在突发公共卫生事件的源头追踪、事件确认、风险评估、现场调查及应对、检测能力等方面依旧严重不足，难以满足早期、有效、科学应对处置突发公共卫生事件的需求。

### （三）能力建设有待加强

中国在加大对卫生系统进行经费、设备投入的同时，也高度重视人才培养。在 WHO 的资助下于 2001 年建立了中国现场流行病学培训项目，培养了一批现场流行病学实用性人才，部分省份也建立了省级的现场流行病学培训项目，在中国的突发公共卫生事件的应对，如 SARS、人感染高致病性禽流感、手足口病、洪涝灾害应对等方面发挥了积极作用，但人数仍然难以满足目前突发公共卫生事件应对的实际需求，培养力度有待加强。

## 六、策略执行现状的深层次原因分析

### （一）制度建设有待健全

虽然国家制定了有关法律法规、条例和总体应急预案，各部门也制定了相应专项预案，使突发公共卫生事件应急工作有了法制保障，但各部门的规章不衔接、标准不统一、职责不清晰、运行环节复杂、行政成本高效率低、快速反应能力弱等问题仍然存在，对参与事件应急处置相关人员的保障、表彰、奖励、补助、抚恤等问题缺乏相应的制度规定。

### （二）应急决策、指挥和协调管理机制有待完善

突发公共卫生事件涉及面广、涉及部门多，需要建立健全协调机制。例如，在禽流感等人畜共患传染病的防控方面，需要卫生、农业部门密切合作，相互及时通报信息，同时到达现场、同时开展流行病学调查、同时开展防控工作。中国在突发公共卫生事件的应对方面，依然存在部门内突发公共卫生事件应急决策、指挥系统不完善，部门与部门之间、部门与地方之间缺乏统一规划、有效衔接、信息互联互通、信息资源共享等问题。对突发公共卫生事件的监测、流行病学调查、事件预警、发生和发展信息，不能及时、有效地收集、报告、汇

总、分析，不能及时、有效地进行对事件的评估和风险分析，因而不能及时提出科学决策的建议。

### （三）监测报告网络系统不健全，预警能力不强

危险因素及可利用的应急资源本底不清，监测体系不完善，存在监测盲区和空白点，信息报告、监测预警网络不健全，应急检测技术支撑体系不完善，快速检测手段和能力不高。

### （四）保障机制和能力建设需要加强

尚未建立科学、稳定的应急工作经费投入机制，普遍存在轻常规管理的现象；应急装备简陋，缺乏应急处置技术培训和演练基地，应急处置设施薄弱、手段落后。

### （五）国际合作机制不完善

在突发公共卫生事件的确认识别、信息交流、流行病学、基础研究、生物安全等各方面的国际合作对于事件的处理十分重要。近年来，中国已经开始重视在各个层次尤其是信息交流、人才培养等方面加强与国际组织的合作，但在国际合作中尚未形成以我为主、服务于中国新发传染病控制工作需要的系统的工作机制。

## 七、策略建议

### （一）突发公共事件卫生应急建设的发展目标

依托公共卫生体系，坚持政府主导、专业为主、部门协调、全社会共同参与的原则；建立与中国经济社会发展相适应、与中国医疗卫生服务总体需要相协调、与医疗卫生改革相结合的卫生应急机制；全面提高突发公共事件的预防和准备、监测和预警、调查与处置、评估与重建能力，有效保护人民健康，维护社会、经济稳定可持续发展。

### （二）具体目标

1. *加强卫生应急管理机构及体系建设*　建立健全政府领导、部门协调、专业为主、社会参与的卫生应急体系，加强全国卫生应急管理机构和体系建设，从体制上根本解决过去缺乏统一组织、协调处理突发公共卫生事件的应急管理机构问题。

2. *预防为主，降低突发卫生事件发生的系统风险*　通过开展健康促进及健康教育，提高公众对突发公共卫生事件的防范意识，降低突发公共卫生事件发生的系统风险。

3. *整合资源、提高协调应对能力*　妥善应对突发公共卫生事件离不开各种应急资源。一是要摸清应急资源的种类和数量；二是要在资源短缺的情况下，充分整合资源，建立充足的物资储备。重要物资的储备是应对突发公共卫生事件的物质基础，建立突发公共卫生事件应急处理物资储备机制，目的是保证充足的物资储备，在发生突发公共卫生事件时及时高效供应，有效应对各种紧急状况，将各种突发公共卫生事件造成的危害降至最低。

4. *建立分级分类管理策略，提高效率*　突发公共卫生事件分为特大、重大、较大和一般四个级别，其响应措施也相应分为四个级别。不同级别的突发公共卫生事件应急响应，其响应主体和措施力度是不同的。需要不断完善科学合理的分级分类管理机制，提高应急管理的

效率。

5. 建立良好的风险评估和监测、预警能力　有效整合各种信息资源，建立突发公共事件的风险评估机制，完善突发公共事件监测预警体系。

6. 进行应急处置核心能力建设，提高专业应对能力　加强突发公共事件的医疗救治、现场处置、实验室网络等能力建设。

7. 强化风险沟通，建立广泛的联动机制（广泛开展国际国内合作）　有效利用传媒进行风险沟通，加强危机教育，增强国民危机意识。广泛开展突发公共卫生事件应急国际和国内合作，鼓励民间组织参与。

## 第四节　环境危险因素的风险评估与健康监测

在环境与健康的防控策略分析中，以健康为导向的环境与健康监测，进行环境危险因素的风险评估，是确保风险管理和风险沟通能够顺利进行的关键环节。

### 一、风险评估的构成和工作框架

风险评估是最近 20 多年来从传统毒理学发展而来的新方法，这种方法的发展是基于健康风险为导向而发展的。它主要是综合应用毒理学、流行病学、统计学、监测学等现有科学资料的总和的基础上，按照严格的工作程序和技术路线把环境中各类化学污染物对人体的健康影响定量化，并通过相应措施使其对健康的影响处于一个可接受的风险水平。可见，风险评估是科学研究和决策措施之间的桥梁，其构成见图 9-2。

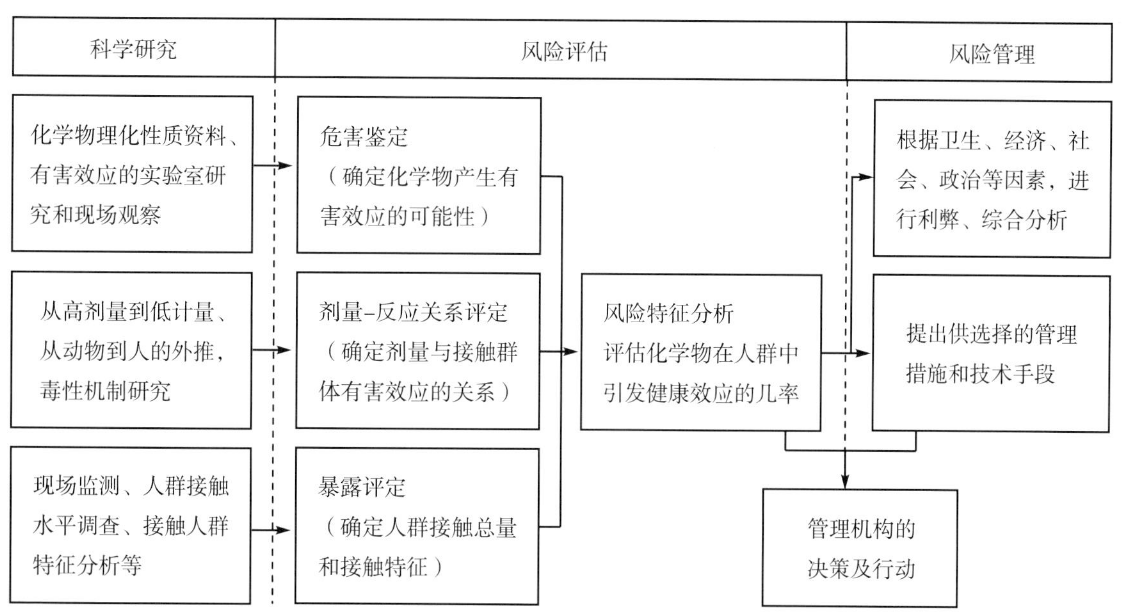


图 9-2　风险评估和风险管理过程的主要构成

由图9-2可见，风险评估乃至风险管理的基础是科学研究，没有大量可靠的科学研究数据和研究方法，风险评估将寸步难行。而这些科学研究的数据中围绕人群开展的医学研究、环境和健康监测以及流行病调查资料是风险评估的关键材料，它也是决定风险评估可靠性、科学性、指导性和有效性的前提。因此，我们在实际工作中必须重视对这类材料的收集和积累。过去30年，虽然中国的医学科学研究取得了长足的进步，但在健康为导向的风险评估中却远远落后于世界上其他国家。

## 二、环境中健康危害因素的风险评估

环境健康有害因素包括居住环境、工作环境和饮食中的各类因素，这类因素的风险评估是指通过对毒理学测试、环境监测、生物监测、健康监护、流行病学调查的结果进行分析。定性和定量评价环境中各类有害因素的潜在不良作用，并定期进行管理。其主要作用有5个方面：估测各类有害因素可能引起健康损害的类型和特征；估计健康损害发生的概率；估测、推算健康损害剂量和程度；提出可接受的剂量、浓度；提出针对性预防措施。其具体内容及步骤如下。

### （一）危险度评定

1. *危害认定*　是风险评估的定性评价阶段，其目的是确定因素是否可以导致特定人群健康损害。危害认定所需的相关资料，来源于流行病学调查和动物毒理学实验；危害认定的辅助资料，包括药（毒）代动力学、毒作用机制、体外试验以及因素的理化性质等。健康危害的效应终点，包括急性毒性、全身毒性、皮肤毒性、致突变性、致癌性、免疫毒性、生殖毒性、呼吸毒性、神经毒性和消化毒性等。

2. *剂量-反应关系评定*　是定量风险评价的第一阶段。其目的是：在认定待评议因素/物质具有危害性的基础上，阐明不同剂量水平与接触群体中出现最为敏感的关键性有害健康效应发生率之间的定量关系，核心内容——剂量与接触者健康反应的关系。评定剂量-反应关系的资料来源于人群流行病学研究和动物试验、构效关系和体外测试系统，其中人群流行病学资料优先。依据化学物/因素有无阈值，剂量-反应关系评定分为有阈化学物和无阈化学物的评定，其方法也有所不同。

3. *暴露评定*　是关于人体对某物质现有的和潜在的暴露量、暴露频率和期限及可能暴露途径的评价。其目的是确定人群中已经发生的某物质的暴露量。确定总人群和亚人群（不同年龄、性别等）暴露时进行暴露-反应关系的前提，也是制定环境和公共卫生政策的基础和检验改进措施环境效果的手段。其方法主要是通过现场检测、人群特征分析等间接估计人体吸收剂量等。暴露评价必须考虑暴露和健康效应之间的时间先后关系；还必须确定人体经不同途径对某种物质或因素的总暴露量。暴露评价的基本路线包括：检测环境污染水平，采用模型估计环境暴露水平，个体采样反映暴露情况以及对暴露生物学标志物的测定来相对精确地获得人体暴露水平等。

4. *风险特征分析*　是通过对前三个阶段的评定结果进行综合、分析、判断，估算待评化学物或因素在接触人群引发健康损害的风险，估计发生率，并以文件形式阐明该因素可能引起的公众健康问题，为政府管理机构决策提供科学依据。

### （二）风险评估的不确定因素

风险评估是风险管理的重要基础，因此必须说明风险评估过程中的不确定因素和定量评价所受的限制。风险评估所获得的结论必须高度透明并保持一致，且该过程是一个不断展开和进展的过程。方法学的改进和发展将提高风险评估的质量，从而有利于其后的风险管理。

定量评定基础是：充分可靠的实验数据、正确的假设、合理的推导模式和足够数量人群流行病学资料。

如果认识水平、技术水平、资料不足（流病），不能对各类有害因素健康损害有肯定结论，就会成为危险度评定中不确定因素。

### （三）风险管理

风险管理是在综合风险评估结果的基础上，考虑社会发展的实际需要以及社会、经济、技术水平等多方面因素，对危险度进行利益权衡和决策分析，提出对健康有害因素可接受水平和相应的控制、管理措施。如卫生标准、各种接触限值、法律法规等。该过程需要多学科、多部门、多方面的专业技术人员共同参与，在制定措施的时候，抱着科学、严谨、实事求是的态度，充分考虑社会各方面的承受能力，把风险控制在一个合理的水平上，而不是一味地追求“零”风险。

总之，环境中健康危险因素的风险评估和风险管理所需的基本要素包括 9 部分。①大量的环境监测、流行病调查和动物实验研究资料，包括明确的气象条件、空气和饮用水中的有害因素、食品中的微生物、化学污染、职业风险等；②明确存在的某个或某些特定环境危害因素及其危害性质；③验证和确定人群总体中暴露于某危害因素的特定个体和群组；④接触人群的暴露状况（进入的途径、暴露的方式、阈值、剂量反应关系、可能导致的健康危害及发生概率）；⑤理论上证明评估结果的合理性并考虑其不确定因素和所受限制；⑥综合分析，进行利益权衡和决策分析，提出控制建议；⑦评价可行的危险预防和控制措施；⑧周期性地评估风险的变化；⑨风险评估结果必须以正式发布的文件形式来阐明公共健康问题。

## 三、中国风险评估和风险管理现状及问题

从世界范围内风险评估工作的实际情况来看，要进行风险评估必须具备两个关键的基础：一是具有大量翔实的实验室研究、人群流行病学和健康危害及其因素监测等方面的资料；二是具有足够开展风险评估工作的人力和财力。但是中国目前这两方面的基础均不具备。

### （一）资料收集的缺陷

虽然中国建立了针对不同疾病或危害因素的监测网络，检测内容涵盖大气、水、食品、电力辐射、职业危害等方面，但其检测的实质仅仅局限在某种疾病的发生率或某种因素的污染状况。也就是说，健康危害因素的监测重点偏向于因素本身，并未同时监测其对人群健康的影响，难以在风险评估中对健康危害进行认定，更无法建立暴露评价和剂量—反应关系。

而且在实际工作中过多地关注健康危害因素是否符合现有的规范标准，很少考虑某些化学污染物长期低剂量作用，因此很少监测这些因素在整个生命周期内的剂量变化和暴露总

量。同时也忽略了与之相关的人群流行病学资料和人群基础健康资料的收集，给这些因素的风险评估带来巨大困难。

（二）研究方法的偏向

近30年虽然医学研究方法和技术不断更新，但中国大多数研究者却仅仅把重点放在对技术的追求，而忽略了对方法的探索和使用，结果导致所有医学研究“基础化”、“实验室化”、“分子化”，忽略和放弃了对风险评估具有重要意义的现场调查、危害溯源、病因探索等大量人群流行病学研究和人体健康效应的监测和机制研究。同时，由于疾病预防体系内工作重心的转移，把大量的精力放在传染病监测和卫生检疫检测，对本体系内科学研究有所放松，使得风险评估和风险管理的基础极端薄弱。

（三）政策环境的不足

风险管理是多部门的事情，但是目前还不具备风险管理所需的政策环境，尚缺乏进行风险管理的立法、法规和规章制度；尚存在对特定危险因素的多部门管理，部门间职能不能协调一致，信息不能沟通共享，造成政出多门、资源浪费；风险交流所需的信息公开的政策、交流方式、效果评定和媒体的协作机制尚不成熟等，使风险交流成为一句空话，有时难免导致群体事件。

正是由于上述制约和阻碍中国风险评估工作的因素，目前在中国基本没有开展真正意义上的风险评估。虽然国家对环境标准的研制和执行花了很大精力，但是忽略了健康为导向的监测和风险评估。虽然在中国采取了很多行之有效的策略措施，但与国际上提倡的关键策略仍然存在差距。

近年来如此多的环境污染带来的肿瘤高发、食品安全事件、职业健康和安全事故，就是因为没有建立有效的风险评估技术、基本监测系统，以及有效的运转机制。由于种种原因导致公共卫生在这方面严重缺位，以至出现重大健康问题和突发事件。这些事件和问题，不仅对人民群众的健康带来严重影响，还引发了严重的信任危机，对社会的稳定带来不利影响。

在曾经肿瘤高发地区，淮河水长期低剂量的化学品污染，导致当地人群消化道肿瘤高发，其死亡率是农村平均水平的3~5倍；从2000年就可能存在肿瘤高发的问题，但是直到新闻媒体披露卫生部才介入调查。原因在于疾病预防控制系统过去10多年监督疾控分家，导致人力资源弱化，加上多年来公共卫生系统投入减少，致使疾病防控系统在国家级很少有人追踪新思想和新技术的发展，处于技术上十分落后的局面，导致目前疾病预防控制系统缺乏专业技术人员、缺乏相应的设备和为进行风险评估所必需的监测系统，更缺乏功能定位和规范的运转机制。在这样一个几乎完全缺位的状态下，被动局面几乎是在所难免。

## 第五节 烟草控制

### 一、烟草控制背景

1. 烟草控制的科学基础　本书前面章节已经详细介绍了20世纪50年代以来，从流行病学、生物学、行为学以及毒理学提供的证据，明确无误地证明了使用烟草导致的健康危害。尤其是现阶段烟草使用的广泛流行，成为严重影响公众健康的全球性问题；烟草使用不仅对人们的健康带来严重影响，对家庭和个人，以及国家的卫生保健系统带来沉重的负担；对社会、经济和环境造成极具破坏性的影响。

烟草制品虽然导致如此严重的危害，但由于历史的原因，烟草制品是合法的成瘾性消费品，加上烟草企业过去几百年的发展已经变得非常强大，采取了各种有力措施推广销售；烟草对健康的危害一般要在开始吸烟数年甚至数十年之后方才显现出来，因此大多数人对烟草使用的健康危害认识不足，以及控制烟草使用的政策不到位等因素，导致烟草使用的流行十分普遍。尤其是近年来工业化国家人群吸烟率普遍下降，跨国烟草公司向发展中国家倾销烟草，使得发展中国家人群吸烟流行水平呈明显上升趋势。

2. WHO《烟草控制框架公约》简介　鉴于烟草在全球流行，特别是在全球化的背景下跨国烟草公司的全球推销策略，包括贸易自由化、外国烟草公司在发展中国家直接投资，跨国烟草广告、促销和赞助，以及假冒、伪劣卷烟制品在全球流行，导致烟草使用爆炸式增长。WHO 前总干事布伦特兰博士指出，任何一个国家、组织都不可能单独成功应对烟草流行的挑战。烟草流行是全球范围的事情，烟草控制必须在全球水平进行。我们需要制定一个国际公约，覆盖烟草控制的关键策略。

从 1999 年 WHO 准备工作文本开始，一直到 2003 年，经过 6 轮艰苦的谈判，WHO《烟草控制框架公约》（以下简称公约）在 2003 年 5 月 21 日第 56 届世界卫生大会全票通过。2005 年《公约》已在 87 个国家生效，2006 年又增加了 53 个国家，其中包括中国。联合国 192 个成员国中，73%以上的国家都批准了《公约》并生效，截至 2011 年 12 月，《公约》已经在 174 个国家生效，占成员国的 91%以上。这充分说明，《公约》已经成为各国政府遏制烟草流行、保护人民健康的共识。该《公约》现已成为联合国历史上获得最广泛接受的条约之一，表明绝大多数国家和政府都意识到民生问题的重要，意识到烟草控制是一项保护人民健康的重要策略。WHO 牵头制定《公约》，是 WHO 第一次使用国际法来预防疾病和促进健康。而《公约》中体现的原则与《联合国宪章》中要维护人的生命权、健康权的基本原则及多个条款，（如《消除对妇女一切形式歧视公约》、《儿童权利公约》）是一致的。

《公约》体现的烟草流行控制观念，与一般处理成瘾物质的管制不同，从减少需求和限制供应两方面着手。《公约》为世界各国提供了一份减少烟草供应和需求的蓝图，《公约》条款按减少烟草公约和降低烟草需求列在表 9-3。

**表 9-3　减少供给和降低需求的策略**

| 减少烟草供应 | 降低烟草需求 |
|---|---|
| ◆ 作物替代和多种经营 | ◆提高烟草税 |
| ◆ 减少对烟草生产的价格支持和补贴 | ◆ 健康教育：包括向公众发布烟草对健康影响的信息、健康警语；学校的健康教育；大众媒体的反烟广告 |
| ◆ 对国际贸易的限制 | ◆ 限制烟草广告和促销 |
| ◆ 限制年轻人接触烟草 | ◆ 对公共场所和工作场所吸烟的限制 |
| | ◆ 尼古丁替代和其他戒烟干预措施 |

《公约》也明确提示，警惕烟草业对烟草控制工作的阻碍，需要掌握烟草业破坏烟草控制工作带来的负面影响。《公约》第5.3条专门指出，制定和实施烟草控制方面的公共卫生政策时，要防止这些政策受烟草业的商业和其他既得利益的影响。在《公约》5.3条制定的实施准则中，明确提出了烟草业和控烟之间的矛盾是不可调和的；政府在处理与烟草业相关事务时保持信息透明。由于烟草制品的严重健康危害，各方面均不应给烟草业以激励措施促进烟草业的发展。任何给烟草业的优惠待遇都与烟草控制相冲突。也不能与烟草业建立合作伙伴关系。

## 二、烟草控制系列政策

为促进各国履行《公约》，开展有效的烟草控制，WHO在各国控烟相关研究和实践基础上，结合《公约》条款的要求，提出了六项有效控烟策略，旨在帮助各国实现对《公约》做出的承诺，将全球一致的控烟呼声变为全球性的控烟现实，这些策略均被证实能有效降低烟草使用和二手烟暴露。这六项政策分别是：保护人们免受烟草烟雾危害（Protect）；提供戒烟帮助，即为希望戒烟者提供帮助（Offer）；警示烟草危害（Warn）；确保禁止烟草广告促销和赞助（Enforce）；提高烟草税率和价格（Raise），监测烟草使用和控烟政策执行情况，通过标准的指标和方法，评价《公约》的履行情况（Monitor）。这六项政策，根据英文字头，简称为MPOWER。这些政策的效果都经过了实践的检验，证实可降低烟草使用。

### （一）保护人们免受烟草烟雾危害

《公约》第8条防止接触烟草烟雾，明确要求“每一缔约方在国家法律规定的现有国家管辖权限内，采取和实行有效的立法、实施、行政和/或其他措施，以防止在室内工作场所、公共交通工具、室内公共场所，适当时包括其他公共场所接触烟草烟雾”。也就是WHO提出系列政策中的“保护人们免受烟草烟雾危害”是同一含义。“保护人们免受烟草烟雾危害”与简单的无烟环境建设（如无烟医院、无烟社区等）含义不完全等同。

“保护人们免受二手烟草烟雾危害”，是需要通过立法来实现的，立法的前提是“接触烟草烟雾没有安全程度可言”这一科学证据支持。在这个前提下，立法必须体现“100%无烟环境”。基于联合国宪章的精神“人人都享有健康权”，立法必须体现“所有的人都要受到保护”的原则。仅仅依靠自愿的无烟环境政策，一再表明是无效的，不能提供适当保护，必须立法才能得到有效保护。这里的自愿政策，是指某一机构或一群机构通过内部政策或者与政府签定书面协议的形式，自愿投入实施100%无烟政策的一种策略。这一策略可作为初期开展公众教育项目的一个有益组成部分，以便在实施无烟化立法前获得公众对无烟环境的支持和理解。自愿实施无烟化的机构，是无烟化法律行动的重要和可靠的支持者。但要说明的是，这里的自愿政策不包括“非100%无烟环境”的自愿协议，这种协议仅仅要求在一定区域内限制吸烟，给人一种采取了措施的假象，以回避强有力的立法措施。

### （二）提供戒烟帮助

促进戒烟和治疗烟草依赖是全面综合烟草控制规划的重要组成部分。有效促进吸烟者戒烟，将有效促进其他烟草控制政策的执行，增加社会对其他控烟政策的支持度和接受度。反之，单独设计的帮助吸烟者戒烟的项目往往不容易取得成功，单纯的药物治疗也不容易成功。《公约》14 条要求缔约方考虑到国家现状和重点，指导和传播以科学证据和最佳实践为基础的适宜、综合和配套的指南，并采取综合措施，以促进戒烟和对烟草依赖的适当治疗。这些措施包括制定规划，将诊断和治疗烟草依赖纳入国家卫生和教育规划，在卫生服务和治疗康复中心建立烟草依赖中心，以及提供可负担得起的药物治疗。在 WHO 提供戒烟帮助策略中进一步明确要求，把戒烟帮助融入到初级卫生保健中，并设立戒烟热线。设计戒烟规划中有以下原则是要充分考虑的：戒烟和烟草依赖治疗战略应以现有最佳效益证据为依据。有明确科学证据表明，治疗烟草依赖是有效的，并且是具有成本效益的卫生保健干预措施，对于卫生保健系统而言是有价值的投资。对烟草依赖的治疗应当广泛可得、可及和可负担得起。

1. *把戒烟帮助融入初级卫生保健*　通过将戒烟融入基本的医疗服务及常规的就诊活动，医疗卫生系统可对吸烟者及其家属反复告知吸烟的危害，以强化吸烟者对戒烟必要性的认识。将戒烟融入医疗服务的做法在已经建立了初级卫生保健网络的国家尤为适用，这种方式也可纳入其他医疗服务内容中。研究证明，由医务工作者提出建议可以大大提高戒烟率。

2. *戒烟热线*　开设配备相关工作人员的戒烟热线，向社会大众免费开放。戒烟热线的运营成本也不高，使用方便、保密，同时须保证 24 小时有人值守。服务内容，包括介绍烟草依赖治疗的手段，简短的戒烟方法，提供咨询意见等。

3. *药物治疗*　除了医学建议和戒烟热线外，还可提供戒烟药物。如尼古丁替代疗法，包括各种形式的尼古丁制剂、贴片、口香糖、鼻雾剂及处方药，以及安非他酮和伐尼克兰等非处方药。

### （三）警示烟草的健康危害

警示烟草的健康危害是烟草控制系列政策中的重要策略之一。事实证明，尽管对于烟草危害已经有了明确的结论性证据，但是全世界真正充分了解其健康风险的吸烟者却不多。人们可能大致知道烟草使用会危害健康，但通常只是把它当作一种人们自愿选择的不良习惯。而公众并不理解烟草的高度成瘾性和各种各样的健康危害。警示烟草危害的策略主要集中在《公约》中第 11 条和 12 条。在《公约》12 条“教育、交流、培训和公众意识”中，每一缔约方要有“广泛获得有关烟草消费和接触烟草烟雾对健康危害，包括成瘾性的有效综合的教育和公众意识规划”。所有的警示烟草危害，必须体现在缔约方的烟草控制规划中。第 11 条关于烟草制品的包装和标签中，明确提出：“在烟草制品的每盒和单位包装及这类制品的任何外部包装和标签上，带有说明烟草使用有害后果的健康警语……，可采取包括图片或象形图的形式”。

警示烟草危害不仅要传达烟草对健康危害的知识，还要改变烟草在人们心目中的形象，目前提出的策略包括在烟盒上放置健康警示，特别是图形警示，以及开展反烟的媒体运动。警示健康危害中最佳策略是在烟盒包装上放置有效的健康警示。多年的实践证明，图形警示是最有效的，不仅能起到警示作用，而且能有效改变烟草在人们心目中的印象，特别是针对青少年；此外还便于文化水平低和不能阅读健康警语及信息文本的人们接受。要求在烟草包装上印制健康警示语的政策成本很低，基本不用花政府一分钱。

在警示烟草危害的政策中，还包括利用各种媒体形式宣传烟草的所有危害，改变烟草伪善优雅的形象，将其对人体健康严重的危害公诸于众，揭示对家庭和国民经济的负面影响，并向人们解释无烟社会的益处等活动。在《公约》12 条“教育、交流、培训和公众意识”中，包含的教育内容更广，但传达烟草使用和二手烟暴露的健康危害是公众教育的重要组成部分。

烟盒包装警示的策略要点中，最主要是指出烟草使用和二手烟对健康的具体危害，不能简单使用“吸烟有害健康”、“戒烟有益健康”等笼统说法。健康警语和信息还应涉及与烟草使用有关的其他问题，例如：关于戒烟的劝导、烟草的成瘾性、经济和社会的不利后果等。不得使用“低焦”、“柔和”等误导公众，不允许在烟草制品包装和标签上做出关于烟草成分和释放物的定量或定性说明，暗示一种品牌比其他品牌更少危害，例如焦油、尼古丁和一氧化碳数字，或声明“这些卷烟含有较低水平的亚硝胺”。

按照《公约》11 条的要求，烟盒上的健康警示：①应当经国家主管部门批准；②应轮换使用；③应是大而明确、醒目和清晰的；④宜占据主要面积可见部分的 50% 以上，但不应少于 30%；⑤可采取或包括图片或象形图的形式。《公约》11 条实施准则对这些要求给予了详细解释。要求使用本国语言、定期轮换等。信息的来源归属声明应标示可靠的来源，例如国家卫生局，以体现其权威性。

### （四）确保全面禁止烟草广告、促销和赞助

烟草广告、促销和赞助不是简单的烟草品牌介绍和宣传，烟草企业的这种营销和赞助，首先使烟草制品“无害化”，使人们很难认清烟草使用的危害。借助巨额广告、促销和赞助的投入，强化烟草企业对媒体、体育事业和娱乐圈的影响力。市场营销活动不仅促进烟草销售，促进青少年吸烟，阻止吸烟者戒烟，还可以制造出其他障碍破坏控烟的努力。WHO 报告指出，大量详实的资料证明，烟草广告、促销和赞助会增加烟草使用，而全面禁止烟草广告、促销和赞助则会减少烟草使用。全面禁止烟草广告、促销和赞助能够降低烟草消费量的 7%。全面禁止烟草广告、促销和赞助是必须的、也是有效的，但只有有效执行才能达到全面而有效的禁止。

确保全面禁止烟草广告、促销和赞助是 WHO 系列控烟政策的重要策略之一。《公约》13 条要求，各缔约方在批准《公约》5 年内实行和执行对烟草广告、促销和赞助的全面禁令。各缔约方须在批准《公约》5 年内，实施并推行全面禁止烟草广告、促销和赞助禁令，包括所有直接和间接营销及促销策略。《公约》明确指出，最低限度应该要求在所有形式广告、促销和赞助中使用健康警告，并且禁止所有形式的虚假、误导性或欺骗性广告，特别对低焦油和淡味烟卷烟中声称和暗示“低危害”的虚假宣传。有效监测、执行和制裁，是全面禁止烟草广告、促销和赞助的基本活动。但关键点是界定哪些属于烟草制品的广告、促销和赞助范围。所有形式的商业性宣传、推介或活动，以及对任何事件、活动或个人的所有形式的捐助，其目的、效果或可能的效果在于直接或间接推销烟草制品或促进烟草使用都属于烟草广告范畴。“广泛禁止烟草广告、促销和赞助”，包括跨国界广告、促销和赞助；“烟草赞助”界定为“目的、效果或可能的效果在于直接或间接推销烟草制品或促进烟草使用的，对任何事件、活动或个人的任何形式的捐助”，“烟草赞助”包含“任何形式的捐助”，即财政或其他方面的捐助，特别在体育、文化活动、音乐会、学校活动，尤其是前面提到的企业社会责任活动，例如预防青少年吸烟倡议活动以及向公共和私人机构进行慈善捐助。

### （五）提高烟税和烟价

通过提高烟草税率从而提高烟草产品价格，这是减少烟草消费、鼓励吸烟者戒烟最有效的手段，也是《公约》第 6 条“减少烟草需求的价格和税收措施”中的内容。将烟草产品价格提高 70%，就可以避免全世界 1/4 的吸烟相关死亡；提高烟税，尤其能帮助年轻人和贫困人口摆脱烟草的困扰，还能通过增加政府收入直接给政府带来效益，增加的收益又可以用于烟草控制和其他重要的卫生及社会项目。提高烟草税收和价格，对于烟草控制有四大好处：提高烟草税减少烟草消费；提高烟草税挽救生命；提高烟草税帮助青少年和穷人；提高烟草税提高政府收入。税收措施的影响在中低收入国家会更加明显。20 世纪 90 年代南非将其烟草产品税率提高了 250%，达到零售价格的近 50%。而随着烟价每上升 10 个百分点，烟草消费量就相应下降 5%~7%，从而使得烟草消费大幅降低，其中年轻人和贫困人口吸烟减少最为显著（图 9-3），而政府收入并不会因此降低。

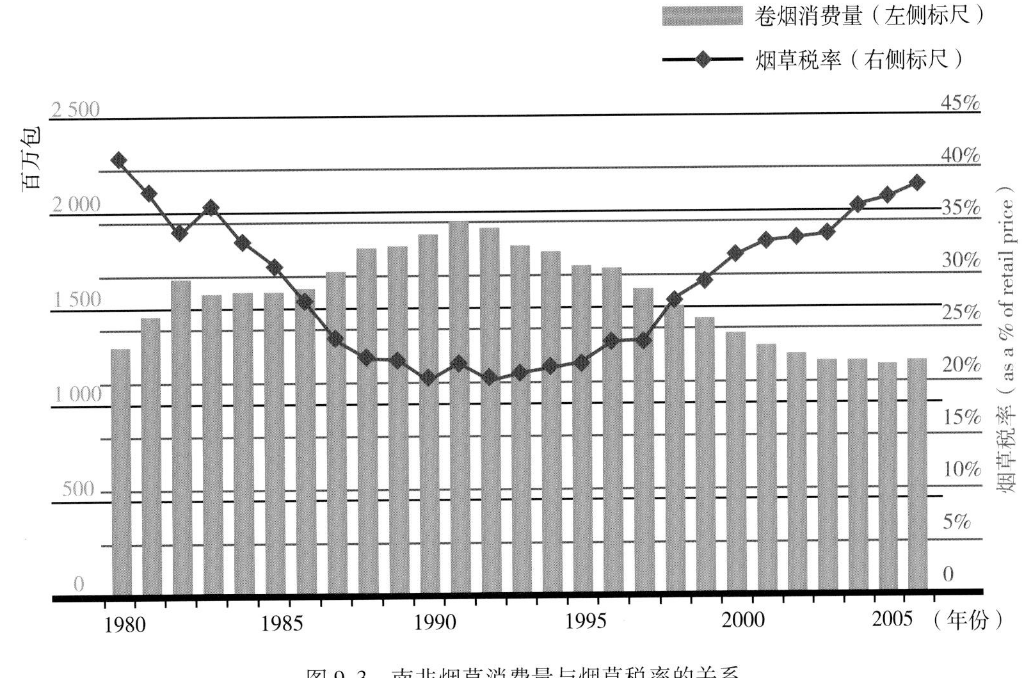


图 9-3 南非烟草消费量与烟草税率的关系

数据来源：van Walbeek C. Tobacco excise taxation in South Africa：tools for advancing tobacco control in the XXIst century：successstories and lessons learned. Geneva，World Health Organization，2003. http://www.WHO.int/tobacco/training/success_stories/en/best_practices_south_africa_taxation.pdf.

只关注卷烟的价格和税率而不考虑收入水平，是不能测量人们对卷烟的实际支付能力，也不能准确设计卷烟的税收政策。因此近年来经济学家使用“支付能力”概念，测量各国民众卷烟的实际支付能力，即综合考虑收入和卷烟价格对消费者购买决定产生的影响。经济的快速发展，增加了人民的实际和相对可支配收入与可随意支配收入。为解决这个问题，有很多测量支付能力的方法和指标产生。相对收入价格（RIP），是由 Blecher 和 van Walbeek 创立的一种广义支付能力衡量标准。相对收入价格计算购买 100 包卷烟的支出在人均 GDP 中所占的百分比，该值越低，支付能力越强，即购买卷烟的能力越强，反之亦然。

文献调查表明，卷烟需求量一般随平均收入水平的增长而增长，尤其是在发展中国家。2008年对全球77个国家的研究表明，“过去10年中发达国家和发展中国家之间形成了鲜明的两分状态，发达国家的卷烟支付能力日趋下降，而发展中国家的卷烟支付能力则日趋上升。”

### （六）监测烟草使用和控烟政策执行

强有力的国家和国际监测十分重要，监测数据是MPOWER系列政策中各项干预政策取得成功的保证。这里提到的监测重点是针对烟草控制政策执行效果的监测。需要了解政策执行的效果，才能准确认识烟草所带来的各种问题，并有效采取和改善干预措施。因此在监测烟草使用和控烟政策执行时，最重要的是控烟政策执行的效果，以及烟草流行和二手烟变化的情况。有关烟草政策执行情况的监测相对来说十分简单易行。在全球成人烟草流行监测中，已经发展了一套规范简单问题，通过人群随机抽样调查完成。定期监测，发现政策执行中的问题，包括测量预防二手烟暴露、提供戒烟帮助、警示健康危害、禁止烟草广告、促销和赞助，以及提高烟草税收和价格。定期检测判断控烟政策是否有效，并告诉不同国家以及国内不同地区控烟政策的执行情况，才能有效促进控烟政策的执行。

监测烟草使用流行和控烟政策的执行，不是简单的烟草流行水平的监测，一个合格的控烟监测系统需要覆盖下面几类相关的指标：①烟草使用的流行率；②政策干预的影响；③烟草企业的市场营销、促销和游说情况。对监测结果必须进行有效的传播，以便于各级政府、国家领导层和民间社会都能使用这些结果，开发控烟政策，开展能力建设，从而有效地实施和执行相关政策。

## 三、中国烟草控制现状

### （一）概述

《公约》得到了各国政府的普遍拥护和支持，根据《公约》组织法，该《公约》应自第40份批准、接受、核准、正式确认或加入的文书交存于保存人之日后第90天起生效。各国政府都在积极履约，推行MPOWER六项控烟政策的落实。尤其是公约生效后3年，从2008年开始，烟草控制政策已经在多数国家普遍展开。图9-4示2008~2010年各项政策在国家内开展情况。

从图9-4中可见，2008~2010年短短3年时间烟草控制策略在各国有效履行的范围变化很大。截至2010年，覆盖世界人口55%，约38亿人所在的国家均实施了有效控烟策略。2008年后新增11亿人，控烟进程明显加快。到目前，有44个国家和地区的法律要求烟盒包装上放置图形警示；有31个国家通过了涵盖所有公共场所和工作场所的完全无烟法律。19个国家覆盖人口7600万人，开始提供全面服务，帮助人们戒烟。有26个国家和1个地区的烟草税率现已占到最低零售价的75%。

从履约政策的出台和执行来看，中国与其他国家比较进展非常缓慢，几乎没有实质性的进展。《公约》在中国生效5周年之际，针对中国在五项控烟履约政策的出台和执行情况进行评估。指出：尽管《公约》在中国生效已近五年，但国内现有法律法规与《公约》的要求相距甚远，还未有国家级室内公共场所、室内工作场所禁止吸烟的法律法规，也没有单独的有关控烟的法规；广告法迟迟未修订，烟草税和卷烟价格偏低，且税价不联动，医师法中

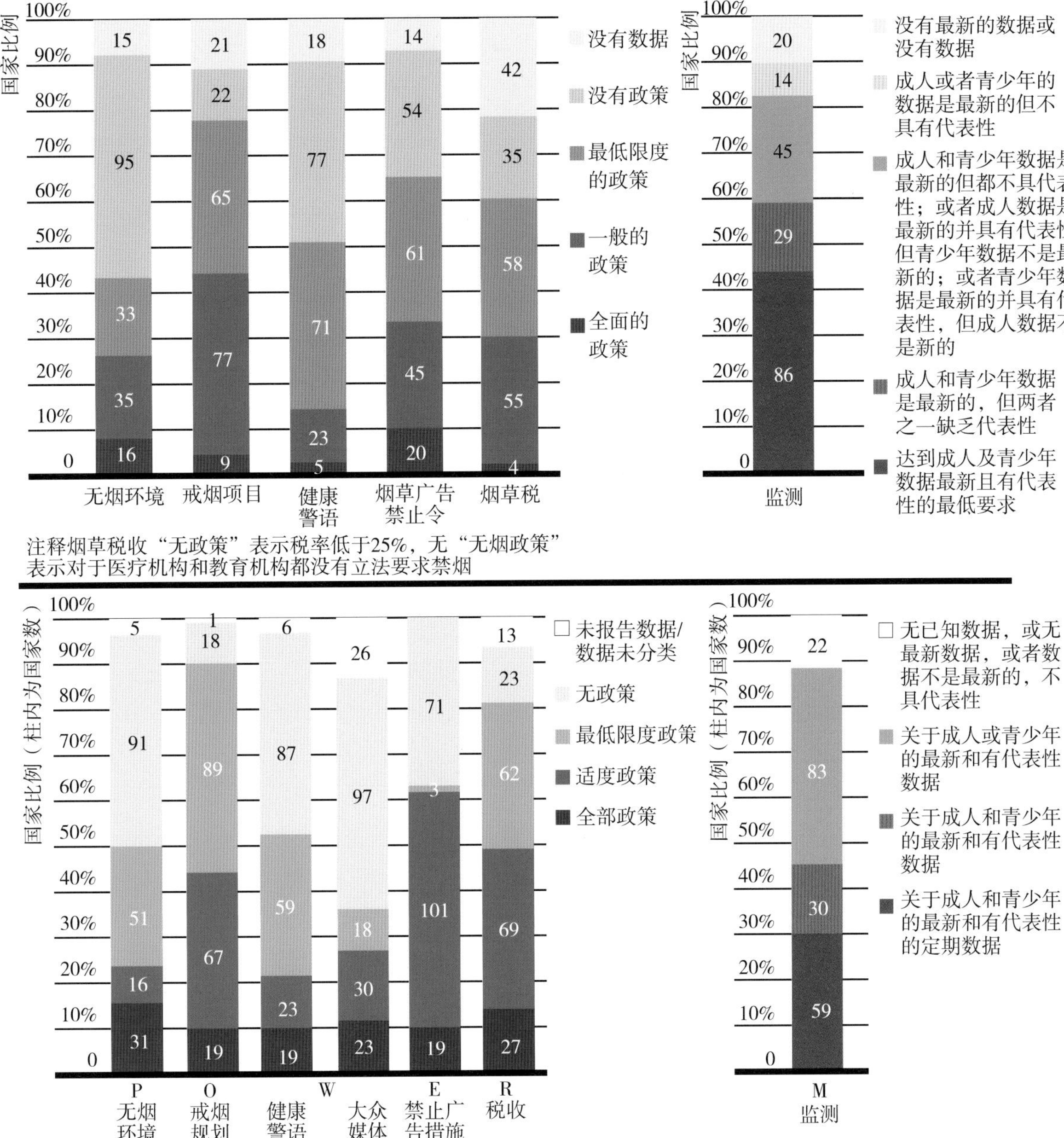


图9-4　2008~2010年间各项政策在各国开展情况

未把劝诫患者戒烟作为规定写入，以履约名义出台的《中国境内卷烟包装标识规定》基本上是烟草企业反对《公约》的纲领文件——《双对方案》相关条款内容的翻版。

使用10项指标，对烟草控制的5个关键政策：保护人们免受二手烟危害；帮助戒烟；警示烟草危害；全面禁止烟草广告、促销和赞助；烟草加税的执行情况进行评价。评价结果显示，5项政策履行的平均分为百分制的37.3分，与100多个《公约》缔约国比较，各项政策的执行情况均排在最后几名。室内工作场所和公共场所过去30天有人吸烟的比例分别达到63.3%和72.7%，即使在那些有完全不准吸烟的场所，依然有25.5%人发现有人吸烟。过去12个月就医的吸烟者中，将近60%医生没有询问他们的吸烟习惯，67%没有得到医生劝诫戒烟。60%的吸烟者过去30天注意到烟盒上的健康警语，但其中63.6%并不会使他们考虑戒烟。20%的人过去 30 天注意到烟草广告、促销和赞助，其中 76.3%注意到直接烟草广告，50%都从电视上看到烟草广告。烟草加税不加价，卷烟价格非常低，中国人群中有 1.5 亿（占吸烟者 50%）吸烟者购买 5 元一盒或更低价位的卷烟，每百盒卷烟的花费仅占 2009 年人均国民生产总值的 2.0%。充分证明中国控烟履约政策的执行十分不力。

### （二）保护人们免受二手烟危害

2011 年 3 月，中国“十二五”社会经济发展规划纲要将“全面推行公共场所禁烟”作为“十二五”中要开展的重大公共卫生行动，结合 2012 年出台的《中国慢性病防治工作规划（2012~2015 年）》中要求，切实加强烟草控制工作，履行 WHO《烟草控制框架公约》。推动地方加快公共场所禁烟立法进程和国家层面法律法规的出台。继续加大控烟宣传教育力度。全面推行公共场所禁烟，党政机关、医疗卫生机构、教育机构等要率先成为无烟单位。鼓励医疗机构设立规范的戒烟门诊，提供临床戒烟服务，加强对医务人员的培训，提高戒烟服务能力和水平。

1. *卫生部牵头推行无烟环境建设* 按照部际履约领导小组的分工，卫生部负责推行无烟环境建设。2008 年卫生部颁布了无烟医疗机构的标准，主要包括成立领导机构、室内完全禁烟等 8 条标准，但未对机构内是否有 100%无烟环境的规章制度及执行机制进行要求。依据此标准制定的评分标准，包括了无烟环境、烟草广告和戒烟帮助等内容。2009 年 5 月 20 日，卫生部、国家中医药管理局、总后勤部卫生部和武警部队后勤部联合印发《关于 2011 年起全国医疗卫生系统全面禁烟的决定》，要求“军地各级卫生行政部门和医疗卫生机构实行全面禁烟”，并明确要求按卫生部颁布的无烟医疗机构的标准执行。要求将“工作人员戒烟、不在工作场所和公共场所吸烟、宣传烟草危害知识、劝阻吸烟和提供戒烟服务等指标纳入《医院管理评价指南》”。2010 年 6 月 12 日，教育部和卫生部联合发文《关于进一步加强学校控烟工作的意见》，要求中小学内任何人不得吸烟，大学除规定的室外吸烟区外，其余地方均不得吸烟；2011 年 3 月 10 日，卫生部发布了《公共场所卫生管理条例实施细则》，其中第十八条要求室内公共场所禁止吸烟，公共场所经营者应当设置醒目的禁止吸烟警语和标志，室外公共场所设置的吸烟区不得位于行人必经的通道上。公共场所不得设置自动售烟机。公共场所经营者应当开展吸烟危害健康的宣传，并配备专（兼）职人员对吸烟者进行劝阻。

虽然从 2008 年以来，首先从医疗卫生机构入手，继而是学校，积极推进室内公共场所和工作场所无烟，也通过暗访对不同地区医疗机构和学校进行排名，但在机构内吸烟人数的比例有无变化还不清楚。部门立法是促进全国立法的前奏，卫生部和教育部的法规都明确要求所有室内区域，以及中小学校室内外所有地区禁止吸烟。这些工作为国家立法进行了探索。但是关于“无烟机构”标准，特别是综合评价总分的合理性还需要进一步研究。需要把医院和学校内是否有人吸烟，以及二手烟暴露水平，应作为明确的政策执行效果指标，而不能在综合评分中被稀释。

2. *地方政府积极出台防止二手烟危害的法规* 中国虽然还没有国家级防止二手烟的立法，但哈尔滨和天津通过了涵盖所有公共场所和工作场所完全无烟的地方法规，均在 2012 年 5 月 31 日正式实施。覆盖人数已经达到 3000 万。

哈尔滨市《防止二手烟草烟雾危害条例》于 2011 年 5 月 26 日哈尔滨市第十三届人民代表大会常务委员会第二十九次会议通过，2011 年 8 月 12 日黑龙江省第十一届人民代表大会常务委员会第二十六次会议批准，于2012年5月31日施行。哈尔滨的这部法规被誉为国内首部符合《世界卫生组织烟草控制框架公约》的地方性立法，也被称为迄今为止国内最严厉的防烟立法，但建立在现实基础上的执法模式也更加人性化。更关键的是《哈尔滨市防止二手烟草烟雾危害条例》，从名称上突出保护不吸烟者健康权，使立法获得公众理解和支持，有利于该《条例》的实施。

从禁止吸烟的范围来看，《条例》将市区内所有室内公共场所、室内工作场所、交通工具，以及如学前教育机构、中小学和其他未成年人集中的室外场所、妇幼保健院（所）、儿童医院、儿童福利院的室外场所等都列入防止"二手烟"的范围，并明确规定在禁止吸烟场所不得设吸烟室或吸烟区。因此，该《条例》被称为迄今为止国内最严厉的防烟立法。

而在法规执行上，由市政府统一领导，卫生部门具体组织、协调和监督，各有关部门分头负责。哈尔滨市的执行模式被称为"一个重点、两个结合"。"一个重点"，即以场所经营者或管理者为管理重点，就是不注重对吸烟者个人抓"现行"予以处罚，而是把相应管理职责赋予场所经营者和管理者，同时经营者和管理者要接受执法部门的监督；"两个结合"，就是政府及其部门执法与公众参与监督相结合、行政处罚与其他管理手段相结合。目前哈尔滨已于2012年5月31日正式执法。

《哈尔滨市防止二手烟草烟雾危害条例》2012年5月31日起实施
室内公共/工作场所 公共交通工具内全面无烟
中国文明网
hrb.wenming.cn
哈尔滨
哈尔滨市防止二手烟草烟雾危害工作领导小组

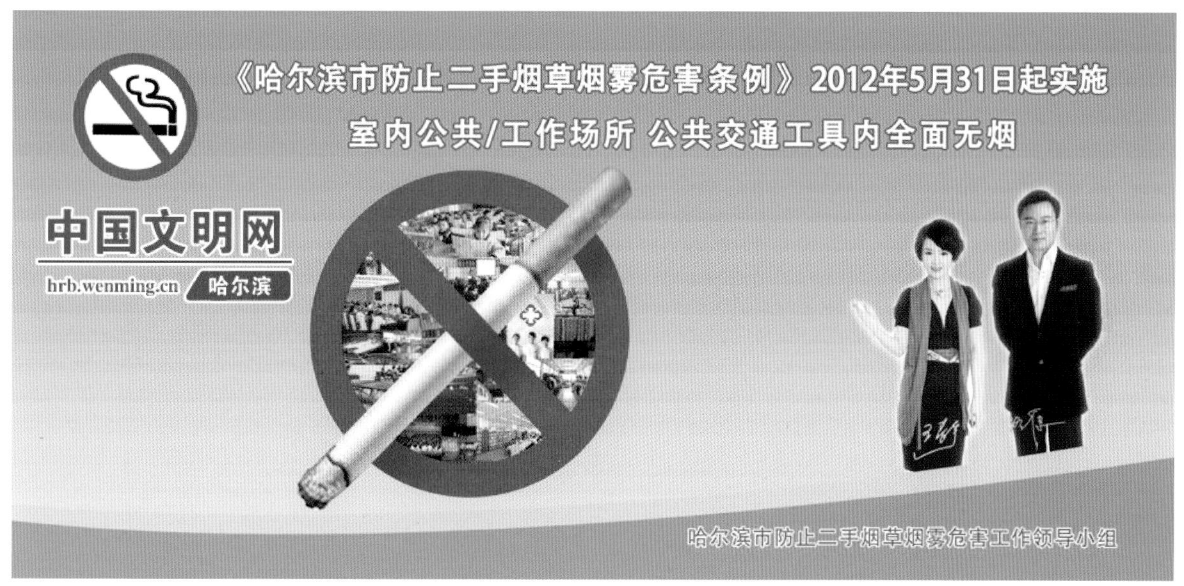

另一个在2012年5月31日同时执行无烟环境法规的是天津。天津作为直辖市，于3月28日正式颁布了《天津市控制吸烟条例》，该条例和哈尔滨一样，都是按照《公约》的精神制定公共场所和工作场所禁止吸烟。

在这两个城市之前，上海、杭州、广州都在近几年修订了法规，但与《公约》8条的精神，与哈尔滨和天津的法规相比，在立法理念上有所不同，没有实现法律的普遍保护，如上海、杭州实行的是限定场所的原则，只针对公共场所；广州没有清晰的执法机制。目前还没有对这几个城市进行系统评估，但从媒体报道来看效果不明显。

在履行控烟政策方面，哈尔滨和天津的地方法规体现了必须在公共场所和工作场所实现100%无烟环境，体现了依照科学立法和实现对人民健康普遍保护的警示，为中国在无烟环境立法中立下了标杆。目前两市的执法也为能否有效执法正在进行探索，相信两市的执法经验和教训能有效推动全国的无烟环境立法和有效执法。

目前很多地方政府都在积极修订法规，为中国出台国家一级的“防止二手烟烟害”法规奠定了基础。截止到2013年10月，青岛，兰州等10个城市已经出台了无烟法规，法律文本越来越接近公约精神。

（三）提供戒烟帮助

按照WHO推荐的科学戒烟策略和中国吸烟人群的戒烟现状，分析目前中国戒烟策略中存在的问题。

1. 中国目前戒烟现状　据1996年全国人群吸烟流行病学调查、2012年危险因素调查和2012年12月中国疾病控制中心发布的《全球成人吸烟流行病学调查——中国报告》，表明中国15岁以上人群中1/3是吸烟者，由于女性吸烟率很低，男性中60%以上都是吸烟者。戒烟人数所占比例很低，不超过20%。在中国没有戒烟意愿的吸烟者依然占将近1/2，复吸者占1/3（图9-5）。粗略估计，中国现在吸烟率有所减少，但主要在老年人群中，因为已经患病而戒烟的比例很大。2002~2010年，40~60岁男性中现在吸烟率依然呈上升趋势。因此要提供戒烟帮助，一是要让吸烟者有戒烟意愿，二是开始戒烟后能成功戒烟。这是中国卫生部门要提供戒烟服务的两个关键点。

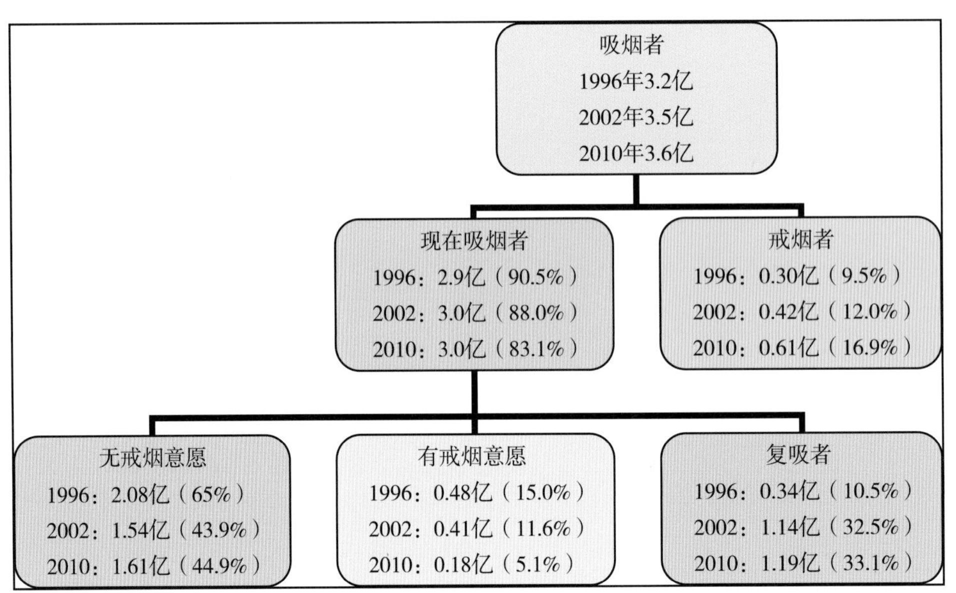

图9-5　1996、2002和2010年中国吸烟者分布变化情况（作者根据3次调查结果汇总制图）

2010年调查结果显示，在过去12个月看过病的吸烟者中，40.8%的人被医生询问过是否吸烟，33.9%的人得到过医务人员的戒烟建议。也就是说，60%的吸烟者就诊时医生都不询问他们是否吸烟，将近70%都未得到医生的戒烟建议；44岁以下吸烟者就诊时，75%均未得到医务人员劝诫戒烟的建议。而戒烟者90%以上都未使用任何戒烟方法，这应该是能解释为什么如此高的复吸比例。

2. 提供戒烟帮助的策略执行　在过去几年，中国虽然开设了多个戒烟门诊，然而很少有吸烟者去戒烟门诊戒烟。北京开设戒烟门诊始于1996年，当时在全市医院开设了22家戒烟门诊，但此后数年由于患者稀少都相继关张。到 2007 年，仅剩朝阳医院、安贞医院和中日友好医院三家戒烟门诊还在维持。2008 年北京市公共场所扩大禁烟范围，全市的戒烟门诊增加到 7 家，到 2009 年达到 19 家。据分析，戒烟门诊要想再度繁荣，一是控烟日益受到关注，二是在卫生部门的倡导下，各医院争相创建无烟医院。市爱卫会也曾提出：为了帮助更多吸烟者科学戒烟，计划两年内在全市所有 50 家三级医院和部分二级医院开设戒烟门诊。但是到 2012 年，北京市的戒烟门诊依然属于“赔本赚吆喝”的尴尬境地。其他城市都有类似报道，包括上海等各大城市的戒烟门诊都是这样的情况。例如天津，为了帮助市民戒烟，不少医院开办了戒烟门诊，但记者于 2012 年 5 月 31 日（无烟日）走访几家医院的戒烟门诊时，却发现其遭到“冷遇”，或悄然关闭或艰难维持。戒烟门诊无人戒烟是中国目前的现状。

前面的分析表明，导致这种现象的原因与大多数吸烟者没有戒烟意愿，整个卫生系统没有劝告吸烟者戒烟有关；而社会大环境也没有让吸烟者感到吸烟的危害，以及在公共场所吸烟有压力，因而缺乏戒烟的动力。2012 年 4 月，卫生部部长陈竺在出席“慢性非传染性疾病防治策略研讨会”时作了题为《中国控烟：积跬步，迎飞跃》的主题演讲。他表示，“将通过深化医改为控烟助力，逐步把戒烟咨询和药物纳入基本医保，基本药物目录也将添加相关药品”。

这条消息在网络上引发热议。针对目前对戒烟现状的原因分析，把戒烟药简单纳入“医保”并未完全解决中国目前戒烟中存在的问题。卫生部应该尽快出台戒烟指南：①开展广泛的健康教育，提高戒烟者的戒烟意愿；②医疗服务热线 12320 中增加戒烟服务内容，提供专业、规范的戒烟咨询服务；③要求所有医务人员必须询问病人的吸烟情况，劝告戒烟，尤其要把戒烟服务纳入基本医疗服务包中；④对社区卫生服务中心医务人员培训，掌握基本的戒烟劝诫技能，提供专业、规范的戒烟咨询服务；⑤医院对需要进一步戒烟指导者提供服务，包括戒烟门诊，对重症烟草成瘾者提供戒烟咨询服务；⑥制定合理的保障措施，包括对吸烟者进行备案登记，引入戒烟的激励机制，包括吸烟者缴纳的保费比例适当提高，戒烟成功则给予奖励，奖励入保费用；⑦纳入“医保”的戒烟药物要经过严格筛选，并制定合理的报销制度。

### （四）警示烟草危害

2010 年中国的调查显示，虽然有 60% 的人认同吸烟对健康的危害，但是“吸烟会引起中风和心脏病发作”的知晓率分别为 27.2% 和 38.7%，知晓“吸烟会引起中风、心脏病和肺癌 3 种疾病”的比例仅为 23.2%，不足 1/4。农村居民对于吸烟引起具体疾病的知晓率显著低于城市居民。这种对烟草危害健康认识不足的现象，往往使人们不愿意放弃烟草使用。尤其是烟草业推出的低焦油卷烟等于“低危害”卷烟的欺骗策略，有 86.0% 的人不清楚“低焦油等于低危害”是一错误观点，而赞同这种错误观点的医务人员、教师，或高等教育水平的人群比例更高，医务人员达到 54.7%。

根据《公约》的要求，以及 WHO 推荐的最有效、最符合成本效益的警示烟草危害策略是在烟盒上放置健康警示，特别是图形警示，以及开展反烟的媒体运动。

1. 烟草业阻扰在烟盒上放置“符合公约要求”的健康警示　2008 年中国烟草业以政府履约的名义发布《卷烟包装标识的规定》，该规定的内容和《公约》的要求完全相反（表 9-4），起不到健康警示的作用。该事件激起控烟人士和公众的反对。2008 年 9 月、2011 年 12

月，数百名医学、公共卫生专家、地方政府官员及公众致函工业与信息化部，就《规定》严重不符合《公约》要求，根据《规定》出台的烟草包装警示标识很难达到警示烟草危害的目的，希望政府能够按照《公约》第 11 条及其实施准则的要求修改和出台烟草制品的包装警示标识。

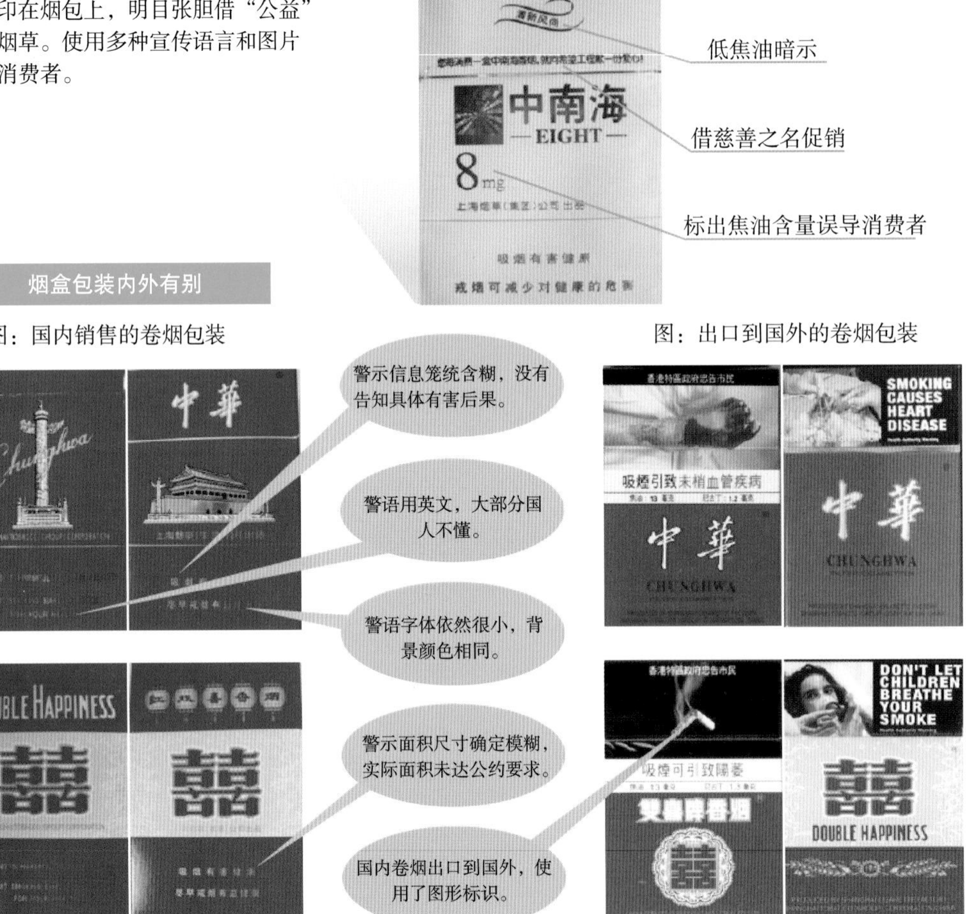


图 9-6　中国烟草专卖局认为这是符合《公约》要求的健康警示

数据来源：2008 年中国新闻控烟特刊

表 9-4 《烟草控制框架公约》与中国卷烟健康警示的比较

| 《公约》第 11 条要求 | 中华人民共和国境内卷烟包装标识的规定 |
|---|---|
| **指出烟草使用和二手烟对健康的具体危害** | 放置的警语为"吸烟有害健康，尽早戒烟有益健康" |
| 实施轮换 | 每年应轮流或同时使用两组不同健康警语标识，同时使用时不要求条、盒警语一一对应 |
| 要求文字与背景使用对比色，健康警语和信息的图像部分使用全色 | 中文字体采用黑体字，英文采用 Arial Narrow 字体，中文字体高度不得小于 2.0mm，英文不得大于相应汉字。颜色采用与警语区域底色有一定差异的色组 |
| **宜占据主要面积可见部分的 50%以上；**健康警语和信息所占空间的总比例不包括边框的空间 | 30%的面积，仅划线范围 |
| 最好使用图像 | 不采用图像 |
| **不得使用"低焦""柔和"等属于误导公众** | 注明焦油量、烟气烟碱量及烟气一氧化碳量等烟气成分和释放物的信息 |
| 一种或多种本国的主要语言 | 一面是英文、一面中文 |

数据来源：作者根据公约 11 条和包装标识规定的比较

2. 利用大众媒体传播烟草对健康的危害，抵制烟草业的破坏　中国控烟界开展了多种形式的控烟活动，促进中国有效履行《公约》11 条，支持图形警示上烟盒。2009 年 2 月在"搜狐网公益频道"开展的"警示图片上烟包"的网民意见征集活动，在短短 2 周时间内，142 万公众参与投票支持采用图片形式的烟草警示，并创作了上百幅健康警示图片。

2011 年在全国 24 个省的 40 个城市开展的《我要告诉你，因为我爱你》——图形警示上烟包控烟倡导活动。该活动不仅通过烟盒健康警示图片进行健康教育，同时收集各地群众对健康警示图片的反映，进而促进图片警示置入中国国内的烟盒包装。这是在中国目前国情下结合促进图片警示上烟盒的政策倡导而开展的一场群众动员。活动的宣传材料包括由不同国家的烟盒组成的 20 幅展板、T 恤衫、真人走秀，变静态展览为动态。在历时 4 个月，进行了 200 多场的巡展中，吸引了 62 万人参观，形象地展示了烟草使用带来的健康危害。巡展所到之处，受到地方政府领导大力支持，省、市政府领导及卫生局的领导出席、参观并讲话共计百余场次。巡展取得了很好的效果，所到之处，85%的民众都支持图形警示上烟盒，参观前后，对烟草导致健康危害的认知有明显进步（图 9-7 和图 9-8）。

### （五）禁止烟草广告促销和赞助

1. 中国烟草广告、促销和赞助的现状　中国烟草业开展全面的营销策略，以营造一种印象，即烟草使用很普遍、具有社会可接受性，而且富有魅力。烟草广告、促销和赞助鼓励人们（尤其是青少年）使用烟草，鼓励烟草使用者使用更多烟草，降低烟草使用者的戒烟意愿，并鼓励戒烟者复吸。

2010 年中国的调查显示，过去 30 天，19.6%的人报告在媒体或公共场所看到了烟草广告，城市 15~24 岁男性注意到烟草广告的比例达到 39.1%。注意到广告的人中，49.8%的人报告在电视上看到烟草广告。仔细回顾目前中国的烟草广告的形式，对理解这些数据更有意义。

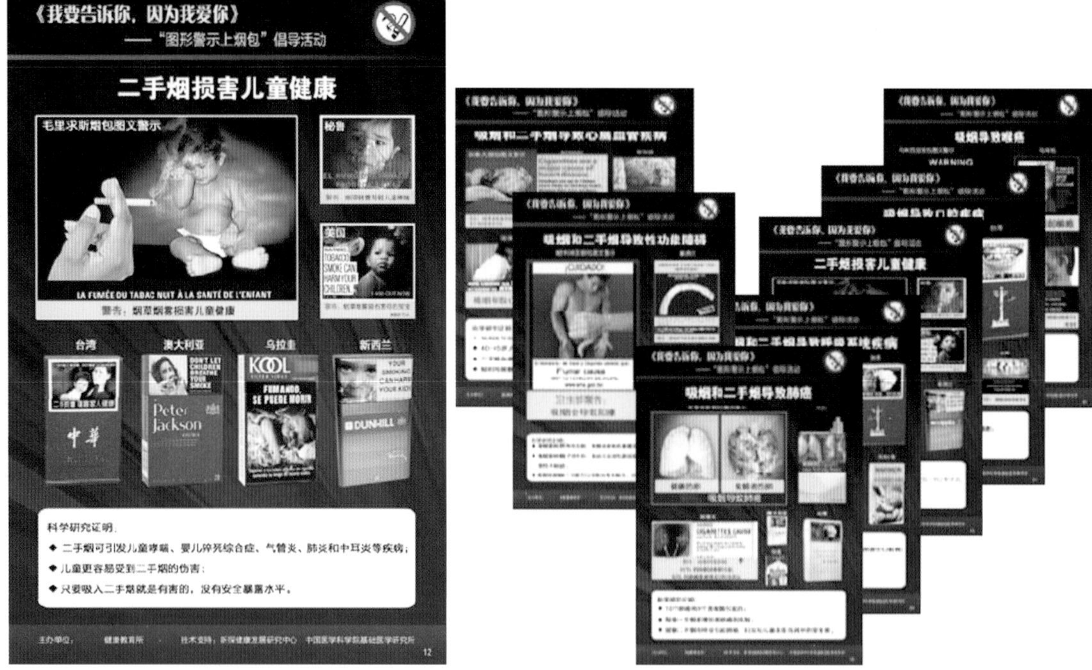


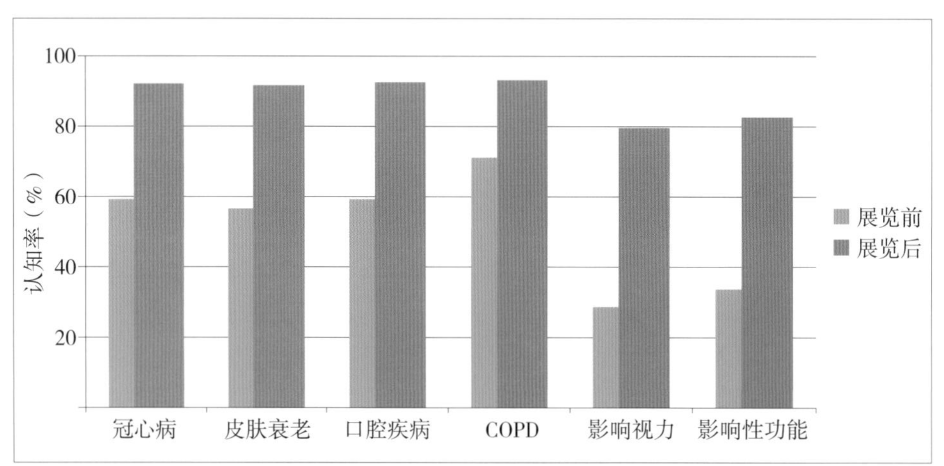


图 9-7 调查展览前后人群对吸烟导致健康危害认知情况的变化

数据来源：2012 年中国新闻两会特刊，中国控烟工作报道

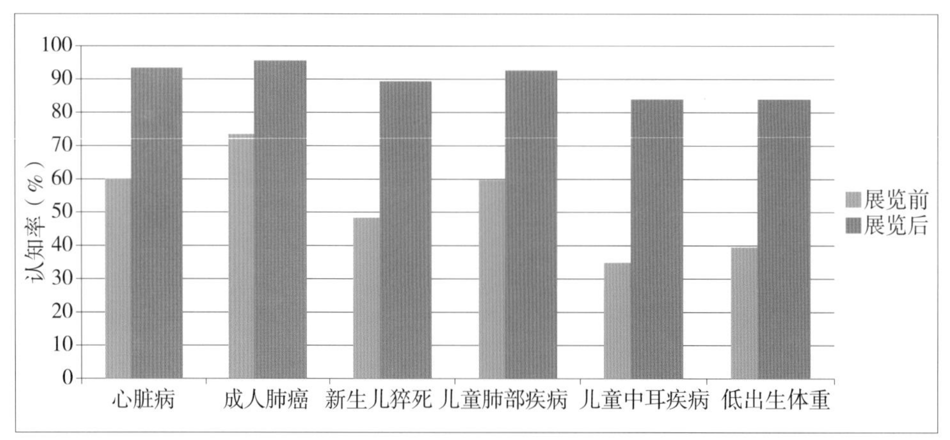


图 9-8 调查展览前后人群对二手烟导致健康危害认知情况的变化

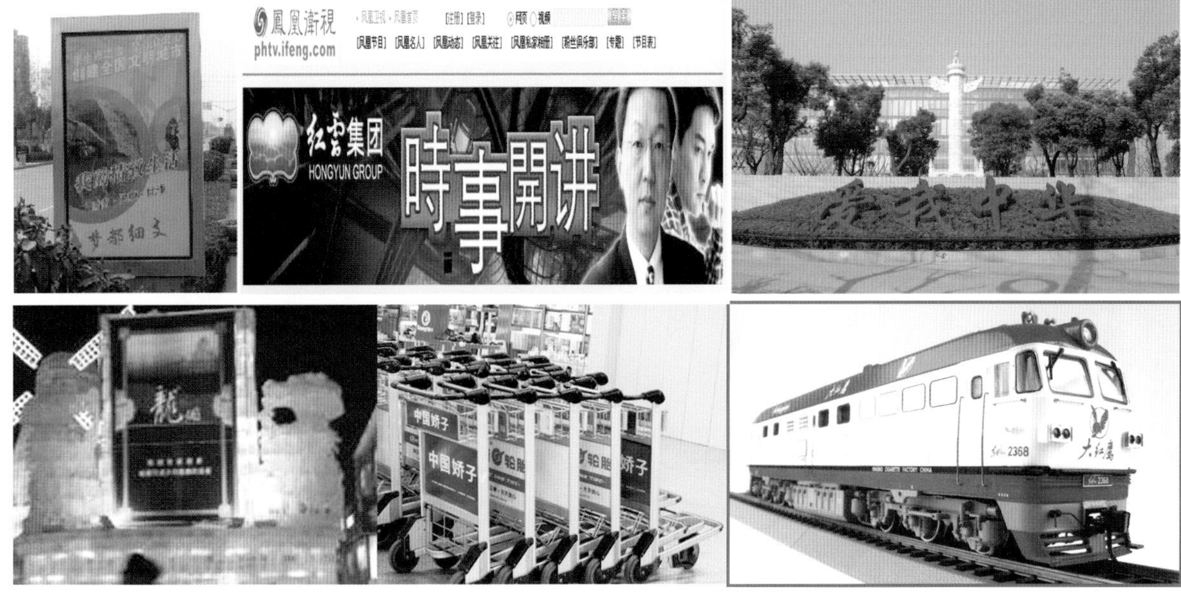


**各类广告和间接广告出现在电视上，广告牌等地方**

数据来源：新探健康发展研究中心，谁在销售死亡

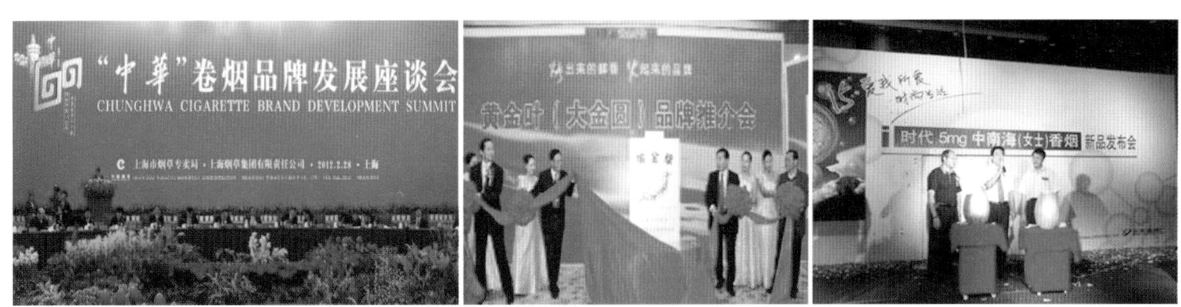


**利用各类产品的推介会、座谈会，对卷烟品牌进行宣传，包括对低焦卷烟的虚假宣传**

数据来源：新探健康发展研究中心，谁在销售死亡

各种促销手段，促进产品销售烟草业开展全面的营销策略，特别针对女性和青少年，营造一种印象，即烟草使用很普遍、具有社会可接受性，而且富有魅力。烟草广告、促销和赞助鼓励人们使用烟草。

如，上海烟草集团公司常年赞助主办的“中华”杯国际女装设计大赛，成为上海国际服装文化节的重要内容，吸引了众多女性的关注。

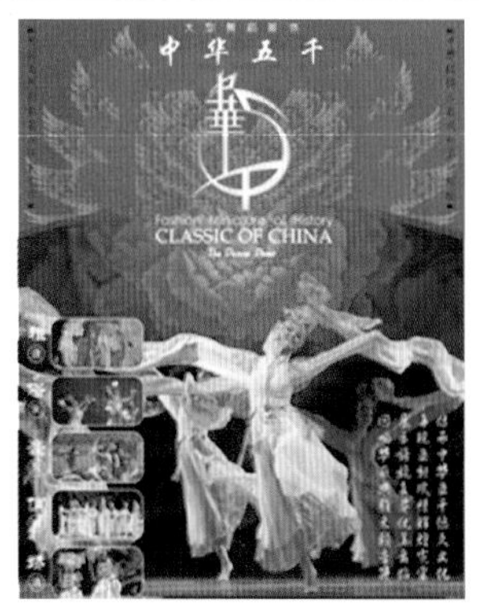


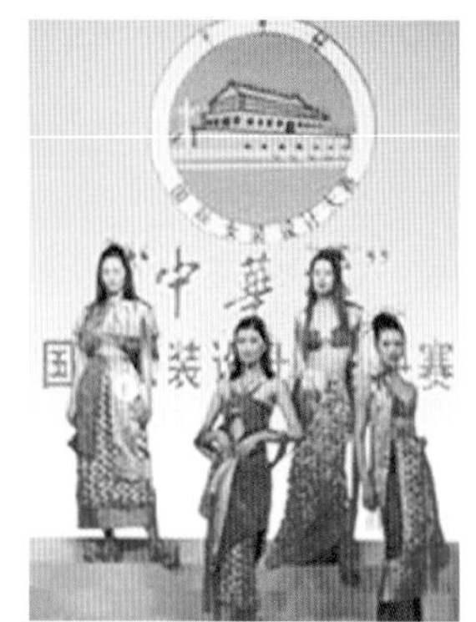

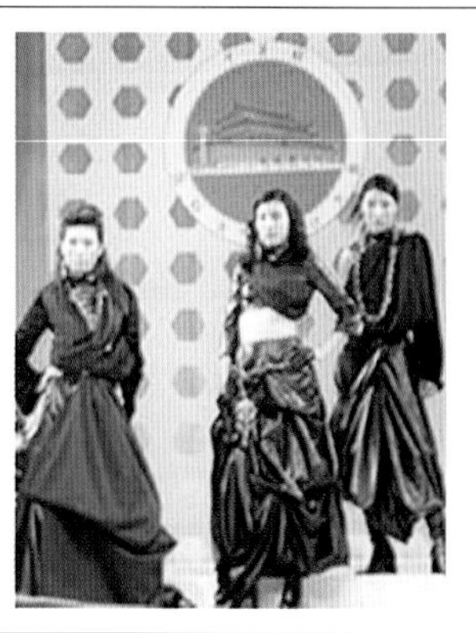

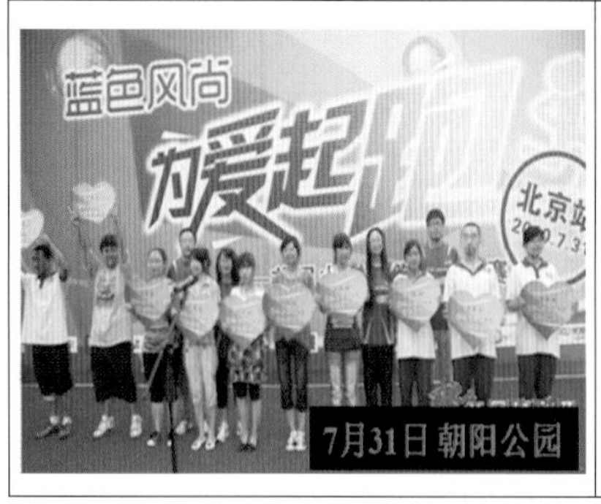


中南海爱心传递在全国推销中南海“蓝色风尚”

2010年福建中烟有奖公开征集“七匹狼”卷烟品牌广告语

**形形色色的烟草赞助活动**

数据来源：新探健康发展研究中心，谁在销售死亡

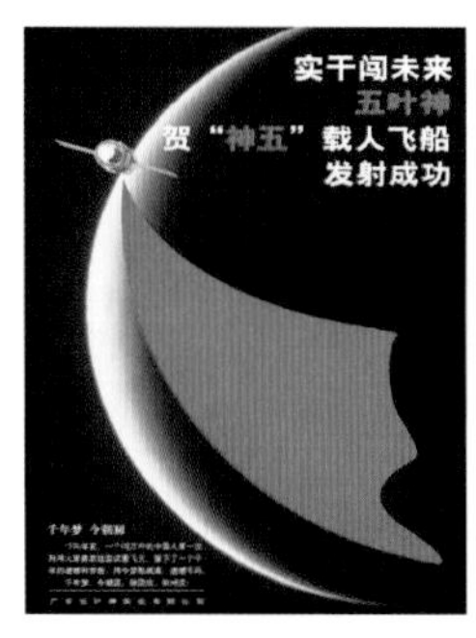


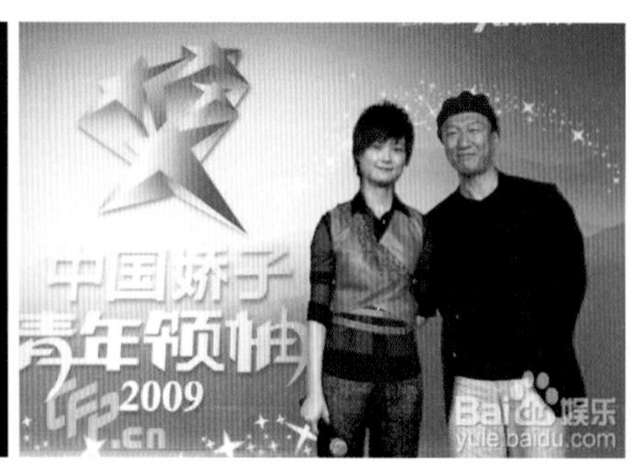


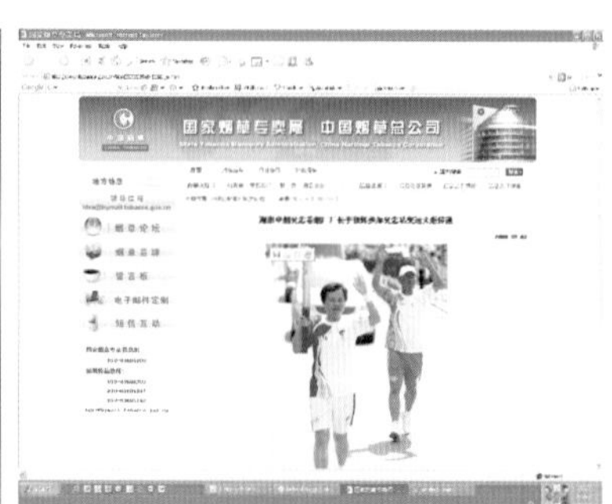


**赞助各种赛事和文化活动，塑造正面形象，传播各种烟草品牌**

数据来源：新探健康发展中心，谁在销售死亡

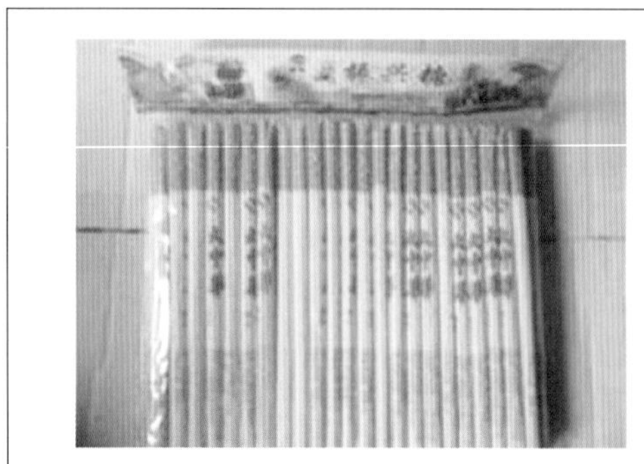

烟糖：形状似烟的糖果

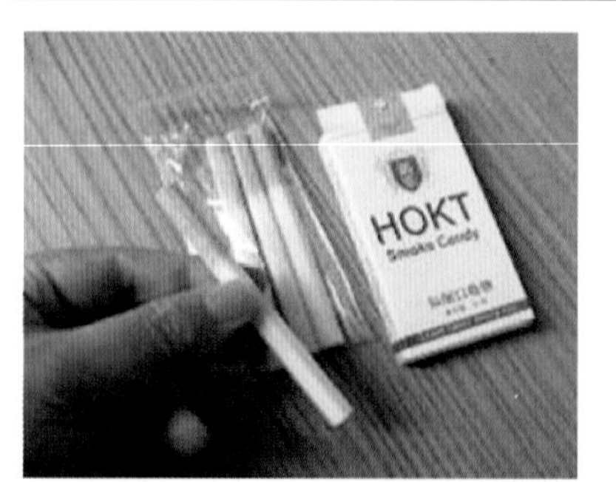


外包装和形状似烟的铅笔

**利用文具、糖果推销吸烟的意识**

数据来源：新探健康发展研究中心，谁在销售死亡

**以慈善捐赠，改变烟草业的社会形象**

烟草业用其赚取的巨额利润的十分微小的部分，以慈善之名进行捐赠，其目的是改变烟草业的社会形象，把目标针对女性和儿童，培养新一代吸烟者。虽然遭到一些政府部门和地方政府的抵制（在下面还会具体描述），但是这种行为还是十分常见，举例如下。

- 中国烟草企业赞助了100多所烟草希望学校，在接受烟草公司赞助的学校题写着“立志奉献社会，烟草助你成才”的标语，让小学生对烟草企业常怀感恩之心，让学童把烟草与成功联系起来；
- 国家烟草专卖局“金叶基金”2010年捐赠的1000万元人民币给中国妇女发展基金会的“母亲水窖”和“母亲健康快车”项目；
- 湖南省烟草专卖局系统捐赠湖南慈善总会“慈善医疗卡”项目，冠名“金叶慈善医疗卡”；

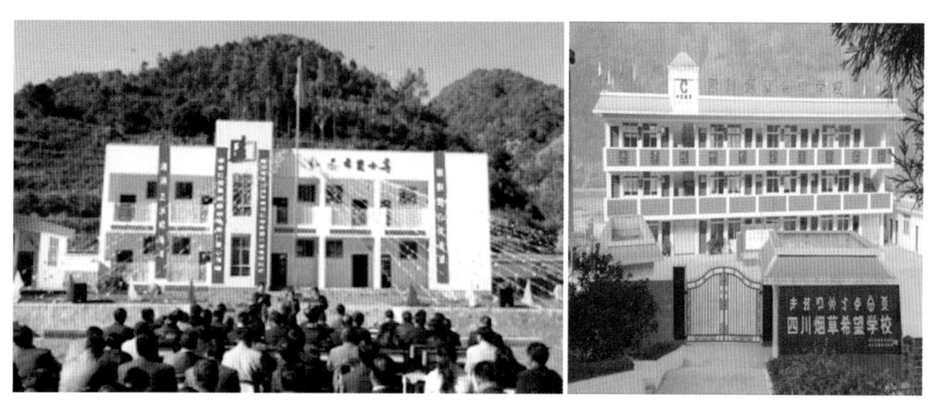


数据来源：新探健康发展研究中心，谁在销售死亡

- 销售与市场杂志社与中国国际慈善基金会联合举办的首届“情暖2008-中国烟草品牌‘慈善·责任’大型公益活动”在北京举行。七大烟草品牌获“情暖2008”公益奖。

此外，在烟草业的网站上，利用科技奖，并放上国徽进行“低焦低害”的欺骗宣传。

看到烟草业五花八门的烟草广告、促销和赞助活动，必然会问，这些明显违背《公约》的行为为什么可以在中国泛滥呢？他们这样做是合法的呢？还是违法的？

2. 中国现行与烟草广告有关的法规及其修订　《中华人民共和国广告法》于1994年10月27日第八届全国人民代表大会常务委员会第十次会议通过，于1995年2月正式实施。作为在10多年前发布的这部广告法，在当时是有很大的进步意义。包括第四条，广告不得含有虚假的内容，不得欺骗和误导消费者。第七条，广告内容应当有利于人民的身心健康，促进商品和服务质量的提高，保护消费者的合法权益，遵守社会公德和职业道德，维护国家的尊严和利益。广告不得有下列情形：“（一）使用中华人民共和国国旗、国徽、国歌；广告法中第十八条规定，禁止利用广播、电影、电视、报纸、期刊发布烟草广告。禁止在各类等候室、影剧院、会议厅堂、体育比赛场馆等公共场所设置烟草广告”。1996年发布了《烟草广告管理暂行办法》，在该法规中第二条定义的烟草广告，已经把间接烟草广告包括在内：“本办法所称烟草广告，是指烟草制品生产者或者经销者（以下简称烟草经营者）发布的，含有烟草企业名称、标识，烟草制品名称、商标、包装、装潢等内容的广告”，在第四条明确规定不允许变相发布烟草广告，在第五条明确表明，“在国家禁止范围以外的媒介或者场所发

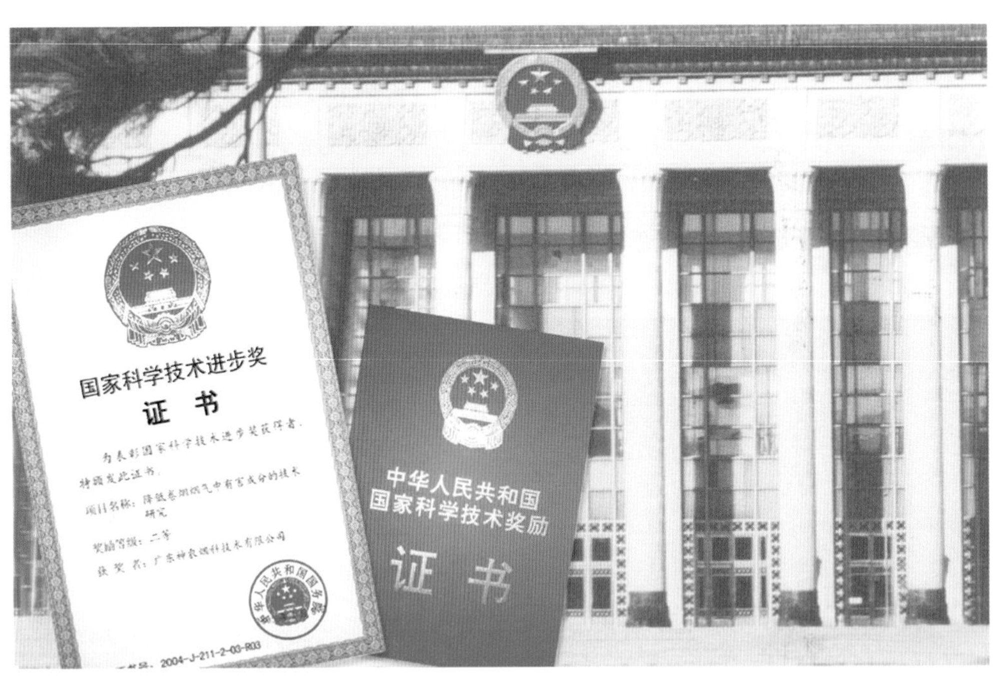


资料来源：五叶神互动百科 http://www.hudong.com/wiki/%E4%BA%94%E5%8F%B6%E7%A5%9E#7

布烟草广告，必须经省级以上广告监督管理机关或者其授权的省辖市广告监督管理机关批准”。因此如路边广告牌、互联网等新媒体上发布烟草广告，必须得到明确授权的广告管理部门批准。同时对不属于禁止范围的烟草广告在内容和发布批准程序等方面进行了严格的限制，包括“在国家禁止范围以外的媒介或者场所发布烟草广告，必须经省级以上广告监督管理机关或者其授权的省辖市广告监督管理机关批准。烟草经营者或者其被委托人直接向商业、服务业的销售点和居民住所发送广告品，须经所在地县级以上广告监督管理机关批准。中国目前尚未禁止所有的烟草广告、促销和赞助”。

《烟草广告管理暂行办法》为履行烟草控制框架公约奠定了很好的基础，对照前面的烟草广告、促销和赞助行为，90%都是违反现行的《烟草广告管理暂行办法》的。

由于该法规出台比《公约》早了10年，现有法规缺乏对烟草促销和赞助活动的管理规范，需要根据《公约》精神进一步修订。过去几年，人大和政协代表积极谏言，要求修订《广告法》，杜绝目前泛滥的烟草广告；目前《广告法》在积极的修订中，进一步限定烟草广告，明确规定不允许烟草赞助冠名等事项。

3. *为促进全面禁止烟草广告促销和赞助的努力* 过去几年，中国推动全面禁止烟草广告、促销和赞助方面做了大量工作。卫生部联合国家工商行政总局，出台了《全国无烟草广告城市认定实施办法》（简称《办法》），推动“无烟草广告城市”的建设和认定，该办法已经在《烟草广告暂行管理条例》基础上扩大了一步，不允许“利用车、船、飞机等交通工具及行李、运货车等移动设施设置、绘制、张贴烟草广告。不利用互联网、音像制品和印刷品（如登机牌、车船票、站台票、门票等）发布以及派发、促销各类烟草广告品。不运用烟草赞助的形式开展文化、体育等活动，不在文体活动中发布烟草广告、进行烟草促销活动”。在2003年已经距离原有的法规有很大的进步。委托中国控烟协会组织“无烟草广告城市”的申报和评选工作。相继在2007和2009年评选了杭州等一批无烟草广告城市。无烟草广告城市运动有力地推动了全国无烟草广告城市活动的深入开展，逐步减少和清除城市烟草广告，进一步消除烟草制品对社会公众，特别是对青少年的误导和影响。

2003年，国家广播电影电视总局发布《广播电视广告播放管理暂行办法》，自2004年1月1日起执行。其中第十四条明确要求“禁止广播电台、电视台播放烟草制品广告及麻醉药品、精神药品、毒性药品、放射性药品等特殊药品广告”。

2011年2月《广电总局办公厅关于严格控制电影、电视剧中吸烟镜头的通知》（参考）再次要求：①电影和电视剧中不得出现烟草的品牌标识和相关内容，及变相的烟草广告；不得出现在国家明令禁止吸烟及标识禁止吸烟的场所吸烟的镜头；不得表现未成年人买烟、吸烟等将烟草与未成年人相联系的情节，不得出现有未成年人在场的吸烟镜头。②严格控制与烟草相关的情节和镜头。严格控制以“艺术需要”、“个性化表达”为名出现的吸烟镜头。并要求各省级广播影视行政部门、中央电视台、总政宣传部艺术局要高度重视……，切实担负起管理监督职责……，尽量删减剧中出现的吸烟镜头。对于有较多吸烟镜头的电影、电视剧，将不纳入总局举办的各种电影、电视剧评优活动。

财政部、国家税务局也明确要求2010年通知（参考）：烟草企业的烟草广告费和业务宣传费支出，一律不得在计算企业所得税的应纳税所得额时扣除。这将影响到企业税后实际利润。

一些地方政府制定了更严格的法规，如银川市制定的《烟草广告管理暂行办法》就明确表明在银川市“禁止出现任何形式的烟草广告”。禁止范围增加了室外公共场所：禁止利用街道、广场、车站、公共设施等地的建筑物或空间设置路牌、霓虹灯、电子显示屏、橱窗、灯箱、墙壁等烟草广告。也不允许“宾馆、饭店等公共场所禁止使用带有烟草标识的物品”。

各级工商行政部门行驶监督权，查处了一批违背《广告法》和《烟草广告管理暂行办法》的烟草广告。最著名的案例是被北京市工商局广告监测中心查处“鹤舞白沙我心飞翔”广告片，作出“停播”处理。2010年，北京开创世纪广告有限公司于2010年7月31日在北京朝阳公园礼花广场，为希望工程北京捐助中心与上海烟草集团北京卷烟厂举办“一份爱心传递行动——为爱起跑”的活动中，为了达成与上海烟草集团北京卷烟厂建立更好的合作关系，未经审批，擅自在活动背板等显著位置打出了“中南海”、“蓝色风尚”等烟草品牌的标志。违反了《烟草广告管理暂行办法》第五条第一款的规定，属发布违法广告的行为，被北京市朝阳工商分局，依据《烟草广告管理暂行办法》第十二条的规定，责令当事人停止发布违法广告，并处以罚款1万元。

4. *各级政府部门和地方政府都自觉抵制烟草企业的捐赠*　民政部2008年度中华慈善奖公示10天后，接受多家机构的建议，取消了6家烟草企业获奖资格；2009年，上海世博局终止了烟草企业2亿人民币捐款；体育运动接受烟草企业捐款过去是很普遍的事情，但是2010年全运会在多家控烟组织的建议下很快退还了9家烟草企业的捐赠，媒体评论，全运会退还烟草捐款标志捐款营销路到尽头。

**非政府组织一直行使监督权：**中国控烟协会连续几年监督，除了前面提到的受卫生部和国家工商总局监督及评选无烟广告城市外，定期监督影视作品中的吸烟镜头，连续几年对影视作品中的吸烟镜头进行监督，并对那些烟草镜头多的作品授予“脏烟灰缸”奖。

总结起来，中国现有的《广告法》和《烟草广告管理暂行办法》在相当程度上赋予地方政府严格管制烟草广告的权力，中央政府部门和少数地方政府已经按照《公约》精神制定更严格的法规，限制烟草直接和间接广告；中央政府部门和各级地方政府也积极抵制烟草业的促销和赞助。国家工商总局和各级地方工商局也按照现有法规对烟草业的违背法规的作法进行查处。但中国很大，烟草业利用法规的漏洞和执行的疏漏，大肆推行烟草广告、促销和赞助活动。

为了按照《公约》精神，全面禁止烟草广告、促销和赞助，中国政府，尤其是国家工商行政管理局首先应按照《公约》精神修订《烟草广告管理暂行办法》。地方政府和相关政府部门也可修订法规，从而在短时期内严格控制烟草企业较为猖獗的烟草广告、促销和赞助行为。其次，加强烟草广告、促销和赞助的监测和监督，促进各级政府按照现有法规严格执法。我们相信，在不久的将来，中国一定能够实现全面禁止烟草广告、促销和赞助。

### （六）烟草制品加税和加价

烟草制品加税和加价是最有效的烟草控制措施。但是烟草业反对提税，认为“重税影响烟草企业积累和科技投入，延缓‘降焦减害’目标的实现；加剧走私和制假等逃避税收的非法行为，致使政府的部分财政收入流失；提高合法经营卷烟价格，导致卷烟销售量下降”；“提高烟草税价，影响了穷人的利益；提高烟草税价，使烟草走私严重”。上述论点已经被各个研究证据和多个国家的实践所击破。提高烟草税对其他行业的影响可能是积极的，因为吸烟者本来花在烟草制品上的钱会转而花在其他商品和服务上。穷人的利益不会受到影响，政府实际上是在提供一个自我控制机制，以使该消费者避免做出次优的消费决定。实践证明，提高烟草税也并未影响走私加重。总之，政府能够通过征收卷烟税获得大笔收入而无需大大加重穷人的净负担。

1. 中国卷烟价格和税率　中国卷烟价格呈偏态分布，虽然有高价烟，但50%的人购买5.0元/盒及更低价位的卷烟。图9-9显示了3亿现在吸烟者所吸卷烟的价格分布。

2. 中国卷烟支付能力　《全球烟草调查——中国报告》中指出，中国每百盒卷烟的花

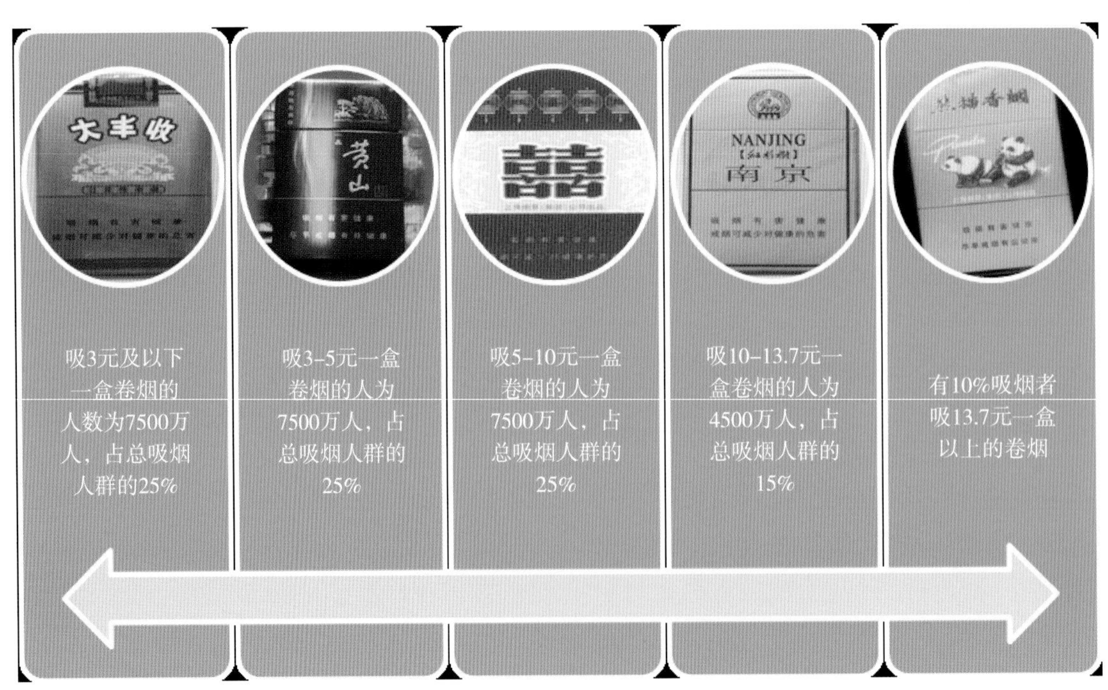


图9-9　中国吸烟人群所吸卷烟的价位分布

资料来源：全球烟草流行调查，中国报告，2010

费占2009年人均国民生产总值的2.0%。与参加全球烟草调查的14个国家相比，中国的卷烟支付能力最强（参考）。

由于中国近年来经济发展迅速，随着人均收入提高，自1990年以来，中国消费者对卷烟的支付能力提高了1倍多，实际购买力上升。在中国，吸烟远比在泰国、马来西亚和新加坡便宜（图9-10）。

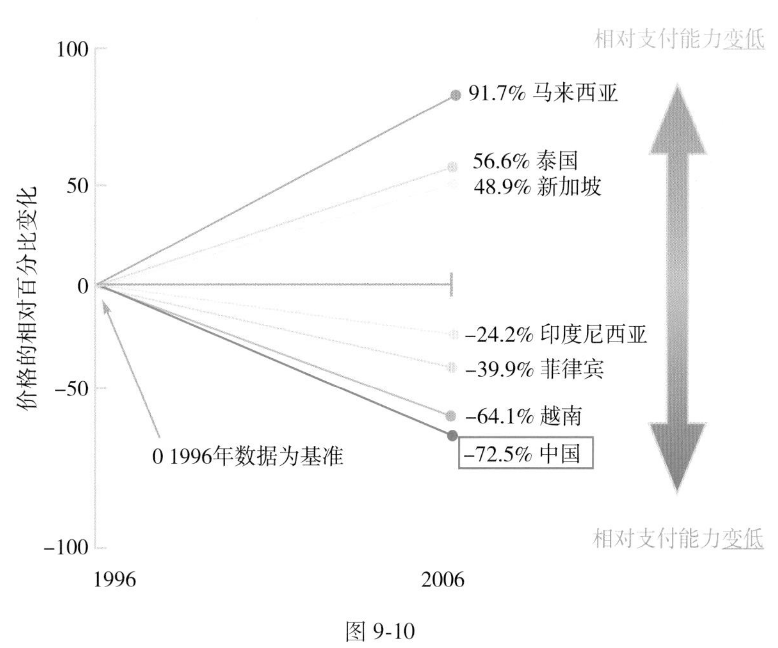


图9-10

资料来源：Blecher E，van Walbeek C. An Analysis of Cigarette Affordability. Paris：International Union Against Tuberculosis and Lung Disease；2008.

3. 中国提高烟草税价的努力　为了促进中国政府提高烟草税价，卫生经济专家和税务专家做了大量的研究。专家测算结果显示，如果中国将税率从目前水平提高到零售价格的51%〔即：每包卷烟增加1元人民币（按2000年汇率兑换为0.12美元）从量消费税〕，则吸烟者数量将减少1370万，降低死亡340万，节省医疗费用26.8亿元，烟草税收将增加649亿元，总额将增至2351亿元（287亿美元）。

全国人大和政协会议上很多代表提出增加烟草税价的提案，2009年5月26日，财政部、国家税务总局出台了《关于调整烟草产品消费税政策的通知》，上调了卷烟的消费税。对甲类卷烟的消费税从价税率由原来的45%调整至56%，乙类卷烟由30%调整至36%，雪茄烟由25%调整至36%。但此次调整税价没有联动，部分甲类烟调为乙类烟，结果这部分卷烟的税负从原来的35%下调了36%，税率不升反降。

目前卷烟税率调整并没有导致卷烟价格上升，一方面调整幅度很小，平均每只卷烟增加0.3元人民币，一盒卷烟增加6分人民币，与专家建议的增加1元人民币差距很大，加上中国经济发展十分快速，实际支付能力持续上升，因此中国的卷烟必须大幅度提价，才能保持或使卷烟的消费能力下降。

提高中国的卷烟税将会挽救生命、节省医疗服务费用、提高生产力，并增加中国政府的财政收入，是有百利而无一害的好政策，但是工信部有关负责人在2012年3月11日答记者问说："关于烟草产品的税费、价格等事宜仍在研究中"。这背后依然是烟草企业利益的影响。

世界银行建议把烟草税定为零售价格的2/3~4/5。执行提高烟草加税加价的要点包括以下五点：

（1）提高烟草税到国际水平，所有国家都应使烟草税占烟草制品零售价格的至少2/3~4/5。

（2）对所有烟草制品平等征税：所有的烟草制品必须按照同样的税率征税，防止烟草使用者由于价格差异转吸不同品牌和类型的烟草制品。

（3）确保烟草税以提高价格的形式转移给消费者。为了减少成本，消费税应当在生产商一级征收并加印花，而不是在批发或零售层面收取，减少对这些小规模企业的行政管理成本，并且尽可能降低逃税的情况。但是最后要体现在价格上的增加，降低消费者对卷烟的购买力。

（4）把烟草税与通胀率和消费者购买力挂钩：调整税率，使烟草制品的零售价格至少提高通货膨胀率和人均GDP增长率之和。

（5）分配烟草税收入用于控烟或其他卫生项目。高收入国家发现，将税收收入定向用于防止吸烟或其他卫生项目，公众会支持提高烟草税。

以上分析表明，中国的烟草控制处在一个十分艰难的时期，但是也表明控烟运动已经触及烟草业的要害，必然遭受烟草业的全面抵抗。由于中国烟草总公司与政府主管部门国家烟草专卖局是两块牌子同一个机构，烟草业的行业利益正在吞噬政府部门的监管职能，形成了一个政企合一的行业利益共同体。中国烟草业利用政企合一的优势，更利用他们在烟草控制框架公约履约机制中攫取的主导地位，不断干扰和消解中国的控烟履约行动，使烟草业假借“政府”的某些权力，以政府的名义阻碍控烟政策的实现。

控烟的要害是让国家烟草专卖局离开控烟履约机制，尽快出台“国家烟草控制规划”，使中国的控烟按照《公约》的要求有序进行。中国正在进行法制建设，履行烟草控制框架公约正是按照一项在中国生效的国际法来解决公共卫生的问题。这项国际公约在中国的有效实施，不仅解决中国已经带来沉重负担的慢性病问题，而且通过立法来解决很多民生问题的典范，也是通过公民社会推动有关法制建设的典范。

# 第六节　国民营养改善策略

## 一、推荐的策略

### （一）联合国有关宣言

获得食物与营养是基本人权。1948年联合国发布的《世界人权宣言》明确提出：“人人享有维持本人与家庭的健康所需食物”。1959年联合国大会通过的《儿童权利宣言》宣称：“获得适当的营养是每个儿童的权利”。1978年《阿拉木图宣言》提出初级卫生保健，包括“改善食品供应及适当的营养”。1989年联合国大会通过的《儿童权利公约》中提出：“每个缔约国应致力于消除疾病和营养不良，以保证儿童有权享有可达到的最高标准的健康”。

1996 年联合国粮农组织《世界粮食安全罗马宣言》提出："人人享有获得安全并且营养的食物的权利"。

（二）《世界营养宣言》与《世界营养行动计划》

1992 年 12 月，联合国粮农组织与 WHO 共同组织召开了全球部长级"国际营养大会"，包括中国在内 159 个国家的代表通过了《世界营养宣言》和《世界营养行动计划》，并作出承诺，要尽一切努力在 21 世纪之前：①消除饥饿以及饥饿相关的死亡；②消除由于自然或人为灾害引起的饥饿和营养缺乏病；③消除碘缺乏和维生素 A 缺乏。

《世界营养宣言》中同时提出，在 21 世纪前尽最大可能做到：①减少饥饿以及广泛存在的慢性饥饿；②减少营养不良，特别是儿童、妇女和老年人中的营养不良；③减少重要微量营养素的缺乏；④减少膳食相关的慢性非传染性疾病；⑤促进母乳喂养。

《世界营养宣言》中还敦促各成员国在 1994 年前制定出本国的《营养行动计划》，同时建议，通过促进政府和非政府组织、企业、社区和个人之间双边或多边的多种形式合作开展营养工作。

（三）联合国《千年宣言》

2000 年，中国和其他 188 个联合国成员国共同签署了《千年宣言》，承诺将建立新的全球合作伙伴关系，并设立了一系列以 2015 年为最后期限的"千年发展目标"，包括：①减少贫穷和饥饿；②保证普及全民基础教育；③降低儿童死亡率；④确保环境的可持续发展等。

（四）《婴幼儿喂养全球战略》

2002 年 WHO 和联合国儿童基金会联合制定了《婴幼儿喂养全球战略》，提出：①出生后最初的 6 个月内应对婴儿进行纯母乳喂养，同时继续母乳喂养至 2 岁或以上；②营造母乳喂养促进环境；③为母亲提供准确的信息、适宜喂养技术以及咨询；④通过提供赋予权能的最低条件，例如带薪产假、非全日工作安排等，帮助从事有酬就业的妇女继续母乳喂养；⑤为母亲提供有文化针对性的正确营养咨询和建议；⑥建议尽可能广泛地利用当地食物资源。

（五）《饮食、身体活动与健康全球战略》

2004 年第 57 届世界卫生大会讨论通过了《饮食、身体活动与健康全球战略》，提出了 4 个主要策略和措施：①依靠基本公共卫生行动及促进健康和预防疾病的措施，减少由不健康饮食和缺乏身体活动造成的非传染病危险因素；②加强全面认识和理解饮食和身体活动对健康的影响及预防性干预措施的积极作用；③鼓励制定、加强和实践全球、区域、国家及社区政策和行动计划，以改善饮食和增加身体活动，这些政策和行动计划是可持续性的、综合的，并使包括民间社会、私立部门和媒体在内的所有部门积极参与；④监测关于饮食和身体活动的科学数据及主要影响，支持一系列广泛相关领域的研究，包括评价干预措施，以及加强在这一领域增进和保持健康所需的人力资源。

## 二、中国营养改善策略及与国际推荐策略比较

### （一）《中国营养改善行动计划》及相关策略

为了实现在《世界营养宣言》的承诺，中国政府制定了相应的政策和策略以促进营养改善工作的开展。20 世纪 90 年代，在国务院主持下，七个部委参与起草了《九十年代中国食物结构改革与发展纲要》。1993 年第 220 次总理办公会议通过并颁布实施了《九十年代中国食物结构改革与发展纲要》。国务院办公厅于 1997 年 12 月 5 日发布了《中国营养改善行动计划》，要求：①将营养目标纳入有关法律、法规、政策和计划；②加强有关营养与食品卫生工作的法制建设；③增加食物生产及改善家庭食物供应；④提高食品和饮用水质量，预防传染性疾病；⑤提倡母乳喂养，改善儿童营养；⑥预防微量营养素缺乏症；⑦加强营养人才培训及营养教育；⑧评估、分析和监测。2001 年 11 月 3 日国务院办公厅颁布了由七部委起草的《中国食物与营养发展纲要（2001~2010 年）》（国办发〔2001〕86 号文件）。

这些计划和纲要在规范和指导中国食物生产与食物消费协调发展，提高人民食物消费水平，改善国民膳食营养结构，引导居民科学合理的膳食消费模式方面发挥了重要作用。但是，由于社会经济发展的不平衡，不同地区在行动计划和纲要的制定及实施上差距很大，加上对营养工作的认识程度不同，许多地方仅是流于形式，没有确确实实地开展营养工作。

### （二）《中国儿童发展纲要（2001~2010）》

为了贯彻实施中国政府制定的《中国儿童发展纲要（2001~2010）》（简称《纲要》），落实婴幼儿营养改善措施，以实现预期目标，卫生部制定了《婴幼儿喂养策略》，并明确指出，在生命的最初 6 个月应对婴儿进行纯母乳喂养，以实现婴儿的最佳生长、发育和健康。之后，为满足其不断发展的营养需要，婴儿应获得安全的营养和食品补充，同时继续母乳喂养至 2 岁或 2 岁以上。

但是，中国母乳喂养情况并不乐观，2006 年全国 4 个月内婴儿母乳喂养率为 65. 3%，混合喂养率为 28. 7%，人工喂养率为 6. 0%；6 个月内婴儿母乳喂养率仅为 49. 2%，混合喂养率和人工喂养率分别为 44. 0%和 6. 8%，约有一半的婴儿没有得到纯母乳喂养或几乎纯母乳喂养。城市 6 个月内婴儿母乳喂养情况稍好于农村，母乳喂养率分别为 51. 9%和 48. 5%。同时全国 3 岁以下婴幼儿家长科学喂养知识普及率为 65. 8%，与《纲要》中要求的至 2010 年达到 85%相比还有一定的差距。

### （三）营养干预的试点工作没有根本解决营养问题

近年来中国实施了一些营养干预措施并取得一定的成效。1992 年全国营养调查的结果表明，中国居民的“温饱”问题已经基本得到解决，膳食营养摄入和营养状况得到不断改善。2002 年中国居民营养与健康状况调查结果显示，近 20 年来，中国居民膳食质量明显提高，城乡居民能量及蛋白质摄入基本得到满足，肉、蛋、禽等动物性食物消费量明显增加，优质蛋白质比例上升。农村地区的改善更为明显，膳食结构趋向合理。儿童青少年生长发育水平稳步提高，平均身高和体重都明显提高。婴儿低出生体重率为 3. 6%，已达到发达国家水平；儿童营养不良患病率显著下降，居民贫血患病率有所下降。

但是，中国营养不良问题还没有彻底消除。2002 年中国 5 岁以下儿童生长迟缓率为 14.3%，农村 5 岁以下儿童生长迟缓率高达 17.3%，农村儿童低体重率为 9.3%。铁缺乏在中国普遍存在，中国居民贫血患病率为 20.1%，男性为 15.8%，女性为 23.3%。2 岁以内婴幼儿和 60 岁以后老年人贫血患病率分别为 31.1%和 29.1%，15~50 岁育龄妇女贫血患病率为 19.9%，18~60 岁成年男性贫血患病率 10.9%。全民钙摄入不足，有近 80%的居民钙摄入量低于适宜摄入量的 60%。一半以上儿童维生素 A 营养状况差，2002 年中国城乡 3~12 岁儿童维生素 A 缺乏率为 9.3%，全国城乡 3~12 岁维生素 A 边缘缺乏率为 45.1%。

食物消费的变化带来膳食营养模式发生变化，是导致近年来中国居民慢性病增加的危险因素。动物性食物摄入大幅增加，谷类消费呈下降趋势，蔬菜水果摄入不足。2002 年中国居民蔬菜、水果摄入量与 1992 年相比表现为下降趋势，与《中国居民膳食指南》推荐摄入量相比都有较大差距。奶类、豆类及其制品摄入增加不多，是引起中国居民钙摄入不足的主要原因。食用油摄入量持续增加，中国居民中 37%的食用油摄入量已经超过推荐的 25~30g。食盐摄入量偏高，是导致中国居民高血压患病率增加的危险因素。全国城乡居民平均每标准人日食盐摄入量为 12g，有 81.6%居民超过了 WHO 6g 的推荐量。

食物消费的变化带来膳食模式的变化。2002 年全国居民谷类食物提供能量占总能量 58%，与 1992 年相比下降了 9 个百分点。来源于动物性食物的比例为 13%，与 1992 年相比增加了 3 个百分点。动物性食物和油脂消费的过度增加，使膳食脂肪供能比急剧上升。城市居民脂肪供能比已经超过了 WHO 建议的 30%的上限。近一半居民膳食脂肪的供能比已经超过 30%。

久坐少动的生活方式，增加了中国居民超重肥胖及其他慢性疾病的危险。中国职业人群身体活动不足的比例为 31.7%，近 40%的城市居民身体活动不足。分析发现，与身体活动活跃的人群相比，身体活动不足的人群发生超重肥胖的危险性增加 29%。2002 年中国有近 3 亿人超重和肥胖，与 1992 年相比增加了近 1 亿，其中 18 岁以上成年人超重率为 22.8%、肥胖率为 7.1%。肥胖加大了健康风险，尤其儿童青少年的超重和肥胖问题更是一个关系生命全过程的公共卫生问题。

## 三、导致有效策略与防治现状差距原因的分析

### （一）营养法制建设远远落后于实际需要，国民营养改善工作缺乏高层次的领导和协调

改善国民营养和健康状况，需要有法律来保障营养政策改善行动的落实，这是根本解决营养问题的基础。国际上营养立法已相当普遍，美国、日本和一些欧洲国家早在 19 世纪 40 年代后期开始营养立法工作，到目前已经形成了一套较完整的法律法规体系。日本有关营养方面的立法非常详细和全面，涉及 10 多部法规。菲律宾、泰国、印度等亚洲国家也先后制定了营养相关法律、法规。这些法律的发布与实施，对改善国民营养与健康状况、提高国民素质起到了决定性作用。

中国的营养立法工作已远远落后于发达国家，与发展中国家相比也没有优势可言。中国营养相关法律、法规的建设远远落后于实际工作的需求。目前，中国尚没有一部关于营养的法规。由于没有营养法律、法规的制约，导致营养工作具有很大的随意性，尤其是欠发达地区和贫困地区营养工作往往被忽视，已经制定的一些营养改善行动计划也因为没有法律的保

障，致使职责不清，人员、经费及设备没有保证，而无法贯彻实施。例如，由国务院办公厅发布的《中国营养改善行动计划》，没有得到各地政府的足够重视，只有为数不多的地方政府制定了本地的行动和实施计划。

国民营养改善工作是一项涉及多方面的系统工程，需要政府的统一领导和协调，尤其是营养相关纲要和行动计划的制定与实施都需要政府多部门的合作。中国目前只成立了国家食物与营养咨询委员会，至今还没有一个高层次领导机构统筹全国的营养工作，只有一些部门和研究机构在负责和从事营养工作。因此，要加强中国的营养工作，面对社会日益增长的营养需求，提高国民的营养健康状况，就需要成立国家级行政领导机构统筹安排全国的营养工作。

### （二）对国民营养改善在社会经济和人力资本、强国富民发展战略中的作用和地位认识不够

营养是人类生命的源泉和物质基础，决定着国民的健康状况、智力发展与素质的提高。从一个新生命出生到衰亡，营养将影响人体一生的健康。营养不良会使儿童身高平均少长3~4.6cm，儿童智商降低0~15分，缺铁可使认知测验分低0.5个标准差，智商降低5~8分，这种缺陷在其年龄稍大以至未来一生都无法得到弥补。早期营养不良不仅对儿童具有即时的影响，而且与成人期所患冠心病、糖尿病和高血压等慢性疾病也有关系。

营养不良会导致儿童夭折，直接造成经济损失。儿童期中、重度生长迟缓，将造成成年劳动生产力降低2%~9%。儿童缺铁性贫血造成成年时期劳动生产率下降，其损失以2001~2010年净现值计算为23787亿元。仅按2001年的损失估算，是国内生产总值的2.9%。中国成年男子因贫血造成的2001~2010年间劳动生产力损失是2180亿元；由于成年女子贫血率高，这10年的劳动生产率损失将是4840亿元。

超重和肥胖能造成巨大的经济负担。据估计，中国由超重和肥胖造成的高血压、糖尿病、冠心病和脑卒中四种疾病的直接经济负担合计高达211.1亿元人民币，占2003年国家卫生总费用的3.2%、医疗总费用的3.7%，而理论上这部分费用可以通过控制超重和肥胖而节省下来。

如果及时采取干预措施，就可以避免或在很大程度上减少由于营养问题对国民素质、社会经济发展的负面影响。据估算，自1990年以来，由于中国5岁以下儿童生长迟缓率从33.4%降至2000年的16.1%，成年后劳动生产率的提高可减少的经济损失，以1992~2000年净现值计为1014亿的价值。如果在今后10年中生长迟缓率降低5%，则将减少损失200亿。如果采取措施使中国贫血率降低30%，则成人及儿童成年以后的劳动生产率提高所得经济效益，以2001~2010年的净现值计算是4553亿元。

这些证据表明，膳食营养问题不仅关系到国民营养和健康状况，而且影响到国民素质、人力资本以及社会经济的发展。不重视膳食营养问题，劳动生产力就不能得到最大程度的发展和表现，扶贫、社会经济发展所带来的成果就不能得到巩固和提高，反而会由于膳食营养问题产生的负面影响所抵消，造成贫困→营养不良→人力资源素质下降→疾病负担增加、劳动生产能力下降→经济发展缓慢→继续贫困的恶性循环。

国外的经验表明，膳食结构一旦形成后极难扭转。20世纪30~40年代，欧美国家的食物生产政策向高蛋白、高脂肪食物倾斜，从而形成了人们高脂肪、高蛋白、高能量、低膳食纤维的膳食结构。进入70年代，这些国家与膳食营养有关的慢性疾病开始大幅度增加。近

20 年来，各国为了改善本国的膳食结构，开始制定膳食指南以及膳食营养素参考摄入量，并大力推广。但是实践表明实现这一目标的进展极为缓慢，美国经过多年努力，人们的膳食中脂肪供能比仅从 40%降至 34%。中国目前正处于经济转型时期，居民的生活方式包括饮食行为正经历着巨大的转变，如果不加以正确引导，也必然会走发达国家的老路。

### （三）国民营养改善工作缺乏长效的保障机制

开展国民膳食营养状况的调查和监测工作，可以及时掌握中国居民的膳食营养及其变化情况，以及对健康的影响，为国家制定相关政策和疾病防治措施提供依据。中国分别于 1959 年、1982 年、1992 年和 2002 年进行了 4 次全国性的营养调查，20 世纪 80 年代开展营养监测工作。这些全国性的营养工作，加上许多地区性和研究性的工作，尽管积累了大量的居民膳食和营养状况的资料，但是国民营养与健康调查和营养监测工作及营养信息系统还没有建立健全，没有形成制度化和常规化工作。国民营养与健康调查至今还是项目性研究工作，人员、经费、仪器设备等都不能得到保证，工作缺乏连续性和持续性，而且其时间间隔长，难以及时得到营养信息。10 年一次的全国营养与健康调查已经滞后于经济快速发展对生活方式造成的影响，有必要缩短全国营养与健康调查的周期，每 5 年进行一次调查，这样才能更及时地了解中国居民膳食模式的变化及对慢性病发生发展的影响，为政府制定相应的策略和措施提出建议。

针对本国居民存在的营养问题，各国政府制定了相应的干预策略和措施，如美国、欧洲等 20 多个国家的“食物强化”策略，非洲等国家的“食物、营养补充”策略，美国、日本等多个国家的“学校午餐”策略，美国、澳大利亚、日本“膳食指南”和“营养教育”策略。这些策略和措施对于增进国民的营养知识，建立健康的行为和生活方式发挥了重要的作用。

在国民营养改善方面，中国也实施了许多项目（表 9-5）。例如，为了调整农业产业结构、改善农村地区居民营养状况，在东北三省实施的“大豆行动计划”；为改善学生营养状况，在城市地区试点的“学校午餐”、“学生奶饮用计划”等。在食物强化方面，中国全面推行碘强化食盐，取得了良好的效果。但与此同时，开展的食物强化如铁强化酱油、强化面粉、营养补充等工作虽然有一定的进展，但面临许多问题。各种营养干预项目在试点时大都可以取得良好的效果，但是在进行大范围的推广时，由于组织协调、队伍、经费等种种原因，往往不能获得预期的效果，缺乏可持续性。

### （四）饮食文明建设落后，远达不到社会经济发展及物质与精神文明建设的要求

长期以来中国缺乏饮食与营养方面的教育，即“食育”，绝大多数人缺乏最基本的营养知识。目前，中国有 1 亿多的“文盲”，“营养盲”要有几个亿。由于“食育”的缺位，人们缺乏正确的饮食和营养的观念，饮食文明的建设远远达不到社会的发展和两个文明建设的需要，讲排场、浪费食物的现象、不科学、不文明的饮食行为经常可见。人们在食物消费时多以丰盛、有余为目标，认为这是自己身份的象征，特别是在一些经济发达地区，包括富裕农村，生活物质条件改善后，追求奢侈、讲究排场的风气更为流行，食物浪费普遍存在。一项调查显示，北京市居民在外就餐时平均食物丢弃浪费量为 11%。如果以全国城市居民有 10%在外就餐估算，则全国损失粮食 220 万吨。极大浪费了耕地、水和劳动力资源，消耗了国民经济发展的成果。

**表 9-5 中国开展的营养干预项目**

| 项目 | 依据 | 结果 | 原因分析 |
|---|---|---|---|
| 碘强化食盐 | 1994 年，国务院颁布了《食盐加碘消除碘缺乏危害管理条例》 | 孕妇、乳母使用碘强化食盐，使新生儿的脑神经发育、智力发展受到合理的保护，碘缺乏病防治已取得明显成效 | 各级政府将食盐加碘消除碘缺乏危害的工作纳入本地区国民经济和社会发展计划 |
| 营养强化面粉 | 2002 年与国家退耕还林（草）政策相衔接 | 在甘肃和河北两省开展营养强化面粉的试点工作，近 3 万人食用营养强化面粉。结果表明：维生素 A 缺乏明显下降，营养性贫血由 15.5%下降至 13.2% | ①宣传、推广力度不够，影响强化食品和营养补充食品的认可和接受度：老百姓对营养强化食品的认识仍十分有限。许多老百姓对铁强化酱油这种最便捷、有效、经济的补铁方式，以及强化面粉所知十分有限，严重制约了强化食品的推广；②价格因素严重制约目标人群尤其是农村人群对强化食品等的接受；③产品本身应更加具有针对性和多样性 |
| 铁强化酱油 | 针对中国传统植物性膳食所造成高发生率的营养性贫血，全球营养改善联盟的支持 | 2003 年 9 月启动铁强化酱油推广项目。目前已在江苏、贵州、河北、广东、吉林、北京等 6 个省市陆续开展了推广试点工作，覆盖人口 5400 万，取得了显著的效果，推广一年后受益儿童的缺铁性贫血从 42%下降到了 7%，各试点人群贫血率平均下降 30%。按此下降比例计算，铁强化酱油推广 3 年后因贫血降低而得到的劳动力收益将达 141.1 亿 | |
| 贫困农村地区儿童“营养包”补充 | “营养包”以大豆粉为基底，含有铁、锌、钙、维生素 A、$B_1$、$B_2$、$B_{12}$、$D_3$、叶酸 9 种营养素 | 2001～2007 年在甘肃农村进行的干预试验证实，在 6～24 月龄期间补充，可以降低婴幼儿生长迟缓和贫血患病率，促进儿童智力发育，而且效果可以持续至 5～6 岁。“营养包”的价格也适合农村地区的消费水平 | 缺乏相关营养标准，如营养补充产品的标准，至今不能推广 |
| 学生营养午餐 | 《中国营养改善行动计划》、《中国食物与营养发展纲要（2001～2010）》、《中国儿童发展纲要（2001～2010）》 | 北京、上海、杭州等城市的实践均证明，学生营养午餐是保证中小学生身体健康、减少营养不良的可靠途径。杭州的经验表明，吃营养午餐的学生身高、体重、血红蛋白和学习成绩都优于对照组。北京市的学生营养午餐发展快速，由过去长期徘徊在 2 万多份增加到 10 多万份 | 食谱花样少：“返餐率”超过 30%，90%以上的学生表示营养餐不好吃。要尽量解决营养餐的口味问题，尤其是营养与口味的矛盾<br>卫生没保证：供餐企业的卫生设施不齐全等原因 |
| 一个鸡蛋工程 | 2000 年卫生部、教育部、农业部和体育总局共同给国务院的《关于改善中国儿童青少年体质与健康状况的报告》 | 2006 年在静乐县政府的支持下，全县 4000 余名农村寄宿制中小学住校生每人每天都吃到了一个鸡蛋，得到学生、家长和社会的普遍认可 | 只要在监督、市场供应、保管加工、发放等各个关键环节上管理严格、运行有序，值得在全国贫困县推广 |
| 贫困地区寄宿制小学学生营养改善项目 | | 2007 年中国发展研究基金会与广西教育厅在都安县 2 所小学实施“贫困地区寄宿制小学学生营养改善项目”，通过伙食补贴为住宿小学生提供免费“营养午餐”，经过一个学年的营养干预，学生在体质、体能等方面发生了较明显的变化。如身高、肺活量、50m 跑和立定跳远等指标有较为明显的提高，某些心理表现也有了不同的变化 | 政府主导，经费、人员的支持 |

资料来源：作者整理

因为缺乏营养知识，一些错误的饮食观念流行，例如认为凡是“价格高的食物就是营养丰富的食物”，“珍稀的就是大补的”，等等。某些营养价值并不高甚至对人体健康有危害的野生动、植物常常被人们当做滋补珍品，不惜花大价钱购买，这样既破坏了生态平衡，又得不到应有的保健效果。

另一方面的问题是由于营养知识缺乏，居民不能合理利用食物资源。中国农村居民营养知识缺乏状况尤为严重，营养知识的知晓率不到3%。儿童家长的喂养知识缺乏也十分普遍，不能正确地选择和利用食物，直接导致了儿童辅食添加不合理，是城乡儿童营养不良差距的主要原因。在一些农村地区出现“卖掉鸡蛋买方便面”的现象。还有一些偏远地区居民在生活条件改善后，将鸡蛋卖掉，换回一度被视为“稀罕物”的酱油，并且大量使用，造成盐的摄入总量居高不下，大大增加了患高血压等慢性病的风险。

## 四、建议策略和行动计划

### （一）策略

适应中国人民生活水平提高和营养改善的需求，为提高国民素质、促进社会经济发展及建设平等、和谐社会，以政府为主导，动员全社会力量，加强国民营养改善工作。从国情出发，对不同地区进行分类指导，从急需入手，针对重点人群，不失时机开展国民营养改善工作。包括以下6个方面：①将国民营养改善作为强国富民的国策，纳入国家经济和社会发展规划；②加强营养法制建设，加强营养相关政策和计划的制定和实施；③加强国民营养与健康调查和营养监测，建立健全国民营养信息系统；④加强营养工作队伍的建设，加强营养人才的培养；⑤提高全民营养意识，全面普及营养知识，倡导饮食文明和健康的生活方式；⑥加强营养领域的科学研究，提高营养发展的科技水平。

### （二）行动计划

1. 全民营养知识普及行动　膳食指南是指导广大居民实践平衡膳食，获得合理营养的科学文件。2008年1月卫生部颁布了《中国居民膳食指南》（2007）并进行推广，在全国广泛开展以《中国居民膳食指南》为主要内容的营养知识普及宣传活动，可以帮助中国居民合理选择食物，并进行适量的身体活动，以改善人们的营养与健康状况，减少或预防慢性疾病的发生，提高国民的健康素质。食品营养标签是食品标签的重要内容，是消费者了解食品营养组分和特征的主要途径。通过推行食物营养标签和标识，消费者可以将食品营养标签作为选购食品的参考和依据，从而引导消费者合理选择食品，促进膳食营养平衡，保护消费者知情权和身体健康。在集体食堂或餐饮业实行食品能量、脂肪含量等主要营养素的标识制度，并通过对厨师进行营养知识培训，让他们知晓摄入过多油盐对健康的危害等方式，达到促进消费者健康的目的。

2. 全国儿童、妇女营养改善行动

（1）农村儿童、妇女营养改善重大行动：从急需者入手，以农村2岁以下儿童和孕妇为重点；区域以西部为重点，充分利用当地食物资源，引导孕妇和儿童家长合理选择食物；将孕妇营养和婴幼儿辅助食品的添加提高到与母乳喂养同等高度加以推行。在诸多因素中，辅食添加不但是最易行的，也是效果最直接最好的鼓励研发孕妇和儿童复合营养包，给予6~24个月儿童，以补充这些儿童营养不足等综合性措施，有效改善中国农村儿童营养与健康状况。

（2）农村寄宿制学生营养补助计划：加快寄宿制学校建设，落实农村寄宿制学校生活，是深化农村义务教育改革的具体体现，对改善农村寄宿制学校学生营养状况，保证农村寄宿制学生身心健康，建设社会主义新农村意义重大。开展在校寄宿就餐的学生提供订餐配给补贴制度，每周每生补助一定金额。学校从星期一至星期五每天为就餐学生提供一份营养结构基本合理的早餐（一个蛋、一杯豆浆），每周两次为就餐学生各提供一份营养丰富午餐。在农村贫困地区实施“一个鸡蛋工程”。对农村寄宿制学生进行营养指导或国家制定农村寄宿制学生营养指导规范。

（3）学生午餐普及推广：在城市中小学校中逐步普及营养午餐。根据不同地域的经济基础和口味差异，因地制宜，采取不同的供餐形式。加强营养午餐的研究工作，解决营养与口味之间的矛盾，制作出学生喜欢吃的营养午餐。在有条件的地区开展营养早餐的试点工作，并且逐步推广。加强学生营养餐的宣传，让全社会都重视学生营养餐。把它纳入学校的工作计划，将营养教育纳入学生素质教育之中，通过宣传、教育，对学生进行科学引导，培养学生科学的饮食观念，从小养成良好的饮食习惯。

3. *建立控制人群肥胖流行重大专项*　针对影响肥胖流行的膳食结构失衡和身体活动不足两大行为危险因素，开展肥胖的综合防治。及时了解人群超重和肥胖流行趋势以及慢性疾病的发展；制定和完善人群肥胖预防和控制指南以及膳食指南，指导居民保持健康体重；实施全民健康活动方式，控制肥胖及超重的快速增长。

4. *建立居民营养与健康队列专项*　建立国民营养与健康队列研究，能够准确显现在生命历程中暴露因素和儿童期生长的差异及其对老年期健康和生活的影响。队列研究数据收集的终点是疾病终点，尤其是可能与儿童期膳食、社会经济因素和营养状况相关的一系列心血管疾病和癌症。在中国13亿人口中，通过科学设计、严密组织实施，这是一个重要的系统工程，不仅对营养学、医学、卫生经济学，以至社会学都将产生巨大贡献，为政府决策提供科学支持。

## 第七节　促进全民身体活动

### 一、背景

#### （一）身体活动与健康

身体活动指有肌肉参与、且增加能量消耗的任何活动，包括各种体育锻炼，也包括职业有关的体力负荷、家务劳动、外出交通往来的步行和骑车等。

经常的身体活动，增进心肺功能，降低血压和血糖，增加胰岛素的敏感性，改善血脂和一些内分泌系统的调节，提高骨密度，保持或增加瘦体重，减少体内脂肪蓄积，控制不健康的体重增加。这些作用的长期影响，可以使冠心病、脑卒中、2 型糖尿病和肿瘤的发病风险减少 20%~30%；有助于延长寿命，预防高血压、骨质疏松症和肥胖症，改善骨关节功能、缓解疼痛；对调节心理平衡、增强自信心、减轻压力，缓解焦虑、抑郁及孤独感，改善睡眠，延缓老年人认知功能的下降也有一定帮助。

根据WHO的估算，全球17.1%的人口缺乏身体活动，40.6%身体活动不足。身体活动不足和缺乏在全球的流行，将造成未来非传染性慢性疾病的负担日益加重。现有资料显示，21.5%缺血性心脏病、11%缺血性脑卒中、14%糖尿病、16%结肠癌和10%乳腺癌、3.3%的死亡可归因于身体活动不足和缺乏。通过身体活动干预，促进行为的改变，可以遏制、甚至逆转这种趋势的发展。

近些年来的研究还显示，身体活动干预结合其他危险因素控制，有效降低了发达国家心血管病的死亡率；身体活动干预在现行临床指南中是心血管病、2型糖尿病、代谢综合征和肥胖症治疗的必要措施，也是抑郁症、骨骼关节系统疾病、肿瘤等治疗或康复的重要手段。身体活动干预不仅在这些疾病的一级预防中发挥关键作用，而且在二级预防、治疗和康复过程中也起到不可或缺的作用。

### （二）中国居民身体活动变化趋势

尽管身体活动对健康和慢性疾病发生发展的影响已经得到了广泛关注，但是中国日常身体活动水平不足的人群比例仍然比较高。WHO估计，40%~50%中国人身体活动不足；根据2000年国民体质监测结果，中国大部分成年人缺乏体育运动或运动不足，每周参加体育锻炼一次以上、每次锻炼时间30~60分钟者的比例只有31%~53%。2002年中国居民营养和健康状况调查的结果显示了相似的趋势，大量业余时间用于看电视、静态生活方式的人群比例高，经常参加锻炼的比例低，尤其是18、44岁工作年龄的人群。（表9-6，图9-11、图9-12）。国家学生体质监测结果显示，1979~2005年，反映中国城乡男女学生身体运动机能的肺活量、速度素质、力量素质、耐力素质和柔韧性都有下降趋势；另一方面，与身体活动水平密切相关的超重和肥胖却明显上升。

**表9-6　2002年中国居民业余休闲时间和看电视的时间**

| 行为和生活方式 | 合计 | 城市 | 农村 | 男性 | 女性 |
|---|---|---|---|---|---|
| 看电视时间（h/d） | 2.1 | 2.3 | 2.0 | 2.1 | 2.0 |
| 业余时间（h/d） | 2.5 | 3.2 | 2.2 | 2.7 | 2.4 |

数据来源：作者根据马冠生，孔灵芝. 2002中国居民营养与健康状况调查报告之九：行为和生活方式

## 二、促进全民身体活动的推荐策略

身体活动水平和能力影响人口素质、疾病预防、生活质量和期望寿命，进而影响一个国家的经济发展和综合国力。因此，WHO和多数发达国家都把身体活动促进政策与其他影响整个国家的重要公共卫生策略和实践给予高度的关注。

### （一）WHO促进全民身体活动策略

2004年5月，世界卫生大会通过了《饮食、身体活动与健康全球战略》（WHA57.17），要求各成员国将推动健康饮食和身体活动作为预防控制慢性病的重要策略。其中关于促进身体活动策略归纳如下：

1. 依靠基本公共卫生行动及促进健康和预防疾病的措施，减少由缺乏身体活动造成的慢

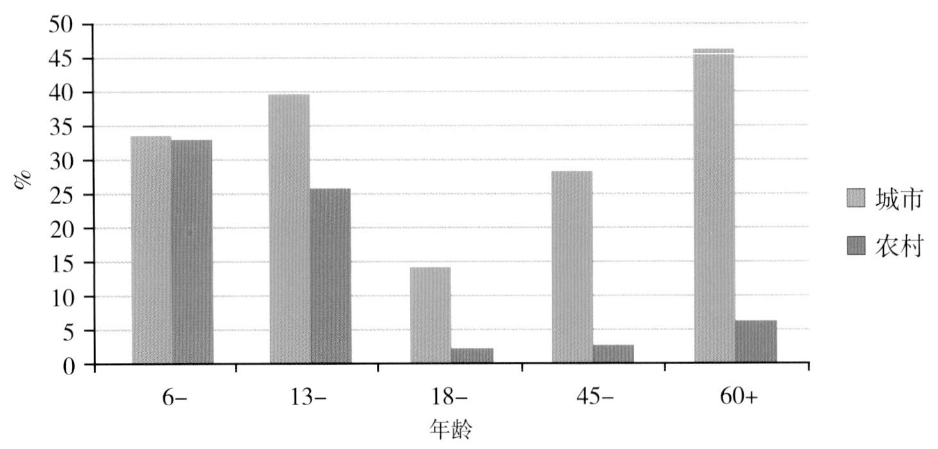


图 9-11　中国城市居民参加锻炼的比例

数据来源：作者根据马冠生，孔灵芝. 2002 中国居民营养与健康状况调查报告之九：行为和生活方式

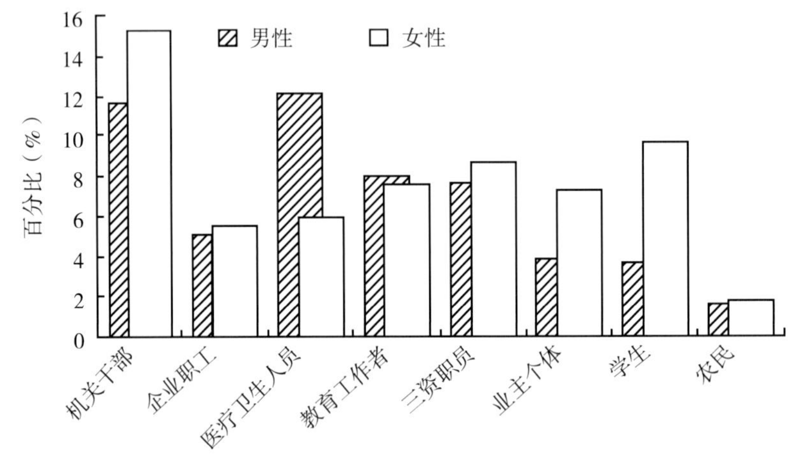


图 9-12　2002 年中国不同职业人群采取静坐生活方式的比例

资料来源：杨功焕，中国人群死亡及其危险因素流行水平、趋势和分布

性病危险因素。

2. 加强全面认识和理解身体活动对健康的影响及预防性干预措施的积极作用。

3. 鼓励制定、加强和实施全球、区域、国家和社区政策和行动计划以增加身体活动，这些政策和行动计划是可持续的、综合的，并使包括民间社会、私立部门和媒体在内的所有部门积极参与。

4. 监测关于身体活动的科学数据和主要影响；支持一系列广泛相关领域的研究，包括评价干预措施，以及加强在这一领域增进和保持健康所需的人力资源。

为了执行 WHA57. 17 号决议提出的 4 条促进身体活动策略，于 2004 年底起草了《世界卫生组织身体活动策略的实施》报告，其中指出策略具体内容应包括：

（1）指南——成功行动的工具。

（2）循证干预措施。

（3）循证社会动员（获得政治和社会的支持，增加身体活动的参与）。

（4）针对不同对象进行持续和充分的恰当身体活动信息的交流沟通。

（5）协调多部门的政策，并为有关政策制定提出指南。

（6）与本国文化相关的国家计划（具体实际的策略、目标和资源）。

（7）能力建设和相关技术的支持。

（8）领导和培训，发展人力资源。

（9）伙伴关系和工作网络。

（10）监测、监督和评估。

（11）投资身体活动项目/行动的示范。

### （二）其他国家促进身体活动策略

日本和美国是最早启动国家公众健康综合规划的国家，1980~1990 年，开始把身体活动促进作为其“健康日本（Health Japan）”和“健康人民（Health People）”的核心公共卫生策略之一。同一时期，西欧各国、加拿大、澳大利亚等国也先后提出了有关身体活动的政策和措施（表 9-7）。

**表 9-7　其他国家提出的促进身体活动策略汇总表**

| 国家 | 推荐策略 |
|---|---|
| 美国《身体活动与健康医学总监报告》1996 | （1）学校的身体活动教育；<br>（2）工作场所健康促进活动；<br>（3）卫生服务提供者应提供一对一身体活动咨询服务；<br>（4）确定能够改变个体身体活动习惯的因素；<br>（5）改变社区环境、政策和社会规范，创造促进身体活动的支持性环境；<br>（6）所有层面的组织、机构和家庭都应承诺促进身体活动，以改善国民健康。 |
| “活力的澳大利亚”全国行动框架 1997 | （1）开展公共教育；<br>（2）创造物理支持环境；<br>（3）加强基础设施和能力建设；<br>（4）开展监测和评估。 |
| 日本卫生部《身体活动、运动及体力的基准》2006 | （1）制定国家政策和法规以鼓励身体活动，并制定相应的实施计划，提出指导国民身体活动的具体指南和标准；<br>（2）在卫生部设立健康科学中心，并配有健康运动指导者等专业人员；<br>（3）开展多样化宣传，以普及身体活动的相关知识，让身体活动的理念深入人心；<br>（4）以科学根据为基础，制定评价标准并开展评价；<br>（5）创造有利于身体活动的支持性环境，媒体、企业、非盈利团体、单位、学校、家庭、保险机构、专家与健康相关的团体将各自优势结合起来，为实现个人健康提供支持。 |
| 芬兰《关于促进增加健康的身体活动政策的政府决议》2002 | （1）组织实施促进健康的身体活动；<br>（2）增加促进健康的身体活动的经济支持；<br>（3）改善与身体活动相关的社区和日常生活设施；<br>（4）在生命的不同阶段促进身体活动；<br>（5）将身体活动整合于城市福利政策；<br>（6）普及有关身体活动的健康教育；<br>（7）开展有关身体活动的研究项目；<br>（8）监测人群的身体活动和身体功能。 |

资料来源：作者根据文献整理

### （三）中国促进全民身体活动的推荐策略

参照WHO和其他国家促进身体活动的策略，结合中国国情，中国促进身体活动的推荐策略应包括以下内容：

1. 制定国家促进身体活动的政策、规划和行动计划　国家的有关政策法规是促进身体活动的重要和必要支持之一。

2. 促进身体活动工作与慢性病的预防和治疗相结合　身体活动水平不足是慢性病的主要危险因素之一，慢性病的预防必须包括身体活动的干预，某些病的治疗也需要配合身体活动的干预。

3. 在全国开展促进身体活动影响健康的教育和宣传　健康教育是促进身体活动的必要内容，提高科学性和成本效益，需要在国家层面整合有关工作。

4. 整合各方面资源，营建支持性环境，鼓励、培育和推广源于民间和基层的活动和项目　国际上的身体活动干预研究证据显示，出自民间的草根项目可以明显增加身体活动水平，更容易坚持和推广。中国的经验也提示这是一个有效的身体活动干预途径。而对于群众自发的身体锻炼活动的最好支持，莫过于为他们营造各种软硬件条件。

5. 在全国开展全民健身行动等群众体育运动　随着中国经济的快速发展，职业劳动强度不断降低，生活中的体力付出也越来越少。西方发达国家的经验显示，参加各种体育运动可以部分弥补生活和工作中身体活动水平的降低。

6. 整合工作网络、统一调查指标和方法，建立身体活动的监测和评估系统　身体活动的监测数据是制定政策、跟踪变化趋势、评估干预效果等的必要依据，而整合资源可以提高工作的成本效益和科学性。

## 三、中国开展全民促进身体活动工作现状

### （一）研究和制定国家促进身体活动的政策、规划和行动计划

目前中国有很多与大众体育有关的立法和规章，以及相应的行动计划和项目（表9-8）。这些政策法规主要体现了“发展体育运动，增强人民体质”的精神，更多地聚焦在体育运动和国民体质上，而对更广义的身体活动、对健康和疾病预防的关注不够。

开展群众体育的实际工作中，参与的人群比例还相对较低。1954年国务院下发开展“工间操”的通知（于1981年发文重申），虽然人群覆盖面较大，但实施情况没有监测评估数据。

### （二）促进身体活动与慢性病预防和治疗相结合

2007年由卫生部、全国爱卫会、中国疾控中心共同发起了“全民健康生活方式行动”，以合理膳食和适量运动为切入点。截至2008年9月1日，全国已有13个省市启动了该行动，个别地区开展了形式多样的活动。但是各地均缺乏开展行动的长效机制，缺少政策保障；尚未开展行动效果评估工作。

目前在中国疾病控制部门、基层社区和综合医院的医学实践中，虽然已将促进身体活动作为慢性病的一级和二级预防、辅助治疗和康复的工作内容之一，但是人群效果不清，也缺乏系统规划和循证的实施方案。

表 9-8　中国有关部门发布促进身体活动的政策法规

| 发布机构 | 政策法规 |
|---|---|
| 全国人大、国务院、中共中央等 | 《中华人民共和国体育法》<br>《全民健身计划纲要》<br>《中共中央国务院关于加强青少年体育增强青少年体质的意见》<br>《中华人民共和国义务教育法》<br>《中共中央国务院关于进一步加强和改进新时期体育工作的意见》 |
| 体育总局、教育部、卫生部等 | 《公共文化体育设施条例》<br>《国家体育锻炼标准》<br>《国家体育锻炼标准施行办法》<br>《国民体质测定标准施行办法》<br>《国民体质监测工作规定》<br>《农村体育工作暂行规定》<br>《普通人群体育锻炼标准施行办法（试行）》<br>《全国城市体育先进社区评定办法》<br>《社会体育指导员技术等级制度》<br>《体育服务认证管理办法》<br>《开展全国亿万学生阳光体育运动的通知》<br>《国家学校体育卫生基本条件试行标准》<br>《国家学生体质健康标准》<br>《学生体质测定标准》<br>《学校体育工作条例》<br>《中小学体育工作督导评估指标体系（试行）》<br>《中小学卫生保健机构工作规程》 |

### （三）开展促进全民身体活动的教育和宣传

现代社会信息传播工具发达，各种媒体上有大量身体活动与健康的信息，来源于不同层次的组织机构和个人（有关内容尚没有系统的统计分析和科学评价）。

另一方面，大众对身体活动影响健康多少都有所认识，但是在自己健康实际受到危害以前，常常难以落实在增加身体活动的行为改变上。

### （四）鼓励、培育和推广民间及基层的活动和项目

多年来中国民间存在各种各样群众自发性的身体锻炼活动，尽管环境条件受到种种限制，但是一些活动在全国很多地区得到广泛的开展，群众参与热情高，起到了良好的身体活动促进作用。但是目前仍缺乏对这类活动开展情况的统计及实施效果的评估。

有关支持性环境，体育系统利用体育彩票资助的“全民健身路径工程”，在城市社区中建设一批大众体育活动场地、设施。在一定程度上改善了社区的健身锻炼条件，但目前缺乏对全国各地实施和落实情况及实施效果的评估。

在公共设施建设方面，很多城市规划不利于人们增加身体活动，如某些城市道路机动车挤占自行车道和人行车道，甚至有些道路建设不设计自行车道等，限制了人们外出步行或骑

自行车增加身体活动的机会。

体育系统的社会体育指导员制度和体质评价系统、社区文娱组织、地方体育比赛和文艺表演等活动，都为民间健身锻炼活动提供了良好的支持性环境，未来应加以提高、完善。

### （五）在全国开展全民健身行动等群众体育运动

群众性体育活动是中国始终倡导的国家策略，并且有多个政府部门参与组织和管理，也有良好的群众基础。但是人群参与比例还相对较低，2000 年全国体质调研（图 9-13）和 2002 年中国居民营养和健康状况调查结果表明：中国居民每周参加 3 次以上体育锻炼的比例仍不足 1/3，以 30~49 岁中年人锻炼最少。群众的体育健身意识还不够强，群众性体育活动的开展还不够广泛，经常参加体育锻炼的人数还不够多。目前仍缺乏对人群身体活动现况的评估。

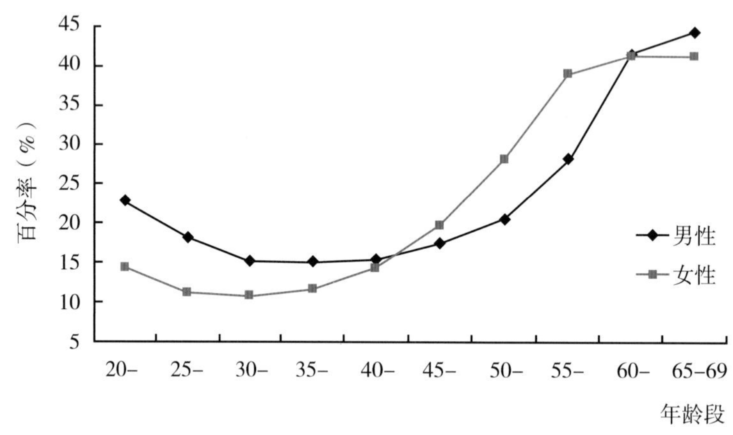


图 9-13 每周锻炼 3 次及以上、每次持续 30 分钟及以上者比例

数据来源：2010 年行为危险因素监测

### （六）应建立统一的身体活动监测和评估系统

目前各部门的调查和监测网络各自为政，监测指标、调查方法和评估标准不统一，数据参差不齐。尚未开展人群身体活动的常规监测，未建立数据和信息共享系统。

## 四、促进全民身体活动工作与推荐策略差距的分析

### （一）公共政策与经济发展脱节，忽视身体活动促进的需要

随着中国经济的快速发展，在职业劳动强度不断降低的同时，省力产品（如洗衣机等家用电器、家庭轿车和电动自行车等代步工具、小时工等家庭劳务服务）正在使生活中的体力付出越来越少。与之相脱节，中国促进身体活动的公共卫生策略没有跟上，缺少促进和干预身体活动的专业人员，开展的一些身体活动干预工作还比较局限，对这一时期身体活动的变化也没有系统的监测和评估。

中国的产业政策鼓励汽车和各种促进静态生活方式产品的生产，城市规划、建筑设计和

道路建设几乎没有考虑促进身体活动，楼梯只是安全通道，一些道路甚至限制了自行车通行，即使地铁站的自行车停车场也仅仅从便民角度出发，很多大城市的学生没有安全的道路骑车上学。与现在的环境保护政策形成对比，城市规划还没有把身体活动促进提高到以人的健康为本的高度来考虑。

（二）“重治疗、轻预防”，医药观念落后

尽管“预防第一”口号喊了几十年，“重治疗、轻预防”的观念还深深影响着大多数行政管理者、医疗服务专业人员和大众。他们普遍对不良生活方式对健康的危害不够重视，更缺乏干预生活方式危险因素的知识和技能。改变这种“重治疗、轻预防”观念还需不断努力，同时应加强有利于身体活动促进的支持性环境的营造；从体育和娱乐的角度促进身体活动；利用大众重治疗的特点，通过身体活动促进二级预防的开展，干预危险因素等。

（三）混乱信息弱化了身体活动促进健康的信念

大众传播渠道有各种促进身体活动与健康的信息，一些所谓的健身项目曾经通过迷信的方式联系身体活动与健康，误导大众，甚至扰乱了社会稳定。媒体上很多说法缺乏科学性，如宣传没有得到医学证实的运动治疗效果、泛化于人群的运动处方、夸大运动有关意外伤害的风险，甚至还有“运动在于不动”的负面说法，在一定程度上也阻碍了促进身体活动工作的开展。此外，一些正规的教材和出版物也不能科学准确地阐述身体活动促进信息，如中小学生的健康教育课本和医疗卫生专业人员继续教育的教材。这种信息混乱的现象与很多所谓的“专家”缺乏专业知识有关，也反映了科学信息没有畅通的渠道传达到大众的问题。

（四）干预效率因科学性不足、资源和管理欠缺而降低

促进身体活动的公共卫生干预投入大，但是有些项目在设计上科学性不足、实施过程中监督不力、取得的效果欠佳、更缺乏有效的成本效益评估。例如，没有数据说明学生在一堂体育课究竟有多少人、参加了多长时间中等强度以上的活动。因此，对于干预方案需要加强研究，应有循证的依据，对过程、效果和成本效益都要有监督和评估，更有效地利用宝贵的公共卫生资源。

（五）崇尚“劳心”的传统价值观念，习惯于少动多静的休闲文化

中国传统文化高看“学而优”和“劳心”、低看“劳力”，经济发展不平衡、贫富差距和社会地位差异更滋养了这种观念的生存。对此，特别需要通过国家政策和国民素质教育引导价值观的转变，也应从关注健康的角度，倡导积极看待体力付出的价值，养成多动少静的生活习惯，增加日常生活中的身体活动。

另一方面，在经济生活水平提高带来静态生活方式和身体活动不足的环境中，还应积极倡导有利于增加身体活动的休闲文化。目前，很多中国民众还习惯于看电视、打牌、闲聊等消磨业余时间；与之相对比，西方发达国家热爱体育锻炼的大众文化起到了促进身体活动的重要作用（图 9-14）。而且，体育锻炼可以有较高的运动强度，在适度量力的前提下，其健身作用是中低强度活动所不能替代的。体育锻炼的特有形式还增加了身体活动的人文内涵，

是有效的循证干预措施之一；体育锻炼作为身体活动的一个独立组成成分，又是促进身体活动工作中丰富选项的重要内容。

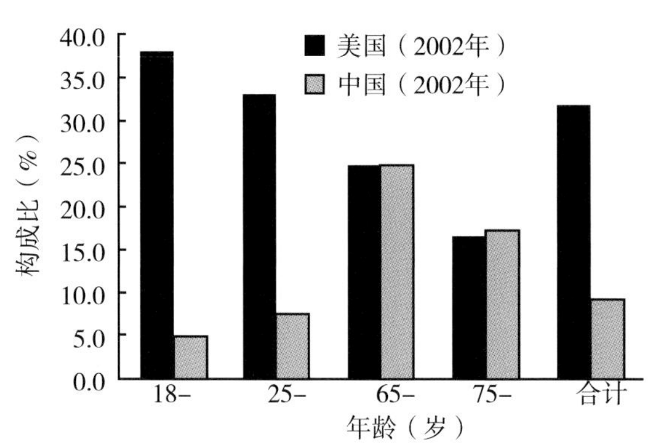


图 9-14 中美参加体育锻炼人群比例的比较

数据来源：2007 国家体育总局中国城乡居民参加体育锻炼现状调查

（六）身体活动促进有关公共卫生资源分散

目前，卫生、教育、体育等部门都在开展促进身体活动工作，有各自的项目以及监测和评估系统，缺乏国家层面上多部门参与的政策支持和协调机制。由于资源各有短长，一方面影响了项目推广和干预的成本效益，科学性也因此受到影响。实践中，一些地方建立了多部门协调机制，在局部开展的身体活动促进工作取得了更好的效果。这些经验说明，公共卫生资源的整合可以做到，更可以根据实际情况在不同的层次上进行。

## 五、完善中国促进全民身体活动推荐策略的建议

针对工作中所遇到的问题和差距，中国促进身体活动的策略应从解决深层原因分析所发现的问题入手，因此建议进一步完善所拟定的推荐策略。

（一）协调有关公共政策和不同部门的工作机制，制定国家促进身体活动的政策、规划和行动计划

这些政策、规划和行动计划应是可持续的、综合的，并能吸引包括民间组织、社会团体、企业和媒体在内的各个部门积极参与；应与国家的经济发展相衔接，在产业结构布局、市场开发和引导、城市规划等工作中，不仅要考虑环境保护问题，同时应该考虑到身体活动促进的需要。此外，医疗卫生、计划生育、社会保障、劳动保护的政策、规章和规划也应兼顾身体活动促进的开展。

在国家层面制定针对不同人群的身体活动专业和大众指南等，为身体活动的促进提供有关技术支持。建立和加强多部门（卫生部门、体育部门、教育部门、工会组织及社保部门等）合作机制，发展伙伴关系；合理利用资源。

（二）制定和推广行之有效的身体活动干预方案，促进身体活动工作与慢性病的预防和治疗相结合

慢性病的一级预防、二级预防和某些疾病辅助治疗、康复规划及实施方案中，应包括身体活动促进和干预的内容和措施。结合疾病控制、医疗服务和社会保障等资源，加强科学研究和干预技术的开发和推广。开展疾病控制和医疗卫生工作人员的培训，提高他们开展身体活动干预的技能。

（三）建立信息共享平台，将身体活动促进的信息传播工作融入国民素质教育和大众文化建设，在全国开展促进身体活动影响健康的教育和宣传

通过建立协调机制，整合卫生、教育、体育、各种传媒和其他社会资源，建立身体活动促进科学信息的共享平台。

开展多样化的宣传和教育，普及身体活动影响健康的相关知识，促进培养多动少静的生活习惯；引导树立积极看待体力付出的价值理念。

通过体育和含有各种身体活动、娱乐活动的知识及技能教育、培训，将身体活动促进活动融于休闲文化推广和国民文化素质的教育中。

（四）整合各方面资源，营建支持性环境，鼓励、培育和推广源于民间及基层的活动与项目

因地制宜地制定有利于身体活动促进的地方、部门或基层规章制度，吸纳各种社会投入支持道路、场馆、设施的建设，提供指导和培训等服务，为基层社区营造出可及的开展促进身体活动工作的条件和环境。

鼓励居民群体和社区开展自发的锻炼和娱乐活动促进身体活动，协助推广有群众基础的成功项目，引导休闲体育和娱乐消费。

在群众体育开展的基础上，制定适应不同社区、学校和工作场所需要的促进身体活动行动计划和方案。

建立激励制度，对长期坚持并能够鼓励他人参加经常性身体活动的机构和个人，在政策、经济、精神上给予支持和奖励，激发更多的人参加经常性身体活动。

（五）在全国开展全民健身行动等群众体育运动，引导休闲体育和大众娱乐文化的发展，促进身体活动

争取政府的支持，邀请社会各界的参与，调动他们的积极性，开展群众体育活动。

参加体育运动不仅需要技能，更需要热爱和兴趣；从休闲和娱乐角度引导民众参与，降低行为改变的难度，达到促进身体活动的目的。

（六）整合工作网络、统一调查指标和方法，建立身体活动的监测和评估系统

整合各部门的调查和监测网络，制定统一的监测指标、调查方法和评估标准，建立数据和信息共享系统。

开展常规监测，实时掌握人群身体活动状况，变化趋势及其影响因素，定期评估政策的落实情况和干预措施的效果。

综合分析身体活动水平的变化与疾病健康指标变化的关联，包括政策法规、支持环境、健康教育、人力资源等有关因素的变化和影响。

## 第八节　健康教育与健康促进

1988 年第十三届世界健康教育大会将健康教育定义为：健康教育是研究传播保健知识和

技术、影响个体和群体行为，预防疾病、消除危险因素、促进健康的一门科学。健康教育是疾病预防控制和促进健康的重要手段和策略。所有的健康问题和应对策略分析中，都提到健康教育，传播相关信息作为疾病干预的重要策略；也提到健康促进，通过制定公共政策、创建健康环境、强化社区行动、改善个人技能和调整社区卫生服务方向来达到改变不健康行为的目标。从健康促进的角度，有利于创建一种健康的文化，提高公民的健康素质，从根本上改善人群的健康状况，消除疾病的行为危险因素，保护和促进健康。

由于健康促进是一个非常广泛的概念，与其他策略有许多交叉和重复，本节的策略局限在提供健康信息、传播健康信息具体策略的分析上。

## 一、推荐策略

基于提供健康信息和传播健康信息的角度，提出的推荐策略包括两个方面，针对不同对象、不同目的提出正确的信息，同时利用传播理论，准确达及目标人群，使人们了解正确的观念和信息，有利于改变错误的认识和行为。

## 二、中国执行现状

### （一）中国健康教育与健康促进立法与政策

卫生部颁布的“全国健康教育与健康促进工作规划纲要（2005～2010年），是中国目前开展健康教育与健康促进工作的重要政策依据。

《全国健康教育与健康促进工作规划纲要》提及的工作内容，基本涵盖国际健康促进的五大行动策略。该纲要提出工作总目标：“建立和完善适应社会发展需要的健康教育与健康促进工作体系，提高专业队伍素质。围绕重大卫生问题针对重点场所、重点人群，倡导健康的公共政策和支持性环境，以社区为基础，开展多种形式的健康教育与健康促进活动，普及健康知识，增强人们的健康意识和自我保健能力，促进全民健康素质提高”。强调“在各级政府的领导下，建立起以政府负责、部门合作、社会动员、群众参与、法律保障为特点的健康教育与健康促进工作体制及协调、高效的运行机制”。

同时在众多疾病控制规划中，都列出了健康教育的目标、行动计划和指标。这些政策和规划为开展疾病预防与控制、全民健康教育和健康保护行动提供了政策上的大力支持。但是恰恰这样众多的法规和规章存在一些问题：

1. 缺乏以政府为主导的全国健康教育、传播和健康促进的法律及其配套的实施细则和技术规范（包括健康促进标准，督导评估指标体系等）。

2. 一些法律政策颁布时间较早，长时间没有修订，一些条款不能满足目前工作的需要。

3. 缺乏督导机构，没有保证落实的具体措施。

4. 很多规划都是针对具体的目标，造成一些目标人群未能包括在内。

5. 规划中提到开展健康教育，但缺乏健康教育技术规范。

6. 一些规划提到开展健康教育具体的目标和指标，但指标无定义也无内涵，缺乏操作性。

7. 一些纲要和规划是卫生部门独立颁布或以卫生部门为主多部委参与联合颁布的，要求以政府负责，缺乏工作机制，导致这些法规形同虚设。

总的来说，健康教育的相关法规缺乏体系，母法和子法关系不清，造成这些法规没有权威性和操作性。

### （二）健康教育和健康促进干预项目执行现状

中国目前的健康教育、传播与健康促进计划和行动主要围绕重点人群及重大疾病健康教育开展的，一些活动仍以国际项目试点形式开展，或处于国家社区综合试点建设过程中。

1. *以人群和场所开展得健康促进示范项目*　全国亿万农民健康促进行动、学校健康促进项目、职业健康促进干预项目、爱婴医院和社区的健康促进等等。有很多项目取得了很好的效果。

2. *专项健康促进计划和行动*　全民健康生活方式行动（限量小油壶等）；《健康66条——中国公民健康素养读本》宣传教育、健康传播计划与行动、2008年5月10类公共场所全面禁烟、创建“无烟医院、学校、家庭”系列控烟活动、“全国相约健康社区行”活动等。

3. *专题卫生日的健康教育活动*　每年围绕各种卫生宣传日（周）的主题开展全国性运动（如世界无烟日、世界艾滋病日、国际爱牙日、全国爱眼日、国际禁毒日、世界精神卫生日、中国学生营养日、全国高血压日、世界防治麻风病日、癌症预防宣传周等），这些活动对普及重大疾病预防和控制、健康知识产生了重要影响。

## 三、健康教育效果分析

虽然各项目独立开展了很多健康教育活动，在自己覆盖的人群中也取得了很好的成就，但是2006年在全国城乡公众健康素养调查的11693人中，显示多数人不了解健康相关信息：

- 86.9%的人不了解血压的正常值；
- 有近一半的人不知道吃盐多与高血压的关系；
- 25.3%的人不知道糖尿病病人需要“控制饮食”，31.8%的人不知道糖尿病病人需要“适量运动”；
- 41.0%的人认为“蚊虫叮咬可以传播艾滋病”；
- 27.3%的人认为“肺结核是通过血液检查确诊的”，有44.4%的人认为“肺结核病人感觉症状消失后可以自己停药”；
- 41.2%的人不知道“性生活有可能传播乙肝”；
- 38.3%的人认为“精神病和神经性疾病”是同一种疾病。

## 四、存在问题

1. 缺乏健康教育的法规体系建设。

2. 缺乏与全面健康教育工作规划相配套的健康促进标准和监测评价体系。

3. 总体上健康教育和健康传播缺乏顶层设计，包括对传播人群、传播渠道和关键信息，使之很多健康教育的信息不能准确达及目标人群。甚至有些信息错误误导民众，削弱了健康教育和传播的效力（专栏9-1）。

**专栏 9-1 错误信息不断流传**

目前关于营养膳食指导科普书籍非常多，在当当网、卓越网，各种各样的书籍都有，目前比较热的话题："喝牛奶会致癌"等说法是否科学。张宇晖翻译的中国健康调查报告（膳食与疾病关系的惊人发现）指出，摄食奶制品会增加患前列腺癌的危险。台湾百盛癌症防治研究中心副执行长林光常编写的《无毒一身轻》中指出，喝牛奶不仅不能补钙，还会导致骨质疏松。

饮用水，市面上能看到的书籍不下 10 本，有《水是最好的药》系列、《水是最好的医药》、《明明白白饮水》、《健康的水：健康水的研究》、《健康从水开始》、《喝出健康饮用水》等等，这些书中一些观点如水有治疗作用、《水是最好的药》指出许多慢性疾病仅仅用水就可以治疗，缺乏临床及流行病学研究的验证数据，有着误导读者的危险性。

4. 大众媒体健康宣传力度不足，方式单一，至今尚没有政府主导的电视、广播、网络"健康教育频道"。

5. 应用健康教育新的理论、新的技术、新的手段方面显得明显不足。

6. 多数健康教育脱离健康问题需求，使健康教育内容缺乏针对性，使健康教育的效力减弱。

7. 现有健康教育与健康促进的执行机构仍以卫生部门为主、各自为政，没有形成综合效应，反而互相矛盾、削弱影响。

8. 大众媒体、相关社会团体和责任部门执行及参与程度不足，健康促进活动尚没有形成常规化和社会化的健康传播行动。

9. 健康传播渠道不当，使健康信息难以达及目标人群；针对特殊人群的健康教育和干预的渠道，使很多关键信息不能传达到特定的目标人群。

10. 健康教育不能满足日益增长的社会需求。

11. 健康教育专业人员数量不足，现有健康教育人员的执行能力有待提高。

12. 资源缺乏。

## 五、策略建议

原则：政府主导、专业指导、全社会参与、以需求为导向、以行为改变为目标的健康教育与健康促进的策略。

在政府的管理下，依靠健康教育专业人员的技术支持，发挥健康机构的公信力和相关人员的健康行为表率作用，动员大众传媒和社会各界的广泛参与，发展健康传播活动的资源，利用学校、工作场所、公共场所和社区等教育服务平台，以健康需求为导向，开展建立健康生活方式为目标的全民健康促进倡导行动，提高全民健康素养，为实现全民健康社会奠定基础。

（一）突出政府在全民健康方面的责任，在政府管理下构建基于健康需求的健康促进的消费市场

1. 促进“中华人民共和国健康促进法”的立法。

2. 建立国家健康教育传播的平台，保证主流健康信息传播畅通，突出“主流声音”，为公民提供健康知识和卫生服务。避免商业信息和不正确的信息干扰。

（二）突出健康教育与健康促进的专业指导

1. 国家健康教育中心负责健康教育的顶层设计、方法学研究和健康教育效果评估，各部门根据健康需求，设计健康教育项目的工作网络。

2. 加快健康教育工作模式和内容的转变，由知-信-行为核心的工作模式向健康教育与健康促进并重，由卫生知识传播和行为干预转向倡导健康生活方式，促进健康相关公共政策、自然环境和社会环境的改变。

3. 针对不同的公共卫生领域和不同的干预目标、不同的目标人群，发展关键信息。

4. 研究健康教育与健康促进标准，制定现有《全国健康教育与健康促进规划》的实施方案和评价体系，明确评估指标定义（健康知识知晓、健康行为形成）和评估工具。根据不同优先领域的目标人群和重大疾病预防，制定传播策略、和传播关键信息。

（三）保证健康传播材料生产和消费中的信息准确性、教育性、趣味性和有效性

1. 尊重传媒规律，在传媒专家和医学专家的专业指导和参与下，利用有效的传媒手段开发健康传播材料和产品。

2. 提供充足规范的健康传播物质资源，如形式多样的健康教育宣传材料和产品。

3. 创建健康教育的品牌，如全国亿万农民健康促进行动、健康生活方式大行动、迈向无烟中国。

4. 健康教育必须强调健康传播技能和有中国文化的特点，使健康信息能使老百姓易于接受。

5. 利用新媒介（卫星广播电视，文字、音像的电子版，国际互联网络等）带来的机遇，利用各类与健康相关的网站和综合网站的健康类信息板块，开发网络健康教育领域，探讨教育内容、运行机制和管理规范。

（四）开展以需求为导向、以行为改变为目标的健康传播活动

1. 深入了解公众的健康信息需求，有的放矢地开展和促进健康传播。

2. 系统分析各类传播渠道的影响力，切实提高健康传播效果，寓教于乐。

（五）人才培养

1. 加强两个层次的人才培养，包括：①培养高层次健康教育专业技术人员；②培养公共卫生人员、学校教师掌握健康教育的基本理论，改善具体项目中健康教育的效果。

2. 将健康教育、健康促进和健康倡导能力列为医学生的必修课，提高未来卫生工作者整体的健康素质和开展健康促进的能力。

3. 加强现有医生和健康传播机构人员的在职培训。发挥医务工作者的健康行为表率，提

高对公众的影响力。注重农村初级卫生人员健康传播能力的培养，建立初级的资格认证，发挥他们的作用。

4. 培养发展中小学健康教育人力资源。

### （六）建立多部门协作机制，与民间组织联合，形成从上到下、从下到上多元化的健康教育网络

保证健康传播的资金资源，将常规化的健康教育与健康促进经费纳入国家和地方财政预算，建立国家与地方筹资机制和形式多样的激励机制。

# 第九节　初级卫生保健与社区卫生服务

预防疾病、保护健康，在这个研究涉及的策略主要是指通过公共卫生服务来解决疾病和健康问题的策略、措施和服务。公共卫生是针对影响一个群体的卫生问题，包括预防疾病、保护健康，以及延长寿命所采取的有组织的一些措施和提供的服务。

这里提到的公共卫生服务是依托“初级卫生保健”来实现的，但是从初级卫生保健角度来讨论问题，针对个体的服务，就很难严格区分什么是公共卫生服务，什么是基本医疗卫生服务。本策略重点探讨，如何在现有基础上，按照初级卫生保健的原则改善社区人群的主要健康问题。

## 一、推荐策略

30年前，阿拉木图会议启动的“初级卫生保健运动”，致力于在全球范围内解决卫生服务不平等的问题。其所追寻的价值观，包括社会公正和人人享有更佳健康的权利；参与以及团结。要实现这个价值观，卫生保健系统的模式必须发生根本变革，即卫生系统做到“卫生保健以人为本”，根据老百姓的健康需求和对卫生服务的需求提供服务，同时确保民众对卫生系统的发言权和参与权。在这个过程中，改善民众的健康，获得最佳健康的权利，使健康公平性最大化。WHO在总结30年来初级卫生保健发展的报告中指出，转变并调整现有卫生系统，旨在达到普遍获得和社会健康保障；关注社区每个人的健康；对人们的期望和需求做出全面综合的反应。

过去30年的探索，使人们对初级卫生保健的重点发生了质的改变。WHO在2008年卫生报告中列出了最初的初级卫生保健如何发生了重点转移（表9-9）。

关于初级卫生保健，在推荐的策略中包括四个关键点：

1. 全民医疗卫生保险改革，促进卫生公平性。
2. 卫生系统以人为中心，针对社区民众需求，提供服务。
3. 整合公共卫生行动和初级卫生保健服务，促进和保护社区健康。
4. 使卫生部门实现从传统向现代卫生服务模式的转变，提高领导力和公信力。

“卫生系统以人为本”的含义是，以病人为中心，了解他的健康状态，提出有针对性的服务，建立长久的医患关系；针对社区民众需求，为社区民众提供终身服务，消除社区环境中影响健康的危险因素；人们参与管理自身和社区的健康。

表 9-9　以往的经验如何使初级卫生保健运动的重心发生转移

| 实施初级卫生保健的早期尝试 | 当前初级卫生保健改革的重点 |
|---|---|
| 扩大了农村贫困人口对一揽子基本健康干预服务和基本药物的获得 | 转变并调整现有卫生系统，旨在达到普遍获得和社会健康保障 |
| 关注母婴健康 | 关注社区中每个人的健康 |
| 集中于少数选定的疾病，主要是传染性和急性疾患 | 对人们的期望和需求做出全面综合的反应，包括所有的风险和疾病 |
| 改善卫生习惯、用水、环境卫生及普及村级健康教育 | 提倡健康生活方式，减轻社会和环境危害对健康的影响 |
| 技术简单，由志愿者、非专业社区卫生工作者提供服务 | 卫生工作者小组协助人们获得并正确使用医疗技术和药物 |
| 通过本地卫生委员会动员本地资源及方式参与 | 民间社会通过政策对话及担负职责的机制进行制度化参与 |
| 政府投资，提供服务模式为集中的、由上至下的管理 | 在全球化环境下运行的多元化卫生体系 |
| 管理日益短缺和萎缩的资源 | 引导卫生资源向全民健康保险的方向增长 |
| 双边援助和技术指导 | 全球团结及共同学习 |
| 初级保健作为医院的对立物而存在 | 初级保健协调各级卫生部门做出综合性应对 |
| 初级卫生保健服务廉价、投资不高 | 初级卫生保健并不廉价，它需要巨额投资，但其投资效益高于其他方案 |

资料来源：2008 年世界卫生组织报告

这样的服务需要有合理的规章制度和监管手段保证服务有效执行，也需要健康保险等筹资机制支撑，通过购买服务来实现；同样也需要卫生部门的组织来促进服务的实现。

## 二、中国执行现况分析

中国虽然经历了 1961～1963 年的大饥荒和 1966～1976 年的“文化大革命”，但在 1980 年以前国人的期望寿命已经远高于 20 世纪 70 年代其他低收入国家的水平，农村初级卫生保健和城市医疗保险对期望寿命的贡献功不可没。1978 年后，中国的农村合作医疗体系逐步解体，疾病预防控制系统推向市场，国家减少对公共卫生系统的投入，使卫生可及性和社会保障情况日益恶化。近年来中国重新恢复这种制度，按照 WHO 推荐的策略，需要从健康保险、服务、政策和领导力着手。这里重点讨论以人为本的卫生服务。

### （一）与社区卫生服务相关的政策法规

2006 年 2 月国务院出台了《关于发展城市社区卫生服务的指导意见》，明确提出发展城市社区卫生服务的原则是：要坚持公益性质，注重卫生服务的公平、效率和可及性；坚持政府主导，鼓励社会参与，有计划、有步骤地建立健全社区卫生服务网络；坚持公共卫生和基本医疗并重。提出发展社区卫生服务的目标是，到 2010 年全国地级以上城市和有条件的县级市要建立比较完善的城市社区卫生服务体系，实现社区卫生服务安全、有效、便捷、经济，并为社区居民所公平享有。发改委等 8 个部委相继制定了配套政策，对发展社区卫生服务提供财政补贴、机构人员编制、管理与服务内容以及专业人才和技术支持。此后，各省市自治区相继出台了相应的地方支持政策，具体实施了收支两条线的财务管理制度、基本药品目录制定和统一采购统一配送制度；药品零差价销售制度和公共卫生基本服务项目考核补助办法。从原则上看，注重卫生服务的公平、效率和可及性；坚持政府主导，鼓励社会参与，坚持公共卫生和基本医疗并重。这些原则与 WHO 推荐的原则是一致的。

目前的公共卫生服务已经包括计划免疫与预防接种，妇女保健，慢病管理等多项内容。（专栏 9-2）。

**专栏 9-2 公共卫生服务包内容**

1. 传染病、寄生虫病、地方病预防控制。负责疫情报告和监测，协助开展结核病、性病、艾滋病、其他常见传染病，以及地方病、寄生虫病的预防控制，实施计划免疫和预防接种，配合开展爱国卫生工作。
2. 慢病预防控制。提供身高、体重、血压测量，开展糖尿病、血脂异常等的筛查，行为和生活方式指导，重点慢性病病例管理，提高肿瘤机会性筛查的比例，提供脑卒中、心梗急救。
3. 精神卫生服务。为社区居民提供心理健康指导和抑郁症等识别，精神病社区康复。
4. 伤害预防控制。伤害预防、残疾康复指导和功能康复训练。
5. 健康教育。普及卫生保健常识，实施重点人群及重点场所健康教育，帮助居民逐步形成利于维护和增进健康的行为方式。
6. 儿童保健。开展新生儿保健、婴幼儿及学龄前儿童保健，协助对辖区内托幼机构进行卫生保健指导。
7. 妇女保健。提供婚前保健、孕前保健、孕产期保健、更年期保健，开展妇女常见病预防和筛查。
8. 老年保健。指导老年人进行疾病预防和自我保健，进行家庭访视，提供功能训练、损伤预防等针对性的健康指导。
9. 口腔卫生。提高口腔疾病预防和卫生保健的技术指导。
10. 计划生育技术咨询指导，发放避孕药具。
11. 卫生信息管理。按照国家规定收集、报告辖区有关卫生信息，建立和管理居民基本健康档案。

### （二）社区卫生服务机构和人员已具相当规模

国家第四次卫生服务调查数据显示，目前中国的卫生服务机构空间可接近性有了极大提高。97%城市居民和85%农村居民在20分钟内可抵达附近的社区卫生服务机构。经济发达地区如北京市，还为乡村卫生服务机构配备了巡回服务用机动车，以增加地域上的可及性。

全国95%地级以上城市、86%市辖区和一批县级市开展了城市社区卫生服务，全国已设置社区卫生服务中心3400多个，社区卫生服务站近21000个，创建了108个全国社区卫生服务示范区。社区卫生服务卫生机构人员数量达到近16万人（服务中心7.7万人，卫生服务站8万人），较2003年增加了近10万人。社区卫生服务主要是由三部分机构组成：三级医疗机构延伸建立；一、二级医疗机构转化建立；私人投资诊所设立。在城市中以第二种类型居多。

全国共有县级综合医院2826所，县疾病预防控制中心2519所，县级妇幼保健机构2428个，县中医院1844所；乡镇卫生院44992所，其中中心卫生院10022，村卫生室69.9万个，89.7%的行政村设有卫生室。卫生保健技术人员91.4万人，乡村医生102.2万人，村卫生员26.9万人，平均每村拥有乡村医生和卫生员1.82人。从人员数量看，已经达到相当规模。

### （三）社区服务专项经费有较大增长

2006年以来各地加强了城乡社区建设，社区服务专项经费有了较大的增长。2007年卫生部对29个城市、193个区的社区卫生服务体系建设专项调查显示，2006和2007年平均每个城市社区卫生服务专项费用分别为5091.15万元和8785.81万元，但投入力度有很大差距，天津、北京直辖市两年内投入分别达到3亿和15亿元，上海松江区两年投入达到1.3亿元，包头、阳泉等市两年投入600万~800万元。社区卫生服务专项费用主要由市区两级财政保障，以区级财政为主，约占总经费的70%；此外还有部分经费来自中央政府和省级财政的转移支付（比例<2%）。

投入方式为直接投入：基本建设、房屋修缮、基本设备配置、人员培训等；间接投入：公共卫生服务补助。目前投入的50%用于卫生服务经费，30%~35%用于基本建设和房屋租用补贴。2006年城市居民人均公共卫生服务费用为10.35元，最高达50元/人的地区（上海）比不足5元/人的地区（石家庄、包头、天津）高出10倍。2007年城市居民人均公共卫生服务费用增至16.20元/人。

### （四）服务状态与理想目标相距甚远

社区卫生服务包括公共卫生服务和基本医疗服务两大方面。公共卫生服务涵盖特定疾病控制与健康保障两大方面。29个城市调查显示，每个城市社区卫生服务站服务的人口数量在9000人左右，其中7000人为户籍居民，2000人为暂住居民。居民人口学特点为：老年人比例超过10%（除合肥、深圳二城市外）；6岁以下儿童比例为5%；孕产妇比例约为0.8%；育龄妇女比例在22%；精神疾病患者比例在0.2%；各类残疾人比例在1.2%。居民人口学特点为社区中不同年龄组和不同身体健康状态人群的公共卫生服务提供了内容与工作量依据。

从社区卫生服务内容与目前社区卫生服务开展较好的地区与站点经验介绍和成绩考核记载中，可以看出诊疗服务依然是目前已建立社区卫生服务站的主要工作。截至目前社区工作总结大都集中在双向转诊率、首诊率、出诊率。29个市社区服务中心2006年门诊服务量平均为37984次，2007年上半年在19785次；社区服务中心医生人均门诊服务量在2019次/年，并提供一定量的住院、家庭病床（社区服务中心平均790人次/年）、急诊（社区服务中心平均150人次/年）、双向转诊服务（社区服务中心平均211人次/年）。

以上数据表明，目前的社区卫生服务仅仅限于诊疗。从这个意义上说，目前的社区卫生服务及前面提到的卫生服务模式与国家要求的目标还相差甚远。

目前，在城市中提供公共卫生服务的社区占到83.77%。2006~2007年公共卫生服务的内容包括：健康档案建立、计划免疫与预防接种、法定传染病报告、儿童保健、妇女保健、计生咨询与避孕药具发放、慢病管理、健康教育与残疾人康复服务。详细比例见图9-15。

从上述资料显示，公共卫生服务仍停留在传统的公共卫生服务上，计划免疫与预防接

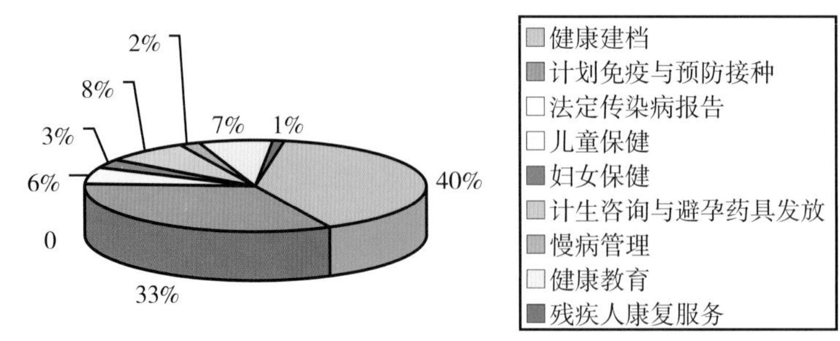


图 9-15 社区卫生服务内容

资料来源：全国社区卫生服务体系建设工作简报

种、妇女儿童保健可能是目前完成较好的服务，其余工作只是建立健康档案占了相当的比重。

面对常见慢病患病风险与患病率居高不下、逐年上升的局面，卫生部以及各医学专业学会十几年来已经出台了高血压、糖尿病等疾病的控制规划与控制指南，近年来各地的慢病控制很多以国际、国家或地方支持的研究项目形式开展，包括针对风险因素的慢病干预项目和针对慢病患者的管理项目；北京、上海等地出现了一些有希望的探索性的慢病干预控制尝试，但项目多，控制人群小，控制时间短，控制技术手段和措施不规范，在大人群中可操作性不强，控制目标和效果评价手段不统一，使得大部分研究课题结束后不能形成指导性的技术措施服务标准。

中国人口老龄化的趋势，使得老年人群保健服务将成为社区公共卫生服务的一项重要内容。目前社区卫生服务的重点人群之一是老年人，但目前在服务内容上偏重于疾病诊治，对指导老年人进行疾病预防和自我保健，尽量减低疾病、损伤的发生方面，缺乏必要的目标和配套的技术规范。

## 三、存在问题与原因分析

### （一）卫生服务需求极大增加，服务能力不足

在前面健康问题的描述中，已经明确在保证计划免疫、妇幼保健、传染病控制等措施外，还需要应对快速生活方式改变带来的过度营养和体力活动减少等危险因素，包括戒烟服务，控制高血压、糖尿病、心脑血管疾病等健康问题，残疾人群的康复训练需要指导，精神卫生的工作需要加强，迅速人口老龄化带来的慢病带病生存状态需要改善和大量老年人群自我保健需求增加应加以规范指导。但是目前的卫生服务中，基本没有包括这些新增加的需求，不能解决民众所关心的问题。

### （二）对“初级卫生保健”及社区卫生服务的原则理解不到位

如何在社区卫生服务中体现“以病人为中心”的理念，很多项目都在探索如何在国家基本卫生保健制度框架下，以基层卫生服务机构为平台，利用健康管理和疾病管理两大技术手段，以控制危险因素和慢性病管理为目标，由基层卫生服务机构和辖区居民签定慢性病相关服务合约，为居民提供连续的、相互衔接的公共卫生服务、基本医疗服务及其他医疗服务。

健康管理建立在对个体患某些慢性病的危险性评价的基础上，即针对个人的行为危险因素和疾病状况，进行行为指导和临床干预，对疾病实行预防、治疗与控制相结合的综合措施。其最大的优势是能调动个人及集体的积极性，在个人与医生之间建立交流平台，帮助医生提高其与病人开展疾病预防方面的交流能力和技术水平，从而有效利用有限的资源达到最大的健康改善效果。由于高危人群管理受服务能力和个人依从性影响，尽管投资回报高但需周期较长，因此，在管理上各地也可根据实际情况确定高危人群的管理范围、管理程度和管理率。

目前的做法还需要技术手段的改进。按照“健康管理”思路，各地开展了相应的工作，但多数人认为，建立“个人健康档案”为基础的慢病信息，是慢病防治工作长久、可持续发展的前提。这些均纳入了收集资料、建立健康档案的途径，而且各地健康档案系统建设如雨后春笋却又五花八门，数据难以共享、交换和比较，无法发挥个人健康信息在健康管理和疾病管理中的作用。民众并没有感到给自己带来任何利益，只是平添了许多麻烦。结果在探索慢性病管理的过程中，从提供慢性病管理的个性化服务走到单纯建立健康档案的歧途上。

管理过程缺乏规范和服务标准固然是一个问题，更重要的问题是：无整体控制目标，没有体现“初级卫生保健”的精髓和原则。

### （三）对新增加的公共卫生服务能力明显不足

从29城市调查数据中可得知，调查地区卫生服务中心辖区人口总数在7022万人（户籍与暂住），卫生服务中心人员中临床医生、防保人员和护士分别为31377名、8809名和22200名。从目前的编制与人员比例看，中国社区卫生服务机构中在总体人员数量上并不是极其短缺，但在人员构成方面确实不合理。临床医师占到卫生技术人员的43.45%，防保人员仅为12.19%，不仅数量相差近4倍，其中仅有65.5%（5770人）是专职人员，其他均为兼职。这样的人员构成显然不能完成医疗与公共卫生并重的工作任务。

如果单纯依靠防保人员开展公共卫生工作，平均工作负担在8670位居民/防保人员；如果50%现有的医护人员（23185名，不计中医师和口腔科医师）同时承担公共卫生工作，平均工作负担在3000位居民/医技人员。这是一个可以接受的工作量并且可行（以目前门诊量、住院、急诊和转诊工作量数据估算），关键是缺乏服务能力。

### （四）缺乏总体规划、可操作的统一规范和指南，以及标准和规则设计

需要体现初级卫生保健原则的总体规划和实施指南，掌握适宜技术的队伍建设；控制资金政策与信息支持、系统监测评估等。但目前这些均缺位。这些公共卫生可及性各方面的内涵根据服务使用者的需求处在变化中，服务提供方需要根据变化提出应对的理论与技术措施。如何感知和分析需求变化及其原因，需要主动获取与公共卫生可及性各方面内涵相关的数据信息，加以分析研究，根据需求与发展趋势研究制定相应的研究方向与研究项目计划。

目前中国的卫生研究领域在整体上并未走在卫生服务需求前面，缺少一大批真正用心研究人群健康需要的研究人员和研究项目；大部分课题中并未真正体现出疾病控制前移和服务人群的导向，人群基础健康数据的动态随访研究、疾病过程研究、人群体征与常用血生化监测技术手段设备的研发、生活习惯数据采集系统的研发，以及适宜慢病控制监测技术的研发得不到应有的支持，这与专业领域内人士和科管决策人员对健康和研究目标的认识有关。目前社会价值取向的迷失以及专业领域高度细分，不仅局限了研究人员的视野和总体把握事物的能力，而且淡化了医学研究的最终目标。

### (五) 公共卫生服务环境建设不足

1. 体制政策　各相关部委为加强中国基层社区卫生服务建设出台的政策大都是自己管辖范围内的内容，由于社区卫生服务要求的环境支撑涉及的因素综合复杂，需要协调完善各项政策措施在执行层面上的关联性和发现问题的跟进措施，目前这方面亟待加强。

2. 筹资　在社区基本建设完成后，如何使各地保证筹资力度；在各项公共卫生服务分配应有的投入比例目前并没有需要根据各地情况制定的原则性指导意见。

3. 协调与监管　政策措施落实与否和落实质量取决于政策发布后的协调实施与监管力度。目前中国在政策实施协调和监管方面缺少有力约束，各部门之间推诿、不作为的现象不利于公共卫生服务环境建设。

## 四、建议的策略

1. 贯彻执行国务院及有关部委关于城市社区卫生服务和新型农村合作医疗的文件精神，提高基层卫生服务机构对卫生服务需求的应答力，包括岗位设置、公共卫生服务能力建设等。
2. 研究制定基层卫生服务的总体规划和可操作的规范和指南。
3. 发展标准的社区公共卫生服务包，并结合各地卫生需求，因地制宜开展工作日。
4. 利用信息和通讯技术，提高初级卫生保健服务的可获得性、质量和效率。
5. 确保初级卫生保健服务达及流动人口。
6. 建立评价指标和评价体系，定期评价效果。

### 专栏 9-3　慢性病干预控制技术探索项目

**一、2 型糖尿病高危个体强化生活方式干预管理模式研究**

研究来自国家“十一五”科技支撑项目，由卫生部北京老年医学研究所负责实施。研究整合“十五”研究中形成的分层预警判定技术和以运动体能消耗监测为导向的健康管理技术，进行人群患病风险评估判定；实施高危个体强化生活方式干预管理；研究建立强化生活方式干预过程中所需要的流程和措施及管理和效果评价模式，形成可向社区转移的糖尿病干预控制技术。研究自 2007 年始在北京、广州、西安、贵州、沈阳、大港、徐州和安阳等地 18 个居住或功能社区中开展的，干预管理高危个体 1112 人，对照组 2746 人。截至 2008 年月中期评估的结果表明，完成 6 个月强化干预的 808 例干预对象中 56.31%被干预者（455 例）患病风险等级下降，其中 82.85%被干预对象（377 例）患病风险降至安全范围内；在取得干预效果的同时，研究建立了人群高危状态筛查、判定、入组管理，以及干预质量控制和效果评价的系列指标与方法。

**二、浙江省社区健康及高血压疾病管理项目**

项目由浙江省心脑血管病防治研究中心与辉瑞投资有限公司，于 2005 年 12 月至 2007 年 10 月间在杭州朝晖社区医院管辖的塘南、应家桥、老房地、大木桥 4 个小区，对 867 名高血压患者实施为期 6 个月的高血压药物控制管理。同时，选择另一个社区杭州市文晖社区医院 943 名高血压患者为一般治疗对照组。

控制目标：提高高血压的知晓率、治疗率和控制率，探索高血压社区疾病管理模式。

被管理高血压患者在6个月管理后不仅“三率”自身对照和与对照组比较均发生明显改变，而且吸烟率下降57.8%，项目使得患者、患者家庭、干预者以及社区医院均有所收获。患者减轻了经济负担，更加重视健康，对疾病有更全面的认识，自我管理能力有显著的提高。增加了对社区医生和健康管理专员等卫生服务人员的信赖感；减少患者家庭的经济和精神负担，充分开发和增强了患者家庭支持功能，对生活方式干预和管理疾病起到更好的督促作用；干预执行者极大地提升了基础知识、管理能力、沟通技巧，能够给予患者更深入、更全面的指导，更好地发挥“责任医生团队”的协同效应；极大提升了社区卫生服务中心在患者中的知名度，改善了医患关系，患者更加感受到了来自社区、医院、社会和政府的关怀。

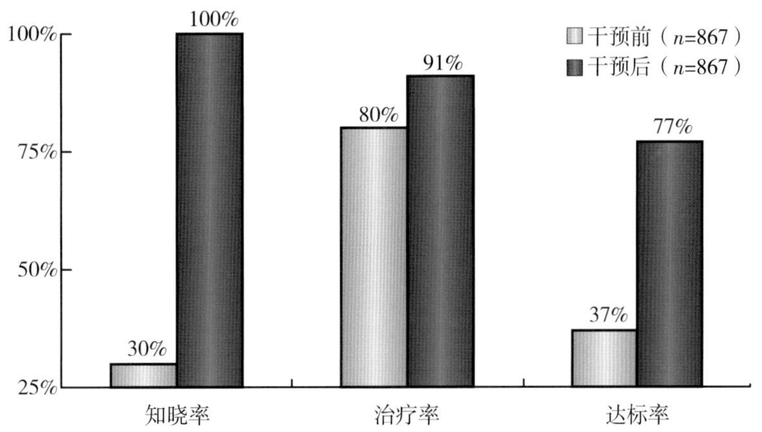

图9-16　高血压患者干预前后“三率”变化

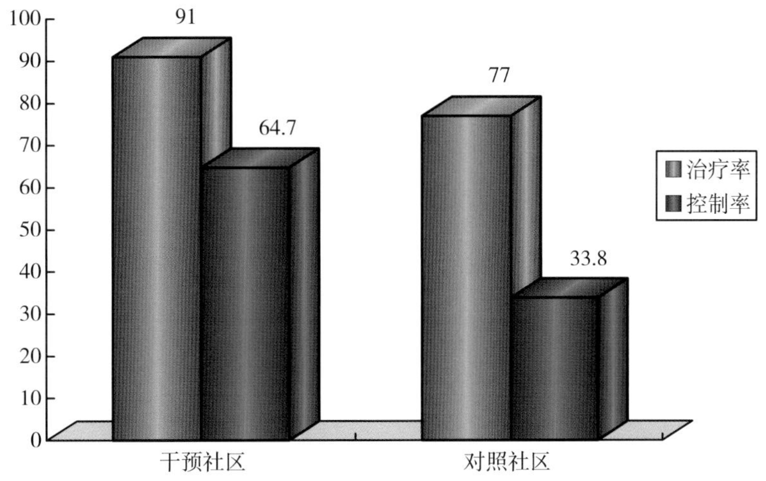

图9-17　干预和对照社区高血压治疗及控制率

# 第十节　建立健全流行病学和实验室综合监测系统及信息平台

公共卫生监测的发展伴随着公共卫生的发展而发展。在疾病控制尤其传染病控制中出现的监测活动，开始被科学家给予总结和程序化。1963 年，Alexander D. Langmuir 把一组与发现疾病流行的公共卫生活动概括为公共卫生监测。监测，即“通过系统地收集、汇总和评价发病与死亡报告以及有关资料，持续地观察疾病的变化趋势，并且定期将资料分发给需要知道这些资料的人。”监测和在特定时间段针对某类公共卫生问题进行的流行病学调查是相辅相成的，但公共卫生监测更是公共卫生工作中的常规工作。

## 一、公共卫生监测的原则和基本特点

1968 年，第 21 届世界卫生大会就各国和全球的传染病监测问题进行技术上的讨论时，确定了监测的主要特征：①系统地收集有关资料；②有序地汇总和管理资料；③分析、解释并评价这资料；④快速地把资料分发给应该知道这些情况的人，特别是决策制定者。

21 届国际公共卫生大会进一步发展了监测的定义，指出监测活动不仅包括以上提到的资料收集、管理、分析和解释、报告与反馈等工作环节，更重要的是：从监测活动中得到的信息用于制定公共卫生活动计划，执行和评价公共卫生活动。也就是说，监测不仅是一系列公共卫生活动的总称，更重要的是公共卫生实践中的重要组成部分，是和公共卫生干预活动，包括公共卫生政策制定，以及一系列的预防控制活动密切相关。同时，第 21 届世界卫生大会强调监测的原则不仅适用于传染病监测，同样适用于肿瘤、心血管病等众多慢性病监测；也适合其他卫生问题，包括药物成瘾、食品安全等问题的监测。

公共卫生监测的具体工作方法是以流行病学为基础，过去把监测活动仅视为流行病学学科的一个分支。虽然在过去的监测实践中已经意识到监测不是一个简单的学科，但是自第 21 届世界卫生大会后更加明确地意识到，监测不是一项孤立的公共卫生活动，监测工作紧密地与干预工作相联系。图 9-18 形象地显示了监测工作与干预工作的关系。监测数据是制定干预计划的依据；通过干预计划的执行，人群中相应的健康状态是否得到改善，需要通过监测结果来验证。目前在所有公共卫生问题的控制中，监测都是不可缺少的重要组成部分。

在具体的数据采集、数据管理、数据分析和数据反馈中都有一定的原则可循。

IT 产业介入公共卫生监测系统，极大改变了监测的传统模式，更强烈要求多个监测系统按照监测的标准定义来建设、维护、运转，形成标准统一的国家疾病监测系统。

## 二、公共卫生监测现状

虽然公共卫生监测在过去几十年中有很长时间的积累，尤其是 2003 年 SARS 暴发流行后，在传染病监测中有了长足的进步，但是目前的监测系统远远不能满足保护人民健康、控制疾病的需求。

### （一）现有监测系统和流行病学调查

要满足业务发展的需求，完成疾病预防控制和健康保护的任务，需要建立全方位覆盖的

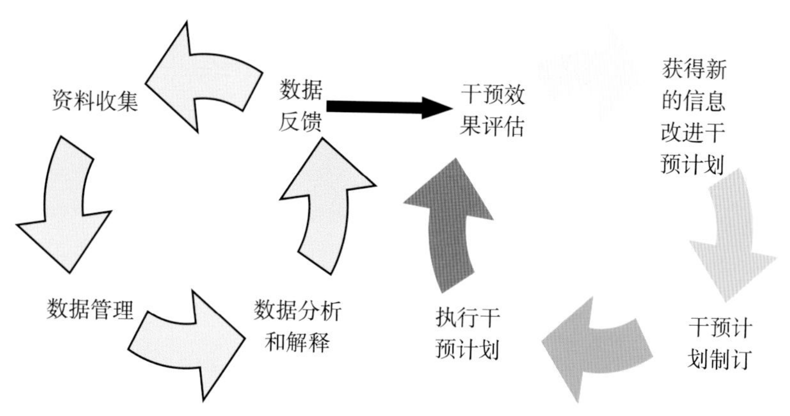


图 9-18　公共卫生监测与公共卫生干预的关系示意图

监测系统，包括五个部分，而每部分又包括若干内容。①基本卫生信息：出生、死亡、公共卫生机构基本信息；②人群基本素质：儿童营养状态、发育情况、出生缺陷、学生的体质变化、老年人的体质变化，成人营养监测等；③传染病：传染病发病（含各种重要的传染病）、病原监测、疫源地监测，某些传染病的哨点监测；④慢性病和相关行为危险因素：患病监测，包括高血压流行病学调查，肿瘤患病登记，行为危险因素调查/监测；⑤环境危险因素：空气、水、食品、职业风险因素、辐射因素；与之相关的疾病，如职业病、食物中毒/食源性疾病等。这些监测原则上应该建设覆盖全国的常规监测系统，或哨点监测，估计全国情况。

从监测手段分，应该包括一般的流行病学报告，也需要依托实验室的监测。①传染病监测中，包括病原分离和血清抗体的检测；②慢性病：涉及与疾病确诊的检测手段，主要集中在血脂、血糖的监测；③环境危险因素：包括生物性和化学性的监测。以上的监测不可能采用覆盖全国的方式进行，根据流行病学特点捕捉到的信息，进一步用实验室检测印证。

监测系统的数据是与评估联系在一起的。如果进行了干预的地区，需要详细地监测，包括的内容也会与干预相联系，其目的是判断干预的效果。根据这个原则，描述中国公共卫生和疾病监测系统的现状。

1. 基本卫生信息监测系统　三类基本卫生监测系统现状见表 9-10。基本卫生信息系统中，以形成完整的死因监测系统最为重要。死因监测数据是公共卫生信息最重要和最基本的信息之一。连续稳定的死因监测能够客观估计卫生需求，中国必须建立统一的国家死因监测/报告系统，才能准确评估人群健康状况的变化。2013 年，卫生计生委已经迈出了整合的第一步。

英国等欧美发达国家在 18 世纪开始建立死因登记报告系统，但目前只有 47 个国家有覆盖全国的死因登记系统，很多国家只在部分城市和地区有死因登记、部分国家根本没有死因报告，对于了解国家不同地区人群的卫生需求极为不利。WHO 推荐，死因登记/监测覆盖率需要覆盖 70%以上人群，才能准确了解一个国家的健康问题。

过去 50 年，中国分别发展了四个与死因报告有关的系统，但是覆盖率不足 20%。在 20 世纪 90 年代，由世界银行贷款支持的全国疾病监测系统，由于概率抽样能代表全国，被 WHO 给以肯定。但是 2000 年后的调整，已经不是概率样本，很难说有全国代表性。目前的四个死因登记/监测系统的概况见专栏 9-4。多个死因报告系统的存在，使得国内存在着多套死因数据，导致对外公布中国人群死亡水平和死因分布带来一定的难度，也使得数据利用部门无所适从。在几个死因系统重叠的地区，同一例死亡有时要上报2、3次，报到多个部门，不同系统之间的管理模式不同，极大增加基层死因报告工作人员的负担。

表9-10 公共卫生监测体系信息系统应用现状

| 业务域 | 优先领域 | 状态 | 数据采集方式 | 覆盖地区 | 监测模式 |
|---|---|---|---|---|---|
| 传染病 | 1.法定传染病报告 | 应用 | B/S、系统间数据交换 | 96%县级以上医疗机构和79%乡镇卫生院 | 网络直报 |
| | 2.疫苗相关传染病监测 | 应用 | B/S | 96%县级以上医疗机构和79%乡镇卫生院 | 网络直报 |
| | 3.重大和有严重影响的传染病 | | | | |
| | 3.1 艾滋病 | 应用 | B/S、系统间数据推送和关联 | | 网络直报 |
| | 3.2 结核病 | 应用 | B/S、系统间数据推送和关联 | | 网络直报 |
| | 3.3 乙肝 | 无 | | | |
| | 3.4 寄生虫病 | 无 | | | |
| | 3.5 鼠疫 | 应用 | B/S | 全国40个疫源地监测点 | 网络直报 |
| | 3.6 性病 | 无 | | | |
| | 3.7 麻风病 | 无 | | | |
| | 4.新发或不明原因传染病 | 应用、可定制 | B/S | 定制 | 网络直报 |
| | 5.医院感染 | 应用 | | 全国134家医院 | 未实现网络化 |
| | 6.人畜共患病 | 无 | | | |
| | 7.肠道传染病 | 应用 | | | |
| | 8.实验室管理 | 无 | | | |
| 慢病 | 肿瘤 | 部分区域应用 | 手工单机录入或数据交换 | | |
| | 心脑血管疾病 | 部分区域应用 | 手工单机录入或数据交换 | | |
| | 糖尿病 | 部分区域应用 | 手工单机录入或数据交换 | | |
| | 呼吸性疾病 | 无 | | | |
| | 精神卫生 | 应用 | | | |
| | 伤害 | 应用 | | 哨点医院 | |
| | 烟草控制 | 开展烟草流行状况和控烟政策的相关监测 | | | |
| | 妇幼卫生 | 应用 | | | |
| | 儿童青少年卫生 | 定期调查与监测 | | | |
| | 老年卫生 | 无 | | | |
| | 死亡登记 | 应用 | B/S | 医院死因监测覆盖全国78.10%县区，DSPs全人群死因监测覆盖全国160个监测点县 | 网络直报 |

续 表

| 业务域 | 优先领域 | 状态 | 数据采集方式 | 覆盖地区 | 监测模式 |
|---|---|---|---|---|---|
| 环境危险因素 | 国民营养与改善 | 定期调查 | | | |
| | 食品安全 | 应用 | | | |
| | 环境污染与健康 | 应用 | | | |
| | 职业卫生与职业病防治 | 应用 | | | |
| | 辐射防护与安全 | 定期调查与应用系统 | | | |
| | 地方病 | 针对部分疾病的哨点监测和调查 | | | |
| | 健康教育 | 无 | | | |
| 基础信息 | 出生登记 | 应用 | B/S | | 网络直报 |
| | 儿童预防接种 | 应用 | C/S | 全国12%接种点 | 网络直报 |
| | 疾控机构基本信息 | 应用 | B/S | 全国92%疾控机构 | 网络直报 |
| | 疫苗安全与评价 | 无 | | | |
| 救灾防病和突发公共卫生事件监测 | 救灾防病信息报告系统 | 应用 | B/S | | 网络直报 |
| | 突发公共卫生事件报告管理系统 | 应用 | B/S | | 网络直报 |

资料来源：作者根据文献整理

**专栏 9-4 中国目前的死因监测/登记系统**

1. 第一个系统（自 20 世纪 50 年代以来），逐步发展的卫生部死因登记系统。该系统逐步扩大，目前覆盖全国 90 个区县、约 1.2 亿人口，其中一半为城市人口、一半为农村人口，主要分布在中国沿海和中东部地区。主要反映城市和相对富裕农村地区的卫生需求。

2. 1990 年，在世界银行项目贷款支持下，卫生部委托原中国预防医学科学院（现为中国疾控中心），通过多阶段整群随机抽样，建立了由 145 个监测点组成的全国疾病监测系统。该系统收集人口、出生、死亡（含死因）和传染病发病等综合信息，由于分布均衡，不仅能反映全国情况，也能反映西部地区，尤其是贫困地区人群的卫生需求。

3. 其次在妇幼部门还建立了 185 个监测点，对全国 5 岁以下儿童死亡、孕产妇死亡和出生缺陷监测进行监测报告。

4. 第四个系统是自 2003 年 SARS 暴发流行后开始建立的医院死因网络直报系统，目前有 80% 县级医院实现了网络链接。

5. 国家卫生计生委完成了死因监测报告系统的整合工作，从 2014 年起全面启动人口死亡信息库建设，建立部门间信息共享机制，定期收集并交换人口死亡信息，逐步建立覆盖全人群的人口死亡信息库，确保死亡信息及时性、准确性、完整性及全面性。

加上在农村，有70%～80%的人死在家中，基层人员的能力、工作程序等多方面问题，导致死因诊断的正确性和完整性受到很大影响，以及国家层面的管理问题，导致重复建设、资源浪费。

自1986年起逐步建立了全国妇幼卫生监测网络（三网监测），包括全国孕产妇死亡、5岁以下儿童死亡和出生缺陷监测，监测覆盖面逐步扩大，2007年全国已建立336个监测区（县），其中城市126个区，农村210个县，覆盖人口1.4亿。其中，出生缺陷分医院监测和人群监测，监测医院达783所，监测对象是住院分娩的孕满28周到出生后7天的围产儿，包括死胎、死产和活产儿。人群监测覆盖64个区县。目前，全国监测的孕产妇死亡率被国家统计局、妇儿工委及相关国际组织所采用。

同时，建立了全国妇幼卫生信息年报系统（表9-11），覆盖全国3000多个县级行政区域，以县为单位进行妇幼卫生服务信息的年度报告。住院分娩率、婚前检查率、妇女病检查率等服务指标则来自妇幼卫生年报。

表9-11 全国卫生信息年报系统概况

| | 开始年代 | 覆盖人群 | 特点 |
|---|---|---|---|
| 妇幼卫生服务信息 | 1987年 | 全部 | 住院分娩率、婚前检查率、妇女病检查率 |
| 死因登记 | 1978年 | 10% | |
| 儿童孕产妇死亡监测 | 1985年：个案 | 126个区，210个县，1.4亿，10% | |
| 全国疾病监测系统死因报告 | 1978年 | 7000万，161个监测点 | 自2008年开始在网络直报系统报告 |
| 医院死因监测 | 2004年 | 基于网络报告全国县以上医院死因 | 基于网络直报系统 |
| 计划免疫 | 1990年<br>2007年：个案 | 全部 | 数据分级管理，国家信息平台不能承受 |

资料来源：中国疾病预防控制中心，信息中心

2. 人群体质监测　人群体质的监测为了解人群的营养和体质变化情况，包括的监测系统见表9-12。这些监测系统中，以人群营养状况的监测最为完备。关于人群体质调查，由国家体育总局负责开展，每5年进行一次。这两类调查，对于了解中国人群的体质情况，提供了基本数据。但有些监测系统至今没有固定经费支持，如儿童营养监测。

表9-12 人群体质监测

| | 开始年代 | 覆盖人群 | 需要改进点 |
|---|---|---|---|
| 营养调查 | 1959、1981、1992、2002 | 抽样 | 间隔时间太长 |
| 儿童营养调查 | 1990、1993、1995、1998、2000、2003、2005、2008 | 抽样 | 没有固定经费支持 |
| 出生缺陷监测 | 1985 | 抽样，64个县 | 体表出生缺陷 |
| 国民体质监测 | 2000、2005 | 抽样 | |

资料来源：作者整理

3. *传染病发病和病原学监测* 传染病监测和其他类别的监测目的不同，最重要的目标是要迅速捕捉到传染病发生的信息、系统的过滤和检测、对可疑事件的验证、信息管理和反馈、发出预警、协调快速应答、后勤准备等工作环节。传染病的监测体系包括在不同层级的监测，以构建一个运转良好、确保传染病能够被有效察觉的工作流程。

（1）察觉和捕获：多途径获取信息，系统的过滤和检测。

（2）验证：通过快速验证机制，确认信息的正确性。这个验证体系不是仅从一个系统求证，包括对感染者或病人进行调查，从病人活动情况、医院诊断和治疗情况、实验室检测情况来验证报告情况，同时使用历史资料，考虑地区、季节和不同疾病的通常发病水平，从环境和农业部门获得支持，了解周边地区的疾病变化情况，从多个来源的信息，判定是否存在异常情况。

（3）信息管理和反馈：建立完备的数据库，提供各类组合的数据查询。

（4）实验室监测：传染病监测中，对病原的监测依赖于实验室的报告，实验室监测网络应是传染病监测中的重要和关键组成部分。实验室监测在传染病的发现和诊断方面是非常重要的。

中国的传染病监测经历了多个阶段，从以县为基础的邮件月报，到目前以医院为基础的实时网络直报（图 9-19）。以医院为基础的个案实时网络直报，极大地改进了传染病报告的及时性和真实性，为及时察觉疫情有很大的帮助。同时建立了突发公共卫生事件的报告系统。

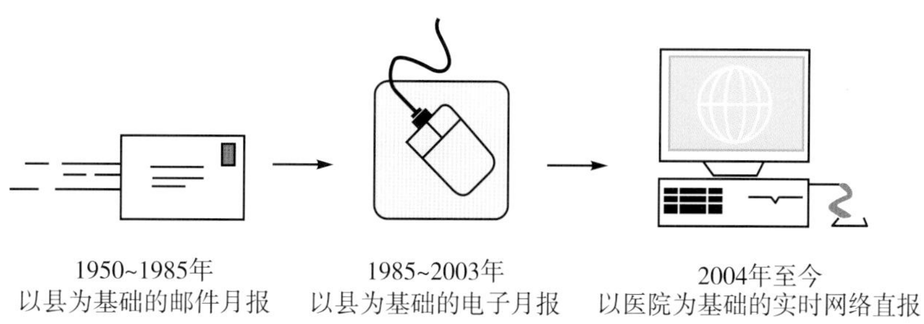


图 9-19 中国法定传染病报告系统的发展

资料来源：中国疾病预防控制中心，信息中心

除了通过传染病网络直报的 37 种法定传染病外，还有许多传染病建立了单病报告系统（表 9-13），以收集更全面的信息。目前这些系统都依托传染病网络直报平台进行数据采集。

表 9-13 7 个专病管理系统

| | |
|---|---|
| 1. 艾滋病报告系统 | 5. 乙脑报告系统 |
| 2. 结核病报告系统 | 6. 流脑报告系统 |
| 3. 鼠疫报告系统 | 7. 麻疹报告系统 |
| 4. 霍乱报告系统 | |

资料来源：中国疾病预防控制中心，信息中心

从描述的监测系统来看，传染病监测较 2003 年前确实有很大的改进，特别是网络直报系统受到了全世界瞩目。但是存在以下不足：

（1）实验室监测系统建设不足，多数监测没有完整的实验室监测系统，与国外相比差距很大。

（2）监测系统没有有机组织、综合利用，显得各自为政；很多监测系统都需要横向整合、数据共享。①腹泻（含食物中毒）的暴发监测、食源性疾病、腹泻门诊、住院腹泻的病原学监测、慢性并发症监测、检验检疫制度等；②建立自然疫源性疾病的综合性监测体系，

以及建立动物间疾病的监测体系，并互联互通；③建立基于互联网络技术的医院感染监测数据共享平台，监测范围包括病原学监测、媒介因素监测、耐药性监测等，整合实验室监测数据库和国家医院感染网络直报数据库。

（3）统一的公共卫生网络平台未形成。虽然中国已经建立了基于网络报告的多个传染病报告系统，但是并没有认真梳理各类传染病业务且进行有机整合，统一的公共卫生网络平台未形成。这种现象在很多国家都存在，很多国家针对不同传染病建立了监测系统，这些监测系统都十分重要，但是相互隔绝、互不往来，而且有些信息相互重叠，极大浪费了有限的资源。各国和 WHO 都在致力于整合这些分散的监测系统（专栏 9-5）。

**专栏 9-5 美国公共卫生信息网络**

美国公共卫生信息网络（PHIN）的建立和改进就是基于整合目的进行的，目前也是最成功的。下面详细介绍 PHIN 的整合机制。

美国疾病控制中心建立的 PHIN，其目的是支持公共卫生实验室信息、临床信息和地方卫生部门的信息横向流动，形成统一的公共卫生网络，有利于早期发现公共卫生问题和突发事件。

PHIN 通过标准化的资料和语句、很强的互联功能，公共信息网络能够在各个部分之间就应对策略、健康和疾病的追踪资料，实现持续的信息交流。

PHIN 由 5 个关键部分组成：察觉和监督、资料分析、信息管理、预警和应答。

在每一部分都包容了各个不同来源的资料，这些资料的检测尽可能使用计算机智能系统，节省人力，并能尽快完成。例如在察觉新发传染病中，把尸检系统的数据库也包容进来，并使用计算机文字检索功能察觉死于传染病者，发觉有无新发传染病的出现。由此察觉了西尼罗脑炎的死亡病例，从而发现了西尼罗河病毒脑炎在美国流行。

同时，在数据库中语言和形式的标准化，使信息得以共享。例如在暴发数据库部分，对需要进入的信息变量名表给予了详细规定，使与暴发有关的信息全部进入计算机系统。在信息标准化方面，通过 PHIN 的重要组成部分，国家电子疾病监测系统（NEDSS）来完成的。

4. 慢性病监测 慢性病监测的目标是了解慢性病及其相关危险因素的发生、发展情况，对于一个完整的慢性病监测系统需要监测不同年龄段人群的慢性病发生、发展及其危险因素的流行情况。图 9-20 显示一个理想的慢性病监测系统所覆盖的监测内容。

行为危险因素监测起于 1996 年世界银行卫生Ⅶ健康促进子项目，继 2002 年得到国家科技部支持，在全国疾病监测系统完成行为危险因素调查后，在 2004、2007、2010 和 2013 年每三年开展了行为危险因素监测。2004 年调查在 31 个省的 79 个监测点开展，共调查 18~69 岁人群 3.3 万余户。2007 年在 31 个省的 160 个监测点调查 15~69 岁人群 5 万余户。2007 年，关注内容包括吸烟、饮酒、膳食、身体活动、体重控制；身高、体重、腰围和血压，以及空腹血糖检测。两次监测的内容、变量设置有一定调整。

针对烟草流行，主要基于定期的流行病学调查。目前现有的资料 1984、1996 年的烟草

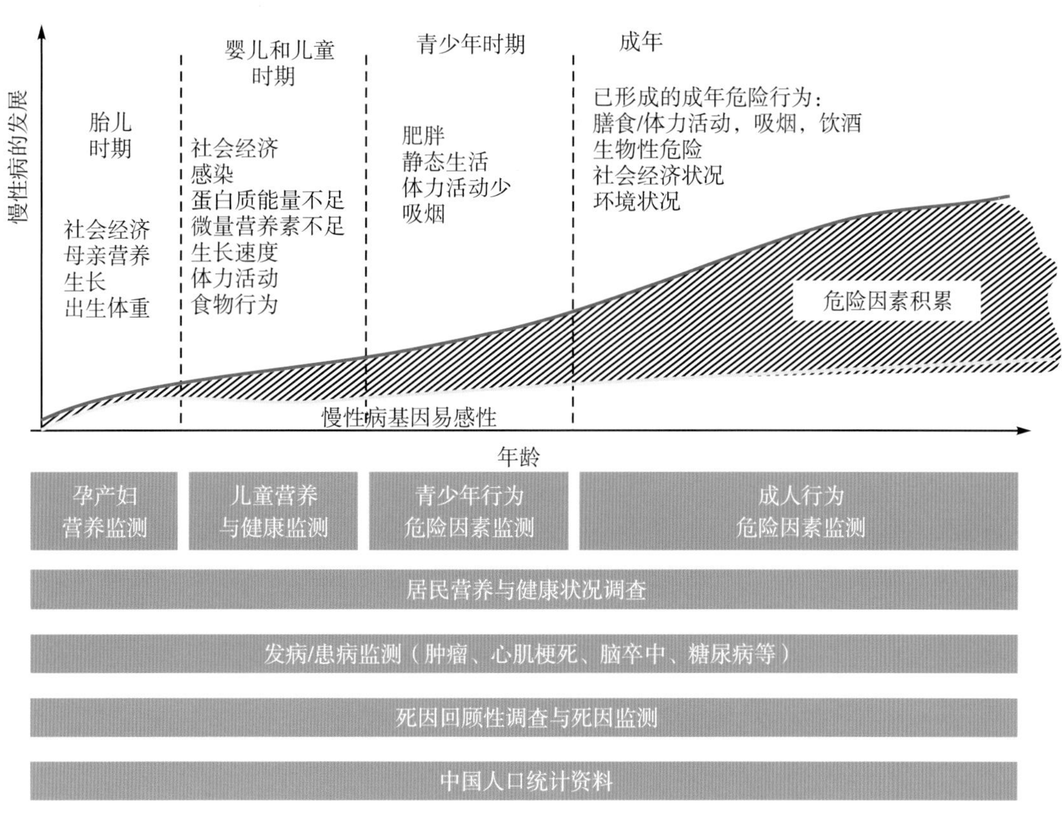


图 9-20　慢性病监测框架

资料来源：作者

流行病学调查，即后烟草流行的数据来源于行为危险因素监测数据和全球成人和青少年流行调查数据。

关于膳食和身体活动，主要来源于营养调查和体质调查。

由于慢性病的控制刚刚开始，对于预控制的评估和管理还没有形成系统的指标和工作策略。2012 年按照世界卫生组织推荐，正在形成慢性病监测指标体系和相应数据集。

5. 伤害监测　伤害监测是指长期不间断地收集和分析不同人群伤害的发生、死亡、伤残和经济损失等资料，以阐明伤害类型—人群—时间分布的特点和趋势，旨在提供人群中伤害发生及其严重程度的资料，以便早期发现问题，及时采取干预措施，并确定对伤害问题及高危人群进行优先预防活动，便于评价预防措施的效果。伤害监测系统不同于伤害监测，应具备将资料收集、分析和反馈及与公共卫生项目连接的功能，即在国家统一领导下，全国各省、市、区或县的医院、交通部门、社区、学校、厂矿以及特殊人群建立监测点，在监测点内建立起综合收集各类基本数据的网络组织，以便可以进行长期连续不间断收集资料的系统。

- 提供伤害的描述性流行病学资料，同时提供病因分析的资料；
- 伤害发生随时间和地理分布的改变所呈暴发或聚集发生的趋势；
- 确定伤害发生最危险的人群；
- 提供干预成功的资料；
- 对伤害发生严重的地区和今后趋于严重的地区进行预防活动的指导。

其他国家已经建立了相对完善的监测系统，许多国家早在80年代初就很重视伤害的研究，并开展了各种类型伤害的监测，发展至今已经形成了比较完善的监测系统。发达国家以美国、英国、澳大利亚和加拿大等较为完善，发展中国家则以以色列较先进，泰国从1996年开始在一些省开展伤害监测工作，1998年菲律宾马尼拉建立起亚太地区第一个数据库。专栏9-6介绍美国的伤害监测系统和相关数据库。

**专栏9-6 美国伤害监测系统**

1992年美国疾病预防控制中心（CDC）成立了国家伤害预防控制中心（NCIPC），负责领导全国伤害预防与控制工作。经过10多年的发展，NCIPC建立起了比较完善的全国性伤害监测和伤害数据库系统。

事故致死报告系统（Fatality Analysis Reporting System，FARS）由国家公路交通安全管理局（NHTSA）主管，负责收集全国交通事故死亡资料，提供每起交通死亡事故所涉及的事故现场、车辆以及当事人的相关信息。

全国罪行受害人调查（National Crime Victimization Survey，NCVS）由司法部司法统计局负责，提供全国犯罪的频率、特点和后果等相关信息，汇总了对强奸、性侵犯、抢劫、一般伤人和严重故意伤人罪受害者的访谈资料。

全国电伤监测系统（National Electronic Injury Surveillance System，NEISS），由美国消费者产品安全委员会（U. S. Consumer Product Safety Commission，CPSC）建立，起初仅收集与消费品和休闲娱乐相关的非致死性伤害信息。该委员会于2000年7月和CDC合作，开始收集医院急诊科室（ER）救治的伤害信息。CDC利用NEISS的数据进行全国伤害非致死性伤害情况的分析，并将结果用于制定伤害预防与控制的决策。

（1）国内伤害监测现状：中国伤害监测刚刚起步，目前未建立起一个较完善的监测系统。所能见到的相关报道大多属于对全国/地区疾病监测伤害死亡资料的统计分析，关于交通事故的现场研究，以及特定医院伤害患者资料的描述性分析。除了从前面提到的死因报告系统中对伤害死因进行分析外，近十几年来，中国各省市在伤害的调查研究开展了许多工作，在道路伤害（广东、重庆、安徽等）、儿童伤害（广东、湖北、安徽等）、社区伤害（河北、深圳等）、老年伤害（北京等）、儿童虐待（陕西等）等方面的研究较多，收集掌握了大量的伤害资料。1999年11月，汕头大学医学院伤害预防研究中心与其两家附属医院合作，在中国率先建立了急诊室伤害监测点，分析了该医院急诊伤害的发生情况、伤害类型、严重程度、伤害发生环境、伤害病人的转归等。

2001年国内首次开展全国范围内对伤害（包括非致死性伤害）发生情况的调查。该调查内容分两部分：①对2001年7月1日至2002年6月30日全国25家综合医院急诊科室收治的伤害病例进行研究分析，共收集急性损伤病例22875例（1、4、7、10月前15天就诊病例），中毒病例11151例（全年病例）；②另一部分为2002年2~8月4个县级疾病监测点人群（涵盖14个乡镇，约30万人口）的伤害发生和流行情况进行流行病学调查，包括63011例调查对象。这样的监测建立了医院和人群伤害谱的差异分析，同时得到了100例伤害中1

例伤害死亡、6例伤残的对应关系。但是这都未形成常规的监测系统。

2005年，中国疾控中心慢病中心开始建立医院哨点伤害监测系统，参照全国疾病监测点抽样框架，随机抽取43个县（市、区）作为全国伤害监测点，并结合当地实际情况进行适当调整，农村点23个、城市点20个。《全国伤害监测报告卡》由中国疾控中心统一制定，内容主要包括伤害患者一般信息、伤害事件的基本情况、伤害临床信息和填报人信息等。

（2）伤害监测存在的问题：目前国内针对伤害的调查研究和监测主要集中在致死性伤害，但仅死亡资料不足以反映伤害的全貌，在死亡率变化不大的地区更是如此，如西欧有许多国家伤害死亡率下降，但伴随的是发生率和伤残率的上升，并且非致死性伤害（包括致伤、致残等）对个人、家庭和社会所带来的损失和巨大负担也是不容忽视的。因此在已有伤害死因监测的基础上，需要开展非致死性伤害的专题调查，并逐步建立起监测系统，为开展有效的伤害预防控制措施提供依据。如何对目前医院急诊室监测系统的资料进行利用，需要进一步明确医院监测的目的。在中国开展伤害监测，可考虑在几所具备较好条件的急诊、急救和监护条件的医院同时开展伤害就诊登记和报告，并结合社区、道路交通、学校等领域的伤害信息进行监测。

社区监测和医院监测兼而用之，可获得伤害的“监测病例”和“实际病例”。不论何种形式的监测，诊断标准、统计指标和登记、核对、报告方法必须事先统一，应有专人负责资料的收集、统计、分析、报告和反馈。

伤害的预防与控制是一项长期的、复杂的社会系统工程，需要全社会的共同参与。国外伤害监测系统已建立并使用多年，美国伤害的监测涉及到疾控、交通、学校、消费品安全管理机构、医院、司法等部门，为监测资料的全面性提供了保证。

中国可在借鉴国外经验的基础上，结合具体国情、体制等特点，首先在特定地区、特定行业（如医院急诊室、学校等）设监测点，对伤害发生及死亡进行监测，在积累一定经验及不断改善监测工作的基础上加强和其他部门的合作，逐步扩大监测范围，最终在全国建立伤害监测系统（ISS），形成一个有代表性、数据质量可靠、及时报告、准确分析、快速反馈的主动监测系统，建立起公共卫生基础数据库，以便阐明伤害发生规律及趋势，为制定伤害发生的预防措施及干预方案提供依据。

6. *环境与健康监测系统*　环境与健康监测系统关键是在一个人群内建立与健康有关的监测系统，同时建立与健康关联的环境危险因素的流行水平。这类监测系统相对要求比较高，一般都需要能完成相关的化学和生物毒素的实验室作为支撑。表9-14中列出的监测系统，目前除了食源性监测系统和职业病监测系统涉及人群健康外，环境监测主要是针对大气和水的监测，与健康没有关联。食源性监测系统和职业病监测系统的覆盖率太低，数据质量没有保证。总的来说，完全没有建立于健康相关联的监测系统，需要加强实验室和流行病学研究为基础的食源性疾病、职业病、大气与健康、水与健康相关联的监测体系，为风险评估提供基础数据。

对中国公共卫生监测系统的系统回顾，存在相当多的问题，不足以应对目前复杂的疾病控制和健康保护的任务。概括起来问题如下：

（1）多个死因报告系统的存在，使得国内存在着多套死因数据，导致对外公布中国的人群死亡水平和死因分布带来了一定的难度，也使得数据利用部门无所适从。在几个死因系统重叠的地区，同一例死亡有时要上报2、3次，报到好几个部门，不同系统之间的管理模式不同，极大增加基层死因报告工作人员的负担和资源浪费。

表 9-14 环境与健康监测系统概要

| 监测系统 | 监测目的 | 监测方法 | 问题 |
|---|---|---|---|
| 农村饮用水卫生调查 | 掌握中国农村饮用水、改厕和粪便处理现状，了解农村垃圾污水治理情况 | 集中式供水监测点采集末梢水样，分散式供水监测点采集农户家中储水器水样 | 覆盖全国31个省、自治区、直辖市和新疆生产建设兵团，按照分层随机的方式共调查657个县、6590个村、65839户，6948份水样 |
| 典型城市空气与疾病监测 | 对城市空气与疾病的关系进行监测与评估 | 定期采样检测、长期监测与流行病调查相结合 | 仅覆盖局部城市（2007年7个省份，监测点51个，其中省会城市5个、地级市18个、县级市28个） |
| 城市饮用水监测网络 | 开展城市饮用水水质现状及安全性评估 | 采集末梢水样进行监测和评估 | 刚刚开始在局部地区试点 |
| 食源性疾病监测系统 | 重点对中国消费量较大的29种食品中常见的36种化学污染物、5种重要食物病原菌污染情况，以及食源性疾病病因、流行趋势等进行监测和评估 | 采样、分析与调查 | 覆盖面，漏报率95%；中国食品污染监测网监测实验室已增加至20个（自治区、直辖市），食源性疾病监测网增至21个；两网已覆盖全国81%的人口、10.5亿人 |
| 食品污染监测网监测 | 开展54种食品中56种化学污染物的监测（2007年已获得约10万个数据） | 对化学物采样、监测和评估 | |
| 贫困地区6岁以下儿童营养健康状况相关危险因素的监测及数据信息系统 | 了解中国贫困地区6岁以下儿童营养健康状况，提出营养改善措施 | 抽样调查与相关因素检测结合 | 初步建立 |
| 突发事件（食物中毒）报告 | 为做好食物中毒事故调查处理，迅速查明原因，有效控制疫情 | | 报告率低 |
| 职业病报告系统 | 每年对全国30个省、自治区、直辖市和新疆生产建设兵团开展职业病报告工作，并形成了逐年通告制度 | 按照动态监控、及时预警、准确计量的要求，设立职业病监测哨点，开展对职业病信息监测、报告与管理 | 1. 被动监测，覆盖面，覆盖率不足10%<br>2. 仅为职业病病例报告，缺乏有害因素接触人群资料，无法估计职业病发病率资料<br>3. 部门间信息无法共享，资源利用度低 |
| 全国医疗照射水平调查 | 获取大量的基础数据，了解中国医用辐射设备、检查频次、剂量的现状、地区差别及其与发达国家的差距 | 抽样、检测与评估 | 调查次数过少（仅1980年和1998年两次），覆盖面较低，近年来很少开展 |

资料来源：作者整理

（2）人群体质监测中，以人群营养状况的监测最为完备。关于人群体质调查，由国家体育总局负责开展，每5年进行一次。这两类调查，对于了解中国人群的体质情况，提供了基本数据。但有些监测系统至今没有固定经费支持，如儿童营养监测。

（3）传染病监测较2003年前确实有很大的改进，特别是网络直报系统受到了全世界瞩目。但是存在以下的不足：

- 实验室监测系统建设不足，多数监测没有完整的实验室监测系统，与国外的差距很大；
- 监测系统没有有机组织，综合利用，显得各自为政；很多监测系统都需要横向整合，数据共享；
- 我们已经建立了很好的基于网络报告的多个传染病报告系统，但是并没有认真梳理各类传染病业务，进行有机整合，统一的公共卫生网络平台未形成。

（4）慢性病监测的模型框架建立，许多监测结果依托其他数据，包括死因、营养调查等，只有行为危险因素监测是慢性病监测的特点，但是数据报告不及时、质量差，和疾病预防控制联系不紧密。监测系统并未真正建立。

（5）伤害监测刚刚起步，目前尚未建立起一个较完善的监测系统。

（6）完全没有建立与健康相关联的环境危险因素监测系统。

### （二）公共卫生监测与信息管理体系

综合运用计算机技术、网络技术、通讯技术，建立起覆盖面广（尽可能地覆盖中央、省、市（地）、县（区）、乡镇疾病预防控制机构、医疗卫生机构和卫生行政部门），辐射所有公共卫生领域（同时，对健康2020战略规划的24个业务优先领域进行重点建设），功能比较完善、标准比较统一、系统安全可靠，与卫生改革与发展相适应的公共卫生监测信息系统，能够实现人群健康信息数据快速、广泛和多种方式收集、综合分析和多方数据的利用及共享；通过多种方式向政府、公共卫生专业机构、公共卫生专家和公众反馈监测信息，促进公共卫生事业管理，加强科学决策及重大灾害和突发公共卫生事件的应急指挥能力，为控制疾病、促进人群健康服务。

### （三）信息资源现状

前面梳理了现有的监测系统，虽然还远远不能满足疾病控制的需要，但是每年也有几十个监测系统及流行病学和实验室监测系统在工作，这些数据基本上停留在课题组或工作组的手上，未能转化为信息资源用于共享。要实现共享，不是简单地依靠行政命令实现，因为实现共享需要一系列的技术支撑。简单概述信息资源的现状：

1. 数据采集　采集方式、范围、信息质量监控。

- 业务模型在系统化、规范化方面的程度不高，加上监测类数据作为对疾病进行预防和控制的先决条件，故数据采集侧重于监测业务数据采集，而缺乏对其他业务领域的数据进行系统化采集；
- 缺乏数据采集标准规范、统一的机制对数据的采集过程及形式进行规范；
- 数据采集过程中的数据质量监控缺乏合适的评估方法和流程，导致数据的准确性和完整性不能保证。

2. 数据处理缺少标准化处理规范与流程。

3. 数据存储形式分散，相同内容的数据在不同部门之间存在不同的版本，没有统一的数据归口。

4. 修改后的数据没有再与原始数据进行同步，导致相同内容数据的版本不同，甚至没有标注版本号，导致数据不同而缺乏解释。

5. 目前公共卫生监测数据和信息采用国家大集中存储模式，对数据的可靠性、可用性、时限性提出了很高的要求。目前的数据管理现状包括设施，均不能适应这种要求。

6. 数据加工　主要指数据在进入 OLAP 和数据挖掘之前进行的抽取、转换、加载等提高数据质量的过程。

### （四）公共卫生信息管理与共享机制

在国家政策的指导下，建立健全公共卫生信息管理和共享机制，建设有利于信息管理和共享的管理、政策和法律环境，打破部门之间条块分割和数据壁垒，实现多机构、多部门联合建设，统一标准，统一共享。

以创新为动力，以需求为导向，建设公共卫生信息管理与共享系统，面向丰富、广泛、分散、孤立的公共卫生数据资源，进行系统化、规范化和标准化采集，实现快速、安全、高效、扩展性强的数据交换和整合，充分发挥数据的内在价值，实现数据的综合利用和广泛共享。

目前存在以下问题：

1. 数据共享范围非常局限，除监测直报系统的数据在中国疾控中心大集中之外，各业务部门和二级院所的数据大多没有共享出来供其他部门或院所参考，甚至在某些院所内部的不同科室之间都存在没有数据共享的现象。

2. 数据共享方式和数据存储方式一样，多样化、效率低下。

3. 与各相关机构之间以及中国疾控中心内部各部门之间的信息交换不够充分。

4. 国家卫生行业缺乏统一的信息交换标准，需求程度不高。对数据缺乏标准化流程、管理机制和规定。

5. 数据存储形式不统一，导致交换的问题。

## 三、策略建议

根据对中国公共卫生监测系统的回顾、分析和优先重点，急需启动重要的监测系统建设，并着手整合监测系统。

1. 整合死因监测系统，由一个部门负责死因、一个体系收集数据，从一个平台报告，实现数据共享。

2. 规范体质、危险因素的监测系统，改进数据报告质量，形成慢性病各领域都能使用的共用监测系统。节省资源，建立相关慢性病的队列，系统观察危险因素干预对慢性病的预防和控制效果。

3. 建立传染病实验室监测系统。

4. 规范传染病的监测系统，横向整合，实现数据共享（表 9-15）。

表 9-15　其他传染病监测系统

| 监测系统 | 监测目的 | 监测方法 | 问题 |
| --- | --- | --- | --- |
| 急性弛缓性麻痹（AFP）病例监测系统 | | | |
| 发热出疹性疾病监测系统 | | | |
| 流脑和乙脑哨点监测 | | | |
| 艾滋病哨点监测系统（监测哨点 393 个） | 对性病门诊就诊者、暗娼、吸毒者、长途卡车司机、孕产妇、男男性行为者、嫖客和结核病人等 | | |
| HIV 综合监测（监测点 42 个） | | | |
| HIV 耐药监测 | | | |
| 性病专病报告管理系统 | 淋球菌耐药监测 | 已建立了 52% 省市，105 个性病监测点 | |
| 结核病报告管理系统 | | | |
| 鼠疫专病报告管理系统 | | | |
| 登革热监测工作（5 个省 16 个监测点开展） | | | |
| 病毒性腹泻全国性哨点监测<br>肠道传染病病原学实验室监测网络 | 关注各类肠道细菌流行＊ | | |
| 全国食源性疾病实验室监测网络 | | | |
| 麻风病疫情监测计算机系统 | | | |
| 媒介生物和宿主动物监测 | | | |
| 传染病实验室监测网络 | | | |
| 疟疾专病报告系统 | | | |
| 包虫病人群、犬只、家畜感染情况监测 | | | |
| 医院感染监测系统 | 1992 年建立包括 134 家医院监测试点的全国监测系统 | | |

＊ 肠道细菌包括霍乱、细菌性痢疾、伤寒副伤寒、小肠结肠炎耶尔森菌病、出血性大肠杆菌（O157：H7）

资料来源：作者整理

5. 建立与健康相关联的环境危险因素监测系统　中国公共卫生信息平台的建立，目前全国疾病监测系统、医院死因报告已经实现了网络直报，为确定死因和死因数据分析的标准化提供了实现的条件。因此整合多个死因监测/登记系统，统一管理出生/死亡报告/监测系统，建立中国完整的生命登记系统，有利于中国基本卫生资料的健全，为各方面的疾病预防控制服务。

- 公共卫生系统内设立专门部门负责生命登记、数据标准化管理，实现数据共享，提供公共服务；
- 公安、民政、计生等部门联合工作；
- 疾病预防控制部门利用死因报告数据，定期分析当地死因变化趋势，为疾病控制决策服务；

- 国家提供各级生命报告、统计人员的工作经费。

## 参 考 文 献


1. 卫生部，中国农村饮用水与环境卫生现状调查方案，http：//wenku. baidu. com/view/f249a2bcf121dd36a32d8275. html.
2. 董伟. 卫生部公布调查结果：农村饮用水逾四成未达标，http：//www. ce. cn/cysc/agriculture/gdxw/200802/19/t20080219_ 14560554. shtml.
3. 卫生部，中国农村饮用水与环境卫生现状调查. 转引自 陶勇《中国农村饮水与健康》2008 年水利学会年会特邀报告，http：//www. chinawater. net. cn/zt/08nianhui/CWSNews_ View. asp？ CWSNewsID = 30077.
4. WHO FCTC HISTORY OF THE WHO FRAMEWORK CONVENTION ON TOBACCO CONTROL，ISBN 978 924 156392 5，http://whqlibdoc.who.int/publications/2009/9789241563925_eng.pdf.
5. 世界卫生组织. 烟草控制框架公约执行情况数据库，WHO FCTC Implementation Databasehttp://apps. who. int/fctc/reporting/database/.
6. WHO FCTC，世界卫生组织烟草控制框架公约，http://www.who.int/fctc/text_download/zh/index.html.
7. 世界卫生组织. 2008 年世界卫生组织全球烟草流行报告，MPOWER 系列政策，ISBN 978 92 4 159628 2.
8. WHO. Protection from exposure to second-hand tobacco smoke Policy recommendations.
9. 世界卫生组织. 烟草控制框架公约最新再版本. ISBN 978 92 4 559101 6.
10. WHO. WHO REPORT on the global TOBACCO epidemic，2008，The MPOWER package，ISBN 978 92 4 159628.
11. Solberg Li，et al，Repeated tobacco - use screening and intervention in clinical practice：health impact and cost effectiveness. American Journal of Preventive Medicine，2006，31 （1）：62-71.
12. West R，Sohal T. "Catastrophic" pathways to smoking cessation：finding from national survey. British Medical Journal，2006，332 （7359）：458-460.
13. Fiore MC Treating tobacco use and dependence：a public health service clinical practice guideline. Rockville，MD U. S. Department of Health and Human Services，press briefing，27 June 2000 （http://www. surgeonereral. gov/tobacco/mf062700.htm，accessed 16 December 2007）.
14. An evaluation of the services of Asian Quitline. London，South Asian Social Researchers' Forum，2001.
15. WHO. 2008 年世界卫生组织全球烟草流行报告. MPOWER 系列政策. ISBN 978 92 4 159628 2. 日内瓦，2008.
16. WHO Framework Convention on Tobacco Control：guidelines for implementationArticle 5. 3；Article 8；Articles 9 and 10；Article 11；Article 12；Article 13；Article 14-2011 edition，ISBN 978 92 4 550131 2.
17. Shafey O，et al. Cigarette advertising and female smoking prevalence in Spain，1982-1997：case studies in international tobacco surveillance. Cancer，2004，100 （8）：1744-1749.
18. Lovato C，Linn G，Stead LF，Best A. Impact of tobacco advertisingand promotion on increasing adolescent smoking behaviors. Cohrane Database Syst Rev. 2003；（4）：CD003439.
19. Lopez Mi，Herrero P，Comas A，et al. Impact of cigarette advertisingon smoking behaviour in Spanish adolescents as measuredusing recognition of billboard advertising. Eur J PublicHealth，2004，14：428-432.
20. National Cancer Institute. The Role of the Media in Promotingand Reducing Tobacco Use. Tobacco Control Monograph No. 19. Bethesda，MD：U. S. Department of Health and Human Services，National Institutes of Health，National Cancer Institute. NIH Pub. No. 07-6242，2008：146-149.
21. WHO report on the global tobacco epidemic，2011：warning about the dangers of tobacco. ISBN 978 92 4 068781 3.
22. WHO Framework Convention on Tobacco Control：guidelines for implementation Article 5. 3；Article 8；Articles 9 and 10；Article 11；Article 12；Article 13；Article 14 -2011 edition. ISBN 978 92 4 550131 2.
23. WHO Tobacco Free Initiative. Building blocks for tobacco control：a handbook. Geneva，World Health Organization，2004 （http://www. who. int/entity/tobacco/resources/publications/general/HANDBOOK% 20Lowres% 20with% 20cover. pdf，accessed 5 December 2007）.

24. Jha P, et al. Tobacco Addiction. In: Jamison DT, et al, eds. Disease control priorities in developing countries, 2nd ed. New York, Oxford University Press and Washington, DC, World Bank, 2006 : 869-885 (http://files.dcp2.org/pdf/DCP/DCP46.pdf, accessed 16December 2007).
25. Van Walbeek C. Tobacco excise taxation in South Africa: tools for advancing tobacco control in the XXIst century: success stories and lessons learned. Geneva, World Health Organization, 2003 (http://www.who.int/tobacco/training/success_stories/en/best_practices_south_africa_taxation.pdf, accessed 6 December 2007).
26. Blecher EH, van Walbeek CP. An international analysis of cigarette affordability. Tobacco Control. 2004, 13 : 339-346.
27. van Walbeek CP, The Economics of Tobacco Control in South Africa. Unpublished PhD Dissertation, School of Economics, University of Cape Town; 2005.
28. Blecher E, van Walbeek C,《卷烟支付能力分析》ISBN : 978-2-914365-48-2.
29. WHO, US CDC Tobacco Questions for Surveys A Subset of Key Questions from the Global Adult Tobacco Survey (GATS) 2nd Edition, Atlanta, GA: Centers for Disease Control and Prevention, 2011.
30. WHO 烟草控制框架公约.
31. WHO REPORT OF THE GLOBAL TOBACCO EPIDEMIC, 2011.
32. 杨功焕，胡鞍钢. 控烟与中国未来. 北京：中国经济日报出版社，2011 年 1 月.
33. 新华社授权发布. 中华人民共和国国民经济和社会发展第十二个五年规划纲要. 2011，3 月 16 日. http://news.xinhuanet.com/politics/2011-03/16/c_121193916.htm.
34. 卫生部，等. 中国慢性病防治工作规划（2012-2015 年）. http://www.moh.gov.cn/publicfiles/business/htmlfiles/mohjbyfkzj/s5878/201205/54755.htm.
35. 卫生部. 关于印发《无烟医疗卫生机构标准（试行）》的通知 卫妇社发〔2008〕15 号. 2008-3-10http://61.49.18.65/newshtml/21363.htm.
36. 卫生部. 关于 2011 年起全国医疗卫生系统全面禁烟的决定. 卫妇社发〔2009〕48 号. 2009-5-22http://www.gov.cn/zwgk/2009-05/22/content_1321944.htm.
37. 教育部，卫生部，教育部办公厅. 卫生部办公厅关于进一步加强学校控烟工作的意见，教体艺厅〔2010〕5 号. 2010-7-13，http://www.gov.cn/gzdt/2010-07/13/content_1653147.htm.
38. 中华人民共和国卫生部令 80 号.《公共场所卫生管理条例实施细则》2011-3-10http://www.china.com.cn/policy/txt/2011-03/25/content_22216436.htm.
39. 哈尔滨市第十三届人民代表大会常务委员会公告，11 号，《哈尔滨市防止二手烟草烟雾危害条例》http://www.harbin.gov.cn/info/news/index/detail1/315330.htm.
40. 哈尔滨市政府. 哈尔滨市防止二手烟草烟雾危害条例将于 5 月 31 日施行 http://www.hlj.gov.cn/wjfg/system/2012/05/29/010359731.shtml.
41. 中国文明网. 哈尔滨《哈尔滨市防止二手烟草烟雾危害条例》2012 年 5 月 31 日实施. http://z.my399.com/daxinghuodong/jinyanban/index.shtml.
42. 天津市人大常委会第 38 号公告：《天津市控制吸烟条例》. 颁布时间，2012-3-28 . http://www.tjrd.gov.cn/flfg/system/2012/04/18/010009900.shtml.
43. 生命时报. 五大城市控烟形势严峻，2012/5/29. http://paper.people.com.cn/smsb/html/2012-05/29/content_1058712.htm?div=-1.
44. 中国预防医学科学院，中华人民共和国卫生部疾病控制局，中国吸烟或健康协会，全国爱国卫生委员会会办公室. 1996 年全国吸烟行为的流行病学调查. 北京：中国科学技术出版社，1997.
45. 杨功焕. 中国人群死亡及其危险因素流行水平、趋势和分布. 北京：中国协和医科大学出版社，2005.
46. 中国疾病预防控制中心. 2010 全球成人烟草调查-中国报告. 北京：中国三峡出版社，2011.
47. 叶子. 戒烟门诊两度萎缩. 文章来源：一起来戒烟网 - 最好最全面的戒烟网站.
链接地址：http//www.172jieyan.com/jieyanzixun/xinwenzixun/jieyanmenzhenliangduweisuo.html.
48. 健康报网. 戒烟门诊经营惨淡 医保戒烟惹争议，发布日期：2012-06-01 来源：中国广播网，http://www.jkb.com.cn/document.jsp?docid=299394&cat=0I.
49. 医院戒烟门诊“遇冷，”一周等不来一个病人. http://www.enorth.com.cn 2012-05-31 08 : 34.

50. 陈竺. 戒烟药拟纳入基本医保. 2012-04-17. 来源：广州日报（广州）http://news.163.com/12/0417/04/7V916GV700014AED.html.
51. 中国疾病预防控制中心. 2010全球成人烟草调查-中国报告. 北京：中国三峡出版社，2011.
52. 搜狐公益. 公民控烟行动，倡议烟标中必须加图片. http://gongyi.sohu.com/s2008/wuyanzhongguo/.
53. 中国新闻：两会特刊. 中国控烟工作报道，会诊中国控烟落后，五问中国控烟. 2012年3月8日. http://epaper.ch.hanews,com.
54. 中国疾病预防控制中心. 2010全球成人烟草调查-中国报告. 北京：中国三峡出版社，2011.
55. 中国新探健康发展研究中心，中国控烟协会，中国预防医学会. 2012年世界无烟日主题报告——揭露并抵制中国烟草业对控烟的干扰.
56. Harmful donation? China Daily; 2009 [cited 2011]; Available from: http://www.chinadaily.com.cn/opinion/2009-12/15/content_9178461.htm..
57. 国家烟草专卖局. 捐款风波. http://baike.baidu.com/view/59438.htm.
58. 湖南邵阳民政，2011-2012年度“金叶慈善医疗卡”启动. http://shaoyang.mca.gov.cn/article/gzdt/201111/20111100204308.shtml.
59. 北京2008年12月16日电/美通社亚洲/中国烟草品牌‘慈善. 责任’大型公益活动在北京举行. http://www.prnasia.com/story/16279-1.shtml.
60. 五叶神互动百科 http://www.hudong.com/wiki/%E4%BA%94%E5%8F%B6%E7%A5%9E#7.
61. 全国人大常委会. 中华人民共和国广告法（1994年10月27日第八届全国人民代表大会常务委员会第十次会议通过）. http://vip.chinalawinfo.com/newlaw2002/slc/SLC.asp?Db=chl&Gid=10461.
62. 中华人民共和国国家工商行政管理局. 烟草广告管理暂行办法（1996年修订），（1995年12月20日国家工商行政管理局令第46号公布. 1996年12月30日国家工商行政管理局令第69号修订）http://bbs.315club.net/thread-2323-1-1.html.
63. 健康报. 修改《广告法》的控烟条款. http://www.jksb.com.cn/article.asp?id=41141.
64. 国家工商总局. 工商部门高度重视《广告法》修订工作，逐条研究梳理修改意见. http://www.saic.gov.cn/ywdt/gsyw/zjyw/xxb/201107/t20110720_107921.html.
65. 法制网讯. 工商总局正在推广广告法的修改. http://www.legaldaily.com.cn/index_article/content/2012-02/03/content_3332362.htm?node=5955.
66. 卫生部、国家工商行政管理总局，《全国无烟草广告城市认定实施办法》. 2003，2月 http://news.xinhuanet.com/zhengfu/2003-02/27/content_748300.htm.
67. 杭州市广告协会，杭州等14个城市被授予“全国无烟草广告城市”称号. 2007，9月，http://www.a571.com/article/ggfg_adnews/20070913152633.htm.
68. 连云港市卫生局. “我市被命名为“全国无烟草广告城市”. 2009年6月，http://wsj.lyg.gov.cn/show.aspx?id=5d8bd88e687c64025.
69. 国家广播电影电视总局令（第17号）《广播电视广告播放管理暂行办法》经2003年9月，http://www.sarft.gov.cn/articles/2004/01/01/20070922155256960513.html.
70. 广电总局办公厅关于严格控制电影、电视剧中吸烟镜头的通知. http://www.gov.cn/zwgk/2011-02/12/content_1802219.htm.
71. 宁夏回族自治区银川市人民政府. 银川市烟草广告管理暂行办法，令2005年第16号，2005-9-23. id325241.
72. 人民网. http://www.people.com.cn/GB/shehui/1062/2967688.html.
73. 京工商朝处字（2010）第3419号，2011年3月. http://www.baic.gov.cn/xzcfdgscx/cyfj/201110/t20111017_640243.htm.
74. 新京报. 中华慈善奖揭晓6家烟草企业集体落选. 2008，12月. http://www.vgugu.com/jy/zixun/weihai/2011/0419/23204.html.
75. 网易新闻. 上海世博会终止两亿元烟草企业捐款. 2009-07-22 04:02:35. http://news.163.com/09/0722/04/5EQ2TEQ60001124J.html.
76. 健康时报. 全运会退还烟草捐款标志捐款营销路到尽头. http://health.sina.com.cn/2011-01-11/184421798538.

shtml.

77. 中国控制吸烟协会为影视剧颁发“脏烟灰缸奖”. http://life.cyol.com/content/2012-06/28/content_6490151_2.htm.
78. 周瑞增，陈永照. WHO《烟草控制框架公约》对案及对中国烟草影响对策研究. 北京：经济科学出版社，2006 年.
79. Chaloupka F, Hu T, Warner KE, Jacobs R, Yurekli A. The taxation of tobacco products. In: Jha P, Chaloupka F, editors. Tobacco control in developing countries. New York: Oxford University Press, Inc, 2000.
80. Giest H, Changb K, Adballah J. Tobacco growers at the crossroads: Towards a comparison of diversification and ecosystem impants. Land Use Policy, 2009, 26: 1066-79.
81. World Health Organization (WHO). Building blocks for tobacco control: A handbook. Geneva: Tobacco Free Initiative; 2004. Available from: http://www. who. int/tobacco/resources/publications/general/HANDBOOK% 20Lowres% 20with% 20cover.pdf..
82. 中国疾病预防控制中心. 2010 全球成人烟草调查-中国报告. 北京：中国三峡出版社，2011.
83. Blecher E, van Walbeek C. An Analysis of Cigarette Affordability. Paris: International Union Against Tuberculosis and Lung Disease; 2008.
84. 胡德伟，毛正中，石坚，陈文东. 中国的烟草税收及其潜在的经济影响. 降低烟草使用项目系列报告之一.
85. 财政部，国家税务总局. 关于调整烟产品消费税政策的通知. 财税［2009］84 号.
86. 工信部部长苗圩. 正制定规划明确香烟警示标识. http://news.sohu.com/20120312/n337404933.shtml.
87. Yurekli A. Design and administer tobacco taxes. In: Yurekli A, de Beyer J, editors. World Bank economics of tobacco toolkit. Washington, DC: World Bank.
88. 翟凤英. 中国营养工作回顾. 北京：中国轻工业出版社，2005.
89. US Center for Diseases Control and Prevention. Surgeon General's Report on Physical Activity & Health [R]. 1996.
90. World Cancer Research Fund/American Institute for Cancer Research. Food, Nutrition, Physical Activity, and the Prevention of Cancer: a Global Perspective. Washington DC: AICR, 2007.
91. WEUVE J.J H KANG, J E MANSON, M M B BRETELER, J H WARE, and F. GRODSTEIN. Physical activity, including walking, and cognitive function in older women. J Am Med Assoc, 2004, 292: 1454-1461.
92. WHO. Comparative quantification of health risks: global and regional burden of disease attributable to selected major risk factors. Eds Majid Ezzati et al. pp729-881.
93. 国家体育总局. 2000 年国民体质监测报告. 北京：北京体育大学出版社，2002.
94. 马冠生，孔灵芝. 中国居民营养和健康状况调查报告之九：行为和生活方式. 北京：人民卫生出版社，2006：129-225.
95. 中国学生体质与健康研究组. 2000 年中国学生体质调研报告. 北京：高等教育出版社，2002：94-141
96. 杨功焕，马杰民，等. 中国人群 2002 年饮食、体力活动和体重指数的现状调查. 中华流行病学杂志，2005，4：246-251.
97. 马冠生，栾德春，等. 中国居民健身活动的描述性分析. 中国慢性病预防与控制，2006，1：9-11.
98. 王陇德. 2002 年中国居民营养与健康状况调查报告-综合报告. 北京：人民卫生出版社，2005.
99. 刘爱玲，胡小琪，等. 中国成年人居民闲暇静态活动现状及影响因素分析. 营养学报，2008，4：345-349.
100. http://scitech.people.com.cn/GB/5691124.html.
101. Smith R. Oman: leaping across the centuries. British Medical Jounal, 1998, 297: 540-544.
102. WHO，2008 年世界卫生报告. 初级卫生保健：过去重要，现在更重要.
103. Thomas W. Grein, Kande-Bure O. Kamara, etc Rumors of Disease in the Global Village: Outbreak Vertification.
104. Mitchell I Wolfe, Kurt B Nolte Steven S Yoon Fetal Infectious Disease Surveillance in Medical Examiner Database Emerging infectious disease Vol. 10 No 1 January 2004.
105. 张京欣. 建立伤害报告管理模式的初探. 疾病控制杂志，2003，(7)：142-143.

# 索　　引